SELTER

GRUNDRISS DER HYGIENE

GRUNDRISS DER HYGIENE

bearbeitet von

Dr. A. ADAM, Frankfurt a. M. / Prof. Dr. W. P. DUNBAR, Hamburg / städt. Baudirektor E. HENNIG, Dresden / Professor Dr. J. KAUP, München / Regierungs- und Gewerberat Dr. L. KIRCHNER, Magdeburg / Professor Dr. med. u. med. vet. E. KÜSTER, Freiburg i. B. / Geh. San.-Rat, Prof. Dr. F. A. SCHMIDT, Bonn / Stadtbaurat L. SCHÖNFELDER, Düsseldorf / Privatdozent Dr. A. SEITZ, Leipzig / Professor Dr. H. SELTER, Königsberg / Dr.-Ing. K. von STOCKHAUSEN, Dresden / Professor Dr. K. WOLF, Tübingen

Herausgegeben von

Prof. Dr. med. HUGO SELTER

Direktor des Hygienischen Instituts an der Universität Königsberg

═ ZWEI BÄNDE ═

mit zahlreichen Abbildungen, Kurven und Tabellen

Band I:

ALLGEMEINE UND SOZIALE HYGIENE, DIE ÜBERTRAGBAREN KRANKHEITEN

Band II:

HYGIENE IM STÄDTEBAU UND IN DER WOHNUNG

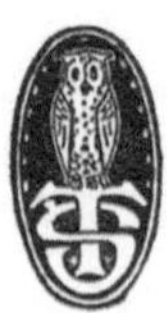

SPRINGER-VERLAG BERLIN HEIDELBERG GMBH

1920

GRUNDRISS DER HYGIENE

Unter Mitwirkung von zahlreichen Fachgenossen

herausgegeben

von

Prof. Dr. med. HUGO SELTER
Direktor des Hygienischen Instituts an der Universität Königsberg

---

Band II:

HYGIENE IM STÄDTEBAU UND IN DER WOHNUNG

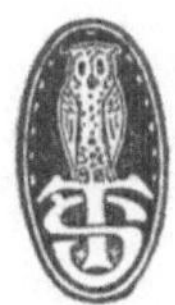

SPRINGER-VERLAG BERLIN HEIDELBERG GMBH
1920

Ursprünglich erschienen bei Theodor Steinkopff,
Dresden und Leipzig 1920
Softcover reprint of the hardcover 1st edition 1920

ISBN 978-3-642-49650-9 ISBN 978-3-642-49944-9 (eBook)
DOI 10.1007/978-3-642-49944-9

Roßberg'sche Buchdruckerei, Leipzig

Inhaltsverzeichnis des II. Bandes.

Kapitel I.

Einfluß des Bodens auf die Gesundheit.

Von Prof. Dr. W. P. Dunbar, Hamburg.

Von jeher scheint eine direkte Abhängigkeit der menschlichen Gesundheit von dem Boden angenommen worden zu sein, auf dem man lebt. Noch vor wenigen Jahren wurde es für eine wissenschaftlich begründete Tatsache gehalten, daß viele Krankheiten, insbesondere Seuchen, sich in dem Boden entwickelten. Man sprach von sog. „Bodenkrankheiten".

Selbst im Jahre 1896 noch konnte ein so bedeutender Forscher wie Josef von Fodor[1]) erklären, „eine große Anzahl von Krankheiten der Menschen und der Tiere soll, den herrschenden Anschauungen zufolge, mit dem Boden in einem unmittelbaren Kausalnexus stehen, von dem mittelbaren ursächlichen Zusammenhang, welcher beinahe für jede Krankheit selbstverständlich abgeleitet werden kann, gar nicht zu sprechen. Zu diesen sog. Bodenkrankheiten gehören vor allem die Malariafieber mit ihren geographischen Abarten und Formen, dann das Gelbfieber, die Cholera, die Beulenpest, der Abdominaltyphus, gewisse Diarrhöen, die Dysenterie, ferner gewisse chronische endemische Krankheiten, wie Kropf und Kretinismus." v. Fodor führt im Anschluß hieran noch eine Reihe anderer Krankheiten an, bei denen der Boden eine Rolle spielen sollte, die er aber nicht zu den spezifischen Bodenkrankheiten rechnet.

Die Malaria und das Gelbfieber haben lange als die typischsten Bodenkrankheiten gegolten. Für beide hat sich neuerdings nachweisen lassen, daß sie durch gewisse Mückenarten übertragen werden, und daß man durch Ausrotten der betreffenden Mückenarten die Malaria sowohl wie das Gelbfieber zum völligen Erlöschen bringen kann, ohne irgend welche Veränderungen an dem Boden vorzunehmen. Für die meisten der übrigen „Bodenkrankheiten" sind inzwischen die spezifischen Erreger entdeckt worden, und es konnte festgestellt werden, daß sie auch ohne Vermittlung des Bodens übertragen werden und zum Ausbruch von Epidemien Anlaß geben können. Nur von dem Kropf und Kretinismus wird heute noch angenommen, daß sie insofern von dem Boden abhängig sind, als bestimmte Gesteinsarten, gewisse Triasformationen, Bestandteile an das Grundwasser abgeben, welche beim Genuß dieses Wassers zur Kropfbildung führen sollen.

Die sog. „lokalistische Lehre", welche etwa 50 Jahre hindurch durchaus vorherrschend gewesen ist, ist aufgebaut worden von Max v. Pettenkofer. Seine epidemiologischen Studien hatten ihn zu der Auffassung gebracht, gewisse Seuchen, wie z. B. Cholera und Typhus, könnten nur auf ganz bestimmten Bodenarten Fuß fassen, und zwar setzte er als notwendig voraus einen porösen, für Luft und Wasser durchlässigen, namentlich aber von organischen Substanzen durchsetzten Boden. Aber auch dort sollte der Erreger der Seuchen nur reifen und Epidemien auslösen können in Perioden, wo dieser Boden

[1]) v. Fodor, Hygiene des Bodens, Handbuch der Hygiene von Prof. Weyl, 1. Bd. 1896.

einen bestimmten, relativ geringen Feuchtigkeitsgehalt besäße. An einer großen Reihe von Epidemien konnte v. Pettenkofer nachweisen, daß sie begonnen hatten bei fallendem Grundwasserstand und geendigt hatten mit dem Steigen des Grundwasserstandes. Die Mathematiker Seidel, Thomas und Jessen haben errechnet, daß sich auf Grund der Beobachtungen von Buhl über den Verlauf von Typhusepidemien und deren Zusammenhang mit der von Pettenkofer verfolgten Bewegung des Grundwasserstandes eine Koinzidenz ergibt, die mit einer Wahrscheinlichkeit von 36000 gegen 1 auf einen gesetzmäßigen Zusammenhang der beiden Erscheinungen schließen läßt. Trotz dieser überraschenden Feststellungen ist aber die lokalistische Lehre durch die Feststellungen von Robert Koch innerhalb so kurzer Zeit und so gründlich zurückgedrängt worden, daß wohl von allen Hygienikern bis zuletzt nur noch Rudolf Emmerich an ihr festhielt, der selbst die große Gelsenkirchener Typhusepidemie des Jahres 1901 auf lokalistischer Grundlage erklären wollte und der Überzeugung war, durch bakteriologische Experimente festgestellt zu haben, daß auch bei dieser Epidemie — die sonst allgemein als ein klassisches Beispiel der Übertragung von Typhus durch Wasser aufgefaßt wird — die Beschaffenheit des Bodens verantwortlich zu machen war. In dem Gelsenkirchener Boden sollten nach Emmerich Typhusbakterien gut gedeihen, während sie in andern Bodenarten, namentlich Lehm, in der Regel schnell zugrunde gehen. Die hierhergehörigen Emmerichschen bakteriologischen Feststellungen sind, wie W. Prausnitz feststellt, durchaus nicht beweiskräftig.

Wir stehen also vor der Tatsache, daß die moderne Hygiene sog. „Bodenkrankheiten“ nicht mehr anerkennt. Damit ist der Hauptanlaß zu den Bodenstudien fortgefallen, denen man sich mehr als ein halbes Jahrhundert hindurch unter Heranziehung der ganzen verfügbaren wissenschaftlichen Technik und unter Aufwendung großen Scharfsinns gewidmet hatte.

Es wäre aber verkehrt, zu sagen, daß die Beschaffenheit des Bodens, auf dem wir leben, gar kein Interesse böte. Nur wird bei ihrer Beurteilung heute ein anderer Maßstab angelegt. Hauptsächlich ist es die Durchlässigkeit und der Gehalt des Bodens an Luft und Wasser, die uns noch interessieren, ferner seine Wärmekapazität und seine Reinheit, d. h. Freiheit von zersetzungsfähigem organischen Material.

Der Boden hat alle abgestorbene pflanzliche und tierische Materie aufzunehmen, soweit diese nicht den Flußläufen und andern Oberflächengewässern überantwortet wird. In der Umgebung der menschlichen Ansiedelungen würden innerhalb kürzester Zeit unerträgliche und unhaltbare Zustände entstehen, wenn nicht in dem Boden alle ihm zugeführten organischen Stoffe zersetzt und mineralisiert würden. Je größer die sog. „Selbstreinigungskraft“ einer Bodenart ist, um so besser eignet sie sich für menschliche Wohnstätten. In erster Linie kommt das zum Ausdruck bei den Wasserversorgungsfragen und bei dem Beerdigungswesen, ferner bei der Beseitigung und Unschädlichmachung der organischen Abfallstoffe. Die Funktion, die dem Boden bei den beiden erstgenannten, wichtigen Aufgaben zufällt, wird in den entsprechenden Kapiteln gewürdigt werden. An dieser Stelle sollen nur die Eigenschaften, Vorzüge und Nachteile verschiedener Bodenarten eine Besprechung finden, soweit diese von allgemeiner Bedeutung für die gesundheitlichen Verhältnisse menschlicher Ansiedelungen werden können.

Als Hauptergebnis der bisherigen hygienischen Bodenforschungen kann hingestellt werden, daß der Boden als einwandfrei gelten kann, wenn er unter den Wohnungen und in deren Umgebung frei ist von organischen Verunreinigungen und bis zu einer Tiefe von mindestens 1 m unter der Oberfläche — besser aber noch tiefer — trocken liegt. Am besten wird diese Forderung erfüllt auf einem

Gestein, das für Luft und Wasser undurchlässig ist. Aber auch ein poröser Boden kann als hygienisch völlig einwandfrei bezeichnet werden, wenn er von Natur trocken liegt oder künstlich trocken gelegt ist und frei ist von zersetzungsfähigen Stoffen. Das schließt ein, daß ihm sämtliche fäulnisfähigen Stoffe ferngehalten werden, wie es in modern verwalteten Städten heutzutage auch allgemein geschieht. Sehr verbreitet ist allerdings noch der Brauch, Baugrund künstlich aufzuschütten unter Verwendung von Bauschutt, Straßenkehricht, Müll und sonstigem, an organischen, oft auch infektiösen Stoffen reichem Material. Die Selbstreinigungsprozesse, die sich in solchem Material unter günstigen Bedingungen abspielen, können aber im Laufe der Zeit selbst einen aufgeschütteten Boden einwandfrei gestalten. Nur sollte man dafür sorgen, daß die Abfallstoffe von vornherein mit Erde, Bauschutt und anderem einwandfreien Material ausgiebig vermischt werden und daß der so hergerichtete Boden für Bauzwecke nicht benutzt wird, ehe die in ihn eingebrachte organische Materie vollständig verwest ist. Diese Forderungen werden in nachstehendem näher begründet werden.

Während bei den mit der Wasserversorgung zusammenhängenden Feststellungen auch die tiefer gelegenen Bodenformationen zu berücksichtigen sind, kommen für die hier zu erörternden Fragen nur die oberflächlichsten Bodenschichten in Betracht. In bezug auf die geologischen Gruppierungen der Bodenarten verweise ich auf die schon zitierte Abhandlung von Fodor.

Für die menschlichen Ansiedelungen kommen nur selten die sog. massigen Gesteine, wie z. B. Granit in Frage, vielmehr vorwiegend nur die sog. Trümmergesteine, wie Sand, Kies, Geröll, Sandsteine und Konglomerate, Tongesteine, wie Ton, Lehm, Mergel usw. und Tuffgesteine. Die Trümmergesteine stammen aus der sog. känozoischen oder neuzeitlichen Formation, deren älteste Periode als Tertiär bezeichnet wird. Auf das Tertiär folgt zeitlich das Diluvium und auf dieses das Alluvium. Beide bestehen aus den Trümmern verwitterter Gesteine, die zum Teil von Gletschern in Form von Kies-, Sand- und Lehmschichten abgelagert sind, zum Teil sich aber aus Flüssen abgeschieden haben. Da die menschlichen Ansiedelungen sich gewöhnlich an Flußläufen entwickelt haben, so stehen sie zumeist auf Diluvium und Alluvium, das in der Regel von Humusschichten bedeckt ist.

Die mechanische Struktur des Bodens

Die mechanische Struktur des Bodens ist aus dem Grunde von großer hygienischer Bedeutung, weil sie in erster Linie bestimmend ist für das Verhalten von Luft und Flüssigkeit in ihm. Charakterisiert wird die mechanische Bodenstruktur durch Korngröße, Porenvolumen und Porengröße.

Nach der Korngröße beurteilt, unterscheidet man bei den Trümmergesteinen folgende Abstufungen:

Grobkies, größer als 7 mm
Mittelkies, „ „ 4 „ und kleiner als 7 mm
Feinkies, „ „ 2 „ „ „ „ 4 „
Grobsand, „ „ 1 „ „ „ „ 2 „
Mittelsand, „ „ 0,3 „ „ „ „ 1 „
Feinsand kleiner als 0,3 mm.

Die noch feineren Bestandteile werden als abschlämmbare Teile gerechnet; sie bestehen in der Regel aus Lehm, Ton und Humus. Der Ton setzt sich aus den feinsten Partikelchen zusammen. Weist er bestimmte Beimengungen auf, so wird er als Letten oder Flinz bezeichnet, bei einem Gehalt an feinem Sand und geringen Eisenbeimengungen als Lehm. Humus nennt man Sand oder Lehm, der reichliche Beimengungen organischer, namentlich pflanzlicher Reste aufweist.

Um die Zusammensetzung einer Bodenprobe in bezug auf Korngröße zu bestimmen, wird sie getrocknet, zerrieben, gewogen und in einen Siebsatz gebracht, wie in Abb. 1 dargestellt. Die auf jedem Sieb zurückbleibende Menge wird gewogen und in Prozenten des Gesamtgewichtes der Probe angegeben.

Bei Bodenproben, deren einzelne Bestandteile gleiche Größe aufweisen, beläuft sich das Porenvolumen stets auf ca. 38%, einerlei, ob es sich um groben Kies, Sand oder noch feinere Bodenarten handelt. Bei den feinkörnigen Bodenarten sind zwar die einzelnen Poren kleiner, sie sind aber zahlreicher. Bei Bodenarten von ungleichmäßiger Körnung verringert sich das Porenvolumen, weil die feineren Bestandteile sich zwischen die gröberen Elemente lagern. In Mischungen von Kies, Sand und Lehm kann das Porenvolumen auf 5—10 % heruntergehen. Gleichzeitig wächst die spezifische Schwere des Bodens.

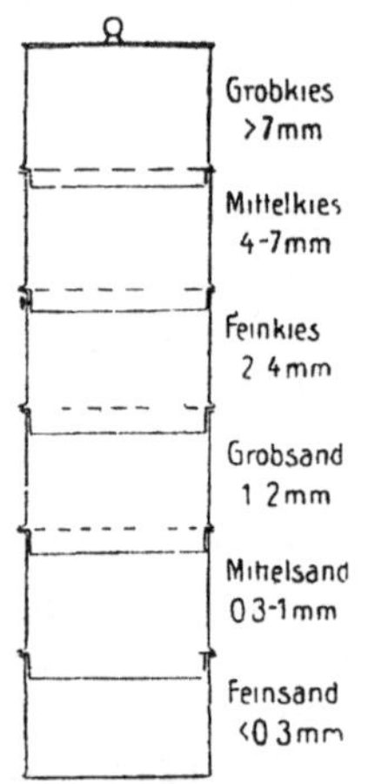

Abb. 1. Knopscher Siebsatz.

Das Porenvolumen läßt sich annähernd berechnen. Eine direkte Bestimmung läßt sich ermöglichen, indem man den trockenen Boden von unten her langsam mit Wasser füllt. Die Menge des Wassers, welche der Boden aufzunehmen vermag, gibt ohne weiteres den Gesamtfassungsraum der Poren an. Zu genaueren Resultaten kommt man aber nach Flügge, wenn man die in den Poren enthaltene Luft durch Kohlensäure austreibt und im Eudiometer mißt. Da das spezifische Gewicht von Kies, Sand und Lehm gleichmäßig etwa 2,6 beträgt, so kann man das Porenvolumen auch in der Weise feststellen, daß man das wahre Gewicht einer Bodenprobe durch das spezifische Gewicht dividiert. Man erhält dann das Volumen der festen Gesteinsmasse und nach Abzug dieses Volumens vom Gesamtvolumen die Summe der Zwischenräume.

Die Porengröße ist abhängig von der Korngröße und wird stark beeinflußt durch Zwischenlagerung feinerer Elemente.

Die Aufnahmefähigkeit und Durchlässigkeit eines Bodens für Luft, Gase und Wasser ist in erster Linie abhängig von der Porengröße, daneben aber auch von dem Porenvolumen. Sie soll den vierten Potenzen der Porendurchmesser proportional sein, und nimmt mit dem Kleinerwerden der Poren verhältnismäßig sehr viel schneller ab.

Die Durchgängigkeit des Bodens für Luft läßt sich unter Verwendung einer Gasuhr experimentell leicht feststellen, indem man Luft unter geringem Druck durch den Boden passieren läßt. Die Luftbewegung im Boden hört auf, sobald etwa die Hälfte der Poren mit Wasser gefüllt ist; ebenso in gefrorenem Boden. Die Durchlässigkeit des Bodens für Wasser ist namentlich bei der Herstellung von Grundwasserwerken von großer Bedeutung und wird aus solchem Anlaß häufig durch Dauerpumpversuche ermittelt, wobei man Kochsalz oder andere Substanzen, wie Farbstoffe, in den Boden bringt und feststellt, wie lange es dauert, bis sie eine bestimmte Strecke zurückgelegt haben.

Von Bedeutung sind die Flächenwirkungen des Bodens. Poröser Boden zeigt eine sehr große Oberflächenentwicklung und ist dadurch imstande, eine sehr kräftige Absorptionswirkung auszuüben. Während 1 cbm grober Kies eine Oberfläche von etwa 56 qm aufweist, kann 1 cbm feiner Sand eine Oberfläche von über 10000 qm haben.

Die Luft im Boden

Dämpfe und Gase werden in feinkörnigem Boden durch Flächenwirkung viel stärker absorbiert als in grobkörnigem. So werden große Mengen von riechenden Gasen, wie z. B. Fäulnisgase, Bestandteile von Leuchtgas, in feinkörnigem Boden vollständig zurückgehalten. Auch viele gelöste Substanzen, insbesondere eiweißhaltige Flüssigkeiten, Ammoniak, Alkaloide, und viele Farbstoffe werden durch feinkörnigen Boden absorbiert, besonders von Humus, Lehm und feinem Sand.

Die Absorptionsfähigkeit des Bodens ist jedoch begrenzt. Sie wird erschöpft und muß erst durch chemische Umsetzung oder Abbau und Oxydation der festgehaltenen Stoffe regeneriert werden, ehe sie wieder wirksam werden kann. In den oberflächlichen Schichten aller Bodenarten finden sich Bakterien und andere Mikroorganismen in großer Zahl, die zum Teil den Abbau der durch Absorption festgehaltenen Stoffe bewirken. Durch den aus der Atmosphäre aufgenommenen Sauerstoff werden die Abbauprodukte oxydiert, zum Teil unter Mitwirkung oxydierender Bakterien und Enzyme.

Infolge solcher Zersetzungsvorgänge weicht die Zusammensetzung der Bodenluft von derjenigen der Atmosphäre überall erheblich ab, wo der Boden organische Stoffe enthält. Obgleich die Poren des Bodens in direkter Verbindung und in fortwährendem Austausch mit der Atmosphäre stehen, so kommt doch der Verbrauch an Sauerstoff im Boden bei der Analyse der Bodenluft stark zum Ausdruck. Außerdem weist die Luft eines verunreinigten Bodens in der Regel einen beträchtlich erhöhten Gehalt an Kohlensäure auf, bis zu 14%, durchschnittlich 2—3%, gegen 0,3 ‰ in der Atmosphäre. In verunreinigtem Boden findet man auch andere Gase, die sich bei der Zersetzung organischer Materie bilden, z. B. Ammoniak, Schwefelwasserstoff und Kohlenwasserstoff. Diese werden aber zumeist durch Absorption im Boden zurückgehalten. Der Übertritt von Bakterien aus der Bodenluft in die Atmosphäre, insbesondere auch in die Wohnungen, ist nicht zu befürchten. Solche werden höchstens von der Bodenoberfläche aus verstäubt. Aus den tieferen Schichten werden Bakterien nicht mitgerissen, weil die Bewegungen der Bodenluft zu gering sind. Selbst bei heftigen Stürmen wurde nur eine Austrittsgeschwindigkeit der Bodenluft von 0,1 m in der Sekunde beobachtet. Auch ist die Bodenluft stets mit Wasserdämpfen gesättigt, wodurch das Mitreißen von Mikroorganismen erschwert wird. Im Hinblick auf die vorhin erwähnte Bodentheorie über die Entstehung von Infektionskrankheiten — die, wie inzwischen festgestellt werden konnte, durch Bakterien veranlaßt werden — sind die eben angeführten Tatsachen von besonderer Bedeutung. Die Bodenluft kann zu Mißständen oder Gesundheitsschädigungen nur führen durch Beimengungen übelriechender oder giftig wirkender gasförmiger Bestandteile. Eine Bedeutung gewinnen diese in der Regel nicht, schon wegen der oben erwähnten Absorptionswirkungen, ausgenommen bei Leuchtgasausströmungen im Boden. Besonders stark macht sich das Ausströmen der Bodenluft geltend bei sinkendem Barometer, also sinkendem Luftdruck, der eine Ausdehnung der Bodenluft zur Folge hat. Auch heftige Winde können durch den Druck, den sie stellenweise ausüben, dazu führen, daß die Bodenluft an vor dem Winde geschützten Punkten austritt, z. B. in solchen Wohnungen, die nach unten nicht luftdicht abgeschlossen sind. Dieselbe Wirkung können stärkere Niederschläge haben, namentlich auch Temperaturdifferenzen. Erwärmte Häuser, die nach unten nicht genügend abgedichtet sind, saugen große Mengen von Bodenluft an. Aus solchen Gründen ist großer Wert darauf zu legen, die menschlichen Wohnungen mit einem luftundurchlässigen Fundament zu versehen.

Das Wasser im Boden

Läßt man durch eine getrocknete Bodenprobe Wasser hindurchlaufen, so hält die Bodenprobe eine bestimmte Menge davon zurück, die je nach Art der Bodenprobe verschieden ausfällt und als Wasserkapazität bezeichnet wird. Kies hält nur 12—13% seines Porenvolumens an Wasser zurück, d. h. etwa 50 l pro Kubikmeter. Feiner Sand dagegen kann eine Wasserkapazität gleich 84 % haben, d. h. 320 l Wasser auf den Kubikmeter Sand zurückhalten. Es hängt das damit zusammen, daß bei grobem Material nur die Ausläufer der Poren so eng sind, daß sie eine Kapillarwirkung entfalten können, während bei feinem Material der größte Teil der Poren kapillare Größe hat. In Bodenproben von ungleichem Korn verringert sich die Wasserkapazität, weil das Gesamtporenvolumen bei ihnen geringer ist.

Die Wasserkapazität kann man in folgender Weise bestimmen: Die getrocknete Bodenprobe wird in ein Rohr gebracht, das unten mit einem Drahtnetz versehen ist, und gewogen. Das Rohr wird in ein Gefäß mit Wasser versenkt, wieder herausgehoben und nach Abtropfen wieder gewogen. Die Zunahme des Gewichts gibt die Wasserkapazitat an.

Das kapillare Aufsaugungsvermögen des Bodens ist ebenfalls größer bei feinkörnigem Material als bei grobem. Das läßt sich in der Weise feststellen, daß man die trockenen Bodenproben in eine Glasröhre bringt, die unten in Wasser eintaucht. In feinem Sand und Lehm steigt das Wasser weit langsamer auf als in gröberem Sande, erreicht aber eine viel größere Höhe und zwar mehr als 1 m, während bei grobporigem Boden das Wasser nur bis zu einer Höhe von 5—10 cm aufgesogen wird.

Das Bodenwasser steht in stetem Austausch mit der Atmosphäre. Die Niederschläge dringen, soweit sie nicht oberflächlich abfließen, bis zu einer gewissen Tiefe in den Boden ein. An trockenen Tagen verdunstet ein Teil des vom Boden aufgenommenen Wassers und geht wieder in die Atmosphäre über. Andererseits wird Wasserdampf aus der Luft aufgenommen und im kälteren Boden verdichtet. Neuerdings wurde die Ansicht sogar vertreten und, wie man meinte, experimentell bewiesen, daß die Bildung des Grundwassers zum weit überwiegenden Teil lediglich auf Kondensation des in der Atmosphäre enthaltenen Wasserdampfes zurückzuführen sei. Schon die Tatsache, daß der Boden während einer längeren Periode alljährlich wärmer ist als die Luft, sollte vor einer zu starken Verallgemeinerung dieser stellen- und zeitweise gewiß zutreffenden Beobachtung warnen.

Das durch Kondensation oder von den Niederschlägen gebildete Grundwasser sickert durch den porösen Boden hinab bis zu einer wasserundurchlässigen Schicht, auf der es, dem natürlichen Gefälle folgend, den Seen, Flußläufen und dem Meere zuströmt, von denen es wieder in die Atmosphäre übergeht. Hierdurch ist ein steter Kreislauf des Wassers auch im Boden gesichert. Nur selten trifft man völlig stagnierendes Grundwasser an.

Dem Vorgange Franz Hoffmanns folgend, teilt man das im Boden enthaltene Wasser in das eigentliche, auf einer wasserundurchlässigen Schicht ruhende Grundwasser und in die darüber liegenden oberflächlichen Schichten ein. Die oberflächlichste Schicht des Bodens wird die Verdunstungszone genannt, die darauf folgende Schicht die Durchgangszone. Dann folgt die Zone der kapillaren Grundwasserstände und darauf erst folgt die eigentliche Grundwasserzone. In der Verdunstungszone, die in unserem Klima kaum 1 m tief reicht, macht sich infolge abwechselnder Befeuchtung durch Kondensation, Niederschläge und Verdunstung ein rascher Wechsel des Wassergehalts geltend. Je nach Struktur und Kultur des Bodens spielen sich diese Prozesse schneller oder langsamer ab. In Kultur befindlicher Boden hält das aufgenommene Wasser länger zurück als steriler Boden von gleicher Porosität. Grobporiger Boden läßt das Wasser nach oben und unten schneller hindurchtreten als feiner Sand, Lehm und Ton. Nach dem Gesagten stellt die eigentliche Grundwasserzone die Sammelstätte des Überschusses des in den Boden gelangten Wassers dar. Man schätzt die Zeit, bis daß das von der Oberfläche kommende Wasser das eigentliche Grundwasser erreicht, bei stark ausgebildeter Durchgangszone auf ein bis mehrere Jahre. Die Durchgangszone kann, wie man annimmt, ihrer Wasserkapazität entsprechend oft die Niederschläge eines ganzen Jahres oder einer noch längeren Periode in sich festhalten, ohne sie nach unten hin weiterzugeben. Diese Vermutung beruht auf einer zweiten Annahme, daß nämlich auch Verunreinigungen, die von der Oberfläche kommen, oft Jahre brauchen, um das Grundwasser zu erreichen. Unter dem Kapitel Bodenfiltration, Abwasserreinigung, habe ich die Ergebnisse von Versuchen mitgeteilt, die mich davon überzeugt haben, daß solche Auffassungen einer Revision bedürfen. Selbst mittelfeiner Sand, der seiner Wasserkapazität entsprechend befeuchtet ist, läßt gelöste Substanzen oft innerhalb weniger Minuten durch eine Schicht von 1 m Höhe hindurchtreten, ohne daß Druck- oder Saugwirkungen zur Geltung kommen. Wo solche aber herrschen, da können gelöste Substanzen, z. B. Farbstoffe wie Fluoreszein oder Salzlösungen, ja sogar Bakterien, innerhalb weniger Tage viele Meter weit durch feinste Sandschichten, ja sogar durch Lehm- und Moorschichten hindurchgesaugt werden. Auf derartige Beobachtungen, die ich im Laufe der letzten zehn Jahre wiederholt habe machen können, werde ich unter dem Kapitel Wasserversorgung zurückkommen. Trotz dieser Beobachtungen halte ich es für möglich, daß zu Zeiten, wo die Verdunstungszone vollständig ausgetrocknet ist, die ganzen von oben kommenden Flüssigkeitsmengen vorübergehend in dieser Zone zurückgehalten und zur Verdunstung gebracht werden. Sobald sie aber die kapillar befeuchtete Zone des Grundes erreichen, ist damit zu rechnen, daß sie weit schneller in die tiefere Zone hinabgleiten, als bisher angenommen wurde. Bei allen diesen Fragen ist zu berücksichtigen, daß durch Spalten und Risse, wie sie sich in manchen Bodenarten, namentlich in Ton- und Lehmboden, sowohl in der trockenen Jahreszeit wie auch während der Frostperioden bilden, das Oberflächenwasser bis zu nicht unerheblichen Tiefen direkt hinunterfallen kann. Ferner ist mit den Gängen der Regenwürmer, Mäuse, Maulwürfe und Ratten zu rechnen, sowie auch mit Pflanzenwurzeln, welche bis zur Tiefe von einem Meter und mehr röhrenartige senkrecht und horizontal verlaufende Kanäle bilden können

Dem natürlichen Gefälle folgend, fließt das Grundwasser in der oben beschriebenen Weise zum Teil wieder ab, zum Teil aber wird es in trockenen Jahreszeiten durch die erwähnten kapillaren Vorgänge in die Höhe gezogen, und nach Passieren der verschiedenen obengenannten Zonen der Atmosphäre entweder direkt oder durch Vermittlung von Pflanzen zurückgegeben.

Aus dem Gesagten ergibt sich ohne weiteres, daß im Grundwasser Hoch- und Tiefwasserstände genau so in Erscheinung treten müssen wie bei oberflächlichen Gewässern. Diesem wechselnden Stande des Grundwassers hat, wie oben dargelegt wurde, Pettenkofer einen großen Einfluß auf epidemische Krankheiten zugeschrieben. Infolgedessen werden vielerorts noch unter verhältnismäßig großem Kostenaufwande regelmäßig Grundwasserstandsbeobachtungen gemacht und registriert. Eine Bedeutung in dem eben angeführten Sinne wird diesen Beobachtungen heute nicht mehr beigemessen. Der Hygieniker interessiert sich in erster Linie nur für die Frage, ob der Spiegel des Grundwasserstandes unter menschlichen Ansiedelungen, namentlich auch unter Beerdigungsplätzen, Rieselfeldern und allen den Anlagen, die zur Zersetzung organischen Materials bestimmt sind, tief genug, — d. h. bis mindestens 1—1½ m unter der Erdoberfläche — abgesenkt ist. Daneben haben Grundwasserstandsmessungen eine große Bedeutung überall, wo man den Wasserbedarf dem Boden entnimmt, schließlich auch für die landwirtschaftlichen Interessen. Der Widerstreit, der sich zwischen diesen letzteren und den hygienischen Maßnahmen gelegentlich ergibt und nicht selten zu Entschädigungsansprüchen führt, läßt es angeraten sein, überall da, wo man durch künstliche Maßnahmen, wie Dränage und Kanalisierung, auf den Grundwasserstand einzuwirken sucht, schon vor Beginn der Bauarbeiten systematische Grundwasserstandsbeobachtungen einzuleiten, um die natürlichen örtlichen Schwankungen im Grundwasserstand vorher aufzuklären. Zu diesem Zwecke bedient man sich der in Abb. 2 dargestellten Apparate.

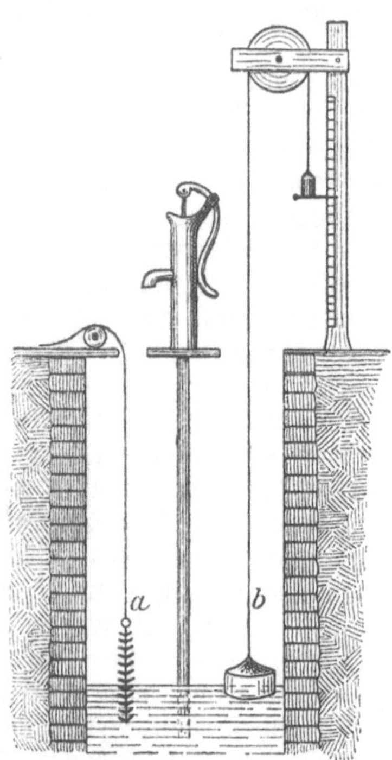

Abb. 2. Grundwassermessung.
a. Pettenkoferscher Schälchenapparat.
b. Schwimmer mit Zeiger.

Der Schälchenapparat muß jedesmal herausgezogen werden, während man bei der Schwimmervorrichtung den Grundwasserstand oben ablesen kann.

Die natürlichen Tagesschwankungen des Grundwasserstandes erreichen in der Regel kaum 1 cm. Die Jahresschwankungen dagegen können unter Umständen bis zu 4 m betragen (Lemberg), in flachen Geländen pflegen sie aber ½ m nicht zu überschreiten.

Außer durch die Niederschlagsmengen und das Temperatur-Sättigungsdefizit der Atmosphäre wird der Grundwasserstand auch beeinflußt durch den Wasserstand in den oberflächlichen Gewässern. Bei normalen Wasserständen fließt das Grundwasser den Niederungen zu und tritt dort in die Oberflächengewässer über. Es bewegt sich je nach der Durchlässigkeit des Bodens und dem vorhandenen Gefälle, soweit die bisherigen Feststellungen reichen, mit einer Geschwindigkeit von 3—35 m in 24 Stunden, im Mittel also 25 cm in der Stunde. Beim Eintritt von Hochwasser in den Flüssen kann nicht nur die Bewegung des Grundwassers zum Stillstand gebracht, und das Grundwasser aufgestaut werden, sondern es kommt auch nicht selten zum Übertritt des Flußwassers in den Untergrund.

In alluvialen und diluvialen Gebieten findet man oft mehrere Etagen von Grundwasser übereinandergeschichtet, die durch mächtige Tonlager voneinander getrennt sind, doch zeigen die undurchlässigen Bodenschichten nicht selten Durchbrechungen, so daß die verschiedenen Grundwasserschichten miteinander kommunizieren.

Während die Temperatur des Oberflächenwassers in unserem Klima jahreszeitliche Schwankungen zwischen 0—25° C zeigt, weist das Grundwasser entsprechend den gleich zu erörternden Temperaturverhältnissen im Boden eine gleichmäßige Temperatur auf, die in einer Tiefe von 8—30 m etwa 9—10° C beträgt und nach der Tiefe zu allmählich ansteigt.

Temperatur des Bodens

Der Erwärmungsgrad des Bodens ist nicht nur von der Intensität und dem Einfallswinkel der Sonnenstrahlung, also bis zu einem gewissen Grade auch von einer Neigung des

Terrains abhängig, sondern auch von gewissen Eigenschaften des Bodens selbst. Dunkler Boden absorbiert mehr Wärmestrahlen als hellfarbiger. Die Wärmekapazität und die Wärmeleitung wächst mit der Feuchtigkeit und Feinkörnigkeit des Bodens. Schließlich sind die Kondensations- und Verdunstungsvorgänge von Einfluß. Diese wirken der schnellen Erwärmung und Abkühlung entgegen. In einem grobkörnigen, dunklen, trockenen Boden beobachtet man sowohl die höchsten Wärme- wie auch die niedrigsten Kältegrade. Auf feinkörnigen, feuchten Boden dagegen wirken die Temperaturschwankungen infolge der erwähnten Ausgleichsmomente nachhaltiger. In stark verunreinigten Böden können Oxydationsvorgänge zu einer Steigerung der Bodentemperatur um mehrere Grade führen.

Zur fortgesetzten exakten Messung der Bodentemperatur werden Thermometer in Gestellen montiert, die aus Holz oder Hartgummi hergestellt sind, jedoch an den Stellen, wo die Thermometergefäße angebracht sind, von gut leitendem Material unterbrochen werden (Abb. 3).

In dem Maße, wie man nach der Tiefe zu fortschreitet, verringert sich der Einfluß der stündlichen, täglichen und jahreszeitlichen Temperaturschwankungen. In einer Tiefe von ½ m kommen die Tagesschwankungen kaum noch zum Ausdruck, und die monatlichen Temperaturschwankungen fallen infolge der erwähnten Ausgleichsmomente um mehrere Grade geringer aus. Die Jahresschwankungen erreichen in unserem Klima nur noch ungefähr 10° C. In 4 m Tiefe erreicht die Jahresschwankung nur noch 4° C, in 8 m Tiefe 1° C, in einer Tiefe von 8—30 m findet man das ganze Jahr hindurch die gleiche mittlere Temperatur. Beim weiteren Vordringen in die Tiefe steigt die Temperatur infolge der Annäherung an den heißen Erdkern auf je 35 m um 1° C. So fand man schon in einer Tiefe von 1 m unter Terrain nur Temperaturschwankungen zwischen + 3,7 und 16,5° C, in einer Tiefe von 3 m nur Schwankungen zwischen + 7,2 und 14,2° C, in einer Tiefe von 6 m dagegen Schwankungen zwischen 9,4 und 12,8° C, während an der Bodenoberfläche bei kräftiger Sonnenbestrahlung Temperaturen bis zu 54° C beobachtet wurden. Aus diesen Feststellungen geht hervor, daß schon in 1 m Tiefe die Bodentemperatur unter derjenigen bleibt, die für eine ausgiebige Vermehrung vieler bekannter Krankheitserreger, wie Cholera, Typhus usw. erforderlich ist, während die Temperaturen an der Bodenoberfläche unter Umständen genügen können, um solche Mikroorganismen abzutöten.

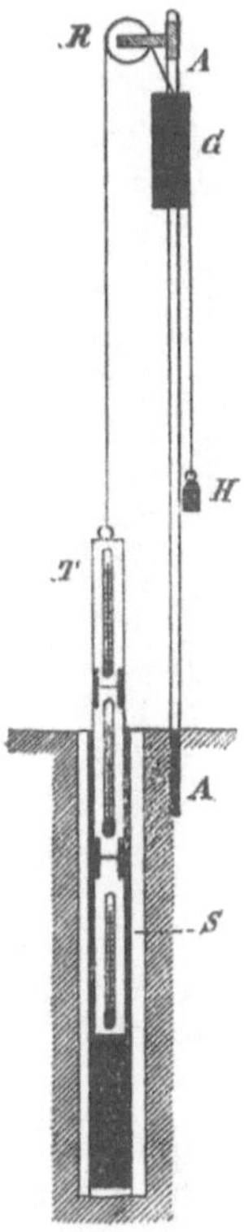

Abb. 3. Bodenthermometer.

Bodenmikroorganismen

Zur Feststellung des Gehalts des Bodens an entwicklungsfähigen Keimen bringt man eine Bodenprobe, die mit geeigneten sterilisierten Instrumenten, z. B. einem Platinlöffel von $^1/_{50}$ ccm Fassungsraum oder besonderem Erdbohrer (Abb. 4), ausgestochen wurde, nach Zerkleinerung sofort in verflüssigte Gelatine, die man durch Ausrollen über die Wandungen eines Reagenzgläschens verteilt. Selbst an der Oberfläche eines sog. jungfräulichen, unbebauten Bodens findet man auf diese Weise bis zu 100000 oder mehr Keime auf den Kubikzentimeter Bodenmaterial. Nach der Tiefe zu nimmt die Zahl der Bakterien ab, in einer Tiefe von 1—3 m trifft man in der Regel keine entwicklungsfähigen Keime mehr an. Bisher wurde allgemein behauptet, poröser Boden stelle ein bakteriendichtes Filter dar. Diese

Behauptung ist sehr einzuschränken. Selbst durch feinen, lehmigen Sand werden Bakterien viele Meter weit fast ebenso schnell hindurchgesaugt, wie Farbstoffe oder Salzlösungen, wenn man durch entsprechende Senkung des Grundwasserspiegels einen beschleunigten Durchtritt des Wassers durch den Boden veranlaßt. Daß Bakterien auch durch Strecken, in denen der Grundwasserspiegel nicht gesenkt wird, selbst durch feinkörnigen Boden, schnell hindurchtreten, läßt sich unter Umständen leicht demonstrieren, wie im Kapitel „Wasserversorgung“ näher dargelegt werden soll. Nur wo die einzelnen Bestandteile des Bodens mit einer schleimigen Schicht überzogen sind, wird der Boden zu einem Bakterienfilter, jedoch nicht immer zu einem zuverlässigen, wie an anderer Stelle gezeigt werden soll. Hieraus ergibt sich ohne weiteres, daß die sehr verbreitete Auffassung, als ob der Boden in einer Tiefe von mehr als etwa 3 m regelmäßig frei wäre von entwicklungsfähigen Bakterien, nicht zu Recht besteht, ganz abgesehen von zufälligen Verunreinigungsmöglichkeiten, wie sie durch Spalten, Rattenlöcher, Pflanzenwurzeln usw. gegeben werden.

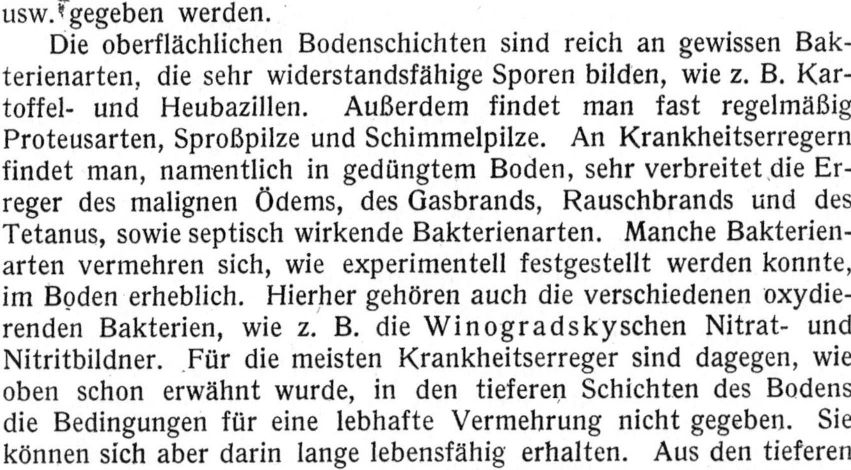

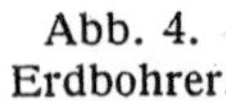

Abb. 4. Erdbohrer.

Die oberflächlichen Bodenschichten sind reich an gewissen Bakterienarten, die sehr widerstandsfähige Sporen bilden, wie z. B. Kartoffel- und Heubazillen. Außerdem findet man fast regelmäßig Proteusarten, Sproßpilze und Schimmelpilze. An Krankheitserregern findet man, namentlich in gedüngtem Boden, sehr verbreitet die Erreger des malignen Ödems, des Gasbrands, Rauschbrands und des Tetanus, sowie septisch wirkende Bakterienarten. Manche Bakterienarten vermehren sich, wie experimentell festgestellt werden konnte, im Boden erheblich. Hierher gehören auch die verschiedenen oxydierenden Bakterien, wie z. B. die Winogradskyschen Nitrat- und Nitritbildner. Für die meisten Krankheitserreger sind dagegen, wie oben schon erwähnt wurde, in den tieferen Schichten des Bodens die Bedingungen für eine lebhafte Vermehrung nicht gegeben. Sie können sich aber darin lange lebensfähig erhalten. Aus den tieferen Schichten können Bakterien, wie oben schon dargelegt wurde, durch die Bodenluft nicht an die Oberfläche befördert werden. Aus den oberflächlichen Schichten können sie dagegen durch Verstäubung mit Gemüsen, anderen Nahrungsmitteln und durch Haustiere usw. verschleppt, namentlich aber auch durch das Wasser, insbesondere die Niederschläge, verbreitet werden. Aus diesem Grunde sollte in der weiteren Umgebung menschlicher Ansiedelungen darauf gehalten werden, daß die Ausstreuung infektiösen Materials unterbleibt.

Kapitel II.

Die hygienische Seite des Städtebaues.

Von Stadtbaurat L. Schoenfelder, Kgl. Baurat, Düsseldorf.

Die hygienische Seite des Städtebaues hat schon in weit zurückliegenden Zeiten hohe Beachtung gefunden. Die Kloaka maxima des alten Rom ist für uns der Beweis, daß ein vollständiges Entwässerungssystem in der alten Tiberstadt bestanden hat, welches die Abwässer aus den Haushaltungen sowohl, wie aus den großen Badeanlagen in geordneter Weise unterirdisch abführte. Pompeji beweist uns heute noch, welche Sorgfalt die Römer verwandten auf die Pflasterung der Straßen. Die verwendeten großen Granitblöcke, die sich von den heute in Italien benutzten nur durch das Format unterscheiden, lassen eine sehr gründliche Reinigung der Straße zu und gestatten andererseits dem Regen, periodisch einen noch zurückgebliebenen Schmutz schnell abzuspülen. Die Wasserleitungen aus römischer Zeit haben sich mit ihren gigantischen Bauwerken durch alle Völkerstürme hindurch, in großen Bruchstücken wenigstens, bis auf unsere Zeit gerettet. Sie sind ein lebendes Zeugnis dafür, welchen Wert man damals schon auf die Zuführung großer Mengen einwandfreien Wassers zu den Menschenansammlungen der Städte legte, und wie wenig man vor der Mühe und den Kosten selbst von Bauwerken größten Maßstabes zur Erreichung dieser Zwecke zurückschreckte. So haben denn ja auch die Bäder im alten Rom und später in allen Ländern, in die sich die römische Wölfin einmal verbissen hatte, eine Höhe und Vollkommenheit erreicht, zu der wir noch heute staunend aufschauen, die wir zu übertreffen nicht imstande sind.

Die Hautpflege der Alten, die durch die Kleidung und körperlichen Übungen sowieso in einem Maße gefördert wurde, das wir noch als vorbildlich bezeichnen dürfen, wurde vervollkommnet und ergänzt in diesen Badeanlagen, die den obersten wie den niedrigsten Klassen zur Verfügung standen, und damit die Hygiene des Körpers auf eine Höhe gehoben, wie sie in unserem Jahrhundert nur wenigen zu erreichen möglich ist.

Der leichten Kleidung entsprechend suchte und brauchte man ein System von Raumheizungen, welches wiederum in der Fernhaltung allen Staubes vom Zimmer und in dessen Erwärmung an der zweckmäßigsten Stelle, am Fußboden, den Beweis eines wissenschaftlich hygienischen Denkens liefert, vor dem man die höchste Achtung haben muß. Wenn wir vor den Hypokausten in Trier oder Aachen stehen, so staunen wir über den Aufwand an technischer Arbeit, der notwendig war, um dieses Heizungssystem auf ein ganzes Haus auszudehnen. Wir müssen uns aber auch sagen, daß mit ihm eine Gleichmäßigkeit der Erwärmung aller Räume erzielt wurde, die kaum übertroffen werden kann, auch nicht von unseren heutigen Zentralheizungen.

Selbst die Bebauungspläne, die wir in einzelnen Beispielen noch vor uns haben, und die wir an anderen Stellen in ihrem Grundgedanken rekonstruieren können, liefern den Beweis eines überaus klugen Vorgehens beim Aufbau der Städte. Wir spotten heute vielfach über das unmalerische Rechtecksystem der Straßenanlage beim römischen Lager und den von ihm abgeleiteten Stadtgrundrissen. Und doch finden wir dieses Rechtecksystem in dem praktischen Amerika bis zur äußersten Konsequenz durchgeführt, und man kann in der Tat zweifelhaft werden, ob es nicht, wenn zur Erzielung einer gleichmäßig guten Belichtung und Besonnung aller Straßen- und Hausgrundstücke die Straßenaxen von Südwesten nach Nordosten und von Südosten nach Nordwesten gelegt werden, ebenso hygienisch wertvoll ist, wie andererseits es für den Verkehr zweifellos die einfachste und die sicherste Möglichkeit der Orientierung bietet.

Gegangen ist es diesen Errungenschaften wie allen weiteren kulturellen Kulminationen aus jener Epoche: Die alles gleichmachende, zerstörende, nivellierende Gewalt der Völkerwanderungsstürme hat auch diese kulturellen Spitzen abgetragen, wie sie es mit den gigantischen Baumassen eines Jupiter-Tempels oder eines Collosseums getan hat. Die einzelnen Bausteine hat man im Mittelalter gesammelt, um sie als Ecksteine für einen neuen Aufbau zu benutzen.

Städtepläne römischen Ursprungs mit deutlichen Anklängen an das römische Lager findet man in all den Ländern, in denen die römische Weltmacht festen Fuß gefaßt hatte. Aber auch darüber hinaus wurde das römische Schema bei der Kolonisation des deutschen Ostens als altbewährtes für Städtegründungen verwendet. Daneben freilich wird das spezifisch aus den Verkehrsgesichtspunkten und den Verkehrsverbindungen herauskonstruierte System der Bebauungspläne, wie es sich in dem über dem alten Trier errichteten mittelalterlichen darstellt, ausgebildet und immer weiter vervollkommnet, Abb. 5. Die Periode des fürstlichen Städtebaus zeitigt wohl einzelne nach architektonischen Gesichtspunkten geformte Stadtgrundrisse. In vollwertig wissenschaftlicher Weise aber ist der Städtebau erst im 19. Jahrhundert, und zwar in seinem letzten Viertel mit der diesem eigenen Gründlichkeit auf allen technischen Forschungsgebieten angepackt worden.

Die hygienische Seite des Städtebaues beschäftigt sich am letzten Ende mit dem Verhältnis der unbebauten Freifläche zu der bebauten Fläche einer Stadt. Als Ideal schwebt uns vor und muß uns dauernd vorschweben in hygienischer Richtung das Einzelhaus am Waldessaum, welches ebensowohl die Möglichkeit bietet für den Genuß sonniger Tagesstunden in kühlem Waldesschatten, wie die Gelegenheit, der Sonne sich frei auszusetzen, solange sie in den Morgen- und Abendstunden für den Menschen erträglich herabscheint, oder wenn sie gar nur spärlich, von Wolkenschatten abwechselnd verdeckt, uns zu Gesicht kommt. Die ungünstigste Gestaltung des Wohnens ist zweifellos die in den engen Winkeln unserer alten Städte. Zwischen dem Einzelhause in freier Ungebundenheit und dem Reihen-, vielleicht sogar Massenhaus an engen Straßen und noch engeren Höfen muß das erreichbare Ideal städtischer Wohnungshygiene liegen. Die Grenzen des Erreichbaren nach oben und nach unten sind in den verschiedenen Ländern und den verschiedenen Gauen unseres eigenen Vaterlandes wechselnde, zum Teil aus wohlzubeachtenden Gründen in Berücksichtigung der klimatischen Verhältnisse zu ziehende. Die engen Straßen und Höfe, die in Italien und überhaupt den südlichen Klimaten volle Berechtigung haben, verlieren diese Berechtigung durchaus in unseren Himmelsstrichen, wo die Sonne nicht als lästiges, unsere Arbeitskraft herabdrückendes Gewicht empfunden wird, sondern als eine uns erhebende Kraft, deren Vorhandensein uns erst zu frischer Tat belebt und begeistert.

Und eine zweite Macht wird die Abgrenzung des Verhältnisses zwischen Freifläche und bebauter Fläche noch weiterhin beeinflussen, das ist die derzeitige Bewertung des Grund und Bodens. Auch in dieser Hinsicht bestehen in den einzelnen Ländern große Verschiedenheiten, die zurückzuführen sind auf überlieferte Gepflogenheiten in der Ab- und Weitergabe des Grund und Bodens. Die Berechtigung, die den klimatischen Verhältnissen innewohnt, auf unser Wohnen einzuwirken, fehlt am letzten Ende jenen anderen, die sich nur auf die übliche Verwertung des Grund und Bodens beziehen, und so ist denn auch der Kampf gegen alteingewurzelte Vorurteile in bezug auf den Wert, den Grund und Boden an sich theoretisch haben sollen, auf der ganzen Linie entbrannt und wird mit Zähigkeit und berechtigter Erregtheit durchgekämpft. Immerhin bricht sich,

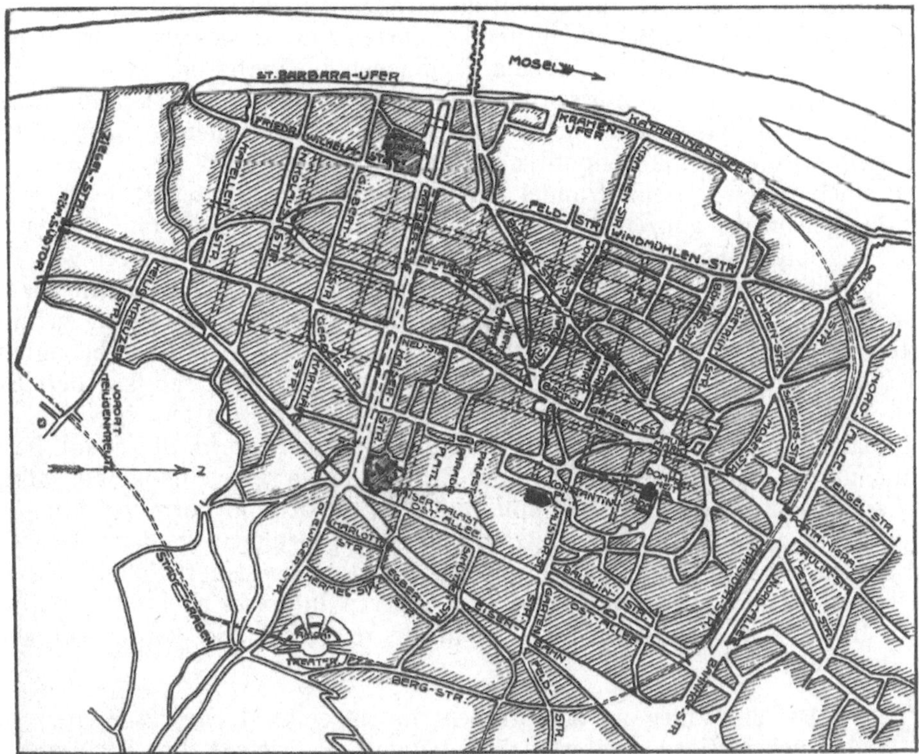

Abb. 5. Stadtplan des heutigen Trier mit den einpunktierten, rechtwinklig sich kreuzenden römischen Straßenlinien der alten Lagerstadt, wie sie bei Aufgrabungen für die Kanalisation festgestellt worden sind.

infolge des tätigen Eingreifens der Bodenreformer unter Damaschkes Führung, die sichere Erkenntnis Bahn, daß dem Grund und Boden kein „Wert an sich" innewohnt, sondern daß ihm der Wert erst durch die Ausnutzungsfähigkeit, die Ertragsfähigkeit des Ackers, die Bebaubarkeit beim städtischen Grundstück verliehen wird, daß also beim städtischen Grundstück von dem Maß der Bebaubarkeit der Grund- und Bodenwert direkt abhängt und mit der Herabdrückung der Bebaubarkeit das Herabgehen des Grund- und Bodenwerts unmittelbar gleichen Schritt halten muß. Diesen Grundsatz darf sich der Hygieniker immer vor Augen halten bei allen Maßnahmen, die er in bezug auf die Stadthygiene zu treffen für notwendig hält.

Die Bebaubarkeit eines städtischen Geländes zu regeln liegt zuletzt in der Hand der Baupolizei und ist Sache der Bauordnung. Aber der Bebauungsplan kann die Regelung der Bebaubarkeit und muß sie schon einleiten. Denn die Straßenfläche ist ein wesentlicher Teil der Freifläche, vor allen Dingen derjenigen, für dessen Unantastbarkeit die Verwaltung am leichtesten Sorge tragen kann. Der Prozentsatz des Straßen- und Freilandes im Verhältnis zu dem der im Sinne des Gesetzes bebauten Grundstücke wird einen Maßstab bilden für die hygienische Höhe eines Stadtgebildes. Es ist bezeichnend, daß in den Lehrbüchern, die vor 30 Jahren dem Städtebau zuerst feste Richtschnuren vorschrieben, man sich mit einem Prozentsatz von 20 und 25 % des städtischen Areals für Straßen und Plätze noch begnügte. Als man dann allmählich 30 und 35 % forderte, wurde schon über „Entwertung des Grund und Bodens" und Hinaufschrauben der Bodenpreise lediglich durch eine „unvernünftige Straßenbaupolitik" geklagt. Vor wenigen Jahren durfte bei der Bebauungsplankonkurrenz für Groß-Düsseldorf ungestraft der Satz aufgestellt werden, daß die Freiflächen im Verhältnis zu den bebauten Flächen 200% ausmachen müssen, und erst in allerneuester Zeit sind von Wagner einheitliche, auf wissenschaftlichen Untersuchungen beruhende Grundsätze für eine zielbewußte Freiflächenpolitik aufgestellt worden.

Freilich liegen diesem Wandel der Anschauungen sehr ernst zu beachtende Wandlungen in der ganzen Ausnutzung des städtischen Grund und Bodens überhaupt zugrunde. Die Stadt vor 200 Jahren bestand aus einem Meer von Privatgärten, in die Einzelhäuser gebaut waren. Die Stadt von heute besteht aus einem Meer von Häusern, in welches eine Anzahl in städtischer Verwaltung befindliche Gärten eingestreut sind. Das Verhältnis der Freiflächen zu den bebauten hat sich also geradezu umgedreht. In der guten alten Zeit sah sie der Bürger ohne weiteres als notwendig an. Er brauchte seinen Garten für sich selbst, er brachte ihn aus seiner ländlichen Vergangenheit mit in die Stadt herüber. Dem heutigen Städter ist der Faden der Erinnerung an seine einstige Zugehörigkeit zur Landbevölkerung abgerissen, ihm muß die Freifläche in Form von öffentlichen Anlagen und Grünflächen mit Gewalt wieder aufgedrungen werden. Den Grund und Boden so weit umzuwerten, daß das Interesse an seiner völligen Bebauung von selbst wieder zurücktritt hinter dem anderen Interesse an großen, im Privatbesitz belassenen Freiflächen, wird wohl ein nicht so bald wieder erreichbares Ziel darstellen.

Straßen Bei der Anlegung der Straßen sind in erster Linie die Breiten zu berücksichtigen, weiterhin ihre Länge und drittens ihre Richtung. Die Belichtung der Häuser und Wohnungen war einstmals von der Straßenbreite nur zum kleinen Teil abhängig. Die Rückseiten der Häuser, zum Teil auch noch die Seitenfronten boten die ausgiebigste Gelegenheit, von dem Garten her dem Hause Sonne und aromatische, sauerstoffreiche Luft zuzuführen. Heute ist die Bemessung der Straßenbreite in doppelter Hinsicht eine Aufgabe des Stadthygienikers. Sie wird abhängig sein

a) von dem Wohnbedürfnis,
b) vom Verkehrsbedürfnis.

Das Verkehrsbedürfnis wird heute das Maßgebende sein müssen, weil sich ihm das Wohnbedürfnis unter allen Umständen und viel leichter anpassen kann, als es umgekehrt der Fall sein würde. Man überläßt es also dem Verkehr, seine ihm vorgeschriebenen Richtlinien sich zunächst selbst zu geben, baut dessen Spuren dann weiter aus nach Breite und Zahl der parallel bzw. ringförmig laufenden Linien und behält dem Wohnbedürfnisse gerade die Flächen vor, welche vom Verkehr in stiller Zurückgezogenheit möglichst weit abliegen. Es war ein falsches Vorgehen, welches der erste hygienische Fanatismus im Gefolge hatte, nämlich breite Straßen überall wahllos vorzuschreiben. Es war die Zeit, in der man das Verkehrsbedürfnis, wie es sich allmählich entwickeln würde, noch zu wenig richtig einzuschätzen wußte und deshalb jeder Straße die gleiche Möglichkeit, sich zu einer Verkehrsstraße auszubauen, gewähren zu müssen glaubte. Die wissenschaftliche Erforschung der Grundforderungen des Verkehrs nach vorgenommenen Stärkezählungen an bestimmten Verkehrspunkten hat es unserer Zeit ermöglicht, Verkehrsstraßen von Wohnstraßen klar zu trennen und ersteren eine größere, letzteren eine geringere Breite mit großer Aussicht auf dennoch zweckdienliche und zukünftigen Wandlungen gewachsene Dimensionierung zu geben. Die größere Breite der Verkehrsstraße verlangt dann eine entsprechende Befestigung von Fahrdamm und Bürgersteig, welche ihr erst die notwendige Widerstandsfähigkeit gegen die Abnutzung durch Fuhrwerk und Fußgänger und damit gegen die Staubentwicklung verleiht. Gleichzeitig gewährt die größere Breite aber auch die Möglichkeit einer verhältnismäßig hohen Bebauung, weil auch das hochgebaute Haus, das vielstöckige, an ihr noch einigermaßen ausreichende Besonnung und Durchlüftung erfahren kann. Die schmale Wohnstraße dagegen bedarf einer so sorgfältigen Befestigung nicht wie jene, weil ihre Benutzung gering, die Abnutzung also unbedeutend und die Staubentwicklung kaum merkbar sein wird. Die Hindernisse, die die schmale, vielfach gekrümmte Wohnstraße dem durchströmenden Wind entgegensetzt, werden ihn hier verhindern, Staubmassen aufzuwirbeln, während die Luftströmungen in den breiteren, geradlinigeren Verkehrsstraßen bei mangelnder Befestigung der Straßenflächen die zermürbten Teile des Straßenpflasters und der Verkehrsmittel in die Lüfte führen und den Staub damit in die Lungen und die Wohnungen der Menschen einzudringen befähigen. Auch für die Besonnung der an ihnen errichteten Häuser brauchen die Wohnstraßen nur von geringer Breite zu sein, weil in den Wohnvierteln die Verhältnisse unserer Altvorderen zurückerobert werden sollen, daß nämlich die Belichtung und die Zuführung ozonreicher Luft zu den dort errichteten Häusern anstatt von der Straße her von den eigenen Freiflächen, den Hausgärten, in Zukunft wieder erfolgt.

Die Länge der Straßen wird auch nicht beliebig zu wählen sein, wenigstens soweit es sich um gerade Straßen handelt. Abgesehen davon, daß das Auge von Zeit zu Zeit einen Ruhepunkt braucht, verlangt auch die Beschränkung des Winddurchzuges und des damit verbundenen Aufwirbelns des Staubes, daß die Länge der Straßen begrenzt wird. Die zweckmäßige Länge einer geraden Straße wird bei 300 m erreicht sein. Es bedarf dann nur eines Knickes oder einer seitlichen Verschiebung des weiteren Straßenzuges um Straßenbreite, um den gewünschten Erfolg zu erzielen. Die Überführung der einen Straßenrichtung in die andere kann bei Straßenversetzungen durch Vermittlung eines kleinen Plätzchens erzielt werden.

Von größter Wichtigkeit ist die Richtung der Straßen. Welche Richtung die Verkehrsstraßen zu nehmen haben, ist allgemein nicht zu bestimmen. Örtliche Verhältnisse, Ausfallslinien nach seit längerer oder kürzerer Zeit bestehenden Vororten, Eisenbahnhaltepunkten, Flußübergängen hin werden im wesentlichen die Ausfallsstraßen in ihren Zügen bestimmen und sie im allgemeinen in die radialen Linien der Haltefäden eines Spinnwebnetzes verlegen, ohne daß auf die Richtung zur Sonne Rücksicht genau genommen werden kann. Das Bedürfnis nach Übergängen von einer Ausfallsstraße auf die andere in größerer Entfernung von dem einen oder den mehreren Stadtzentren werden zur frühzeitigen Anlegung oder zum späteren Durchbruch von peripheren, ringförmigen oder polygonalen

Straßen führen. Zwischen beide Arten von Straßen wird in die verbleibenden Dreiecksflächen das dichte Netz der schmalen Wohnstraßen sich einflechten. Nur bei den letzteren wird man die Lage zur Sonnenrichtung freier bestimmen können, hier sie aber auch mit weisem Vorbedacht bestimmen müssen. Es würde falsch sein, eine Ost-Westrichtung der Straßen anzustreben, weil dann die Häuser in der Straße nur eine beschränkte, einseitige Besonnung erhalten, entweder an ihrer Vorder- oder Hinterfront. Ist die Straße nicht sehr breit, so wird die Besonnung von der Vorderfront her eine ganz kurze Zeit des Tages stattfinden. Auch die Nord-Südrichtung der Straße ist unerwünscht, weil auch bei ihr nur während Stunden des Tages die Besonnung der Zimmer stattfindet und gerade die Zeit der kräftigsten Einwirkung der Sonne, die Zeit, wo sie im Süden steht, für die Belichtung des Hauses nicht in Betracht kommt. Wenn irgend möglich, wird deshalb die Richtung der Straßen von Nordwest nach Südost oder von Nord-

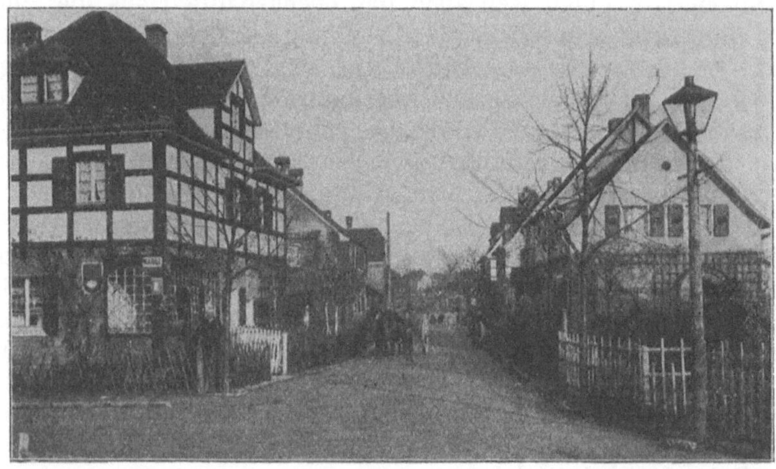

Abb. 6. Wohnstraße ohne eigentliche Bürgersteige mit schmaler Fahrbahn in der Gartenstadt Gronauer Wald in Berg.-Gladbach. Die Grundstücke sind gegen die Straße durch Hecken abgegrenzt.

ost nach Südwest anzustreben sein. Soweit das nicht möglich — und es wird da die Geländeaufteilung entlang gegebener und bestimmender Verkehrszüge und Eisenbahnlinien oft die Straßenführung nicht unerheblich beeinflussen —, mag an den Überleitungen gelegentlich die Nord-Südrichtung innegehalten werden. Gegen zu viel Sonne kann sich der Bewohner unter allen Umständen schützen. Für die Erhöhung der Sonnenlichtzuführung stehen ihm keine Mittel zu Gebote. Da erfahrungsgemäß die Anzahl der trüben Tage in Deutschland, an denen Regen, Schnee oder Nebel herrscht, in den einzelnen Landstrichen zwischen 210 und 310 Tagen schwanken, so ist die Frage der Besonnung der Wohnungen eine keineswegs leicht zu nehmende.

Die Ausgestaltung der Straßen zwischen den Straßenfluchten — ohne Rücksicht zunächst auf die Vorgärten — im einzelnen, und zwar über der Erde, hat zu berücksichtigen: A. den Fahrdamm, B. den Bürgersteig, C. eventuelle Mittelpromenaden, D. Reitwege, E. Radfahrwege.

A. Die Fahrdämme werden in Verkehrsstraßen, mit Rücksicht auf eine Gefahrlosigkeit des Verkehrs, zweckmäßig das Vielfache eines erprobten Einheitsmaßes von 2,50 m pro Wagenreihe erhalten. Diese Abmessungen von demnach 2,50, 5, 7,50 und 10 m reichen auch bei Einlegung von elektrischen Bahngleisen in den Fahrdamm. Bei Verkehrsstraßen wird unter das Einheitsmaß von 2,50 m nicht heruntergegangen werden dürfen, weil es nicht allein auf die Breite des Fahrzeuges, welche selten über 1,70—1,90 m von Radnabe zu Radnabe hinausgeht, ankommt, sondern auch auf die Bewegungsfreiheit zwischen den Nachbarfahrzeugen, welche, je größere Geschwindigkeiten unser Fuhrwerk annimmt, um so mehr Berücksichtigung verdient. Auch muß die Möglichkeit, daß ein Mensch zwischen zwei Fahrzeugwagen im Gefahrfalle noch gerade Platz findet, gegeben sein.

In Wohnstraßen wird das Einheitsmaß von 2,50 m nicht eingehalten zu

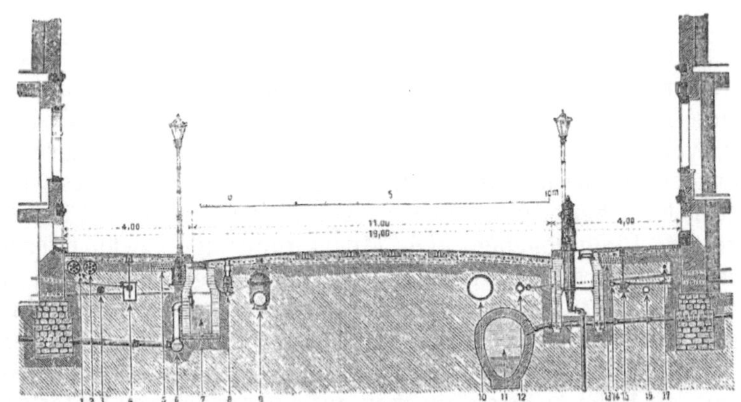

Abb. 7. Bestimmungen uber die Verteilung der unterirdischen Leitungen.

Es sollen liegen im allgemeinen:

a) Telegraphenkabel und -röhren 1,50—2 m von der Bauflucht entfernt.
b) Gasröhren (bis 38,50 cm l. W.) 1,50—3 m „ „ „ „
c) Wasserröhren mindestens 5 m „ „ „ „
d) Kanalisationsleitungen stets in der Nahe des Rinnsteines (bei normalen Burgersteigen von 3 bis 4,70 m Breite).

1. Telegraphenkabel der Feuerwehr.
2. Fernsprechkabel.
3. Reichstelegraphenkabel.
4. Gasrohr mit Wassertopf.
5. u. 13. Lichtkabel.
6. Kanalisations-Tonrohr.
7. Gully.
8. u. 12. Wasserrohr.
9. Wasserrohr (Hauptzufuhrungsrohr).
10. Gasrohr.
11. Kanalisation (gemauerter Kanal).
12. Gasrohr.
13. Absperrtopf der Gasrohrleitung.
14. Rohrpostleitung.
15. Telegraphenkabel der Polizei.

werden brauchen, weil dort das Fuhrwerk langsamer sich bewegt und unter Umständen durch Anhalten und dichtes Andrängen an den Bürgersteig dem ihm begegnenden zweiten Fuhrwerk Platz machen kann. Hier werden Fahrdammbreiten von 4—4,20 m Mindestmaß unter Umständen genügen, eventuell können sogar Fahrdämme mit Ausweichstellen an den Ecken oder an Wegbiegungen von noch geringerer Breite vorgesehen werden, Abb. 6.

B. Der Bürgersteig erhält für einigermaßen angenehmen Fußgängerverkehr mindestens eine Breite von 2,50 m, von dem für die Aufstellung von Beleuchtungskandelabern, Hydranten usw. ja noch 25—30 cm stellenweise abgehen. In verkehrsreichen Straßen wird ein Bürgersteig von fünf und mehr Metern nur gerade den Verkehr zu bewältigen imstande sein, Fig. 7. Es ist auch darauf Rücksicht zu nehmen, daß der Fußgängerverkehr sich nicht mit der gleichen Regelmäßigkeit abspielt und in der gleichen Geradlinigkeit sich vollziehen kann wie der Fahrverkehr, weil für den Fußgänger ein Stehenbleiben an einem Laden, vor einem Hause, vor einem Passanten nur zu leicht notwendig wird und damit die Möglichkeit des Ausweichens und Heraustretens aus der Verkehrslinie gegeben sein muß. Auch ist zu bedenken, daß an den Außenwänden der Häuser neuerdings mancherlei vorspringende Teile, Architekturteile, Treppenstufen, ferner Brief- und Schaukästen, Feuerwehrmelder u. a. m. die wirklich freie Bürgersteigbreite einengen. Als Normalmaß für eine Fußgängerspurbreite — analog gedacht einer Wagenspurbreite — können 75 cm angenommen werden, so daß bei einem Verkehr von wenigstens zwei Menschen nebeneinander und einem dritten begegnenden schon ein Zurücktreten des einen der Zusammengehenden erforderlich wird bei nur 2 m Bürgersteigbreite.

C. Verkehrsregelnd in hohem Maße wirken Mittelpromenaden. Sie teilen einmal den Fuhrverkehr nach seinen beiden natürlichen Richtungen straßeauf straßeab, und ermöglichen so eine sehr glatte Abwicklung dieses Verkehrs. An der Einmündung von Querstraßen wird sich von selbst die Durchschneidung der Mittelpromenaden durch ein Stück Fahrdamm ergeben, und dieses wird dann wieder die natürliche Überleitung eines straßeauf passierenden Fuhrwerks in die straßeab führende Linie abgeben. Die Mittelpromenade gewährt ferner die Möglichkeit, den langsameren und behaglicheren Fußgängerverkehr zu trennen von dem eilenden Geschäftsverkehr, dem Laden- und dem Hausverkehr. Wer die Straße lediglich durchlaufen will, sei es als Neugieriger, sei es als Weiterstrebender, wählt dann die Mittelpromenade, kommt auf ihr schneller vorwärts und hat auch die Gelegenheit, die Füße mehr auszuruhen auf einer weicheren Unterlage als sie die Bürgersteige aufweisen können. Die Mittelpromenade kann auch Truppenbewegungen am besten dienen. Sie wird überall den besten Platz abgeben für die Baumbepflanzung, kann auch vereinzelt Ruhebänke aufnehmen und bei großen Straßenbreiten durch besondere Rasenstreifen oder Hecken von den Fahrdämmen getrennt sein. Ohne hier auf die Grünflächenfrage schon näher eingehen zu wollen, kann streifend wenigstens gesagt werden, daß diese Mittelpromenaden sich bis zu Parkstreifen erweitern können und als solche in vielen Städten selbst breitesten Verkehrswegen einen behaglichen Charakter verleihen, wie er in Köln in den Ringen, in Mannheim, in Krefeld, in Trier, in Dresden, Breslau und an anderen Orten uns entgegentritt.

D. Reitwege anzulegen wird der Städtebauer nur selten Veranlassung finden. Der Reitsport geht im Verhältnis zur Bevölkerungszunahme der Städte immer mehr zurück. In städtehygienischer Beziehung ist das kaum zu bedauern, da mit der Verringerung des Pferdeverkehrs auf den Straßen auch der feuchte und trockene, in Staubform übergeführte Pferdemist von der Straße verschwindet. Die Wege liegen dann unmittelbar neben den Mittelpromenaden. Einer wird in der Straße auf jeden Fall genügen. Am ehesten wird er am Platze sein bei Verbindung von eleganten Wohnvierteln untereinander und mit Parkanlagen. Er erhält dann eine Breite von mindestens 4 m.

E. Radfahrwege anzulegen schien eine Zeitlang eine Notwendigkeit, um einerseits das Publikum vor den Radfahrern, andererseits die Radfahrer vor dem übrigen Fuhrwerk zu schutzen. Es scheint fast, als ob die Zeit der Radfahrwege bereits voruber sei. Das Publikum hat sich an den Radfahrer gewöhnt und weicht ihm aus, und der Radfahrer achtet mehr auf das Publikum und ist auch dank der technischen Vervollkommnung der Rader mehr Herr seines Rades. Auch der Fuhrwerksverkehr schont den Radfahrer mehr wie das früher der Fall war. Wo Radfahrwege bestehen, läßt man sie bestehen; neue anzulegen liegt kein Grund vor. Schließlich dienen sie doch nur einem sehr beschrankten Teile der Bevölkerung, und der Radfahrer, dem es gerade wie dem Auto mehr darauf ankommt, sein Fahrzeug schnell laufen lassen zu können, als den denkbar kürzesten Weg zu nehmen, macht schließlich auch ganz gern einen Umweg durch eine breite, asphaltierte Straße, auf der er sich bequem bewegen kann, als daß er sich auf einem schmalen Radfahrwege vorsichtig vorwarts bewegt.

Die Befestigung des Fahrdammes verdient in hygienischer Beziehung hohe Beachtung.

Die Chaussierung, d. h. der Belag des Fahrdammes mit einer Packlage aus grobem, geschlagenem Gestein und darübergelagerter, festgewalzter Kleinschlagdecke hat zwar ihre Vorteile; sie ist die billigste Fahrdammdecke in der ersten Anlage, und sie wirkt dabei in hohem Maße geräuschvermindernd. Ihre Nachteile sind aber sehr schneller Verbrauch, schnell entstehende Unebenheiten und mit ihnen verbunden eine geringe Säuberungsfähigkeit der Straßendecke. In der ersten Zeit nach Neuherstellung schwemmt der Regen jedesmal größere Mengen des verwendeten Sandes ab, verstopft leicht die Kanaleinfallschächte und führt Straßenüberschwemmungen herbei. In der feuchten Jahreszeit bilden sich schnell Schlammassen auf der Chaussierung, welche die Straße schwer passierbar machen und, wenn getrocknet, unhygienische Staubquellen ersten Ranges sind. Die Unterhaltungskosten der Chaussierung sind infolgedessen sehr erheblich, wo der Verkehr nur irgendwie bedeutender ist. Ihre Verwendung als dauernder Straßenbelag tritt deshalb immer mehr zurück und wird in Zukunft wohl ausschließlich auf Wohnstraßen beschränkt sein, soweit es sich nicht um Landstraßen, also Verbindungswege zwischen zwei entfernteren Ortschaften oder Ortsteilen handelt.

Um die Mängel der Chaussierung bei vorhandenen Straßen zu mildern hat man zuerst bei ihnen begonnen mit einer oberflächlichen Teertränkung. Mit ihr erreichte man wesentliche Verringerung der Staubentwicklung. Die geringe Dauerwirkung des Verfahrens führte bei Erneuerung der Straßendecke zu einer gründlichen Durchmischung der Schottermassen der obersten Schicht mit Teer, und schließlich hat sich zuerst in England, dann in steigender Wertschätzung auch in Deutschland eine Befestigungsart herausgebildet, die als Teermakadam bezeichnet wird und auf besonders von schnellfahrenden, staubaufwirbelnden Fahrzeugen, wie Kleinbahnen, Autos usw. benutzten Straßen den Vorzug der Staublosigkeit und Ebenheit bietet neben größerer Dauerhaftigkeit. Das Eindringen der Nässe iu den Straßenkörper wird verhindert, der Belag liegt fester und länger. Der Teermakadam ist teuer aber gut und hat eine Zukunft.

Die Annehmlichkeiten der Chaussierung, d. h. Billigkeit der Herstellung und ziemliche Geräuschlosigkeit verbindet mit größter Säuberungsfähigkeit und gleichzeitigem Fehlen der Kotbildung auch das neuerdings viel verwandte Kleinpflaster. Es wird besonders gern auf dem Untergrund alter Chaussierung angewandt. Seine geringe Dicke von nur 8—10 cm gegenüber der annähernd doppelt so großen Stärke jeder sonstigen Pflasterdecke macht das Kleinpflaster preiswert. Die vielen kleinen Steine geben eine gleichmäßig sich hinziehende Pflasterhaut ohne abwechselnde Erhöhungen und Vertiefungen, wie beim Klotzpflaster. Es läßt sich leicht aufbrechen und seine verhältnismäßig glatte Oberfläche gestattet eine leichte und schnelle Säuberung. Auch der Regen bewirkt eine solche, ohne daß große Mengen leicht abschwemmbaren Sandmaterials von ihm mitgerissen werden; es bietet somit auch hygienisch große Vorteile. Als Material für das Kleinpflaster wird ebenso wie für die Chaussierung mit Vorliebe das härteste Steinmaterial, nämlich Basalt, gewählt. Daneben kommt auch Granit, Porphyr und Grauwacke vor. Die einzelnen Steine brauchen nicht Rechtecksform zu haben, sondern lassen sich auch bei unregelmäßigen Formen von geschickten Steinsetzern gut verarbeiten.

Das eigentliche Steinpflaster aus behauenen, rechteckigen, meist oblongen Grauwacke, Porphyr-, Melaphyr-, Basalt- oder Granitsteinen ist der häufigst verwendete Fahrdammbelag. Es wird auf Packlage aus grob geschlagenen, gepackten Steinen nach vorheriger Abwalzung in grobem Sandbett vorsichtig und nach der Schnur mit genauem Längen- und Breitengefälle versetzt. Besonders das Granitmaterial, welches sich gegenüber dem zu schnell glatt werdenden Basalt und der zu schnell sich verbrauchenden Grauwacke oder gar dem Sandstein als das geeignetste erwiesen hat, wird neuerdings mit Vorliebe verwendet, seitdem besonders die mächtigen schwedischen Granitlager in Abbau genommen sind und das Material auf dem Wasserwege tief in die übrigen Kulturländer hineingelangen kann. Eine Zeitlang hat man die Klötze ganz genau kubisch hergestellt in der Hoffnung, sie auf allen, mindestens aber auf mehreren ihrer Außenseiten nacheinander verwenden zu können. Das ist nicht möglich gewesen. Dieses sogenannte Grand-Karree-Pflaster hat man infolgedessen wieder aufgegeben. Italien mit seinem Reichtum an Alpengranit verwendet in den norditalienischen Städten vielfach ganz große, oblonge, vierseitige Granitprismen, die flach, ähnlich wie Holzriemen bei Parkettfußböden, sägeförmig verlegt werden. Die Pflasterform hat hohen Wert in hygienischer Beziehung, kommt aber wegen ihrer Kosten nur für bestimmte Gegenden in Betracht. Im allgemeinen kann man sagen, daß das Pflaster um so besser ist, je dichter die Querfugen aufeinanderfolgen, weil damit einerseits den Pferden das Eingreifen der Hufe erleichtert wird bei der Fortbewegung schwerer Lasten, andererseits die Übergänge von einem Stein auf den nächsten um so allmählicher stattfinden und Stöße des Fuhrwerks leichter vermieden werden.

Die Anhäufung der Rückstande der verschiedenen Metallschmelzprozesse haben den Wunsch nach der Verwertung aus ihnen hergestellter sogenannter Schlackensteine rege werden lassen. Während die Versuche mit Hochofenschlackensteinen bisher keine Resultate geliefert haben, haben sich die Schlackenpflastersteine der Mansfelder Kupferbergwerke als Fahrdammbefestigung bei nicht zu schwerem Fuhrwerksverkehr doch eingefuhrt und wegen ihrer verhältnismäßigen Harte, ihrer guten Rechtecksform, die leicht zu verpflastern ist, und ihrer ebenen und dabei doch rauhen Oberfläche bewährt.

Das Geräusch der rollenden Räder ist die Folge der Stöße, die das Rad von einer Pflastersteinkuppe in die benachbarte Fugenfurche herabsinkend (Abb. 8 Abstand a) ausübt. Je größer der Raddurchmesser einerseits ist, je dichter andererseits die Pflastersteinkuppen aneinanderrücken, je schmaler also die Steine werden, desto geringer wird das Geräusch eines mit eisernem Radreifen beschlagenen Rades.

Hören die Steine andererseits auf nach oben gerundet zu sein, werden sie auf der Fahrfläche eben hergestellt, wie die vorbezeichneten Kupferschlackensteine, oder wird gar eine einheitliche, durchgehends ebene Fläche hergestellt, auf der dieses Herabfallen des Rades von kleinen Erhöhungen in darauffolgende Vertiefungen wegfällt, so hört auch der Lärm der rollenden Wagen auf.

Tritt zu der größtmöglichsten Ebenheit der Pflasterfläche noch eine gewisse Weichheit des Pflastermaterials, so können die Geräusche der Wagen auf ein Mindestmaß herabgesetzt werden, und man spricht dann von einem geräuschlosen Pflaster.

Die immerhin mit dem Hartsteinpflaster nach Vorstehendem noch verbundene geringe Geräuschlosigkeit und die verhältnismäßige große Unebenheit des Pflasters den Säuberungsversuchen gegenüber hat in neuerer Zeit den Wunsch nach geräuschloserem Pflaster, das gleichzeitig eine höhere Säuberungsfähigkeit gewährt, immer mehr hervortreten lassen. Zwei Arten von Pflasterung sind es, die da besonders zur Anwendung kommen, nämlich Holzpflaster und Asphaltpflaster.

Für die Holzpflasterung hat man zuerst sogenanntes Weichholz, d. h. schwedische oder polnische Kiefer, ja sogar Fichtenholz verwendet. Es hat sich gezeigt, daß dieses Pflaster den Angriffen des Verkehrs, der Zermürbung durch die Wagenräder und die Hufe der Pferde, in Verbindung mit den Einwirkungen des Regens und Schnees nicht lange gewachsen ist, da sich sehr schnell infolge auch der Ungleichmäßigkeit des Materials Vertiefungen bilden, in denen das Wasser stehen bleibt, daß ferner das Holzmaterial die Pferdeexkremente aufsaugt, später mit den zermürbten Teilen in Staubform wieder abgibt und so in der mannigfachsten Beziehung zu Bedenken Anlaß gibt. Dennoch wurde an dem Gedanken der Verwendung von Holz merkwürdigerweise festgehalten, obgleich doch das Holz ein verhältnismäßig schon so seltenes und hochwertiges Baumaterial ist. Man glaubte in den Urwäldern ganz speziell Australiens, in den dortigen Hartholzarten, dem Jarra- und Tallowood-Blackbut Holz und den anderen Hölzern ein Material gefunden zu haben, welches für bevorzugte Straßen in Großstädten als gleichzeitig dauerhaftes und schalldämpfendes Pflaster sehr wohl in Frage kommen könne trotz seines hohen Preises. Das australische Hartholz wird auf einer festen, sauber abgeglätteten Betonunterlage in schmalen, vollkommen rechteckig geschnittenen Klötzen trocken versetzt. Das Vergießen der Klötze mit Asphalt bzw. das Eintauchen der Seitenflächen in heißen Asphalt und das Ankleben des Klotzes an den vorhergehenden mit Hilfe dieser Klebfläche hat wenig für sich, da der Asphalt das nicht leistet, was man von ihm verlangt, nämlich eine gewisse Beweglichkeit, eine Zusammendrückbarkeit im Falle das Holz quillt bei Feuchtigkeit, ein Au einandergehen, wenn das Holz im Sonnenschein trocknet.

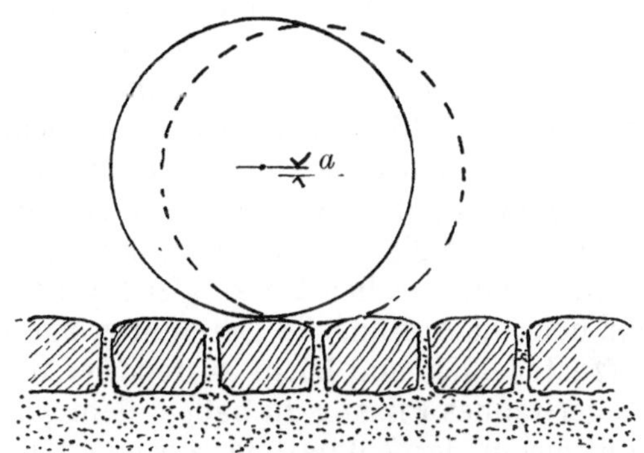

Abb. 8. Schematische Darstellung der Bewegung des rollenden Rades über die Pflastersteinerhöhungen hinweg.

Die Erfahrungen mit dem australischen Hartholzpflaster sind noch nicht abgeschlossen. Mit großer Wahrscheinlichkeit kann aber angenommen werden, daß es die Verbreitung nicht finden wird, die ihm unter Aufwendung großer Reklame eine Zeitlang vorhergesagt wurde. Seine Härte, die ungefähr der unseres Eichenholzes gleichkommt, ist doch nicht derartig, daß sie den hohen Preis des Holzpflasters, der das Einundeinhalbfache ja Mehrfache des heimischen Holzes ausmacht, rechtfertigte. Seine Geräuschlosigkeit ist untrennbar von einer sehr großen Glitschrigkeit in nassem Zustande. Endlich ist der schnelle Abbau der verwendbaren Waldungen, deren Holz, wie alle harten Holzarten, nur sehr langsam nachwächst, bald vorauszusehen und dem Einschmuggeln von ungleichwertigen Holzarten Tür und Tor geöffnet. Unter dem Holzpflaster, zwischen ihm und der Betondecke, werden sich Wasserpfützen bilden und halten, besonders an den Rändern des Pflasters, an den Bordschwellen und Bürgersteigkanten, wo sich einwandfreie Konstruktionen, das Wasser unter dem Holzpflaster nach der Kanalisation abzuleiten, nicht finden lassen. Das Quellen des Holzpflasters in feuchtem Wetter, das Zusammengehen bis zur Bildung von zentimeterbreiten Spalten in trocknem, das Eindringen von Schmutz und Fäulniskeimen in das Holzpflaster bis tief hinunter, wird als eine Summe von hygienischen Mängeln immer angesehen werden müssen, denen gegenüber die überaus hohen Kosten nicht gerechtfertigt erscheinen. Nach den bereits vorliegenden Erfahrungen anderer großer Städte lehnen einzelne, wie z. B. Mannheim, es heute schon ab, mit Hartholz Versuche erst noch vorzunehmen.

Viel wertvoller erscheint ein Fahrdammbelag von Asphalt. Nicht der Gußasphalt, wie er eine Zeitlang für Fahrdämme auch verwendet worden ist, sondern der Stampfasphalt, d. h. ein Pulver bituminöser Kalksteinsorten (Val de Travers, Seyssel usw.), welches mit erhitzten, schweren Eisenstampfen und Walzen zu einer dünnen, etwa 4—6 cm starken Decke auf abgeglichener Betonunterlage zusammengepreßt wird. Eine solche Asphaltdecke ist auf guter Unterlage sehr haltbar, besitzt die größtmöglichste Säuberungsfähigkeit und Selbstreinigung bei Regengüssen, ist, wenn nach solchen mit Gummiwalzen und Besen schnell abgekehrt, auch für die Hufe der Pferde nicht unangenehm glatt — der Pferdebeschlag hat sich auf das Asphaltpflaster eingerichtet — und zeigt somit alle Vorteile eines geräuschlosen Pflasters in viel höherem Maße als jedes andere. Die geringe Unannehmlichkeit der Herstellung dieses Pflasters an Ort und Stelle direkt aus der Pulverform ist neuerdings vermieden dadurch, daß das Asphaltpulver von verschiedenen Firmen auf hydraulischem Wege in rechteckige Platten gepreßt wird und diese mit dünn verschmierten Asphaltfugen auf der Betonunterlage schnell und gleichmäßig versetzt werden können. Da die Platten an allen Stellen genau die gleiche Dicke haben, so ist auch die Widerstandsfähigkeit jedes Punktes einer solchen Decke gleich groß wie die der anderen, und es kommt somit nur noch darauf an, die Betonunterlage möglichst eben zu machen, um ein leicht herzustellendes und leicht zu reparierendes, glattes und doch auch für Pferdehufe wieder rauhes Pflaster zu haben, dem wohl mit Sicherheit eine immer größere Verbreitung in der Zukunft vorausgesagt werden kann.

Neben diesen Pflasterarten ist als geräuschlos auch noch das sogenannte Kieserlingsche Basalt-Zementpflaster zu nennen, das wie ein Beton hergestellt wird mit eingemengten kleinen Basaltgesteinstrümmern. Es hat seine Verehrer und seine Gegner. Ob es großerem Verkehr — und nur bei solchem ist die Geräuschlosigkeit von höherem Wert — auf die Dauer gewachsen ist, muß sich noch zeigen. Die häufigen Zerstörungen an den Temperaturfugen und die Schwierigkeit der hier immer wieder erforderlichen Reparaturen macht das Pflaster vielfach unbeliebt, trotz seiner griffigen Oberfläche.

An den Bürgersteigbelag wird man in hygienischer Beziehung andere Anforderungen stellen als an den Fahrdammbelag. Die Härte wird hier gar keine Rolle spielen, im Gegenteil, sie ist für den gehenden Fuß unangenehm. Die Fugenlosigkeit ist bei horizontalen und schwach geneigten Wegen etwas Wichtiges, weil sie größtmöglichste Säuberungsfähigkeit des Bürgersteiges gewährleistet. Sie ist aber keine Notwendigkeit für den Fuß. Im Gegenteil sind diese Fugen selbst in größerer Zahl, wie bei Mosaikpflaster, durchaus angenehm. Wenn die größte Säuberungsfähigkeit angestrebt wird, so ist der Gußasphalt zuerst zu nennen. Er besitzt, aus erhitztem, dünnflüssig gemachtem Asphalt hergestellt mit feinem Kies vermengt, eine gewisse Rauhigkeit verbunden mit Oberflächenebnung, die ihn für die Säuberung geeignet macht. Er begeht sich gut und findet deshalb vielen Anklang. Fehlerhaft ist, daß ein Aufbrechen des Asphalts mühevolle Reparaturen erfordert, und die reparierten, eingefügten Stellen nur bei großer Sorgfalt sich mit den alten, schon verschlissenen dicht verbinden.

Etwas mehr Fugen weist eine Decke aus großen Granitplatten auf. In diesen Granitplattenbürgersteigen hat man eine Zeitlang das Non plus ultra von guten Bürgersteigen erblickt. In der Tat verbinden sie mit einem sehr vornehmen Äußern einen gewissen Grad von Rauhigkeit und doch auch wieder die

Möglichkeit, einzelne Platten aufzunehmen. Sehr mühselig und schwierig ist das gleichmäßige Unterstopfen der Platten, also ihre Verlegung. Ein solcher Plattenbelag ist sehr teuer, denn die Platten müssen verhältnismäßig dick sein, besonders in der Mitte, um beim Transport nicht zu zerbrechen. Sie müssen an den Kanten sehr sauber behauen sein und eine sauber gestockte Gangfläche haben. In der Nähe großer Granitlager, in Schlesiens Städten (Brüche von Striegau), in Dresden (sächsische Brüche) sind sie noch häufiger zu finden. An anderen Orten verschwinden sie immer mehr aus dem Verkehr und weichen einem Kunstprodukt, welches fast die gleichen Vorzüge geringer Fugenbildung bei entsprechender Ebenheit der Oberfläche und gleichzeitiger Rauhigkeit besitzt, nämlich dem Kunststeinmaterial, das in genauen Quadratformen von im Mittel 50 cm Seitenlänge und in einer Stärke von 5 cm geliefert, auf Sand- oder Schlackenunterlage verlegt wird mit diagonalen Fugen, welches vom verlegenden Arbeiter sich leicht bearbeiten läßt, also leicht zu verlegen und leicht aufzunehmen ist, im Falle Hausanschlüsse an Gas- und Wasserleitungen, Kabeln usw. einen Querdurchbruch des Bürgersteiges erforderlich machen, oder gar ein Aufnehmen längerer Strecken zur Einlegung von Wasser- und Gasverteilungsrohren, Telephon-, Telegraphen- usw. Kabeln notwendig wird.

Dieses Kunststeinmaterial wurde anfangs lediglich aus Zement, Sand und Kies hergestellt. Neuerdings wird statt des bloßen Sandes oder Kieses ausgewähltes Steinmaterial, besonders gerne Basalt wegen seiner Härte verwendet. In dieser Zusammensetzung bildet es unter den verschiedensten Namen unter anderen der „Linzplatten" einen wertvollen Bürgersteigbelag.

Die Granitplatten sowohl wie die Kunststeinplatten bilden auf Bürgersteigen immer nur einen Gangstreifen. An den Seiten desselben, zwischen Haus und Gangbahn, und zwischen dieser und der den Bürgersteig gegen den Fahrdamm abgrenzenden Bordschwelle oder dem Randstein wird Mosaikpflaster aus Grauwacke- oder Basaltsteinchen ausgeführt.

Auch gebrannte Tonsteine kleinen Formats, wie sie die sachsische Tonindustrie besonders gut herstellt, hat man an Stelle des Mosaikpflasters zu Seiten der Gangbahn verwendet, gegen die naturlich hygienisch noch weniger einzuwenden ist. Dieses Pflaster aus gebrannten Tonsteinen ist im Grunde nichts anderes als ein veredeltes Klinkerpflaster, wie es in Holland und auch in den ostfriesisch-deutschen Niederungen mit Vorliebe auch für die Fahrdämme verwendet wird und ebenso im westfalischen als flachgelegtes Klinkerpflaster vielfach auftritt. Das Mosaikpflaster — bei etwas größeren Abmessungen der Steinchen auch hier Kleinpflaster genannt — kann naturlich auch den Burgersteig ganz bedecken und ist auch in dieser Form fur den Fuß sowohl wie fur die Sauberung recht gunstig.

Endlich würden noch zu erörtern sein die neuerlichen Versuche, Bürgersteige, wie sie bisher schon immer provisorisch oder endgültig als Kies- oder Kesselschlackewege hergestellt wurden, dauerhafter und staubfreier zu machen, indem man den Kies mit Teer vermengt und so eine verhältnismäßig feste Decke erhält, die staubfrei ist, wie der Gußasphalt, mit dem die Herstellungsart ja sehr verwandt ist, bei gleichzeitiger noch größerer Billigkeit. Für die chaussierten Fahrbahnen, die man neuerdings besonders in England in diesem sogenannten Teermakadam hergestellt hat, waren die geteerten Bürgersteige die Versuche und Vorbilder. Die Absicht bei dieser Heistellung war in erster Linie, unter nutzbringender Verwendung der immer größeren, in den Gasanstalten und den Kokereien anfallenden Teermengen, eine Verminderung des Staubes herbeizuführen, wie denn überhaupt die Staubplage auf den Straßen eine immer steigende Bedeutung gewinnt und immer neues Nachdenken zu ihrer Bekämpfung erfordert. Besonders dem Autoverkehr scheint auch für Vororts- und Landstraßen der Teermakadam als ein höchst erwünschtes Auskunftsmittel an die Hand zu gehen. Nur haben genaue Kostenvergleichungen bereits heute ergeben, daß der Teermakadam, wenn dauerhaft und gut hergestellt, an Kostenaufwand anderen Befestigungsarten nicht nachsteht.

Umfang der verschiedenen Pflasterarten sowie Kosten für deren Neuherstellung, Unterhaltung und Reinigung in Mannheim.

Pflasterarten	Umfang der Pflasterarten am Anfang 1911	Neu hinzugekommene Pflasterarten 1911 qm	Herstellungskosten pro 1 qm M.	Unterhaltungskosten für 1 qm im Jahr Pf.	Reinigungskosten für 1 qm im Jahr Pf.
Geteerte Schotterflachen	137747 qm	—	—	—	—
Chaussierung	728195 qm = 64,13 %[1])	9660	4,00	34,8	29,3
Gewöhnl. Steinpflaster	130184 qm = 11,47 %[1])	5743	10,00	10	59
Besseres Steinpflaster	90310 qm = 7,96 %[1])	4062	12,00	10	59
Pflastersorte II	117121 qm = 10,31 %[1])		7,00—7,50	10	59
Schlacken-Steinpflaster	13603 qm = 1,21 %[1])		12,70	10	59
Holzpflaster	8175 qm = 0,72 %[1])	—	16,00	25	36,7
Stampfasphalt	43951 qm = 3,87 %[1])	9233	11,20	11	36,7
Kleinpflaster	1487 qm = 0,13 %[1])	—	5,00	10	59
Basaltzementpflaster	2367 qm = 0,21 %[1])	—	8,70—9,70	8	36,7

[1]) Prozent der Gesamtfläche von 1135395 qm.

Ein besonderes Wort wäre noch zu widmen der Gestaltung der Wege für den Schnellverkehr auf den Fahrstraßen, für die elektrischen Bahnen und die Autos bzw. für die noch schnelleren Hoch- und Untergrundbahnen. Die elektrischen Bahnen wirken in ihrer Gebundenheit an das fest verlegte Gleis in stark frequentierten Verkehrsstraßen verkehrsregelnd, in schwach frequentierten verkehrshemmend, weil sich hier das übrige Fuhrwerk schwer daran gewöhnt, die Gleise überhaupt zu meiden. Die Einlegung der Gleise in das Straßenpflaster bildet einen der wundesten Punkte der Fahrdammbefestigung, welcher Art dieselbe auch sei. Spaltbildungen an den Gleisen entlang und damit die Bildung von Schlupfwinkeln für Tierexkremente usw. sind die häufige Folge der Einlegung von Gleisen in den Fahrdamm. Das Ausrutschen der Pferde beim Überschreiten der Gleise, besonders wenn sie naß sind, bildet einen weiteren wesentlichen Gefahrenpunkt; Fährlichkeiten, denen ein unachtsames, durch den Fuhrverkehr bedrängtes Publikum durch die elektrischen Bahnen ausgesetzt ist, kommen hinzu. Endlich wird die elektrische Bahn auf in den gewöhnlichen Fahrdamm verlegten Gleisen nur eine beschränkte Geschwindigkeit annehmen dürfen. Alle diese Erwägungen haben dazu geführt, die elektrischen Bahngleise zum Teil in besondere Bahnkörper zu legen, welche entweder zu Seiten der Mittelpromenade, wohl gar auch in ihr, diese damit aus dem Fußgängerverkehr natürlich ausschaltend, verlegt worden sind, zum Teil auch auf besondere Rasenstreifen, welche nur dem elektrischen Bahnverkehr dienen sollen. Die Belegung des Bodens mit Rasen sollte gleichzeitig dazu dienen, die Staubaufwirbelungen durch den „Sog" der schnell über die Ebene hinfliegenden Bahnwagen unschädlich zu machen. Gegen die Verlegung der Bahngleise in besondere Fahrbahnen, besondere Bahnkörper, ist hygienisch natürlich nichts einzuwenden. Von den Rasenstreifen muß gesagt werden, daß von ernsten Gartenkünstlern behauptet wird, sie seien nicht zu halten, weil das Schmieröl der Radachsen den Rasen nicht aufkommen ließe. Als staubmindernd werden die Rasenflächen zwischen den Gleisen hygienisch gewiß zu begrüßen sein. Es fragt sich nur, ob die Staubminderung nicht auch bei Kleinpflaster, Stampf- oder Gußasphalt, ebensowohl und dauerhafter erreicht werden kann, als durch die Grasnarbe, die im Winter ja sowieso nicht sehr schön aussehen wird. Für den Autoverkehr besondere Wege anzulegen, hat man bisher noch nicht unternommen. Ob die Zukunft solche bringen wird, läßt sich noch nicht übersehen. Eine zu große Vielseitigkeit in der Wegteilung hat sich im allgemeinen nicht bewährt, wie schon der neuerliche Verzicht auf Radfahrwege ebenfalls beweist.

Als Konstruktionsweisen für die ganz schnell sich bewegenden Bahnen, die im eigentlichsten Sinne Schnellbahnen genannt werden können, kommen die Hochbahnen und die Untergrundbahnen in Betracht, von den Hochbahnen wiederum die Standhochbahnen und das Schwebebahnsystem.

Daß letzteres außer in den Wupperstädten Barmen—Elberfeld—Vohwinkel noch nirgends Verwendung gefunden hat, kann nur befremden. Der Umstand, daß seine Unterbringung in einer Straße lediglich die Stützenaufstellung notwendig macht, also größere Kanalrohr- oder Kabelverlegungen vermeidet, darin also der Hochbahn an Billigkeit gleichkommt, andererseits aber der halb so schmale Bahnkörper, an dem die Schwebebahnwagen hängen, an nur zwei Schienen, während die Standbahn vier erfordert, von den Hausfronten viel weiter abbleibt, viel weniger auf die Lichtzufuhr der Straße hemmend wirkt, läßt die Schwebebahn, ganz abgesehen von anderen technischen Vorzügen — der in dem System liegenden Konstruktionssicherheit —, der Standbahn in den meisten Punkten überlegen sein. Daß sie dennoch bisher nicht zum zweiten Male ausgeführt ist, ist wohl eine Folge des nebensächlichen Umstandes, daß die große erste Versuchsanlage in den Wupperstädten natürlich mit den verhältnismäßig geringsten Mitteln hergestellt ist. Aus der dort nicht gerade besonders schönen Ausführungsform werden falsche Schlüsse auf die Ausführungsmöglichkeiten überhaupt gezogen, und man berücksichtigt nicht, daß gerade die Ausführungsform an anderer Stelle jeden berechtigten ästhetischen Anforderungen genügen kann.

In den europäischen Kulturländern scheint der Untergrundbahn, die in Berlin den Charakter der Unterpflasterbahn angenommen hat, gegenüber den Hochbahnen, wie sie in Amerika zahlreich ausgeführt sind, der Vorzug gegeben zu werden. Für den Hygieniker, der auch in hervorragendem Maße Geräuschbelästigungen zu bekämpfen alle Veranlassung hat, ist gegen die Untergrund- oder Unterpflasterbahn natürlich nichts einzuwenden. Sie erscheint, wenn auch als die teuerste, so doch als die vollkommenste Konstruktionsart der Schnellbahnen. Besonders die Unterpflasterbahn, bei der die Lüftbarkeit der Untergrund-Hohlräume eine um so leichtere ist, je weniger tief sie gegenüber den englischen, bis 20 und 30 m unter Straßenkrone im Ton liegenden Tube Railways eingebaut wird, stellt ein hohes Maß von Vollkommenheit dieser Konstruktion dar, das in hygienischer Richtung in gleicher Weise begrüßt werden kann wie in verkehrstechnischer, wenn sie zudem wie heute durchweg elektrisch betrieben wird, Staub- und Rauchansammlungen unten in den Tunnelstrecken also nicht stattfinden können.

Mit den Untergrundbahnen sind wir bereits an die Ausgestaltung der Straße unter Geländeoberfläche gelangt. Sie stellt auch in hygienischer

Beziehung ein überaus wichtiges Kapitel dar. Müssen doch in den Straßenquerschnitten heutzutage in wohlüberlegtester Weise alle die verschiedenen Rohrleitungen für die Wasser- und Gas-, Fern- und Verteilungsstränge untergebracht werden, ferner die Abwässerkanäle, die Kabel der Telegraphenverwaltung, der Telephonverwaltung, endlich womöglich die der Feuerwehren und vor allem das Kabelnetz für elektrische Energie. Je fester und schwerer aufzubrechen die Fahrdämme heute hergestellt werden, mit Asphalt- oder Holzpflaster auf Betonunterlagen, um so weniger gerne wird man leicht reparaturbedürftige Rohre und Kabelstränge, von denen Abzweigungen nach den Häusern hin gelegentlich unvermeidlich sind, in die Fahrdämme legen wollen. Aus diesem Grunde hat man auch den Bürgersteigbelag immer mehr nach der Richtung ausgebildet, daß er mit guter Begehbarkeit und Säuberungsfähigkeit auch eine leichte Aufbrechbarkeit verbindet, und hat nun die sämtlichen Verteilungsleitungen in die Bürgersteige verteilt, möglichst noch so, daß sie rechts und links der Gangbahn in die Mosaikstreifen gelegt wurden. Da die Bordschwelle, auch Randstein genannt, sei sie nun aus natürlichem Basaltlava-, Granit- oder anderem Steinmaterial, oder aus Kunststein, mehr und mehr tief hinunter auf Betonunterlage oder Mauerwerk fundiert wird, damit sie alle Zeit sicher horizontal liegen bleibt, nicht kantet und also keine geneigte und somit gefährliche Rutschfläche, besonders im Winter für den Fußgängerverkehr, bildet, so gewinnt man mit ihrer Untermauerung einen starren Grenzstreifen zwischen Fahrdamm und Bürgersteig, der einen eventuellen Aufbruch des Bürgersteiges ermöglicht, ohne daß der Fahrdamm dabei in Mitleidenschaft gezogen zu werden braucht.

Die Plätze in den Städten stellen in hygienischer Beziehung nichts anderes als erbreiterte Straßenflächen dar. Sie dienen in doppelter Beziehung der Hygiene zunächst indirekt, insofern als öffentliche Aborte über und unter der Erde, Ausschankstellen für antialkoholische Getränke wie Milch und andere auf ihnen u. a. Raum finden können. Hauptsächlich aber haben sie hygienisch eine ähnliche Funktion wie in ästhetischer Beziehung, nämlich von Zeit zu Zeit Ruhepunkte für das menschliche Auge und den hastenden Menschenstrom zu bringen. Mit Rücksicht hierauf, ebenso wie weiter um als größere Lufträume in dem Straßengewirre zu dienen, müssen sie in entsprechenden Abständen über das ganze städtische Gelände verstreut sein. Für den Marktverkehr kommen sie heute weniger in Betracht als noch vor 20 und 30 Jahren. Der Marktverkehr, soweit er nicht überhaupt eingeschränkt wird durch die Abneigung der Händler, in größeren Mengen und in unmittelbarer Nähe einander Konkurrenz zu machen, wird zum Teil in die Markthallen zurückgedrängt. Zum andern Teil hat er, besonders im Westen der Monarchie den Charakter eines Hausierhandels mit Eßwaren, Obst und Gemüse an den Häusern entlang angenommen, soweit er nicht ganz verschwunden und sich in Kleinhandel, der über die ganze Stadt verstreut ist, aufgelöst hat.

Die Befestigung der Verkehrsplätze wird eine mindestens gleich sorgfältige sein müssen, wie die der Straßen, die Entwässerung eine besonders ausgiebige.

Die Abmessungen der Verkehrsplätze dürfen nicht zu große sein, schon aus ästhetischen Rücksichten, um nicht unwirtlich zu wirken und den Eindruck der Öde zu hinterlassen. Maßgebend für die Platzgrößen sind einerseits ästhetische, andererseits hygienische Gesichtspunkte. Für die Hygiene wird eine größere Zahl kleinerer Plätze wertvoller sein im Stadtplan als wenige größere. In ästhetischer Beziehung wird die Abwechslung, wird ein gewisser Rhythmus in der Reihenfolge zu bevorzugen sein. Beide Gesichtspunkte werden kaum irgend miteinander kollidieren. Wie das einzelne Gebäude an einem Platz noch wirken muß, haben uns die Alten in vorzüglicher Weise an vorbildlichen Plätzen gezeigt. Die Platzwandung und ihre Höhe muß in einem geschickten Verhältnisse zur Platzfläche, zur Platzbreite und -länge stehen, wenn ein harmonisches Bild entstehen soll.

In früheren Zeiten, bei Beginn der städtebaulichen Ära in Deutschland in den siebziger Jahren, hat man städtischen Plätzen die Abmessungen ganzer Häuserblocks gegeben, Abb. 9, sie hierbei durch vier Straßen begrenzend. Aus diesen Riesenplätzen glaubte man dann Schmuckplätze machen zu müssen, dadurch, daß man sie nach einem bestimmten Schema in wechselnden Sternformen bepflanzte. Im Laufe von Jahrzehnten sind aus diesen sogenannten Schmuckplätzen kleine Waldungen geworden, die einerseits aber den Charakter wirklicher Erholungsflächen nicht haben können, weil sie dazu doch zu klein sind, andererseits den Charakter des Platzes auch verloren haben, weil die Platzwandungen vor lauter Baumwuchs überhaupt nicht mehr zu sehen sind. Derartige Schmuckplätze haben außerdem große Summen verschlungen, weil sie mit der Hälfte der Kosten der sie umgebenden Straßen noch belastet werden mußten und somit selbst hochwertiges Bauland darstellten. Die neuere städtebauliche Wissenschaft hat sich zu der Erkenntnis durchgerungen, daß kleinere Grün- und Parkflächen zweckmäßig anders, nämlich in das Innere von großen Häuserblocks gelegt werden sollen, wo sie einerseits dem Straßenverkehr, dem Straßenlärm und dem Straßenstaub entrückt sind und gleichzeitig nur mit einem kleinen Bruchteil der Straßenausbaukosten belastet zu werden brauchen, den die vorbezeichneten Schmuckplätze zu tragen haben. Derartige Innenparks können mit den Gärten der Häuser in gewisser Beziehung zusammenwachsen und ihre Luftflächen durch jene noch vergrößert werden. Auch die umgebenden Häuserreihen werden in hygienischer Beziehung von den Innenparks größere Vorteile haben als von den vorbezeichneten, von Straßen umgebenen Schmuckplätzen.

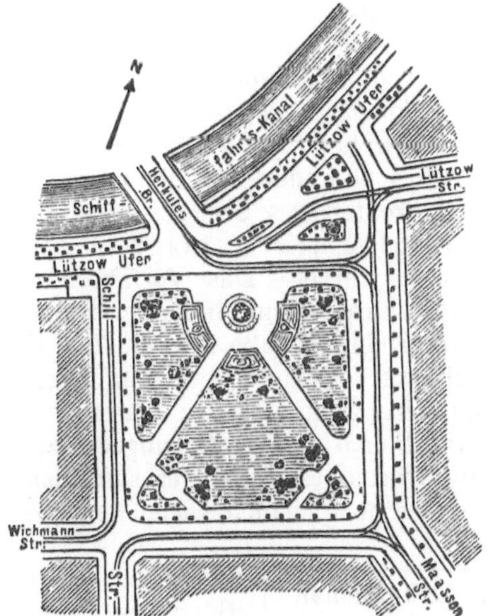

Abb. 9. Der Lutzowplatz in Berlin mit seiner heutigen Bepflanzung.

Entstaubung

Mit diesen Betrachtungen würden wir bereits angekommen sein bei der Frage der Grünflächen in den Städten und damit der Gewinnung der auf natürlichste Weise staub- und geräuschfrei zu erhaltenden Wegverbindungen überhaupt, wenn wir nicht vorerst noch einen Augenblick zu verweilen hätten bei der künstlichen Entstaubung öffentlicher, nicht in Parks liegender Wohn- und Verkehrswege. Die Staubplage auf unseren Straßen wird eine immer stärkere, je schwerer die Fuhrwerke im allgemeinen, je stärker damit die Stöße auf das Pflastermaterial werden, und gleichzeitig je schneller zwar nicht diese schweren Fuhrwerke, dafür aber andere leicht bewegliche, wie die elektrischen Bahnen und die Autos sich durch die Straßen bewegen.

Das Mittel der Besprengung ist immerhin noch als das einfachste und vorläufig nicht zu ersetzende anzusehen beim Kampf gegen den Straßenstaub. Daß es ein verhältnismäßig kümmerliches Mittel ist und wenig erfolgreich, liegt in der Natur der Sache. In den Zeiten, wo die Straßenbesprengung notwendig ist, im Sommer bei stärkerem Sonnenschein, im Herbst und Frühling ganz besonders bei trockenen Luftströmungen, ist das Wasser verhältnismäßig schnell wieder verdunstet; und da nicht viel öfter als ein bis zweimal höchstens pro Tag aus Rücksicht auf die Wasserkosten und die Menge der sonst erforderlichen Betriebsmittel die Straßenbesprengung stattfinden kann, andererseits die Wassermengen selten so groß sind, daß der Straßenstaub von dem Fahrdamm weg in die Kanalisation geschwemmt wird, so kann von einer wesentlichen Verminderung oder gar Beseitigung der Staubplage durch die Besprengung nicht die Rede sein.

Man hat sich infolgedessen nach wirksameren Mitteln umgeschaut und als solches besonders für die vielen chaussierten Straßen, die natürlich die Hauptproduzenten des Staubes sind, die Besprengung mit Rückständen der Petroleumraffinerien empfohlen, die Besprengung mit sogenanntem Westrumid. Das Verfahren ähnelt dem Bestreichen der Holzfußböden mit sogenannten staubbindenden Ölen, nur daß man zugeben muß, daß der Fahrdamm einer Straße für derartige Ölungen geeigneter ist wie die Fußböden unserer Schulen. Wenn auf diesem Wege günstigere Erfolge in bezug auf Staubverminderung zu erzielen wären, so wäre der Weg, Rückstände aus anderen Fabrikationen hier nutzbringend zu verwerten, nur zu begrüßen. Die Kosten der Westrumidbesprengungen sind nicht unerschwinglich. Es scheint als ob auf dem Gebiet noch manches von der Zukunft zu erwarten wäre.

Grünflächen

In wesentlich glücklicherer und radikalerer Weise wird die Beseitigung der Staubplage für die Fußgänger erreicht, indem die Pflasterflächen möglichst beschränkt, möglichst viele Fußwege in Grünflächen gelegt werden.

Den Grünflächen deshalb eine weitgehende Sorgfalt und Aufmerksamkeit zu widmen, hat die neuere Städtebaukunst ganz besonders angeregt. Die großen Wettbewerbe für Generalbebauungspläne, wie sie in den letzten Jahrzehnten erst für München, dann für Pforzheim, für Berlin, für Düsseldorf ausgeschrieben worden sind, haben unter vielen anderen Lehren bei Betrachtung der Grundgedanken, welche der Generalidee einer städtischen Bebauung zugrunde liegen müßten, auch die Erkenntnis gefördert, daß unsere Großstadtbildungen noch viel zu wenig Grün- und Freiflächen im Verhältnis zu den bebauten aufzuweisen haben, daß die wenigen vorhandenen, voneinander losgelöst und ohne jeden Zusammenhang für die Anwohner, noch von geringem Nutzen sind, und daß in der Richtung der Erhaltung und Schaffung von Grünflächen, womöglich mit kräftigem Baumwuchs, noch viel mehr geschehen müsse.

Das Vorgehen hier wird folgendes sein müssen: Zunächst wird jede für den städtischen Anbau zu parzellierende Fläche daraufhin angesehen werden müssen, ob nicht eine vorhandene kleine Grünfläche um einen alten Weiher, einen kleinen Bachlauf, einen Steinbruch oder dergleichen bereits für eine Grünanlage ein charakteristisches Motiv hergibt, welches, zum Teil noch mit altem Baumbestand versehen, nur weiter ausgebaut zu werden braucht. Besonders werden kleine Wasserflächen im Innern einer Stadt von Grünflächen umgeben, wohltätig wirken, schon deshalb auch, weil an ihnen der Baumwuchs ein besonders kräftiger ist. Das Vorhandene erhalten und ausbauen im Sinne der Heimatpflege wird also auch hier für den Städtebauer mit zum hygienischen Grundsatz, Abb. 10 Weiterhin heißt es nun aber, dieses Vorhandene zu erweitern durch geeignetes Gelände und neu zu

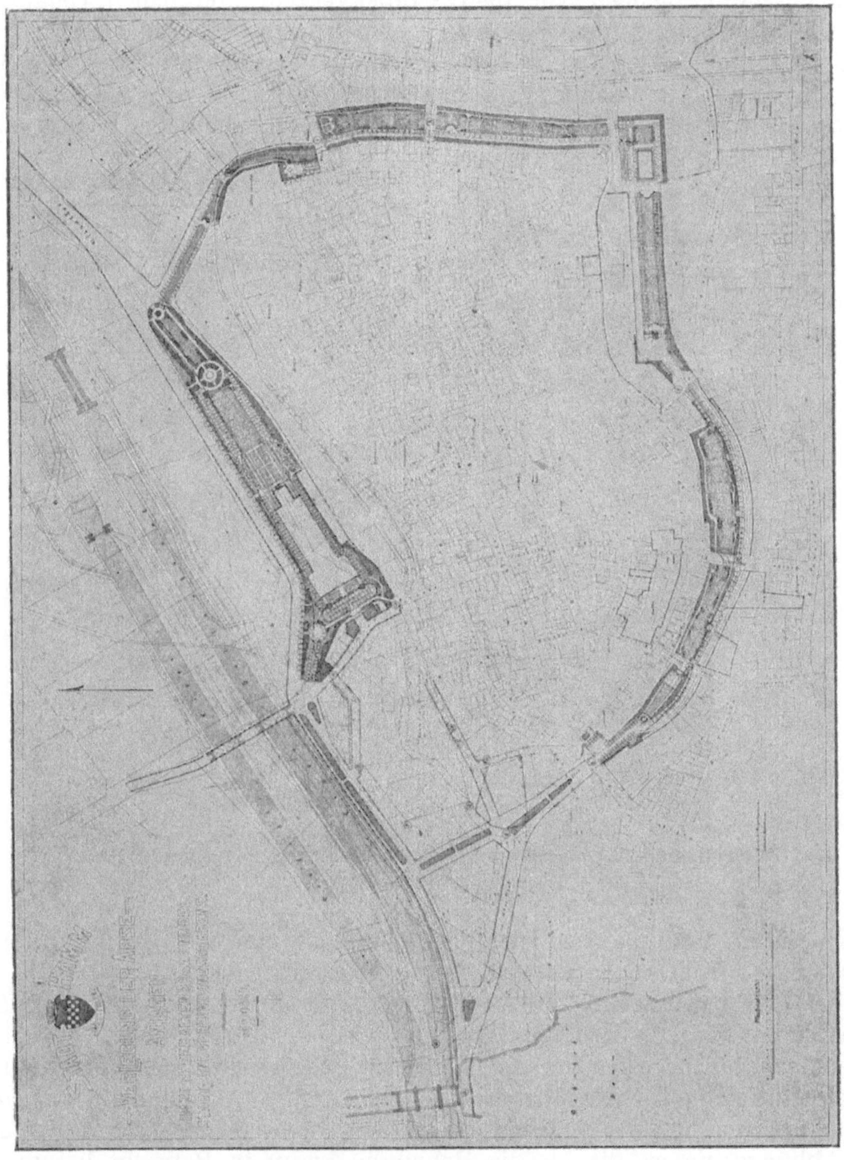

schaffende Grünflächen untereinander durch Grünzüge zu verbinden, Abb. 11, die entweder in baumbesetzten Straßen oder zwischen zwei Straßen, durch das Hinterland der Baugrundstücke hindurchführend, dem Fußgänger die Möglichkeit gewähren, fern von Straßenlärm und Staub in stiller Abgeschlossenheit längere Strecken im Grünen wandelnd zurückzulegen. Mit solchen Maßnahmen wird vielfach Hinterland von einstmals zu tief bemessenen

Baublocks fur offentliche Zwecke nutzbar gemacht werden können, zum Segen der Anwohner und Grundstücksbesitzer, zum Segen auch der Stadt, die auf diese Weise in die Lage versetzt wird, eine Hinterhausbebauung und damit eine zu dichte Besiedelung und eine ungesunde Bewohnung noch im letzten Augenblick zu verhindern. Daß in solchen Innenparks, Abb. 12, gleichzeitig die geeigneten Kinderspielplätze gegeben sind, ist klar. Die Kinder, die in viel höherem Maße noch als der erwachsene Fußgänger vor dem Straßenverkehr und seinen Gefahren, vor dem Straßenlärm und seinem Staub zu schützen sind, finden hier die geeignetsten Aufenthalts- und Ruheplätze. Alle Terrainregulierung fallt weg, die Flächen können in ihrem Urzustande gewissermaßen benutzt werden und bei einigem Geschick des Gartenkünstlers den Städten Reize verleihen, die bisher völlig un-

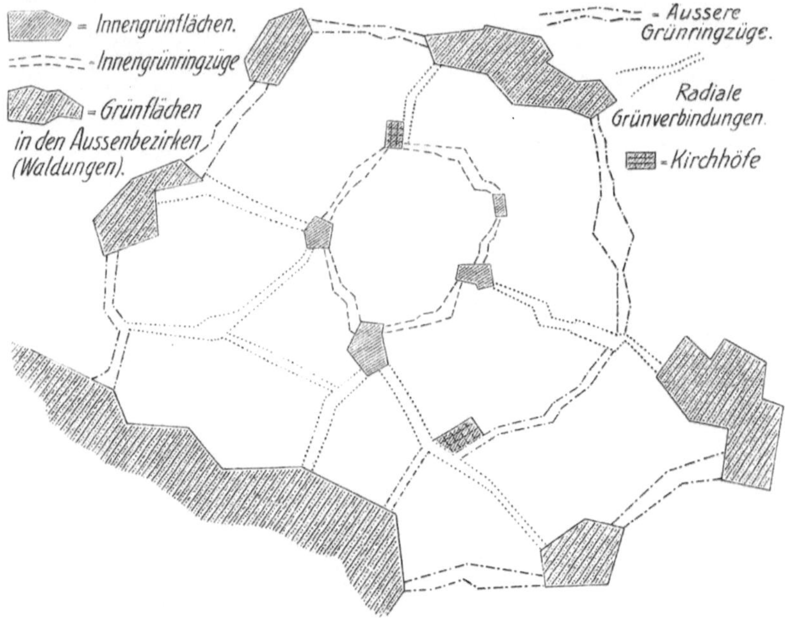

Abb. 11. Schematische Darstellung von Grunflachen, die durch Grunringe und Grunzuge miteinander zu inneren und außeren Grunringen verbunden sind.

bekannt waren, und die jene oben bezeichneten, von vier Straßen umgebenen Schmuckplätze früherer Zeiten nicht entfernt erreichen konnten.

Neben den vorbezeichneten Grünflächen, die immerhin nur kleine Abmessungen haben werden, wird die Hygiene größere Parkflächen in den verschiedensten Stadtbezirken verlangen müssen. Sie werden sich durch Benutzung verlassener Kirchhöfe, erworbener alter, ehemaliger Vorstadt-Privatparks für öffentliche Erholungszwecke gewinnen lassen. In bergigem Gelände werden sich leicht Abhänge bieten, die für die Bebauung kaum in Betracht kommend, mit Aufwendung geringer Mittel in Grünflachen umzuwandeln sind.

Werden die Bestrebungen, im Stadtinnern zu Grünflachen nachträglich noch zu kommen, immerhin vor gewissen Geldfragen Halt machen und die hierin liegenden, zum Teil unüberwindlich scheinenden Schwierigkeiten berücksichtigen müssen, so wird in hygienischer Beziehung aus ihnen die Lehre zu ziehen sein, daß in den Außenbezirken der Stadt unter allen Umständen so frühzeitig wie möglich alles, was an Wald noch zu finden, für öffentliche Zwecke erworben werden und, soweit solche Waldparzellen nicht in genügendem Maße vorhanden, frühzeitig an Aufforstung gedacht werden muß, um einen einheitlichen Wald- und Wiesengürtel in nicht zu großer Entfernung vom Stadtzentrum für die Zukunft zu schaffen. Derselbe kann natürlich wechselnde Breite aufweisen, braucht auch nicht entfernt in gleichem Abstand vom Stadtzentrum um die bebaute Stadt sich herumzuziehen. Er soll aber, wenn irgend möglich, den Charakter eines ununterbrochenen Grünzuges aufweisen.

Wenn es möglich ist, die im Innern der Stadt erhaltenen Grünflächen durch Alleestraßen oder Innenparkzüge noch weiterhin zu einem inneren Grünring zu verbinden und beide, den äußeren und den inneren Grüngürtel, durch strahlenförmig nach dem Stadtzentrum sich vorschiebende grüne Promenaden und Spazierwege dem Citybewohner direkt von seinem Hause aus zugänglich zu machen, so wird das Ideal einer Grünflächenerhaltung und -ausbildung in einem städtischen Bebauungsplane erreicht sein. Für die zu benutzenden Wege kommen natürlich auch Straßen mit breiten Vorgärten in Betracht, Abb. 13, wenn sie nicht gleichzeitig Hauptverkehrslinien sind. Der Charakter der Verkehrslinie und die Anlegung von Vorgärten schließen sich gegenseitig aus. Der Vorgarten hat seine volle Berechtigung und ist in gewisser Beziehung ein Bedürfnis in der Wohnstraße. Er soll hier auch für die Zukunft einem nicht mit Sicherheit vorher zu übersehenden Ausdehnungsbedürfnis der Straße entgegenkommen, um, wenn nötig, einmal zu ihrer Verbreiterung benutzt zu werden. Seine Anlegung wird auch nicht auf beiden Seiten einer Straße erzwungen zu werden brauchen, es genügt unter Umständen eine Seite da, wo von früheren Zeiten her schon große Straßenbreiten angenommen sind. In einer reinen Wohngegend wird die Straßenfläche noch nachträglich zugunsten von Vorgärten, die ev. in öffentliche Unterhaltung genommen werden als sogenannte öffentliche Vorgärten, verschmälert werden können. Wo das Verkehrsbedürfnis auf Jahrzehnte hinaus nicht vorhanden, ist selbst bis zum Eintritt eines solchen die Grünfläche der Pflasterfläche hygienisch bei weitem vorzuziehen. Ja selbst in Hauptverkehrslinien, in Ausfallsstraßen der Außenbezirke, wo nur irgend der Verkehr die ganze Straßenbreite noch nicht beansprucht, diese aber für den zukünftig zu erwartenden Verkehr schon auskömmlich bemessen werden mußte, soll der vom Verkehr nicht unmittelbar verlangte Raum mit Rasenflächen und Baumwuchs besetzt werden.

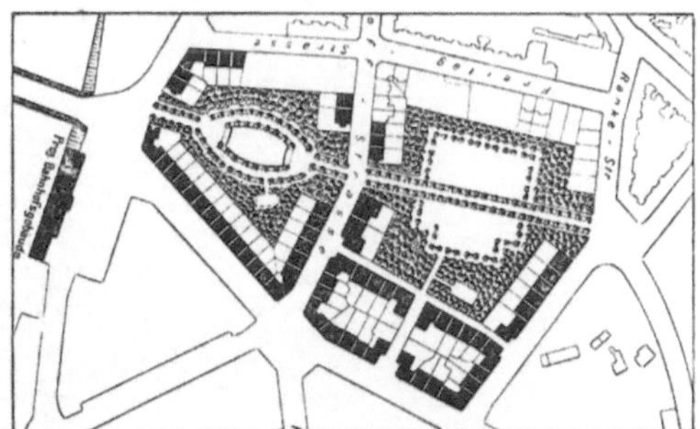

Abb. 12. Innenpark zwischen Freitag- und Lankestraße in Essen.

Straßenbepflanzung

Endlich noch ein Wort über die Straßenbepflanzung. Der Wunsch, das schattenspendende, sauerstoffproduzierende Grün möglichst vielen Straßen zuteil werden zu lassen, hat die Stadtverwaltungen vielfach zu weit gehen lassen. Es hat sich als falsch erwiesen, daß man in jeder Straße, selbst solchen mit schmalen Bürgersteigen von $2\frac{1}{2}$—3 m, schon Bäume gepflanzt hat. Diese Bäume waren, wenn sie ein gewisses Alter erreicht hatten, nur geeignet, den Häusern die Lichtzufuhr zu beschränken. Um solche Bäume findet bereits nach 10—20jährigem Wachstum ein Kampf unter den Anwohnern der Straße statt. Die Bäume zerstören die Trottoire und hemmen den Lichteinfall ganz besonders in die Erdgeschoßräume. Es läßt sich auch nicht leugnen, daß die ständige Wiederkehr solcher Straßenalleen etwas überaus Ermüdendes und Einförmiges hat. Die Bäume können auch unter der heute sehr dicht und wasserundurchlässig hergestellten Straßenbefestigung, sowohl der Fahrdamm- wie der Bürgersteigbefestigung, nur ein kümmerliches Dasein führen. Nur durch künstliche Bewässerung und Düngung, durch Schutz ihrer unmittelbaren Umgebung gegen Festgetretenwerden mittels Eisengittern und derartigem mehr können sie erhalten und in ihrem Wachstum künstlich gefördert werden. Wo Alleebäume an Bürgersteigen überhaupt gepflanzt werden, muß von diesen eine Breite von 7—10 m verlangt werden (Abb. 13 siehe die Straße links auf der Abbildung), oder es müssen noch die vorbezeichneten privaten oder womöglich

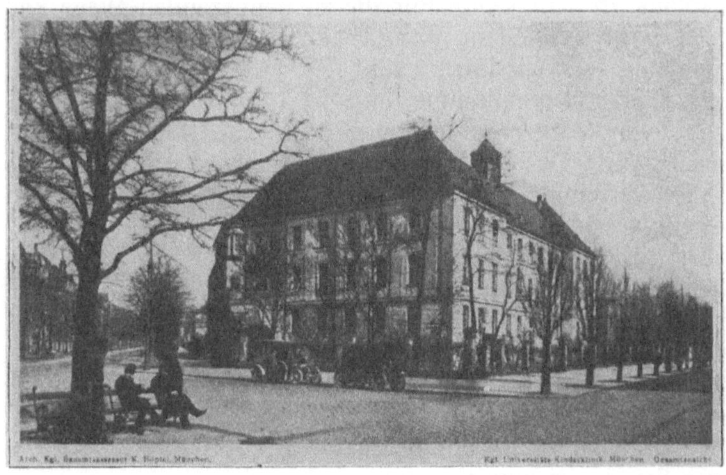

Abb. 13. Baumbepflanzung und breite Vorgärten vor der Königl. Universitatskinderklinik in Munchen.

öffentlichen Vorgärten zwischen Hausflucht und Bürgersteig vorhanden sein. So große Bürgersteigbreiten werden aber nur da gerechtfertigt sein, wo der Fußgängerverkehr sie heute schon verlangt oder für später notwendig erscheinen läßt. Tritt das ein, so ist es aber mindestens ebenso zu empfehlen, die Gangbreiten für den Fußgängerverkehr, wie bereits auf Seite 17—18 bei Behandlung der Bürgersteigbreiten und ihrer Befestigung ausgeführt, zu teilen und neben schmaleren Bürgersteigen, die an den Häusern entlang führen, eine Mittelpromenade in der Straße anzuordnen. Zu Seiten dieser ist dann auch der gegebene Platz für die Anpflanzung von Bäumen. Hier sind sie von den Häusern noch um die ganze Fahrdammbreite getrennt, befinden sich somit auf jeden Fall in einem Abstand von den Hausfronten, in dem sie die Lichtzufuhr zu den Wohnräumen nicht mehr beschränken, und werden außerdem in ihrer Vereinigung mit den Kiesflächen der Promenadenwege, mit den die Bäume einer Reihe verbindenden Rasen- und Heckenstreifen ein viel erfreulicheres, abgerundeteres, grünes Bild geben, als die einzelnen Bäume in den grauen Pflasterflächen der Bürgersteige es gewähren können.

Bauordnung Der Anbau an Straßen und Plätzen kann aus hygienischen Gründen nicht der Willkür der Bauenden überlassen werden. Er erfolgt vielmehr zweckmäßig nach Maßgabe bestimmter Baupolizeivorschriften. Er wird durch Bauordnungen geregelt. Neben den Vorschriften über Verwendung bestimmter Baustoffe und Vermeidung anderer unhygienischer — eine Frage, die nicht hier, sondern unter Kapitel VI dieses Bandes zu behandeln ist — und den Fragen der Feuer- und Standsicherheit, auf die einzugehen hier ebenfalls nicht der Ort ist, sind für die hygienischen Verhältnisse einer Stadt in erster Linie Vorschriften über die Wohndichtigkeit in derselben zu erlassen. Die Wohndichtigkeit ist das Ergebnis aus der Anzahl der Stockwerke eines Gebäudes und der Belegzahl des einzelnen Stockwerkes, zu denen beiden sich als dritter Faktor der Prozentsatz der zulässigen Grundstücksbebauung im Verhältnis zu den geforderten Freiflächen gesellt. Auf die Gebäudehöhen wird weiterhin bestimmend einwirken die Straßenbreite. Die Gebäudehöhe wird im allgemeinen tunlichst zu beschränken sein. Der Hygieniker hat kein Interesse daran, die Gebäudehöhe zu steigern. Auch volkswirtschaftlich hat die Steigerung der Gebäudehöhe und damit der Stockwerkszahl soweit die Kosten des Bauwerks selbst in Betracht kommen, nur bis zu einer gewissen Zahl von Geschossen eine Berechtigung, da mit der Anzahl der Stockwerke die Mauerstärken und die sonstigen Konstruktionsmittel an Festigkeit und damit an Kosten zunehmen müssen. So ist über ein bestimmtes Höhenmaß hinaus die Gebäudehöhe nicht zu steigern. Es wird dann die Unterbringung derselben Anzahl Menschen in zwei Gebäuden nebeneinander nicht teurer, als die in einem doppelt so hohen. Nur der Preis des Grund und Bodens kann den Wunsch nach Steigerung der Stockwerkszahl rechtfertigen. Der Bodenwert wird im Innern der Stadt meist eine Höhe erreicht haben, die besonders in den Großstädten eine Zahl von vier ja fünf Stockwerken noch angebracht erscheinen läßt. Der Umstand, daß nach dem Londoner Vorbild in den Großstädten eine allmähliche City-Bildung immer mehr vor sich geht, d. h. daß dort Geschäftsviertel entstehen, in denen Wohnungen vollständig fehlen oder nur in verschwindender Zahl vorhanden sind, soweit ein Bewachungspersonal für die Häuser unterzubringen ist, daß ferner in diesen Geschäftsräumen Menschen nur einen kleinen Teil des Tages, vereinzelt über sieben oder acht Stunden hinaus tätig sind und in Zukunft voraussichtlich noch kürzere Zeiten tätig sein werden, verleiht einer hohen Bebauung der Grundstücke in diesen Stadtzentren eine gewisse Berechtigung, die auch die Hygiene anerkennen kann. Abgesehen von diesen Verhältnissen aber, die nur für kleine Stadtgebiete unserer Großstädte zutreffen, sollte eine niedrigere Bebauung ohne Seiten- und Hintergebäude unter allen Umständen angestrebt werden. Das Vorhandensein einer heutigen vielstöckigen Mietskasernenbebauung in den meisten Mittel- und Großstädten kann den Hygieniker nicht abhalten, immer erneut darauf zu dringen, daß diese Bebauung für die Zukunft beschränkt, allmählich womöglich ganz beseitigt werde (Abb. 14). Der Zutritt von Licht und Luft zu jeder Wohnung und zu jedem Wohnungsteil, die wichtigste Forderung aller hygienischen Wissenschaft, kann nur erreicht werden durch Herabdrückung der Stockwerkszahl und Erreichen einer im übrigen weiträumigen Bebauung. Entfernungen, die der Bewohner seines Hauses zu seiner Arbeitsstätte zurückzulegen hat bei Annahme einer geringeren Wohndichtigkeit, können nicht davon abhalten, dieses Ziel einer weiträumigen Bebauung dauernd im Auge zu behalten. Einen starken Schritt vorwärts auf der Bahn zum Frei- und Flachbau hat das neue Wohnungsgesetz vom 9. März 1918 gebracht.

Neben Erleichterungen in der technischen Ausführung des Kleinbaues, soweit es sich um Wandstärken, Treppenbauten, Geschoßhöhen handelt, bringt es eine organisierte Wohnungsaufsicht, die mit den Unzulänglichkeiten, ja Gesundheitsschädigungen ungenügender Kleinwohnungen aufräumen soll, und zur leichteren Bereitstellung von gutem und billigem Bauland ein vereinfachtes Enteignungsverfahren für die Kleinwohnungsherstellung ermoglicht. Der Abschluß des Krieges hat die Sehnsucht nach dem freien Eigenbau wenn auch kleinsten Umfanges im Garten noch stärker hervortreten lassen. Die Schaffung von Kriegerheimstätten auf Erbpachtland, der vom Bunde der Bodenreformer schon während des Krieges immer aufs neue das Wort geredet worden ist, wird in Verbindung mit der Schaffung eines neuen Bodenrechtes im Anschluß an die Sozialisierungs-

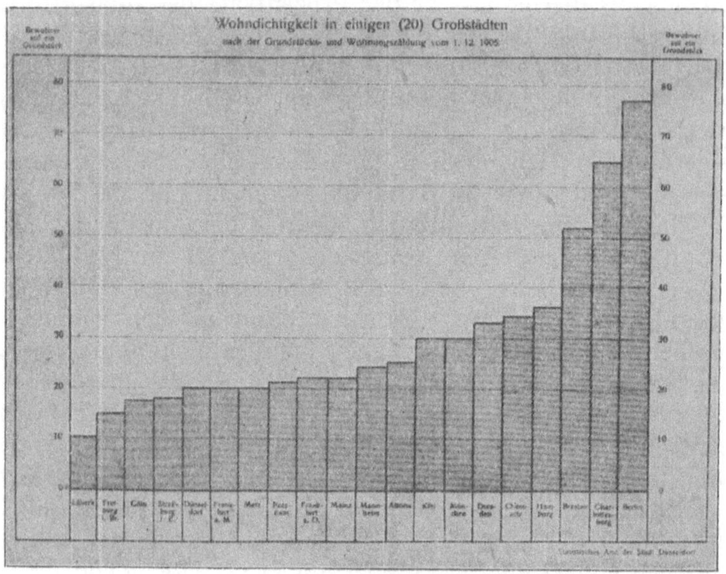

Abb. 14 Wohndichtigkeit in zwanzig Großstadten nach der Wohnungszahlung vom 1 Dezember 1905

bestrebungen der neuen demokratischen Regierung von demselben Bunde mit aller Kraft gefördert,

Die Gebaudehohen im Innern einer Großstadt, die bis zu 22 m, vereinzelt noch weiter gehen, werden im allgemeinen in den Bauordnungen von der Straßenbreite abhängig gemacht und sollen diese nur vereinzelt überschreiten. Das findet statt bei geringen Straßenbreiten unter 8 m, bei denen für die Höhenbemessung ein Plus, zu der Straßenbreite hinzugelegt, in gewisser Beziehung noch zu rechtfertigen ist, weil die Gesamthöhe der Gebäude dann immer noch in niedrigen Grenzen bleibt. Im allgemeinen wird an dem Grundsatz: „Gebäudehöhe bis Hauptgesims nicht über Straßenbreite“, also tang α des Lichteinfallswinkels, gemessen zwischen dem vom Fußpunkt des eignen über Dachfirst des gegenüberstehenden Hauses hinwegreichenden Lichtstrahle und der Horizontalen in Höhe der Straßenoberfläche, nicht unter $^1/_1$, festzuhalten sein. Er gestattet eine Belichtung der untersten Raume des Hauses unter einem Winkel von 45°, vorausgesetzt, daß weiterhin eine Neigung der Dachfläche über Hauptgesims von ebenfalls nicht über 45° verlangt wird. Konzessionen in bezug auf Aufbauten über Hauptgesimshöhe oder steilere Dachneigung dürfen nur erkauft werden durch Herabdrücken der ganzen Hauptgesimshöhe. Wenn leider in manchen alten Stadtteilen das tang α bis $1/2$ und noch tiefer herabgeht, so ist das kein entschuldbarer Zustand mehr. Er muß besseren Verhältnissen weichen.

Die Lichthöhen der Stockwerke sind heute ziemlich einheitlich in allen Städten auf nicht unter 2,50 m für bewohnte Räume, meist sogar 2,80 m festgesetzt. Kellerwohnungen werden heute wohl nur noch zugelassen bei einem Einschneiden des Fußbodens in Terrain bis 0,50 m, vereinzelt unter besonderen Verhältnissen bis 1 m, wenn ein durchgehender Lichtgraben vor die Wohnung gelegt wird. Dachgeschoßwohnungen stehen vielfach noch in ungerechtfertigtem Mißkredit. Die Erklärung ihrer Unzulässigkeit ist bei weitem weniger zu rechtfertigen, wie die Zulassung von Kellerwohnungen. Die Lüftung und Besonnung von Dachgeschoßwohnungen wird zweifellos wesentlich günstiger sein als die der Kellerwohnungen, in denen sich vermöge ihres größeren spezifischen Gewichtes immer die kühlste und feuchteste Luft ansammeln wird. Die hohen Temperaturen, die im Dach im Sommer vereinzelt herrschen können, werden diese Vorteile der Dachgeschoßwohnung nicht wesentlich herabzudrücken vermögen. Mit den auf diesem Gebiete immer noch geltenden Vorurteilen, welche die Anlegung sogenannter selbständiger Wohnungen in Dachgeschossen hindern und nur die Anlegung von einzelnen Räumen, welehe den Wohnungen der unteren Stockwerke hinzuzurechnen sind, gestatten, sollte endlich definitiv gebrochen werden, und zwar um so mehr, als die Bestrebungen nach Wiedergewinnung einer Bauweise, welche das hohe, sichtbare Dach aus technischen wie ästhetischen Gründen bevorzugt, zur Ausnutzung des Dachgeschosses geradezu zwingen.

Seitenflügel den Vordergebäuden anzufügen empfiehlt sich nicht, weil bei einer solchen Grundrißbildung eine Anzahl von Räumen sich ergibt, welche überaus mangelhaft beleuchtet sind und kaum gründlich gelüftet werden können. Eine ausreichende Querlüftung durch solche Wohnungen hindurch ist ausgeschlossen. Die Anlegung enger Lichthöfe oder gar Lichtschächte, wie sie bei Herstellung unserer Mietskasernenwohnungen unvermeidlich sind, wenn überhaupt eine Wohnlichkeit erreicht werden soll, muß in hygienischer Beziehung als kümmerlicher Notbehelf angesehen werden für die Belichtung und Lüftung selbst von untergeordneten Räumen wie Aborten, Bädern, Küchen usw. Selbst bei den heute vorgeschriebenen Mindestabmessungen solcher Lichtschächte und Lichthöfe entstehen besonders in den unteren Wohnungen mehrstöckiger Gebäude nicht hygienisch mehr vertretbare Verhältnisse.

Die Wohndichtigkeit wird weiterhin bestimmt in mindestens dem gleichen Maße wie durch die Höhe der Gebäude durch ihren seitlichen Abstand von anderen, durch die Festlegung der Freiflächen, welche hinter und neben ihnen gelassen werden müssen. Die Freifläche hinter dem Hause wird kurzweg als Hof und Garten bezeichnet. Höfe, d. h. gepflasterte Höfe bedürfen die Wohnhäuser in den Großstädten überhaupt kaum mehr, da keinerlei Verrichtungen in den Häusern mehr vorgenommen werden, welche das Vorhandensein von Hofflächen erforderlich machen. Selbst das Decken- und Teppichklopfen wird meist auf Balkonen heutzutage vorgenommen. — Die als Hof bezeichnete Freifläche wird in ihren Mindestabmessungen im Verhältnis zur Gebäudehöhe zweckmäßig so bestimmt, wie die Straßenbreiten, d. h. die Hoftiefe soll mindestens soviel wie die Höhe des Vordergebäudes, möglichst mehr betragen. Freilich gestatten die meisten Städte unter dieses Maß hinunterzugehen. Erwünscht wird es zweifellos sein, dem Hause von einer Seite wenigstens noch mehr Sonne zuzuführen als von der Straßenseite, was nur erzielt werden kann, wenn auf der Rückseite der Gebäude die Bestimmungen über die Gebäudehöhe mindestens beibehalten werden, wie sie für die Vorderseite, die Straßenseite, bestehen, hier aber mit dem Erfolg eines erzielten doppelten Abstandes der Gebäude voneinander, der sich ergibt aus der Zusammenlegung zweier Hof- und Gartenflächen zwischen den Rückseiten zweier Häuser an verschiedenen Straßen.

Eine Ausnahmestellung ist nur einzuräumen den Hausgrundstucken an den Kreuzungspunkten zweier Straßen, an den Straßenecken. Wenn beim Reihenhaus von den vier Seiten der im allgemeinen rechteckigen Grundstücksgestalt des Bauwerkes zwei der Belichtung zugänglich sind, die beiden unangebauten, die Straßen- und die Hoffront, so findet beim Eckhaus die gleich gute Belichtung zweier Rechteckseiten statt, auch ohne daß Licht vom Hofe her das Haus trifft, lediglich von der Straße her. Da die von hier aus belichteten Fronten zusammen oft sogar schon mehr als die Belichtungsflächen der benachbarten, eingebauten Häuser ausmachen, kaum je aber weniger, da ferner zu diesen Flächen noch die wenn auch kleinen Belichtungsflächen nach dem Hofe hinzukommen, so ist es nur natürlich, daß dem Eckhaus die Freilassung einer geringeren Hoffläche als dem Reihenhause, ja unter Umständen die volle Überbauung der ganzen Parzelle nachgelassen wird in den Baupolizeiordnungen. Wenn man bei den Reihenhäusern der geschlossenen Bauweise im Innern der Stadt mit einer Freifläche von $^1/_3$ der Grundstücksfläche sich zufriedengeben muß, besser aber, wo irgend möglich, auf $^1/_2$ derselben hinaufgehen sollte, wird den Eckbauplätzen meist mindestens $^1/_{10}$ Bebauung mehr zugestanden, oft $^2/_{10}$. Da die Eckgrundstücke gegenüber ihrer geschäftlich guten Lage auch große Lasten zu tragen haben an Straßen-, Entwässerungs- und Reinigungskosten, ist ihnen der in der größeren Grundstucksuberbauung liegende Vorteil in finanzieller Hinsicht zu gönnen und braucht aus hygienischen Gründen ihnen nicht wieder genommen zu werden.

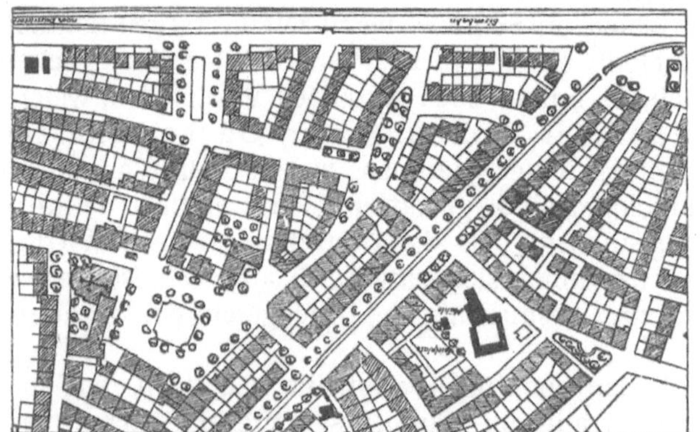

Abb. 15. Neuerer Bebauungsplan eines Wohnviertels in München-Gladbach (Stadtbaurat Greis) mit Baublocks von geringer Tiefe und hinterer Bauflucht zur Verhinderung von Seiten- und Querflügeln.

Die Zulassung von Hintergebäuden wird tunlichst zu beschränken sein, soweit es sich um Unterbringung von Wohnungen in ihnen handelt. In hygienischer Beziehung werden sie den im vorderen, an der Straße stehenden Gebäude immer nachstehen, weil sie weniger unter der Kontrolle der Öffentlichkeit stehen. Nur für Werkstätten und Arbeitsbetriebe wird man Hintergebäude zulassen dürfen. Auch finanziell zu rechtfertigen und durchzuführen wird eine derartige Beschränkung um so eher sein, je vorsichtiger die Straßenbreiten nach der Stärke des Durchgangs- und Fernverkehrs bemessen werden, je mehr also die schmale, nur leicht befestigte und daher auch billige Wohnstraße die Aneinanderrückung paralleler Straßen begünstigt und damit die Blocktiefen verringert (Abb. 15).

Neben der richtigen Bemessung der Straßenbreiten wird die richtige Bemessung der Blocktiefen eine der wichtigsten Aufgaben der Hygiene sein. Gebäudehöhe und Blocktiefe werden einander proportional entsprechen. Nur in den Durchgangsverkehrsstraßen werden mehrere Geschosse zu Laden- oder Geschäftszwecken ausgenutzt werden, nur in ihnen also die Zulassung einer höheren Stockwerkszahl von Bedeutung sein. Ebenso wird hier auch die Steigerung der

Grundstückstiefen zur Errichtung von Hintergebäuden mit Arbeitsstätten eine Berechtigung haben.

Der seitliche Abstand der Gebäude voneinander sollte bei den Wohnhäusern, selbst solchen mit geringer Stockwerkszahl, dennoch tunlichst ebenfalls gefördert werden. Die Anschauung, daß durch solche Bauwiche nur der aufgewirbelte Straßenstaub und der Straßenlärm in die rückliegenden Wohnräume und in die Gärten gelangt, hat da keine Berechtigung mehr, wo es sich um kleine Häuser mit wenigen Wohnungen, die also nach obiger Theorie an Wohnstraßen mit geringerem Verkehr liegen, handelt. Der Seitenabstand der Gebäude voneinander fördert die Belichtung sämtlicher Wohnräume weiter in erheblichem Maße und muß als ein Zukunftsideal dauernd angestrebt werden. Seitenabstände unter 3 m von der Grenze sollten überhaupt nicht zugelassen werden; 4 und 5 m werden in Außenquartieren ein durchaus erreichbares Maß darstellen. Daß das allseitig freistehende Wohnhaus neben seinen unbestreitbaren hygienischen Vorteilen auch in ästhetischer Beziehung erst die Schaffung eines künstlerisch in sich abgerundeten, von der Erscheinung des Nachbarbaues unabhängigen Baukörpers ermöglicht, sollte neben seinen rein hygienischen Vorzügen auch vom Hygieniker nicht gering in die Wagschale geworfen werden, Abb. **16.** Wenn das ringsherum freistehende Haus nicht erreichbar ist, und soweit es aus ästhetischen Rücksichten und solchen leichterer Erwärmung zwischen angebauten Nachbargiebeln vielleicht nicht überall erstrebenswert erscheint, kann der Gruppenbau, der 2 bis 6, höchstens 8 Häuser aneinanderreiht, schon von Vorteil sein gegenüber der vollständig geschlossenen Bauweise. Bei dem Gruppenbau kommt dann wenigstens der größte Teil der Vorzüge des vollständig freistehenden Wohnhauses allen oder wenigstens der Hälfte oder doch dem dritten Teil aller Gebäude zugute.

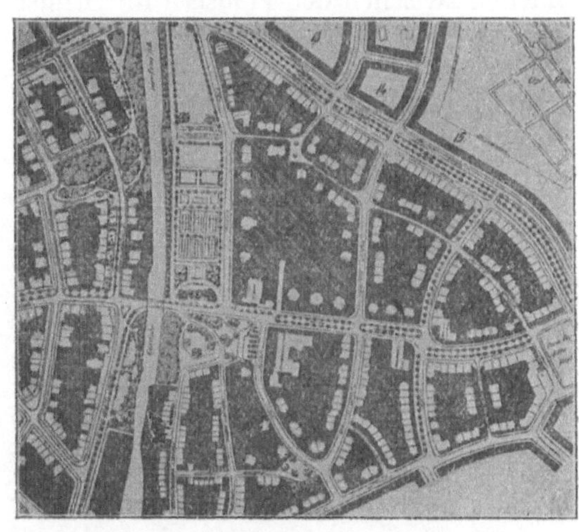

Abb. 16. Bebauungsplan und zum Teil ausgeführte Bebauung des Stadtviertels um die neue Baugewerkschule in Essen (Beig. Dr. Schmidt-Essen) mit weiträumigem Anbau und eingestreuten großen öffentlichen Grünflächen.

Kleinwohnungsbau

Nun sind ja für die Bekämpfung des Massenmietshauses und selbst des Mehrfamilienhauses und für die Bevorzugung des womöglich freistehenden Einfamilienhauses nicht allein die Gesichtspunkte der Lüftung und Belichtung maßgebend. Es kann gar nicht bezweifelt werden, daß in hygienischer Beziehung das Zusammenwohnen vieler Familien dem Alleinwohnen in einem Hause an Wert nachsteht. Besonders das Zusammenwohnen vieler Parteien sogenannter kleiner Leute bringt Unsauberkeiten aller Art mit sich. Die Gefahr der Übertragung von Krankheiten von einer Familie auf die andere wächst durch gemeinsame Benutzung von Räumen, wie zunächst schon der Treppen und Flure, der Trockenböden, Waschküchen. Wo sogar noch die Klosetts gemeinsam sind — die Forderung, daß zu jeder Kleinwohnung ein gesondertes gehören müsse, ist erst neuesten Datums, ist erst bei den

Neubauten des letzten Jahrzehnts, höchstens zweier, in Mietshäusern durchgeführt —, sind arge Mißstände kaum zu verhüten. Daß endlich bei der nachweislich dichten Belegung solcher Kleinwohnungen mit zum Teil fremden Elementen, die außerhalb der Familienzugehörigkeit stehen, sittliche Gefahren in höherem Maße zu befürchten sind, als im Einzelhaus, daß Zank und Streit und alle möglichen psychischen Einwirkungen in viel bedenklicherer Weise mitwirken müssen, als beim Einzelhause, liegt auf der Hand. Endlich, und nicht zuletzt, fällt beim Mehrfamilienhaus und Massenhaus die Möglichkeit, daß der Einzelne mit der Natur, mit einem Fleckchen Garten oder Ackerland in Berührung tritt, ganz weg. Dieser so überaus wichtige Faktor für das psychische Wohlbefinden jedes Menschen kommt also für den Bewohner des Mehrfamilien- und Massenhauses gar nicht mehr in Betracht, selbst dann kaum, wenn die Freiflächen zwischen den Häusern im Grünschmuck erhalten werden. In hygienischer

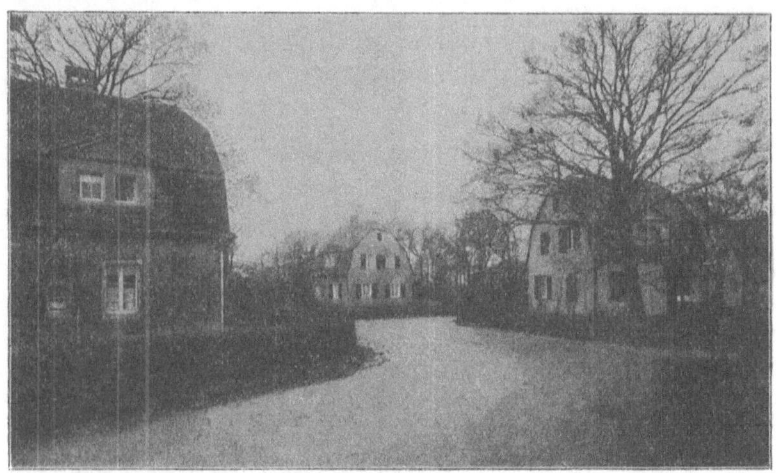

Abb. 17. Geschickte Anordnung desselben Kleinhauses in verschiedener Stellung zur Straße und verschiedener Farbung an einer Wegkreuzung der Gartenstadt „Gronauer Wald“ in Berg.-Gladbach (Schopfung des Kommerzienrates Zander).

Beziehung muß somit auf das Zurückgewinnen all dieser teilweise sehr handgreiflichen, teils unwägbaren, aber in Generationen sich dennoch sehr fühlbar machenden Vorteile des Kleinhauses oder womöglich sogar des Einfamilienhauses der allergrößte Wert gelegt werden, Abb. 17. Und so ist es denn auch geschehen. Nach einer kurzen Ära der Bekämpfung dieser Tendenz mit Scheingründen, welche die „Villa für den kleinen Mann“ für ein Hirngespinst erklärten, das nur in den Köpfen von Phantasten entstehen könne, ist auf der ganzen Linie ein energisches Eintreten für Kleinsiedelungen in jeder Form zu beobachten. Auf der einen Seite haben sich Genossenschaften gebildet, welche nach Beschaffung von billigem Land und billigem Kredit für kleine Einzelhäuser bemittelter Bürgerfamilien sich der Durchbildung der Grundrisse für solche kleine Einfamilienhäuser mit besonderer Vorliebe und besonderem Geschick gewidmet haben. Andererseits ist man aber auch noch weiter gegangen, erfreulicherweise unter der Führung der Staatsbehörden selbst, die für die großen Massen ihrer unteren Beamten und Arbeiter in den Eisenbahn- und Militär-Werkstattbetrieben zum Teil vorbildlich gesorgt und Kleinwohnungen in größeren Mengen hergestellt haben. Jede Gemeinde hält es heutzutage für ihre Pflicht, der Not, die auf dem Wohnungsgebiete herrscht, an ihrem Teil zu steuern und mindestens Versuche in größerem Maßstabe zur Beschaffung von Kleinwohnungen inmitten kleiner Garten- und Ackerparzellen in freier Lage zu machen. Die Gartenstadt-Bewegung hat, von England ausgehend und vereinzelt englische Vorbilder, wie das von Port Sunlight und Letchworth benutzend, nachdem man in Deutschland einmal die Erkenntnis von der Richtigkeit der Theorie gewonnen hatte, schnell mit einer umfassenden Werbearbeit eingesetzt, und man hat sich unter dem rühmlichen Vorgehen vor allen Dingen auch unserer großen industriellen Werke, in erster Linie der großen Aktiengesellschaften auf dem Gebiet des Berg- und Hüttenbaues, der Eisen- und chemischen Industrie und anderer mehr, mit Eifer der Schaffung von Kleinsiedelungen hingegeben. Ganz besonders hat auch Bodelschwingh in Bielefeld mit unter den allerersten in der ihm eigenen, nie erlahmenden, vor nichts zurückschreckenden Zähigkeit und Hilfsbereitschaft sich der Aufgabe gewidmet und mehrere Kleinsiedelungen in unmittelbarer Nähe von Bielefeld geschaffen. Auch die Rentengutsgesetzgebung hat dabei in Deutschland mitgewirkt, insofern sie die Beschaffung billigen Kredites für die Erreichung dieses Zieles ermöglicht hat. Die großen Summen, welche bei den Provinzial-Sammelstellen der Alters- und Invalidenversicherung verfügbar wurden, haben für die gleichen Zwecke hergegeben werden können. Und so ist denn allenthalben ein erfreuliches Aufblühen der Kleinsiedelungen, teilweise verbunden mit höchster künstlerischer und technischer Vollkommenheit in den Lösungen zu beobachten.

Das Einfamilienhaus wird seitens der Aufsichtsorgane besonderer Unterstützung wert sein, auch noch in einer anderen Richtung als nur der finanziellen und bodenpolitischen. Auch in bezug auf die Bauart werden Erleichterungen mannigfacher Art durchaus am Platze sein. Da es sich bei diesen Gebäuden fast nur um ein- oder höchstens zweistöckige Häuser handelt, allenfalls mit einzelnen ausgebauten Dachräumen darüber, so werden feuerpolizeiliche Gründe für die Forderung bestimmter Treppenbreiten und feuersicherer Wandungen nunmehr fallen gelassen werden können. Die Zwischenwände brauchen nicht mehr die Stärke wie beim Mehrfamilienhause zu haben. Auch bei der Konstruktion der Außenwände kann ausgiebige Verwendung von Fachwerk, von Schwemmsteinwänden usw. mit äußerem Belag von Schiefern oder Brettern wieder zugelassen werden. Der ganze Charakter einer solchen Siedelung kann auf diese Weise auch äußerlich von dem früheren Schematismus und der Eintönigkeit, welche die ersten Versuche zur Beschaffung von Kleinwohnungen aufwiesen, heute ganz erheblich abweichend ausgebildet werden. Es kommt hinzu, daß das Bestreben zur Errichtung solcher Kleinsiedelungen zusammenfällt mit der inzwischen gewonnenen höheren Erkenntnis auf städtebaulichem Gebiet, welche es uns nahelegt, die Gruppierung der kleinen Häuser um Straßen und Plätzchen wieder dem alten, schönen, deutschen Dorfe näher zu bringen, mit all seinen malerischen, landschaftlichen Reizen, Abb. 18. So kann man sich der Hoffnung hingeben, daß diese ganze Bewegung in verhältnismäßig kurzer Zeit auch in Deutschland einen Umschwung herbeiführen wird in dem Wohnen unserer mittleren Bürger- und Arbeiterkreise. Mit dem Hinausziehen aus den großen Häusermeeren der Großstadt in die äußeren Viertel, wo freie Luft und Grün den Lungen und Augen wieder entgegengebracht werden, werden die wohltätigen Einflüsse der freien Natur und des Lebens in ihr, hygienische Güter, welche unsere Landbevölkerung mit dem Verlassen ihrer dörflichen Behausungen und dem Hineindrängen in die Städte aufgegeben hat, hoffentlich recht schnell wenigstens zum Teil wieder zurückerobert werden. Der kleine Mann wird wieder Freude empfinden an der Bestellung des eigenen Gartens und der Gewinnung von Hilfsmitteln zum eigenen Lebensunterhalt aus demselben, er wird wieder Freude gewinnen an den Blumen und der Obstfrucht, die vor seinem Hause gedeihen, milchgebendes Kleinvieh wird seinen Stall füllen und seinen Kindern bessere Nahrung in den ersten Lebensjahren zuführen. Er selbst aber wird durch kraftige Bewegung im eigenen Hause, das an seine Muskelkraft in den Freistunden die mannigfachsten Anforderungen stellen wird, den Körper vielseitiger betätigen, als es der Beruf bei den meisten mit sich bringt. Das Familienleben wird in ganz anderer Weise gefördert werden, fern von den unangenehmen, oft sogar gefahrlichen Einflüssen allzu dicht wohnender Nachbarn wenig erfreulicher Herkunft. Kurz das naturlichste und gegebenste Vorbild jedes hygienischen Vorgehens scheint schneller als man gedacht in erreichbare Nahe gerückt zu sein.

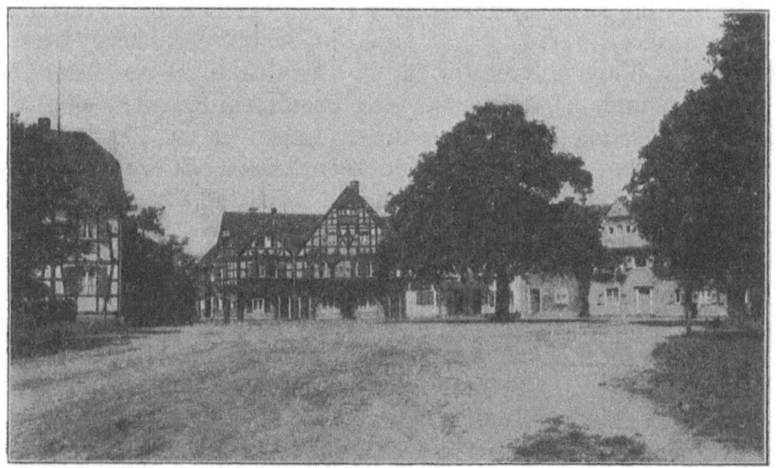

Abb. 18. Platz der Gartenstadt „Gronauer Wald" bei Berg.-Gladbach mit „Dorfeiche" im Mittelpunkt.

In stadtebaulicher Beziehung werden auch auf die Entwasserung solcher kleinen Grundstücke keine derartige Sorgfalt und keine derartigen Mittel verwendet zu werden brauchen, wie sie die Zusammendrangung der Massen auf kleinen Flächen notwendigerweise mit sich bringt. Die menschlichen Exkremente werden zum großen Teil wieder direkt dem Boden im Garten zugeführt werden können. Auch das bißchen Wasch- und Spülwasser, was daneben produziert wird, wird unter Umständen in einer Untergrundberieselung über die ganze Gartenfläche schnell verteilt werden können. Die Straßen werden in einfachster Weise als Schlacke- oder Steinschlagwege mit Kiesbestreuung auszuführen sein, kaum daß ein besonderer Bürgersteig abzusetzen ist. Die Einfriedigungen der Grundstücke werden wieder, in schlichtester Ausführung hergestellt aus gespaltenen Tannenstaken, lediglich dazu dienen, um der früh anzupflanzenden Hecke im ersten Jahrzehnt einen entsprechenden Halt zu bieten. Die zahlreichen Versuche haben erwiesen, daß Haus und Grundstück zusammen für 4 bis höchstens 6000 M. zu beschaffen sind, und daß somit Jahresausgaben für Mieten unter gleichzeitiger Amortisation des Hauses von 2 bis 300 Mark für drei bis fünf Räume durchaus zu erzielen sind.

Zonenbauordnungen Zwecks Förderung einer geringeren Wohndichtigkeit in den Außenbezirken der Großstadt, die heute noch unbebaut sind und zur klareren Abgrenzung derjenigen Gebiete, auf denen ohne erhebliche Schädigung der Grundstücksbesitzer, oder erhebliche Entwertung der inzwischen bereits in den Handel gekommenen Grundstücke und Gebäude eine freie und niedrigere Bauweise nicht mehr stattfinden kann, ist im letzten Jahrzehnt überall mit Schaffung von sogenannten Zonenbauordnungen vorgegangen worden. Das ganze Stadtgebiet ist in verschiedene Bezirke derart eingeteilt worden, daß hohe und niedrige Bauweise, engere und freiere möglichst mit einander wechseln, daß dieser Wechsel tunlichst sogar bis weit in das Innere der Stadt durchgeführt wird und so gewissermaßen keilförmig verlaufende Luftgräben von der Peripherie der Stadt zum Kern der Altstadt vorgeschoben werden. Ganz besonders ist bei diesen Zonenbauordnungen auch Rücksicht zu nehmen auf sachgemäße Unterbringung der Industrie da, wo sie die geeigneten Lebensbedingungen findet neben den in der Stadt zu findenden Wasserstraßen, Häfen, Bahngleisen usw. Die Anhäufung von Betrieben an solchen Punkten der Stadt hat einerseits keine besonderen Bedenken hygienischer Natur, weil Rauch und Ruß, Lärm und Staub diesen Betrieben mehr oder weniger anhaftet und von allen in gleicher, durch gewerbepolizeiliche Bestimmungen aller Art geregelter Weise bekämpft werden. Die Zusammendrängung solcher Betriebe an bestimmten Punkten hat aber für die übrige Bewohnerschaft der Stadt den großen Vorteil, daß sie von derartigen Anlagen mehr abrücken kann und deshalb in ihren Wohnvierteln von den unvermeidlichen Belästigungen der Industrieviertel wenig oder gar nicht zu leiden hat. Um diesen letzteren Erfolg zu erzielen wird man sogar in den Industrievierteln besondere Vergünstigungen baupolizeilicher Art gewähren können auch in bezug auf Wasserzufuhr, Abwässerableitung und Gas- und Elektrizitätszuführung. Man wird durch diese Vergünstigungen aber auch die Möglichkeit gewinnen, die Industrieviertel im Verhältnis zur ganzen Stadt so zu legen, daß die herrschenden Windrichtungen Geräusch und Rauch, soweit dieser bei unseren neuen, rauchverzehrenden Feuerungen überhaupt noch eine unvermeidliche Zugabe zu den industriellen Anlagen vereinzelt ist, von der Stadt hinwegführen, statt sie beide in die Städte hineinzutreiben. In den meisten Fällen, wo es sich um ebene Städte handelt, werden im größten Teile von Deutschland bei dem Vorherrschen der Südwestwinde die nördlichen und östlichen Stadtteile zu Industrievierteln gewählt werden. Ja, es wird unter Berücksichtigung solcher Gesichtspunkte bei der Aufstellung der Zonenbauordnungen auch seitens der Eisenbahnverwaltung solchen Anordnungen Rechnung getragen werden können und müssen, um auch ihrerseits bei Neuanlagen und Umgehungen der Stadt mit Verbindungsgleisen solche Bestrebungen zu unterstützen.

Ob an dieser Konzentrierung der Industrie in gewissen Stadtvierteln unserer Großstädte mit der Zeit etwas geändert werden wird durch das andere Bestreben, den Wohnsitz des kleinen Mannes möglichst in die Nähe seiner Arbeitsstätte zu legen, ist noch nicht zu übersehen. Ein solches Bestreben würde ja dem vorbezeichneten Vorgehen, der Schaffung von Kleinwohnungsvierteln am einen Ende der Stadt, und von Industrievierteln an unter Umständen ganz entgegengesetzten, direkt zuwiderlaufen oder wenigstens nur selten mit ihr vereinbar sein. Es gibt Fälle, wo z. B. Zechenbetriebe, nur durch ein Wäldchen getrennt, fast in unmittelbarer Nähe liegen von großen Arbeitersiedelungen, die sich in ausgezeichneter innerer und äußerer Verfassung befinden. Es braucht nur an Altenhof in Essen erinnert zu werden. Wenn man bedenkt, daß die Elektrizität mit der Heranführung hochwertiger Kraftquellen an jede beliebige Stelle immer größere Fortschritte macht, so kann man es wohl für möglich halten, daß mit ihrer immer weiteren Verbreitung auch der Zeitpunkt, wo dieses hygienische Ideal, welches allein beim Ausbau der vorbezeichneten Industrieviertel noch unerreichbar schien, erreicht wird. Die Zeit, die der Arbeiter auf dem Hin- und Herwege zwischen Wohnung und Arbeitsstätte zu verwenden genötigt ist, kommt im eigentlichen Sinne als für den Körper heilsame Bewegungszeit in den seltensten Fällen in Betracht. Sie könnte auf ein Minimum verkürzt und somit der größte Teil derselben rationellerer körperlicher Tätigkeit und befriedigenderer zugewendet werden. Die Elektrizität mit der Möglichkeit beliebig vieler Einzelantriebe an den verschiedensten Stellen eines Fabrikgebäudes, und gleichzeitig der Abgabe von Arbeitskraft zum Antrieb von Ventilatoren, Staubabsaugungsapparaten und ähnlichen hygienischen Vorrichtungen wird möglicherweise auch dieses Ideal bei dem ungemein schnellen Fortschreiten in ihrer Entwicklung und Vervollkommnung in nicht allzu ferner Zeit erreichen helfen.

Kapitel III.

Trinkwasserversorgung.

Von Prof. Dr. W. P. Dunbar, Hamburg.

In unserem Klima scheinen sich die menschlichen Ansiedelungen allgemein in nächster Nachbarschaft von Oberflächengewässern, von Flüssen, Bächen und Seen entwickelt zu haben, aus denen das Wasser in primitivster Weise geschöpft wurde. In südlichen Ländern mit heißem, trockenen Klima hat man dagegen schon früh damit angefangen, Aquädukte zu bauen, die das Wasser von weitgelegenen Seen und Quellen nicht nur großen, sondern auch kleinen Städten zuführten. Es sind noch Reste solcher Wasserleitungen vorhanden, die vor ungefähr 2600 Jahren gebaut sein müssen. Die Griechen haben die Technik der künstlichen Wasserversorgung am frühesten zu hoher Blüte gebracht. Rom hat seinen Wasserbedarf ursprünglich aus dem Tiber geschöpft, später aber, dem griechischen Beispiele folgend, zahlreiche Aquädukte gebaut, die Quellwasser von weither zuführten. Während des Aufbaues ihres Weltreiches haben die Römer diese Kunst der Wasserzuleitung auch in ihre Provinzen, u. a. auch nach Deutschland, verpflanzt. Doch sind diese Werke im Mittelalter alle verfallen.

Erst vor etwa 100 Jahren machte sich das Bedürfnis nach Zuleitung reinen Wassers in die Städte wieder geltend. Um die Mitte des 18. Jahrhunderts sind die ersten Fabriken entstanden im Anschluß an die Erfindung von Maschinen, welche die Handarbeit ersetzten. Der Lumpenzerkleinerungsmaschine, die zu einem mächtigen Aufblühen der Papierfabrikation führte, folgte die Erfindung des Kattundrucks, der Spinnmaschine, der Kayschen Schnellschütze, dann der Cartwrightschen Webemaschine und des Jacquard-Webestuhles, welche eine mächtige Entwicklung der Textilindustrie herbeigeführt haben. In dem Zeitraum von 1765—1784 erfolgte die Einführung der Dampfmaschine. Die epochemachenden industriellen Erfindungen überstürzten sich geradezu und gaben zur Errichtung zahlreicher Fabriken Anlaß, die sich alle an den Flußläufen ansiedelten, um die Wasserkräfte auszunutzen und das Flußwasser für ihre industriellen Zwecke, z. B. zum Waschen gefärbten Tuches, zum Weichen tierischer Felle, zur Herstellung des Papierbreies usw. zu verwenden. Die Fabriken leiteten aber auch allen abschwemmbaren Unrat, einschließlich der Fäkalien der zu Tausenden in ihnen zusammengezogenen Arbeiter, in die Flüsse. Gleichzeitig waren die Städte zur Anlegung von Schmutzwasserkanälen übergegangen, die sie zunächst regellos überall in die Flüsse münden ließen, wo diese am leichtesten zu erreichen waren. Namentlich wurden die verhältnismäßig kleinen Flußläufe Englands hierdurch in einen geradezu unerhörten Zustand versetzt. Ihre Betten waren mit fäulnisfähigem Schlamm ausgekleidet, der so große Mengen stinkender Gase entwickelte, daß der Flußlauf auf weite Strecken hin von aufsteigenden Gasblasen brodelte. Stellenweise wurde dort so viel Schutt in die Flüsse geschüttet, daß diese über ihre Ufer traten und das benachbarte Gelände überfluteten. Notgedrungen mußte man in solchen Gegenden die Benutzung des Flußwassers für Trink- und häusliche Brauchzwecke aufgeben. Es hat aber lange gedauert, bis man sich dazu entschloß. In jener Zeit war der moderne Begriff „Infektiosität" noch völlig unbekannt. Alle Krankheiten wurden auf giftige Gase zurückgeführt, die dem Boden entströmen sollten. Das Grundwasser hielt man für vergiftet durch die fauligen Ausdünstungen des Bodens. Von dem Flußwasser nahm man aber an, daß es durch ausgiebige Berührung mit der atmosphärischen Luft von den fauligen, giftigen Bodengasen befreit wäre. Um das Jahr 1824 noch schreibt ein Arzt von den Wasserversorgungsverhältnissen einer norddeutschen Stadt, daß dort ein Teil der Fäkalien zusammen mit den Küchen-, Spül- und Scheuerwässern direkt in den Fluß geschüttet, zum Teil aber auch durch offene Rinnsteine oder gemauerte Siele von entfernteren Bezirken zugeleitet würde. Die Abtritte lagen auf Ausbauten, sog. Lauben, an der Rückseite der Häuser und entleerten sich direkt in das Wasser. „Außerdem werden über Nacht viele Nachteimer über die Brücken ausgegossen. Aus diesem so verunreinigten Wasserlauf wird die Hauptmasse des Trink- und Nutzwassers bezogen, weil es, verglichen mit anderen Wasserquellen der Stadt, noch das reinste ist. Der Widerwille, den einige gegen das Flußwasser wegen der Verunreinigungen haben, beruht auf einem Vorurteil. Die meisten Bewohner finden an dem Genuß des Flußwassers trotz seiner mannigfachen Verunreinigungen viel Geschmack und benutzen es auch zum Kochen oder Brauen ohne allen Ekel." Abb. 19 veranschaulicht, wie von den Abtrittfenstern aus der Eimer zum Schöpfen des Flußwassers herabgelassen wird, während in unmittelbarer Nähe Mädchen die Wäsche besorgen.

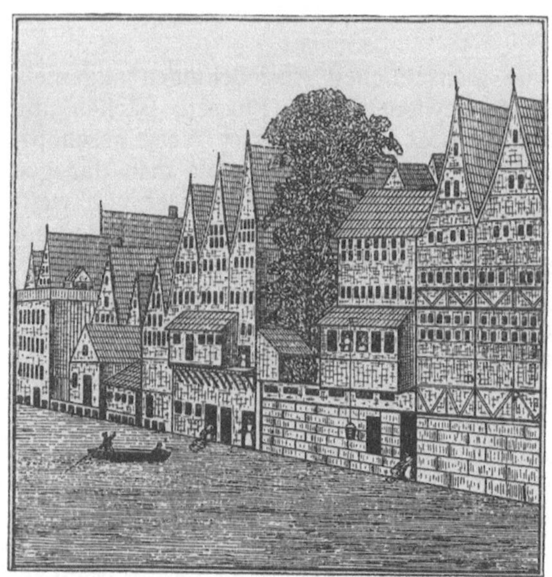

Abb. 19. Wasserentnahme und -verunreinigung in einer norddeutschen Stadt.

Im Hinblick auf solche Auffassungen kann es uns nicht wundernehmen, daß um die Mitte des 19. Jahrhunderts nur sechs deutsche Städte zentrale Wasserversorgungsanlagen besaßen.

London bietet ein interessantes Beispiel dafür, wie sich die Wasserwerke aus primitiven Anfangen allmählich zu den modernen, hochentwickelten Anlagen ausgewachsen haben. Bis gegen das Jahr 1600 wurde dort das Wasser mit Eimern aus der Themse geschöpft und nach den einzelnen Wohnungen getragen. Im Jahre 1581 bat der holländische Ingenieur Peter Morrys um die Genehmigung, zwischen den Bogen der alten Londonbrücke Wasserräder einbauen zu dürfen, die, vom Strome getrieben, das Flußwasser hoben. Morrys pumpte mit dieser Einrichtung das Themsewasser durch Bleiröhren über einen Kirchturm hinweg nach verschiedenen Straßen der Stadt. Dieses schien dem Magistrat als eine so erstaunliche Leistung, daß er ohne weiteres einwilligte, dem Unternehmer die Gerechtsame einer Wasserversorgung für die Dauer von 500 Jahren gegen eine Entschädigung von jährlich nur 10 M. zu überlassen. Das war die erste Wasserpumpanlage, die überhaupt in England gebaut wurde. Vorher schon hatten

Interessentenschaften sich zusammengetan, welche unter Benutzung von Ulmenstämmen — die in einer Weite von etwa 15—18 cm durchbohrt waren — Wasserleitungen herstellten, indem sie das eine zugespitzte Ende des Baumstammes in die breitere Seite des nächsten Stammes hineintrieben. Die Gesamtlänge dieser Holzleitungen im Besitze einer Interessentenschaft betrug ungefähr 640 km. Da die Bohrweite der Leitungen begrenzt war, mußte man streckenweise bis zu zehn solcher Leitungsstränge nebeneinanderlegen. Um das Jahr 1820 gelang es, gußeiserne Röhren herzustellen, durch welche die Holzleitungen von nun an verdrängt wurden. Um jene Zeit wurde das Themsewasser im Bereiche des Flutbezirkes geschöpft und noch ohne irgend welche Reinigung in die Stadt gepumpt. Man sah sich jedoch bald veranlaßt, Absitzbecken zu bauen, in denen die ungelösten Stoffe ausgeschieden werden sollten. Im Frühjahr und Winter war aber das Themsewasser durch tonige und lehmige Aufschwemmungen stark getrübt und ließ sich durch einen einfachen Absitzprozeß dann nicht klären. James Simpson stellte deshalb Versuche an, die Trübungen in anderer Weise auszuscheiden. Das gelang ihm dadurch, daß er das Wasser durch Schichten von feinkörnigem Sand hindurchtreten ließ, der auf einer sorgfältig aufgebauten Unterlage von Kies und Stein lagerte. Dieser Filterprozeß erschien so zweckmäßig, daß die Londoner Chelsea-Wasserwerke im Jahre 1839 zur Einführung der Simpsonschen Filter übergingen. Bis zum Jahre 1809 waren in London im ganzen acht größere private Wasserwerke

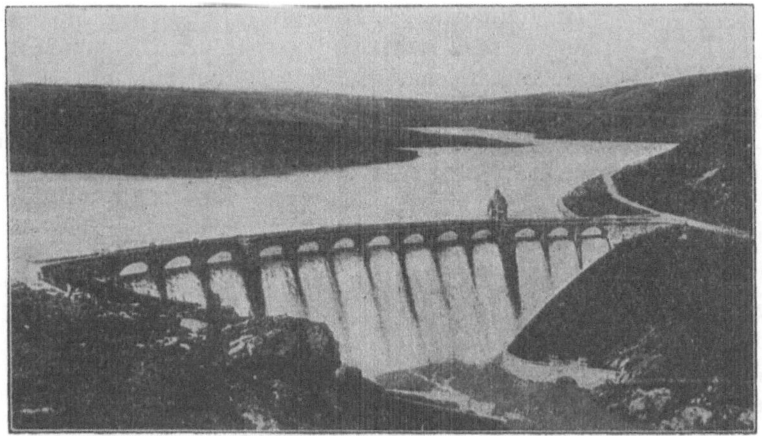

Abb. 20. Talsperre in Wales.

entstanden, sieben davon entnahmen ihren Bedarf der Themse und ihren Nebenflüssen, nur eins schöpfte aus Brunnen. Im Jahre 1852 waren die Zustände in der Themse so unhaltbar geworden, daß es notwendig wurde, ein Gesetz zu erlassen, wonach keinem Wasserwerk mehr gestattet wurde, das Wasser aus der Themse im Bereiche des Flutbezirkes zu schöpfen. Die Schöpfstellen mußten alle oberhalb der Teddington-Schleuse verlegt werden. Im Jahre 1903 wurden die sämtlichen privaten Londoner Wasserwerke von der Stadt angekauft gegen eine Entschädigung von etwa 950 Mill. M. Unter Zurechnung der sonstigen Unkosten stellte sich der Kaufpreis auf rund 1 Milliarde. Seither sind die Werke vollständig modernisiert worden. Weiter unten werde ich auf die gegenwärtigen Einrichtungen noch zurückzukommen haben.

Ganz ähnlich wie in London haben sich die Wasserversorgungsanlagen in vielen andern Städten entwickelt. Während ein großer Teil der Einwohner noch mit Eimern aus den Flüssen schöpfte, waren Interessentenschaften, namentlich Gewerbetreibende, dazu übergegangen, Wasser aus der Umgebung der Stadt durch Holzleitungen zuzuführen oder aber es aus den Flüssen im Bereiche der Stadt durch Schöpfräder, sog. Wasserkünste, so hoch zu heben, daß es in die einzelnen Häuser oder Fabriken laufen konnte. Erst im Anfange des 19. Jahrhunderts gelang es, die Leistungsfähigkeit der Wasserwerke durch Einführung von Druckleitungen und Druckpumpen zu steigern. Im Anschluß an die Erkenntnis der sanitären Bedeutung der Wasserversorgung nahmen dann allmählich die Städte diese selbst in die Hand.

In England ist man, so wie in London, fast überall bei der Verwendung von Oberflächenwasser geblieben, das jedoch fast allgemein nicht in der Nähe der Städte entnommen, sondern weit hergeholt wird aus den Gebirgen, wo es durch Talsperren aufgestaut wird (Abb. 20).

Auch in Nordamerika wird heute noch vorwiegend Oberflächenwasser benutzt und zumeist aus den großen Seen geschöpft, an denen die Vereinigten Staaten sehr reich sind.

In Deutschland dagegen hat man sich auf Grund bakteriologischer Feststellungen neuerdings vorwiegend der Benutzung des Grundwassers zugewendet. In nachstehendem werde ich, der historischen Entwicklung folgend, jedoch ohne auf die Zwischenstadien der allmählichen Vervollkommnung der Wasserwerke näher einzugehen, zunächst die Oberflächenwasserversorgung und im Anschluß daran die Grundwasserversorgung besprechen. Die beiden Systemen gemeinsamen, allgemeinen Fragen sollen vorweg behandelt werden.

Der Wasserbedarf

Im Laufe der letzten drei Jahrzehnte sind namentlich von dem „Deutschen Verein der Gas- und Wasserfachmänner" sehr gründliche, systematische Erhebungen über alle mit der städtischen Wasserversorgung zusammenhängenden technischen Fragen angestellt worden. In erster Linie wurde festgestellt, mit einem wie großen Wasserbedarf man zu rechnen und in welcher Weise man bei der Herstellung von Wasserwerken auf das Wachstum der Städte Rücksicht zu nehmen hätte.

Als Bedarf wurde z. B. festgestellt für

Trink-, Koch- und Reinigungszwecke	20—30 l	pro Kopf und Tag
Wäsche	10—15 l	
Abtrittspülung	8—10 l	
ein Wannenbad	350 l	
Gartenbesprengung an trockenen Tagen für den Quadratmeter	1½ l	

In ähnlicher Weise wurde auch für die Viehhaltung, für alle öffentlichen Anstalten und Anlagen, sowie auch für gewerbliche Zwecke der durchschnittliche Wasserverbrauch abgeschätzt. Naturgemäß mußte der Bedarf in den verschiedenen Städten sehr ungleich ausfallen, hauptsächlich beeinflußt durch die Entwicklung der Industrie, die in manchen Städten weit mehr Wasser beansprucht als der gesamte häusliche Konsum. Es zeigte sich aber auch, daß überall, wo das Wasser für einen bestimmten Preis nach Maß abgegeben wurde, der Verbrauch geringer war als dort, wo man das Wasser beliebig verschwenden konnte, ohne für den Mehrverbrauch zahlen zu müssen. Z. B. wurden im Jahre 1899 in Chemnitz, wo alle Entnahmestellen mit Wassermessern ausgestattet sind und der Wasserpreis pro Kubikmeter 30 Pf. beträgt, nur 41 l Wasser pro Kopf und Tag verbraucht. Die Wassermesser werden nach drei Hauptsystemen hergestellt, nämlich als Kolben-, Scheiben- und Flügelradmesser. Die letzteren sind die verbreitetsten und werden als sog. Trockenläufer und Naßläufer fabriziert. Bei den Naßläufern (Abb. 21) liegt das Zähl- und Räderwerk in einem mit Wasser und etwas Öl gefüllten Ölbecher. Das in den Wassermesser eintretende Wasser stößt auf ein Flügelrad, dessen Umdrehungen durch das Zählwerk registriert werden.

In der Mehrzahl der Städte lag der Wasserkonsum erheblich unter 100 l pro Kopf und Tag. In nur wenigen Städten wurde diese Zahl überschritten, zum Teil jedoch recht erheblich. So betrug im Jahre 1899 der Wasserverbrauch für den Kopf und Tag in Barmen 172 l, in Bochum 169 l, in Dortmund 228 l, in Freiburg i. B. 268 l und in Lübeck 259 l. Um einem zu sparsamen Umgehen mit dem Wasser entgegenzuwirken, setzt man einen bestimmten Preis für einen reichlich bemessenen Mindestverbrauch an, gleichviel ob dieser benutzt wird oder nicht. So z. B. kann in München für den geringsten Jahresbetrag von 18 M., bei einem Anschluß von 7 mm Weite, täglich 1 cbm Wasser verbraucht werden. In andern Städten wird der Mindestsatz nach dem Mietewert der Wohnung angesetzt oder nach der Größe der Wohnung. In solchen deutschen Städten, wo das Wasser nach Wassermessern abgegeben wird, stellt sich die für häusliche Zwecke erforderliche Wassermenge pro Kopf und Tag erfahrungsgemäß auf 35—51 l. Diese Zahlen werden von den für gewerbliche Zwecke erforderlichen Wassermengen oft weit übertroffen. Für öffentliche Zwecke werden im Durchschnitt 11 bis 12 l pro Kopf und Tag erfordert. Wo auch öffentliche Laufbrunnen, Springbrunnen usw. aus der Leitung zu speisen sind, fällt diese Zahl unter Umständen erheblich höher aus. Die untenstehende Tabelle bringt die einschlägigen Werte für fünf deutsche Städte im Jahre 1897.

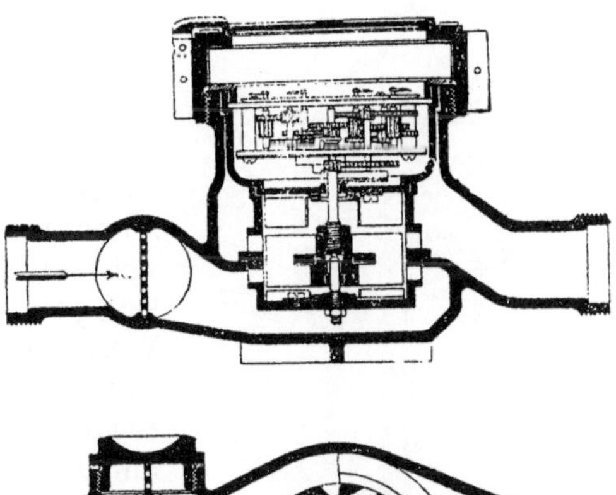

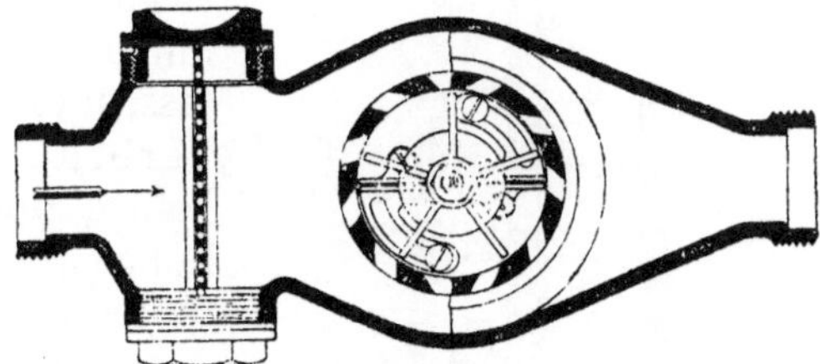

Abb. 21. Flügelradmesser (Naßläufer).

Aus Undichtigkeiten in den Leitungsrohren ergeben sich unter Umständen sehr große Verluste an Wasser. In Frankfurt a. M. wurde zeitweise z. B. ein Verlust von 53 l pro Kopf und Tag der Bevölkerung festgestellt. In andern Städten liegen die hierhergehörigen, bisher beobachteten Verluste bei etwa 5—10%. Sie sind zum Teil darauf zurückzuführen, daß die Muffendichtungen der Leitungen leck werden durch das Herauspressen des Bleies. Auch bleiben die Angaben der Wassermesser in der Regel hinter dem wirklichen Verbrauch zurück. Unter Berücksichtigung aller dieser Faktoren kann der wirkliche Wasserbedarf für deutsche Städte, wo die Industrie keine bedeutende Rolle spielt, auf rund 100 l pro Kopf

Wasserbedarf für öffentliche Zwecke.

Ort	Zusammen cbm	Straßenbesprengung cbm	Springbrunnen cbm	Laufbrunnen und Wasserständer cbm	Rinnsteinspülung cbm	Kanalspülung cbm	Bedürfnisanstalten cbm	Bewässerung der öffentlichen Anlagen cbm	Feuerlöschung cbm	Sonstige Zwecke cbm
Berlin	4427434	1024468	879976	—	14269	1388680	846237	275493	6234	21897
Magdeburg	388843	87489	27560	35676	36041	—	153013	46770	2294	—
Nürnberg	690706	113700	42048	409968	—	—	71277	53710	—	—
Gotha	107500	5000	—	3500	15000	70000	1000	—	3000	10000
Dresden	909794	253811	264634	27000	—	38333	206250	86825	1629	31312

und Tag angesetzt werden, sofern geeignete Maßnahmen getroffen sind, um eine Vergeudung des Wassers zu verhindern. Im Auslande, namentlich in Nordamerika, wird diese Menge oft um das Mehrfache überschritten.

Auch für das Anwachsen der Bevölkerung hat man nach bestimmten Regeln gesucht. Die Zunahme der Einwohnerzahl ist natürlich von vielen Umständen abhängig, die sich nicht im voraus berechnen lassen. Die beiden Hauptmethoden zur Abschätzung des Bevölkerungszuwachses — die sog. graphische und die rechnerische —, welche sich beide auf die Ergebnisse der vorhergegangenen Volkszählungen stützen, können deshalb nur zu ungefähren Anhaltspunkten führen. Durch Aufblühen bestimmter Industrien, die Eingemeindung von Nachbarorten und andere unvorhergesehene Vorkommnisse werden aber oft alle Berechnungen illusorisch. In dem zehnjährigen Zeitraum von 1890 bis 1900 hat die Vermehrung der Gesamtbevölkerung des Deutschen Reiches 1,14 % betragen, während die Mittel- und Großstädte gleichzeitig um mehr als 20 % gewachsen sind.

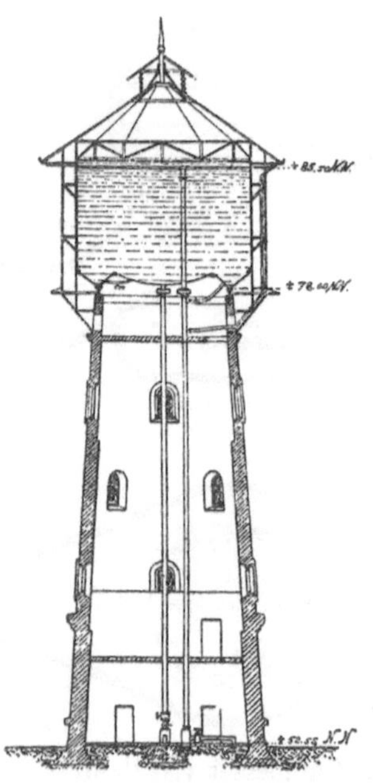

Abb. 22. Wasserturm nach Intze.

Neben dem in den meisten Städten stetig fortschreitenden maximalen Jahreskonsum ist Rücksicht zu nehmen auf gewisse periodische Schwankungen, die regelmäßig wiederkehren. So pflegt der Wasserverbrauch in den Monaten November bis April unter dem Jahresmittel zu liegen, um mit dem Beginn der wärmeren Jahreszeit weit über das Mittel hinauszusteigen. A. Thiem hat auf Grund umfassender Erhebungen ermittelt, daß der größte Tagesverbrauch den täglichen Jahresdurchschnitt um die Hälfte übersteigt. Am größten sind diese Schwankungen, wo die gewerbliche Verwendung des Wassers hinter der häuslichen erheblich zurücktritt. Außerdem kehren im Konsum während der einzelnen Tagesstunden regelmäßige Schwankungen wieder. Nimmt man den durchschnittlichen Tagesverbrauch mit 100 l an, so entfallen auf eine Stunde 4,17 l. Vergleichende Zusammenstellungen haben aber ergeben, daß während der Zeit von etwa 11 Uhr nachts bis gegen 5 Uhr morgens weniger als 2%, durchschnittlich nur 1,5% des Tagesverbrauchs in der Stunde verbraucht werden. Nach 6 Uhr morgens pflegt der Bedarf über das Tagesmittel hinauszusteigen und sich bis gegen 8 oder 9 Uhr abends über dem Durchschnitt zu halten. Auch erreicht der höchste Tagesbedarf das $1\frac{1}{2}$fache des mittleren. Die Wasserwerke richten sich deshalb so ein, daß sie imstande sind, stündlich $^1/_{10}$ des mittleren Tagesverbrauchs zu liefern.

Dieser wechselnden Inanspruchnahme der Wasserleitungen pflegte man sich bis vor kurzem allgemein anzupassen durch Errichtung von Sammel- und Ausgleichbehältern, die, wenn irgend möglich, auf eine Anhöhe verlegt werden. In flachen Geländen muß man besondere Hochbehälter, sog. Wassertürme, bauen. Abb. 22 veranschaulicht einen nach Intzes Vorschlägen konstruierten Wasserturm. Neuerdings beginnt man, den Wassertürmen eine mehr künstlerische Form zu geben, um das Städtebild nicht zu verletzen.

Will man die Pumpen in 24stündigem Betriebe möglichst gleichmäßig laufen lassen, so müssen die Ausgleichbehälter rund 30% des durchschnittlichen Tagesverbrauchs aufzunehmen vermögen. Schon mit Rücksicht auf den Bedarf der Feuerwehr usw. werden sie in der Regel so dimensioniert, daß sie $^1/_3$ des mittleren Tagesbedarfs fassen können. Bei nur 12stündigem Pumpbetrieb müssen die Behälter entsprechend größer angelegt werden, so daß sie bis zu ½ der Tagesmenge halten. Neuerdings geht man aber vielfach dazu über, auf Ausgleichbehälter zu verzichten, indem man den Gang der Pumpen dem Verbrauche anzupassen sucht unter Einschaltung von Standrohren und Windkesseln.

Wo den Wasserwerken nicht das ganze Jahr hindurch die nötigen Wassermengen gleichmäßig zufließen, muß man Sammelbehälter, Stauweiher oder die schon erwähnten Talsperren anlegen. Diese Behälter müssen so groß sein, daß der angesammelte Vorrat nicht allein für die trockenen Perioden einzelner Jahre ausreicht, sondern auch auf aufeinander folgende trockene Jahre Rücksicht nimmt. Auch müssen bei so großen Wasservorräten die Verdunstungsvorgänge und Versickerungen mit in Rechnung gezogen werden.

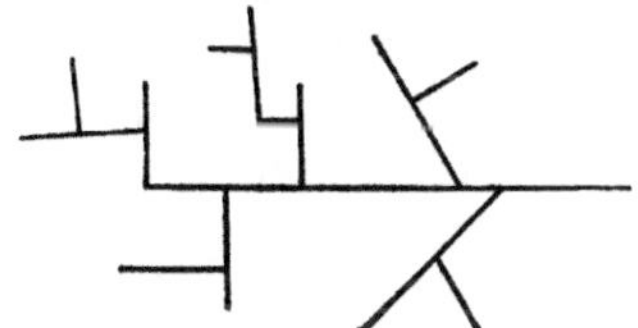
Abb. 23. Verasteltes Rohrnetz.

In Großstädten, wo die höchsten Wasserausläufe mindestens 20 m über der Straße zu liegen pflegen, muß das Wasser mit Rücksicht auf die Reibungswiderstände in den Rohrleitungen mit einer konstanten Druckhöhe von 30—35 m zugeführt werden. Um die Feuerlöschspritzen unmittelbar auf die Wasserpfosten (Hydranten) aufschrauben zu können, wendet man aber häufig, namentlich in Nordamerika, einen weit höheren Druck an, und zwar in einzelnen Städten bis zu 120 m.

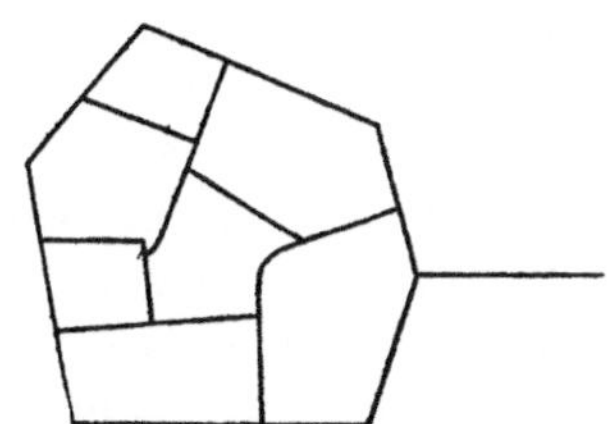
Abb. 24. Zirkulationsröhrennetz.

Solchen Anforderungen konnte man erst genügen, nachdem es gelungen war, Rohrleitungen von genügendem Druckwiderstand herzustellen. Seit Anfang des 19. Jahrhunderts ist man imstande gewesen, gußeiserne Wasserleitungsröhren herzustellen, die in ihren neueren Konstruktionen einen Druck von 3—10 Atmosphären vertragen. Zumeist werden die einzelnen Rohrstücke durch Muffen miteinander verbunden. Diese werden durch Blei gedichtet. Das häufig vorkommende Auspressen des Bleies durch ungleichmäßigen Wasserdruck führt zu Undichtigkeiten. Bei Druckverhältnissen, denen Muffendichtungen nicht standhalten, verwendet man deshalb die kostspieligeren Flanschenverbindungen. Wo mit starken Erschütterungen zu rechnen ist, sind gußeiserne Leitungen nicht widerstandsfähig genug. Sie müssen dann durch schmiedeeiserne, durch Mannesmann-Röhren oder sonstige geeignete Konstruktionen ersetzt werden.

Auf die Einrichtungen, die mit dem Schöpfen, der Zufuhr und Verteilung des Wassers zusammenhängen, kann hier nicht näher eingegangen werden. Sie sind in technischen Spezialwerken, so z. B. in dem Handbuch der Ingenieurwissenschaften, sehr ausführlich behandelt. Erwähnen möchte ich jedoch noch, daß das Rohrnetz eines Wasserwerks nicht verästelt sein darf wie in Abb. 23 dargestellt, sondern einen geschlossenen Kreislauf darstellen muß, in dem sich keine toten Winkel bilden können (Abb. 24).

Das ist schon aus dem Grunde nötig, weil sonst bei vorkommenden Rohrbrüchen oder anderen Betriebsstörungen ganze Bezirke von der Versorgung ausgeschlossen sein würden. Beim Zirkulationsnetz kann man die Strecken, in denen Betriebsstörungen vorliegen, durch Schieber absperren. Nur innerhalb des Bereiches der so abgeschlossenen Strecken wird die Bevölkerung dann in Mitleidenschaft gezogen.

An dieser Stelle interessieren hauptsächlich nur die Einrichtungen, welche überall da in Frage kommen, wo das Wasser in seinem natürlichen Zustand, d. h. so wie es geschöpft wird, nicht ohne weiteres verwendbar ist wegen seiner Farbe, seines Gehaltes an suspendierten Stoffen, an Lebewesen, welche die Appetitlichkeit beeinträchtigen oder eine Infektionsgefahr mit sich bringen könnten, an Eisen und Mangan. Einrichtungen, welche dazu bestimmt sind, aus einem zu harten Wasser einen Teil der Kalzium- und Magnesiumsalze auszuscheiden, können hier ebenfalls nicht näher besprochen werden. Vorwiegend kommen sie nur für technische Zwecke in Frage, selten für städtische Versorgungszwecke.

Beschaffenheit des Wassers

Das für städtische Versorgungszwecke bestimmte Wasser muß physikalisch, chemisch und bakteriologisch rein sein und sollte einen bestimmten Wärmegrad (8—12° C) nicht über- oder unterschreiten. Obgleich oft für den größten Teil des Wasserverbrauches, z. B. für Straßenreinigungs- und manche gewerbliche Zwecke, solche Forderungen nicht gestellt zu werden brauchen, so ist man doch von der früher oft vorgeschlagenen und ausgeführten Zweiteilung der Wasserversorgung aus hygienischen Gründen abgekommen. Nur stellenweise existieren als Notbehelf neben den für den häuslichen Konsum bestimmten Wasserleitungen noch solche, welche minderwertiges Wasser für besondere technische Zwecke liefern. Die zunehmende Schwierigkeit, genügende Mengen eines durchaus einwandfreien Wassers für manche schnell wachsenden Städte zu beschaffen, hat neuerdings wieder zur Aufwerfung der Frage geführt, ob es nicht für einige Städte an der Zeit sei, zu der Zweiteilung zurückzukehren, d. h. zwei besondere Wasserleitungen zu legen, wovon die eine ausschließlich für Trink- und häusliche Brauchzwecke, die andere aber für öffentliche und gewerbliche Zwecke bestimmt sein würde. In letzterem Falle kommt es ja auf vollständige Reinheit des Wassers nicht an. Da man durch die weiter unten zu besprechende Chlorkalkdesinfektion in der Lage ist, solches Wasser mit geringen Kosten von seinen ev. infektiösen Eigenschaften zu befreien, so würden einem solchen Vorgehen schwerwiegende hygienische Bedenken nicht mehr entgegenstehen.

Für die Forderungen, welche in physikalischer und chemischer Beziehung an städtisches Wasser zu stellen sind, lassen sich keine allgemein gültigen Regeln aufstellen. Wiederholt haben Kommissionen und Kongresse versucht, sog. Grenzwerte zu vereinbaren. Es war aber nur möglich, ganz allgemeine Sätze zu formulieren, von denen sich manche Städte gezwungen sehen abzuweichen.

Alles uns zur Verfügung stehende Wasser, sowohl das Oberflächen-, wie auch das Grundwasser, ist zuvor durch Verdunstung in die Atmosphäre übergegangen, hat sich aus dieser kondensiert und sich als Regen oder in anderer Form niedergeschlagen. In dem Moment, wo es den Boden erreicht, ist es physikalisch, chemisch und biologisch rein bis auf die gas- und staubförmigen Substanzen, die es aus der Atmosphäre mitgerissen hat. Es handelt sich hier in der Regel um geringe Mengen von Ammoniak, salpetriger Säure, Kohlensäure, anorganischen Stoffen und regelmäßig auch um entwicklungsfähige Bakterien. Diese werden zumeist schon auf der Oberfläche des Bodens zurückgehalten. Das Wasser löst aber beim Durchtritt durch den Boden, je nach dessen Beschaffenheit und Zusammensetzung, verschieden große Mengen chemischer Bestandteile auf. Granit, Basalt, Tonschiefer, bunter Sandstein und Quarzsand geben nur geringe Mengen chemischer

Stoffe an das durchtretende Wasser ab. Aus Muschelkalk, Dolomit, Kreide und Gips dagegen löst das Wasser größere Mengen von Kalk und anderen chemischen Substanzen. Nach Reichardt enthält ein reines Quellwasser nach Passieren verschiedener Gesteinsarten folgende Mengen gelöster Bestandteile:

Lösliche Substanzen in reinem Quellwasser Milligramm im Liter.

Nach Durchtritt durch	Abdampfrückstand	Kalk	Chlor	Schwefelsäure	Salpetersäure	Organische Substanz	Tonerde	Härte ° D. Grade
Granitformation ...	24,4	9,7	3,3	3,7	0	15,7	2,5	1,27
Tonschiefer	120	50,4	2,47	24	0,54	0	7,3	6,06
Bunter Sandstein .	125-225	73	4,2	8,8	9,8	13,8	48	13,96
Muschelkalk	325	120	3,7	13,7	0,21	9	29	16,95
Dolomit	418	149	Spur	21	2,3	5,3	65	23,1
Gips	2365	766	10,1	1108,3	Spur	Spur	122,5	92,78

Aus andern Gesteinsarten löst das Wasser größere Mengen Kochsalz auf, als oben angegeben. Je tiefer es in den Boden eindringt, in um so stärkerem Grade wird es des Sauerstoffs beraubt, mit dem es sich in der Luft gesättigt hatte, bis es schließlich völlig sauerstoffrei, jedoch reich an Kohlensäure und dadurch imstande ist, auch Eisen, Mangan und andere Stoffe zu lösen und in sich aufzunehmen. Gleichzeitig pflegt das Wasser in sauerstoffreien Bodenschichten auch Ammoniak und Schwefelwasserstoff in sich aufzunehmen. Diese letztgenannten Stoffe lassen sich durch die moderne Technik aus dem Wasser leicht wieder ausscheiden. Bedenklich sind in erster Linie die Stoffe, die das Wasser aus einem verschmutzten, infizierten Boden in sich aufnimmt. Nach Durchtritt durch einen mit zersetzungsfähigem organischen Material verunreinigten Boden weist das Wasser einen erhöhten Gehalt an gelösten organischen Stoffen, Chlor, Ammoniak, salpetriger Säure, Salpetersäure, Schwefelwasserstoff, Schwefelsäure, schwefelsaurem Kalk und anderen Schwefelverbindungen auf, die in den vorkommenden Mengen in der Regel nicht ohne weiteres als gesundheitsschädlich zu bezeichnen sind, wohl aber wichtige Anhaltspunkte für die Beurteilung der stattgehabten Verunreinigung bieten. Viel wesentlicher sind aber die infektiösen Keime, die das Wasser aus durchlässigem, mit Fäkalien und anderen Abfallstoffen verunreinigtem Boden mit sich reißen, namentlich aber in seinem oberflächlichen Laufe über weite Strecken mit sich führen kann. In bewohnten Gegenden ist es fast allgemein Brauch, den abschwemmbaren Unrat aus den menschlichen Ansiedelungen in die Flüsse zu leiten, häufig ohne jede vorherige Reinigung. Im Hinblick auf die große Verbreitung, welche bestimmte infektiöse Krankheiten haben — deren Erreger sich in den Ausscheidungen der Menschen und Tiere finden — muß jedes Wasser, das bewohnte Gegenden durchflossen hat, als infektionsverdächtig gelten. Es bedarf der Reinigung und Befreiung von infektiösen Keimen, ehe es für Trink- und häusliche Brauchzwecke verwendet wird. Die moderne Technik bietet, wie wir gleich sehen werden, die Möglichkeit, derartig verunreinigte Wässer in ein gesundheitlich unbedenkliches Produkt zu verwandeln. Manche chemischen Stoffe, insbesondere die Verbindungen des Chlors und der Schwefelsäure, sind aber gar nicht oder sehr schwer zu beseitigen, außer durch einen Destillationsprozeß. Aus diesem Grunde haben die sehr salzreichen Abwässer der Kaliindustrie, die sog. Endlaugen, neuerdings eine große Bedeutung gewonnen. In den Niederschlagsgebieten der Elbe und Weser werden den Flußläufen zurzeit jährlich rund

$8^1/_3$ Millionen dz Magnesiumchlorid, $1^1/_5$ Million dz Magnesiumsulfat und fast 4 Millionen dz Kochsalz in Form von Kaliabwässern zugeführt, dem Elbgebiet außerdem aus Salzbergwerken noch jährlich mehr als 10 Millionen dz Kochsalz. Wo in unmittelbarer Umgebung nur stark verunreinigtes Wasser zur Verfügung steht, sehen sich deshalb die Städte gezwungen, wenn irgend möglich, ein einwandfreies Wasser weit herzuholen.

Ein gutes Trink- und Brauchwasser pflegt im Liter nicht mehr als etwa 500 mg gelöster Bestandteile zu enthalten, wovon nicht mehr als 20—30 mg auf Chlor (33—50 mg Kochsalz im Liter) und 80—100 mg auf Schwefelsäure entfallen sollten. Der Gehalt an organischen, reduzierenden Bestandteilen sollte möglichst nicht höher sein, als einem Verbrauch von 10 mg Kaliumpermanganat im Liter entspricht. Ferner soll das Wasser möglichst frei sein von Ammoniak und salpetriger Säure und nur geringe Mengen, bis zu etwa 15 mg, Salpetersäure im Liter enthalten. Auch muß das Wasser fast völlig frei sein von Eisen und Mangan, ehe es in die Städte gepumpt wird. Aus wirtschaftlichen Gründen ist zu wünschen, daß die Härte des Wassers etwa 10° — höchstens 20° — nicht übersteigt und daß sie nur zum geringsten Teil durch Gips, salz- und schwefelsaures Magnesium verursacht wird.

Viele Städte sehen sich nicht in der Lage, obige Forderungen nach jeder Richtung hin zu erfüllen. Z. B. werden manche Städte mit Wasser versorgt, das bis zu 100 mg Chlor oder sogar mehr im Liter enthält. Auch pflegt der Gehalt an organischen Stoffen in Wässern, die Moorboden oder Braunkohlenlager durchflossen haben, höher zu liegen. Aus solchem Boden nimmt das Wasser auch Ammoniak und Schwefelwasserstoff in geringen Mengen auf. In der Regel sind aber solche Wässer auch bis zu einem solchen Grade verfärbt oder ist ihr Gehalt an Eisen und Mangan so hoch, daß das Wasser nur nach vorheriger Behandlung für städtische Versorgungszwecke verwendbar wird. Dabei werden alle die eben angeführten Stoffe entweder ganz oder bis auf geringe Mengen gleichzeitig beseitigt. Nur der Chlorgehalt läßt sich, wie schon erwähnt, künstlich nicht beeinflussen.

Die nachstehende Tabelle bringt eine Übersicht über diejenigen Untersuchungen, die in dem von mir geleiteten Institut je nach der Bedeutung der Wasserproben entweder teilweise oder ganz ausgeführt werden. Bei der sog. kleinen Analyse werden nur die mit „kl.“ bezeichneten Untersuchungen ausgeführt, bei der großen Analyse sämtliche Untersuchungen. Die Ausführung der Analysen findet sich ausführlich in Spezialwerken beschrieben, z. B. bei Ohlmüller-Spitta. An dieser Stelle beschränke ich mich darauf, bei den wichtigen Untersuchungen anzudeuten, welche Methoden und Reaktionen ihnen zugrunde liegen.

Analysen von Wasserproben.

Physikalische und bakteriologische Untersuchung.

kl. Klarheit	Feststellung an Ort und Stelle in einer Flasche aus farblosem Glase.
kl. Farbe	desgl., ev. Vergleich mit dest. Wasser mindestens in 20 cm hoher Schicht.
kl. Geruch	möglichst bei 50° C.
kl. Geschmack	ca. 100 ccm trinken bei etwa 15° C, auf Nachgeschmack achten.
kl. Reaktion	mit blauem und rotem Lackmuspapier, nach 5 Min. langem Eintauchen Veränderung notieren.
Temperatur: Luft Grad C Wasser Grad C	

kl. Bodensatz	makroskop. u. mit Lupe u. Mikroskop auf tierische und pflanzliche Lebewesen bzw. Bestandteile solcher Herkunft.
Nachtrubung	bei eisenhaltigen Wassern Zeit des Eintritts und Endes angeben.
Keimzahl in 1 ccm	
Bact. coli in 1 bis 200 ccm	

Chemische Untersuchung.

Abdampfruckstand	bei 180° C.
Gluhverlust	bei schwacher Rotglut.
Kalk (CaO)	ca. 10 ccm Wasser + Essigsaure und Ammoniumoxalatlosung (weiße Trubung).
Magnesia (MgO)	Filtrat des Kalkniederschlags + Ammoniak und Ammoniumphosphatlösung (weiße Trubung).
Ammoniak (NH_3)	Farbung mit Neßlers Reagens.
Salpetrige Saure (N_2O_3)	ca. 50 ccm Wasser + 0,5 ccm verdunnte Schwefelsaure + 1 ccm Jodkalium-Starke-Lösung (Blaufarbung).
Salpetersaure (N_2O_5)	In einem kleinen Porzellantiegel ca. 2 ccm Wasser + einige Körnchen Brucin (Gift!) + reichliche Mengen reiner Schwefelsaure (Rot-, Gelb-, Braunfärbung).
kl. Chlor	100 ccm Wasser + 1 ccm 10% Kaliumchromatlosung + Silbernitratlosung bis zur rotlichen Färbung des Silberchromates.
Schwefelsaure (SO_3)	ca. 10 ccm Wasser, 1 Tropfen Salzsäure, mit Bariumchloridlösung, nach Erwarmen weißer Niederschlag.
Kohlensaure (CO_2) freie	mit Phenolphthalein und $^1/_{10}$ Normal-Sodalosung bis zur Rotfarbung.
Kohlensaure (CO_2) halbgebundene	bei Gegenwart freier Kohlensaure gleich der Menge der gebundenen Kohlensaure.
Kohlensaure (CO_2) gebundene	mit Methylorange und $^1/_{10}$ Normal-Salzsaure bis zur Rotfarbung.
kl. Eisen (Fe_2O_3)	100 ccm oder weniger mit Salzsaure zur Trockne eindampfen, mit salzsaurehaltigem destillierten Wasser lösen, gibt mit Rhodankali Rotfarbung.
Mangan (Mn_3O_4)	Oxydatien zu Permanganat nach Marschall, Rotfarbung.
Kieselsaure (SiO_2)	
In Salzsäure Unlosliches	
Eisen und Tonerde (Fe_2O_3 und Al_2O_3)	
kl. Oxydierbarkeit, Milligramm $KMnO_4$-Verbrauch	schwefelsaurehaltige Kaliumpermanganatlsg. wird entfarbt.
kl. Gesamtharte gewichtsanalyt.	
kl. Gesamtharte titriert	Kaliumpalmitatmethode von Blacher.
Bleibende Harte titriert	
Natrium und Kalium (Na_2O und K_2O)	
Phosphorsaure	
Arsen, Blei, Kupfer, Zink	
Bleilöslichkeit nach 48 Stunden	
Suspendierte Stoffe:	
Sauerstoff in Kubikzent. bei 0° und 760 mm Druck	
Schwefelwasserstoff, Sulfide	
Stickstoff	

Zurzeit werden 100 entwicklungsfähige Keime auf 1 ccm Wasser als die höchste zulässige Zahl angesehen, doch pflegen gute Wässer keimfrei zu sein oder nicht mehr als höchstens etwa 10 Keime im Kubikzentimeter zu enthalten. Unter diesen Bakterien dürfen sich unter keinen Umständen Krankheitserreger befinden.

Gesundheitliche Bedeutung der Wasserversorgung

Die Bedeutung des Wassers für die Verbreitung von Infektionskrankheiten ist von hervorragenden Hygienikern bis in die neueste Zeit hinein hartnäckig bestritten worden. Die allgemeine Sanierung der Wasserwerke hat in Deutschland vor etwa 50 Jahren begonnen. Seither ist die Gesamtsterblichkeit im Deutschen Reiche von 27,4 auf etwa 18,1 im Jahre 1909 auf 1000 Lebende gesunken. Daraus läßt sich errechnen, daß im Deutschen Reiche gegenwärtig alljährlich 600000 Menschen weniger sterben als es der Fall sein würde, wenn die sanitären Verhältnisse auf dem Standpunkte stehen geblieben wären, auf dem sie vor etwa 50 Jahren standen. Obgleich diese Verbesserung zeitlich zusammenfällt mit der Sanierung der Wasserwerke, so kann sie doch nicht ausschließlich auf diese zurückgeführt werden. Z. B. haben die Wasserwerke an der Ausmerzung der Pocken, die in diese Periode fällt, keinen Anteil. Die Fernhaltung der Cholera von den Grenzen des Deutschen Reiches, die unter Robert Kochs Leitung seit dem Jahre 1892 gelungen ist, und die erhebliche Herabsetzung der Erkrankungsfälle an Typhus, Ruhr und manchen durch höhere Parasiten, wie Eingeweidewürmer, verursachten Krankheiten darf aber zum weitaus größten Teil auf das Konto der Sanierung der Wasserwerke gesetzt werden.

In England und Wales erkranken jetzt, nach Sanierung der Wasserwerke, alljährlich etwa 70000 Menschen weniger an Typhus als vor etwa 40 Jahren. Der dadurch erzielte, alljährliche nationalökonomische Gewinn wird auf 60 Millionen Mark geschätzt. Im Deutschen Reiche mußte im Jahre 1877 in den Städten mit 15000 oder mehr Einwohnern noch mit etwa 46 Typhustodesfällen auf 100000 Lebende gerechnet werden. Im Jahre 1909 betrug die durchschnittliche Typhussterblichkeit deutscher Städte nur noch 5 auf 100000. Der wirtschaftliche Gewinn dieses sanitären Erfolges darf etwa ebenso hoch geschätzt werden wie der oben für England angegebene.

Die nachstehende Tabelle bringt die fast völlige Ausmerzung des früher in unseren Städten sehr verbreiteten Typhus zahlenmäßig zum Ausdruck.

Stadte	Eröffnung des Wasserwerks im Jahre	Typhussterblichkeit vor Eröffnung des Wasserwerks etwa	Typhussterblichkeit im Jahre 1910
		auf 100000	
Berlin	1856	74—120	4
Halle	1868	70—115	6
Danzig	1869	70— 98	9
Breslau	1871	60—125	7
Frankfurt a. M.	1873	60—100	1
Dresden	1875	67—118	3
Elberfeld	1879	60— 86	5
München	1883	72—200	2
Hamburg	1893	24—186	5

Im Jahre 1899 sind reichsseitig für Deutschland Grundsätze für die Trinkwasserversorgung aufgestellt worden, die im Jahre 1906 nach einem Bundesratsbeschlusse den einzelnen Bundesstaaten überwiesen worden sind mit der Anheimgabe, sie als Richtschnur zu benutzen. Auf diese Anregung hin sind manche alten Schäden an Wasserwerken beseitigt worden.

In großem Maßstabe läßt sich der Segen einer Sanierung der Wasserversorgung an den Sterblichkeitsverhältnissen der Stadt Hamburg nachweisen. Die Gesamtsterblichkeit Hamburgs bis zum Jahre 1893, wo die Sandfiltrationsanlagen in Betrieb genommen wurden, lag fast ausnahmslos über 25 auf 1000 und stieg wiederholt bis über 40, seit 1893 hat sie aber niemals wieder 20 auf 1000 erreicht und ist allmählich bis unter 15 auf 1000 gesunken.

Die folgende Kurve, Abb. 25, zeigt, welchen Einfluß die Sanierung des Wasserwerks auf die Typhuserkrankungen gehabt hat. In den zehn Jahren vor Inbetriebnahme der Sandfilter hatte Hamburg 50,5 Typhuserkrankungen auf 10000 Lebende zu verzeichnen, seit 1894 aber nur durchschnittlich 4,2 auf 10000.

Ein großer Teil hiervon ist nachweislich durch Ortsfremde eingeschleppt worden. Im Jahre 1910 z. B. stammten von 283 Typhuskranken nicht weniger als 72 von Schiffen und anderen Orten. Bei vielen der übrigen Typhuskranken handelte es sich ebenfalls um zugezogene Personen.

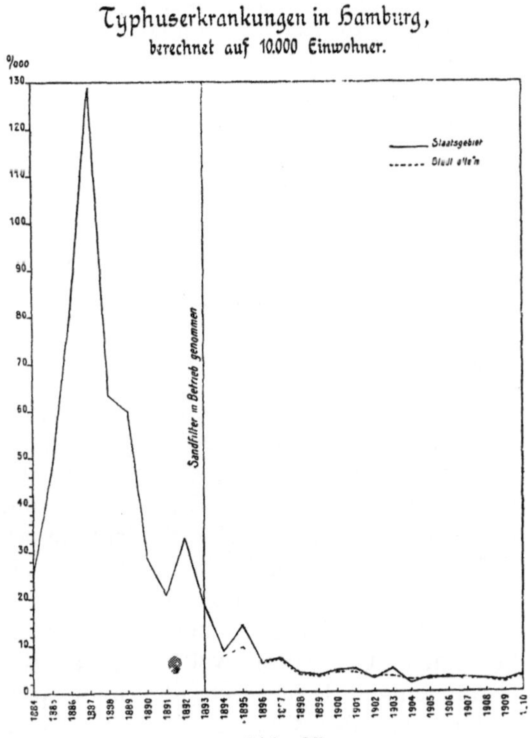

Seit dem ersten Einbruch der Cholera im Jahre 1831 ist Hamburg in nicht weniger als 23 Jahren von dieser Seuche heimgesucht worden. Nach der schweren Epidemie von 1892 schien die Cholera zunächst erloschen zu sein. Seit dem 28. Mai 1893 wurde Hamburg mit filtriertem Wasser versorgt. Im Herbst desselben Jahres machten sich aber Anzeichen dafür geltend, daß unfiltriertes Elbwasser in die Reinwasserleitung eindrang. Unmittelbar darauf brach wiederum eine Epidemie mit im ganzen 200 Erkrankungen aus. Die defekte Stelle wurde aufgefunden, gedichtet und die Nachepidemie damit prompt beendigt. Seither hat die Cholera in Hamburg nicht mehr festen Fuß fassen können, obgleich sie wiederholt vor unseren Toren gestanden hat und auch tatsächlich durch den Schiffsverkehr eingeschleppt worden ist.

Typhuserkrankungen in Hamburg, berechnet auf 10.000 Einwohner.

Abb. 25.

Hamburg war, wie an anderer Stelle dargelegt worden ist, die erste Stadt des Kontinents, die systematisch kanalisiert worden war. Aber weder diese hygienisch an und für sich sehr wichtige Maßnahme, noch auch sonstige Sanierungswerke haben einen durchgreifenden Einfluß auf die Sterblichkeit, namentlich auf den Typhus und die Cholera, gewinnen können. Erst die Sanierung des Wasserwerks ist von durchschlagendem Erfolg gewesen. Für eine große Reihe anderer Städte läßt sich die gesundheitliche Bedeutung der Wasserversorgung ebenfalls zahlenmäßig nachweisen. Selten aber bietet sich eine Gelegenheit, in so prägnanter Weise wie für Hamburg zu zeigen, daß selbst die alljährliche Einschleppung von Typhusfällen aus der Nachbarschaft und aus dem Auslande zum Ausbruch plötzlicher großer Epidemien nicht mehr führen kann, seit die Vermittlung des Trink- und Brauchwassers als Vehikel für den Krankheitserreger ausgeschaltet ist. Zu Gruppenerkrankungen kann es auch nach vollständiger Sanierung der Wasserwerke noch kommen infolge direkter Übertragung oder durch Vermittlung der Milch. Solche kleinen Ausbrüche lassen sich aber überblicken und beherrschen, sobald der Keim nicht mehr durch die Wasserversorgung ausgestreut werden kann.

In Vorstehendem wurde nur allgemein von der Sanierung der Wasserwerke gesprochen, ohne Erläuterung, was man darunter zu verstehen habe. Der erste Schritt zur Sanierung ist, daß man aufhört, das Wasser aus dem verunreinigten und infizierten Untergrund der Stadt selbst, sowie aus den Wasserläufen, welche den Ort durchziehen, ohne weiteres für Trink- und häusliche Brauchzwecke zu verwenden. Nach Auffindung einer einwandfreien Entnahmestelle oder Wahl einer geeigneten Reinigungsmethode ist der Anschluß an die städtische Wasserleitung obligatorisch zu machen. Das Wasser muß den einzelnen Wohnungen zugeführt und so leicht erreichbar gemacht werden, daß die Einwohner es schon aus Bequemlichkeitsgründen anderen Bezugsquellen vorziehen. Die Einwohner müssen vor der Verwendung anderen Wassers gewarnt und alle Brunnen geschlossen werden, die sich bei sachgemäßer Untersuchung nicht als vollkommen einwandfrei erweisen.

Oberflächenwasserversorgung.

Entwicklung und Beurteilung der zentralen Sandfiltration

Eingangs wurde schon darauf hingewiesen, daß James Simpson im Jahre 1829 der Frage experimentell näher getreten ist, wie man die suspendierten Stoffe aus dem Themsewasser entfernen könnte, welche alljährlich im Anschluß an Regengüsse und Schneeschmelzen den Fluß trübten. Hauptsächlich handelte es sich um aufgeschwemmten Ton, dessen einzelne Partikelchen außerordentlich klein sind. Simpson kam deshalb erst zum Ziele, als er eine starke Schicht feinen Sandes als Filter verwendete. Der Erfolg war so durchschlagend, daß bis zum Jahre 1855 die Londoner Wasserwerke schon etwa 150000 qm Filterfläche in Betrieb genommen hatten. Im Jahre 1853 wurde auch in Berlin mit dem Bau der Simpsonschen Filter begonnen. Der Zufall wollte es, daß die einzelnen Tonpartikelchen kleiner sind als diejenigen Lebewesen, die man später als die Erreger von Infektionskrankheiten, wie der Cholera und des Typhus, erkannt hat. Ein Filter, welches Tonteilchen mit Erfolg aus dem Wasser entfernte, mußte also auch, wie man annahm, die Erreger dieser Seuchen zurückhalten. Der praktische Erfolg entsprach, wie wir gesehen haben, dieser Annahme, wo immer man die Simpsonschen Filter einführte. Es kam dahin, daß sämtliche Autoren mit größter Bestimmtheit behaupteten, die Simpsonschen Filter gewährleisteten mit Sicherheit die Ausscheidung der Typhus- und Choleraerreger aus dem Wasser. Die Filter wurden infolgedessen in zahlreichen Städten eingeführt. Das Vertrauen in die Simpsonschen Filter wurde im Jahre 1890 aber plötzlich gestört durch eine Veröffentlichung von Carl Fränkel und C. Piefke. Auf Grund von Experimenten wurde darin behauptet, daß die Simpsonschen Filter selbst bei sachkundigster Konstruktion und Handhabung nicht imstande seien, eine vollständige Befreiung des Wassers von infektiösen Stoffen zu gewährleisten. Die Autoren traten auf Grund ihrer Befunde lebhaft dafür ein, die Gemeinden möchten von der Verwendung des immer infektionsverdächtigen Oberflächenwassers absehen und ihr Interesse dem mehr einwandfreien Grundwasser zuwenden. Seither haben verschiedene Autoren die Tatsache weiter erhärten können, daß ein gewisser Bruchteil der aufgebrachten Bakterien durch die Sandfilter hindurchgehe. In der Feststellung dieser Tatsache kann aber ein vernichtendes Urteil über die Filtration schon aus dem Grunde nicht liegen, weil gut konstruierte und ordentlich betriebene Filter nur einen sehr geringen Bruchteil der Bakterien hindurchlassen. Man hat mit der Zeit einzusehen gelernt, daß auch bei Infektionskrankheiten quantitative Verhältnisse eine Rolle spielen, daß der gesunde Organismus den Kampf mit einer geringen Zahl von Krankheitserregern aufzunehmen vermag. Die Tatsache ist deshalb zu verstehen, daß gute Sandfilter noch überall genügt haben, um größere Typhus- und Choleraepidemien auszuschalten. Nur dort, wo die Filter falsch angelegt oder in Unordnung geraten und deshalb nicht imstande waren, die ihnen zugeführten Krankheitskeime ausgiebig zurückzuhalten, ist es zu Epidemien gekommen. Die Technik der Sandfiltration hat sich seit dem Jahre 1890 bedeutend vervollkommnet. Immerhin hat der Warnungsruf Fränkels und Piefkes sehr viel dazu beigetragen, daß die Gemeinden im Deutschen Reiche zum weitaus größten Teil die Grundwasserversorgung der Oberflächenwasserversorgung vorgezogen haben.

Noch wirksamer nach dieser Richtung ist wohl die einflußreiche Stimme Robert Kochs gewesen, der erklärte, „Unser bisheriges, fast blindes Vertrauen auf die Wasserfiltration ist durch die im Vorstehenden erörterten Verhältnisse erheblich herabgesetzt. Man wird sich deshalb bei Neuanlage von Wasserwerken in Zukunft fragen müssen, ob man nicht besser tut, an Stelle des filtrierten Oberflächenwassers anderes Wasser zu wählen.“ Es kam hinzu, daß man um jene Zeit gelernt hatte, das Grundwasser von dem störenden Eisengehalt zu befreien, der Berlin im Jahre 1883 noch vorübergehend zum Aufgeben seiner Grundwasserversorgung gezwungen hatte. Auch die Wissenschaftliche Deputation für das preußische Medizinalwesen hat sich im Jahre 1900 im Sinne Robert Kochs ausgesprochen: „Grundwasser aus gut filtrierendem Erdreich ist frei von Bakterien und in einwandfrei gefaßten Quellen bzw. gut angelegten Brunnen sicherer gegen das Eindringen von belebten Krankheitskeimen zu schützen, als das jeder Verunreinigung schutzlos preisgegebene Oberflächenwasser aus Flüssen, Teichen und Seen. Auch die Filtration des Oberflächenwassers bietet nach dem heutigen Stande keine Gewähr für die vollkommene Beseitigung der im Rohwasser etwa vorhandenen pathogenen Keime.“

Seither sind in Deutschland größere Filterwerke nicht mehr gebaut worden. Im Deutschen Reiche waren 1903 von den Einwohnern der Städte mit 15000 Einwohnern und darüber rund 70% mit Quell- und Grundwasser versorgt, nur 25,55% mit filtriertem Oberflächenwasser, davon 0,58% mit filtriertem Talsperrenwasser. Nur 4,19% der städtischen Bevölkerung waren noch nicht an eine zentrale Wasserleitung angeschlossen. Inzwischen ist Berlin unter Aufgabe der Oberflächenwasserversorgung zur Grundwasserversorgung übergegangen und Hamburg teilweise. Selbst unter Aufwendung großer Geldopfer sucht man Grundwasser zu gewinnen, wo immer es in erreichbarer Nähe zu haben ist. Zu diesem Vorgehen hat wesentlich auch die Tatsache beigetragen, daß die Verunreinigung der oberflächlichen Gewässer gerade im Laufe der letzten Jahrzehnte infolge der systematischen Kanalisierung der Städte und des raschen Aufblühens der Industrie in erheblichem Maße zugenommen hat.

Das im Jahre 1893 fertiggestellte Hamburger Filtrationswerk darf als eine der modernsten und vollkommensten Filteranlagen bezeichnet werden.

Das Elbwasser läuft mit freiem Gefälle durch einen Zuführungskanal unter die Pumpen, welche es in das Vorbassin heben, von dem aus es durch einen offenen

Kanal in die mächtigen Ablagerungsbecken läuft, die auf Abb. 26 (G) dargestellt sind.

Von diesen aus wird das sedimentierte Wasser mit automatisch geregeltem

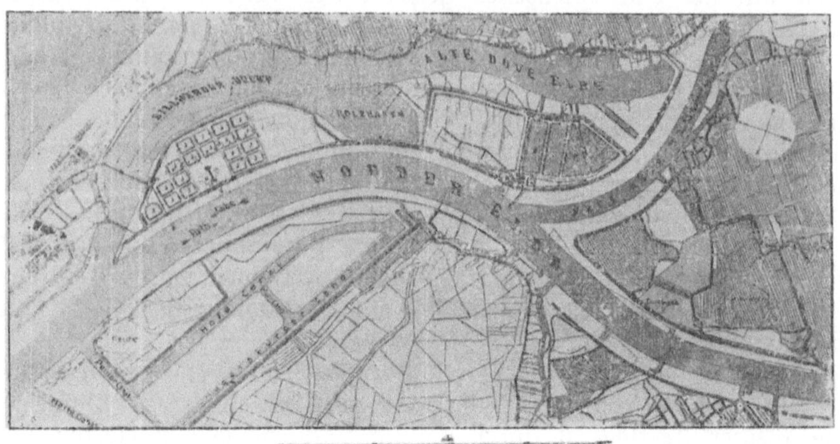

Abb. 26. Lageplan der Hamburger Filtrationswerke.

Druck nach den Filtern geleitet. Die gemauerte Sohle der Filter wird getragen von einer 10 cm stnrken Schicht gepreßten, schwarzen Tones, unter der eine künstlich aufgetragene, 35 cm starke Schicht fetten Marschbodens liegt. Die letzten Filter haben außerdem noch eine Betonunterlage erhalten. Die Seitenkanäle münden in einen zentralen Sammelkanal, der nach dem Abflußhäuschen führt. Die Zwischenräume zwischen den Seitenkanälen werden mit Steinen ausgefüllt. Darüber wird eine 60 cm hohe Kiesschicht gebracht. Über den Kies wird eine 1 m hohe Schicht Sand aufgetragen von einer Korngröße unter 1 mm. Der Sand wird, wie in Abb. 27 dargestellt, mit einer etwa 1 m hohen Schicht Wasser überstaut.

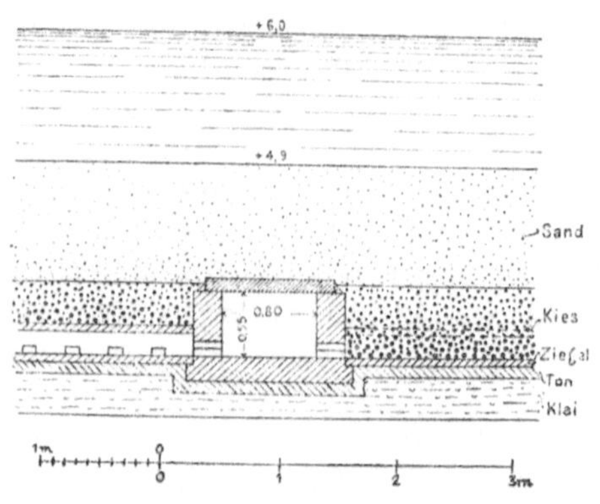

Abb. 27. Filterdurchschnitt.

Aus den weiter unten erläuterten Gründen muß der Rohwasserspiegel fortgesetzt gleichbleiben. Das wird erreicht durch die in Abb. 28 dargestellte Einrichtung.

Der Schwimmer S wird von dem Rohwasser getragen und überträgt seine Bewegungen durch einen zweiarmigen Hebel auf die Verschlußplatten des Zu-

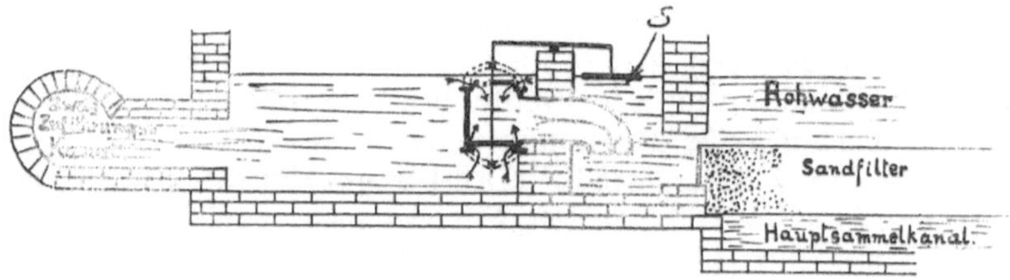

Abb. 28. Zuflußbrunnen.

flußrohres. Wenn die Wasserschicht über dem Filter zu sinken beginnt, wird der Zufluß geöffnet und, sobald der zulässige Wasserstand erreicht ist, wiederum automatisch geschlossen. In dem Maße, wie die weiter unten zu besprechende Filterhaut sich entwickelt, wächst der Widerstand in dem Filter. Um trotzdem

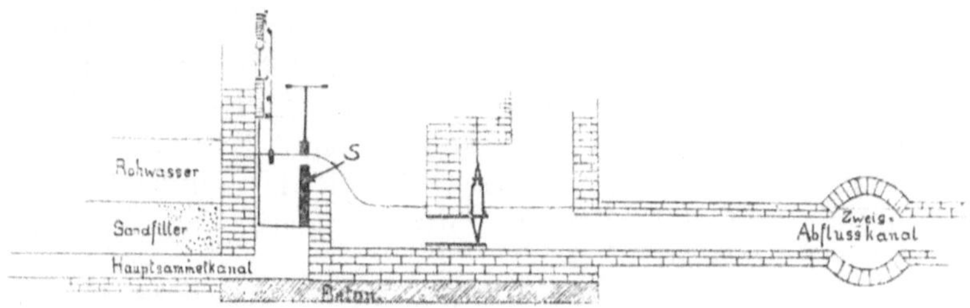

Abb. 29. Regulierung des Filterabflusses.

in derselben Zeit gleichbleibende Wassermengen durch das Filter laufen lassen zu können, ist in seinem Abflußhäuschen der in Abb. 29 dargestellte Apparat eingebaut.

Die Schütze S wird von Hand soweit gesenkt, daß das Filtrat in stets gleichbleibender Höhe über sie hinwegläuft.

Wesen und Betrieb der Sandfiltration

Die scharfe Kritik, welcher die Sandfiltration im Zusammenhang mit den vorhin besprochenen Anlässen unterzogen wurde, ist insofern nützlich gewesen, als nach den verschiedensten Richtungen Versuche eingeleitet wurden, die den Filtern anhaftenden Mängel so weitgehend wie möglich einzuschränken. Daß das bis zu einem sehr weitgehenden Grade gelungen ist, geht nicht nur aus den Ergebnissen der bakteriologischen Kontrolle hervor, sondern auch namentlich daraus, daß die Gesundheitsverhältnisse in den mit filtriertem Flußwasser versorgten Städten heute nicht wesentlich abweichen von denen, wo tadelloses Grundwasser zur Verfügung steht. Auf diese Verhältnisse komme ich weiter unten noch zurück. Die Studien und Experimente von C. Piefke und Robert Koch haben die Grundlagen für die Erkennung des Wesens der Sandfiltration geliefert. Als Piefke an diese Experimente herantrat, glaubte er, wie vor ihm wohl jeder, man müßte mit ganz frischem, gewaschenem, namentlich aber sterilisiertem Sande die weitgehendste Bakterienausscheidung erzielen können. Zu seiner Überraschung ließ aber ein solches reines Sandmaterial die Bakterien fast ungehindert hindurchpassieren. Erst nach längerem Betriebe wurde es wirksam. Piefke nahm deshalb mit Robert Koch an, ein Filter würde erst brauchbar, nachdem es sich mit einer feinen Membran, der sog. Filterhaut, überzogen hätte, bestehend aus den ungelösten Bestandteilen des Wassers, Tonpartikelchen usw., namentlich aber auch Lebewesen, insbesondere Algen. Diese Filterhaut hielt Piefke für den wesentlich wirksamen Teil des Filters. Er schloß daraus, Filter müßten so konstruiert und betrieben werden, daß diese zarte Membran nicht zerrissen, aufgeschwemmt oder sonstwie zerstört würde. Er warnte deshalb davor, die Filtriergeschwindigkeit plötzlich zu wechseln, d. h. zu steigern oder zu verringern. Auch hielt er es für bedenklich, die Filter mit einem zu hohen Druck arbeiten zu lassen. Diese Theorie Piefkes ist ohne Zweifel von größtem praktischen Nutzen gewesen, denn wenn man den Betrieb eines Filters nach jeder Richtung so gestaltet, daß die Filterhaut nicht zerstört werden kann, so ergeben sich die besten Resultate. Filter, die zuvor Abflüsse mit stark wechselndem Keimgehalt lieferten, beginnen alsbald regelmäßig und zufriedenstellend zu arbeiten, sobald sie auf einen ruhigen, gleichmäßigen Betrieb eingestellt werden. Als maximal zulässige Filtriergeschwindigkeit wurden von Piefke und Koch 100 mm in der Stunde angenommen. Dabei ist nicht an die Strömungsgeschwindigkeit des Wassers im Filter gedacht, sondern an die Höhe der Wasserschicht, welche in das Filter versinkt. Diese sollte also in 24 Stunden 2,4 m nicht überschreiten. Viele Filterwerke arbeiten aber mit weit geringeren Geschwindigkeiten. Durch Versuche konnte Kruse feststellen, daß auch steriler Sand Bakterien zeitweise zurückhält, wenn man ihn einstampft. Nach Kisskalt handelt es sich nicht nur um Zurückhaltung der Bakterien im Filter, sondern auch um eine Verzehrung derselben durch Protozoen.

Piefke und Koch forderten, daß das Filter außer Betrieb gestellt wird, sobald der Filterdruck etwa 60 cm erreicht hat. Ursprünglich ließ man die Filter ohne jeden Überdruck arbeiten, d. h. man stellte das Niveau des abfließenden Filtrats auf die gleiche Höhe des dem Filter zufließenden Rohwassers. In solchem Falle nimmt, wie schon erwähnt, die Ergiebigkeit der Filter in dem Maße ab, wie die Filterhaut und damit auch der Widerstand des Filters wächst. Gegenwärtig arbeitet man allgemein mit gleichbleibenden Abflußmengen, d. h. jedes Filter muß während der Zeiteinheit eine gleichbleibende Menge Filtrat liefern. Das läßt sich nur so erreichen, daß man das Niveau des Filtrats in der vorhin beschriebenen Weise allmählich senkt. Die Höhendifferenz zwischen dem Spiegel des abfließenden Filtrats und des Rohwassers nennt man den Filterdruck. Sobald dieser über 60 cm anwächst, liegt die Gefahr vor, daß die Filterhaut zerrissen wird und damit die Sicherheit der Filtration aufhört. Das Filter muß dann außer Betrieb gesetzt, und das Wasser bis 30 cm unter der Oberfläche abgelassen werden, damit der Sand trittfest wird. Darauf wird die Filterhaut mit Planierschaufeln abgehoben, gehäufelt und nach der Sandwäsche abgefahren. Die Sandwäsche beruht auf dem Prinzip der Wasserstrahl-Ejektoren. Der Filterschlamm wird in einen Trichter geworfen, in den von unten her ein starker Wasserstrahl eintritt, der die leichteren Stoffe nach oben trägt und zum Abfluß bringt, während der Sand durch Wasserstrahlen in den zweiten Trichter befördert wird, wo sich der Waschprozeß wiederholt. Derselbe Vorgang spielt sich in den darauffolgenden vier Trichtern ab, unter fortgesetztem Durchspülen des Sandes, der am Ende des Apparates in völlig reinem Zustande austritt.

Erfahrungsgemäß ist es zweckmäßiger, die überflüssigen Filter mit geringen Geschwindigkeiten weiter arbeiten zu lassen, als sie außer Betrieb zu setzen.

Die Unterlagen für derartige Betriebsvorschriften haben Robert Koch und Piefke gewonnen auf Grund der Keimzahlen, die sie in dem Filtrate fanden. Bei Innehalten der angeführten Vorschriften blieb die Zahl der entwicklungsfähigen Keime im Filtrat immer niedrig, sie überschritt niemals 100 im Kubikzentimeter. Robert Koch forderte deshalb, daß ein Filtrat, das mehr als 100 entwicklungsfähige Keime im Kubikzentimeter aufwies, nicht zur Verwendung gebracht, sondern unverbraucht fortgeleitet würde. Diese Forderung hat zu heftigem Widerspruch der Filtertechniker gereizt. Die etwas willkürlich gewählte Grenzzahl hat sich aber bewährt und ist nicht allein durch die schon erwähnten Grundsätze im Deutschen Reich allgemein eingeführt, sondern sie hat sich auch im Auslande eingebürgert. Auf Grund der Piefkeschen Studien hat man mithin gelernt, die Simpsonschen Sandfilter so zu betreiben, daß sie regelmäßig sicher genug arbeiten, um eine Infektionsgefahr auszuschließen. Man wird deshalb gut tun, an den Grundsätzen festzuhalten, die zu dieser Steigerung der Sicherheit der Filtertechnik geführt haben, obgleich spätere Studien ergeben haben, daß doch nicht die Filterhaut der allein wirksame Teil des Filters ist. Nach ihrer Abtragung arbeiten die Filter sofort wieder gut, sofern der Betrieb im übrigen sachgemäß gehandhabt wird. Bei einem gut eingearbeiteten Filter sind die einzelnen Sandkörner bis zu einer gewissen Tiefe hinunter von einer schleimigen Schicht eingekleidet, welche auch nach Abtragung der Filterhaut genügt, die Bakterien zurückzuhalten, wenn dafür gesorgt ist, daß das Wasser langsam und gleichmäßig durch die Poren des Sandes hindurchtritt. Auf jede plötzliche Änderung der Strömungs- und Druckverhältnisse reagieren die Filter aber mit erhöhtem Keimgehalt. Man ist darüber lange im unklaren gewesen, ob solche Anstiege im Keimgehalt als Ausdruck eines gesteigerten Durchtritts der im Rohwasser enthaltenen Bakterien aufzufassen seien, oder ob es sich nur um ein Losreißen von Bakterien aus den tieferen Schichten des Filtersandes handle, d. h. um die Ausspülung sog. Eigenkeime. Ursprünglich neigte man allgemein zu der Auffassung, die Sandfilter wären keimdicht, d. h. sie ließen überhaupt keine Bakterien aus dem Rohwasser hindurchtreten. Diese Auffassung hat sich nach den Experimenten von Fränkel und Piefke sowie anderer Forscher als unhaltbar erwiesen. Der einfache Vergleich der Keimzahl gibt uns keinen sicheren Aufschluß darüber, wieviele von den Bakterien beim plötzlichen Ansteigen des Keimgehalts aus dem Filter stammen und wieviele aus dem Rohwasser. Über diese Frage kann man auf Grund der Befunde sog. spezifischer Keime ein Urteil gewinnen, die im Filter vorher nicht vorhanden waren. Da man solche nicht gut auf Filter bringen kann, die im praktischen Betriebe sind, so sucht man nach Bakterienarten, die als Indikatoren dienen könnten. Neuerdings bedient man sich hierzu fast allgemein des sog. Colibefundes. Colibakterien werden in verunreinigten Oberflächengewässern stets angetroffen. Sie finden sich in den Darmentleerungen aller Menschen und Säugetiere sowohl wie auch in denen niedriger stehender Tiere. Heute sind wir noch nicht imstande, das vom Menschen ausgeschiedene Bacterium coli von den übrigen Coliarten zu unterscheiden. Nur wissen wir, daß die Colibakterien in einem vor Oberflächenverunreinigung geschützten Wasser immer fehlen. Die Colibakterien sind den Typhusbakterien sehr ähnlich. Von Filtern, welche sie zurückhalten, kann man auch annehmen, daß sie Typhusbakterien nicht hindurchlassen. Da diese in den Oberflächengewässern stets in weit geringerer Zahl vorkommen als die Colibakterien, so würde es sehr wichtig sein, wenn die Kontrolle des Filtrats die regelmäßige Abwesenheit von Colibakterien ergeben würde. Öttinger hat in den Breslauer Sandfiltern bis zu den tiefsten Punkten hinunter zwar Bakterien gefunden, die große Ähnlichkeit mit Colibakterien hatten, und nur in einzelnen Punkten von ihnen abwichen, jedoch keine Colibakterien. Er ist infolgedessen zu der Auffassung gekommen, daß Colibakterien nicht zu den Eigenkeimen der Filter zu rechnen sind und deshalb sehr wohl als Indikatoren für die regelmäßige Filterkontrolle benutzt werden können. Unsere bisherigen Feststellungen nach dieser Richtung decken sich mit Öttingers Befunden. Durch Anwendung des Marmannschen Verdunstungsverfahrens kann man auch für größere Wassermengen leicht feststellen, ob und in welcher Zahl sie Colibakterien enthalten. Im rohen Elbwasser findet man Colibakterien regelmäßig, wenn man 10 ccm davon untersucht. Zeitweise trifft man aber bis zu 100 oder gar 1000 Colibakterien in 1 ccm des Rohwassers an. Im Filtrat gut eingearbeiteter Filter dagegen fanden wir bei Untersuchung von $^1/_{10}$ ccm niemals Colibakterien, bei Untersuchung von 1 ccm nur in einer von

30 Proben, bei Untersuchung von 10 ccm in 9 von 30 Proben. Im Hinblick auf die weit größere Verbreitung des Coli im Vergleich zu den in Frage kommenden Krankheitserregern dürfen diese Resultate als sehr befriedigend gelten. Namentlich zu Zeiten, wenn der Keimgehalt einzelner Filter plötzlich steigt, ist diese spezifische Kontrolle von großem Wert. Auch bei Filtern, die mehr als 100 entwicklungsfähige Keime im Kubikzentimeter liefern, fanden wir in $^1/_{10}$ ccm bisher niemals Colibakterien, in 1 ccm einmal bei 17 Proben.

Das Elbwasser bietet uns zu gewissen Jahreszeiten Gelegenheit, die spezifische Kontrolle auch an einer zweiten Keimart durchzuführen, den sog. Leuchtvibrionen, die in Form, Größe und im biologischen Verhalten den Choleravibrionen sehr ähnlich sind. Solche Vibrionen, die zeitweise in fast jeder Probe des Rohwassers nachweisbar sind, passieren unsere Filtrationsanlagen nicht. Auch dieser Befund darf als ein Beweis dafür gelten, daß gute Filter eine sehr weitgehende Gewähr gegen die Übertragung von Infektionskrankheiten bieten. Immerhin stellt das Filter einen sehr empfindlichen Apparat dar, der nicht nur auf kleine technische Fehler in der Konstruktion und im Betriebe, sondern auch auf jahreszeitliche und biologische Vorgänge reagiert. Man hat deshalb nach Ergänzungsvorrichtungen gesucht, die jede Infektionsgefahr ausschließen sollen. Auf diese komme ich weiter unten zurück.

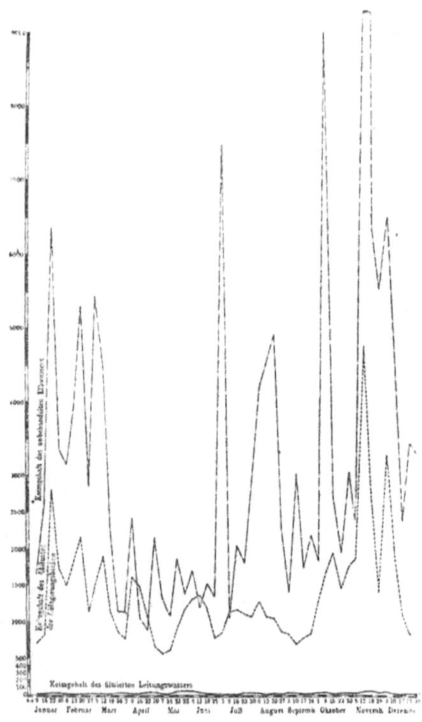

Abb. 30. Keimgehalt des Elbwassers vor und nach Ablagerung und Filtration, ausgedrückt in dem Durchschnitt der einzelnen Wochen.

Aus obigen Darlegungen geht hervor, daß ein plötzlicher Anstieg des Keimgehalts nicht immer auf eine gesteigerte Durchlässigkeit des Filters zurückzuführen ist, sondern daß es sich gelegentlich nur um Ausspülung von sog. Eigenkeimen handelt. Ein plötzlicher Rückgang des Filterdrucks bringt in der Regel einen gesteigerten Keimgehalt mit sich. Anlaß zum Sinken des Filterdrucks wird unter Umständen dadurch gegeben, daß Algen in der Filterhaut sich reichlich vermehren und soviel Gas ausscheiden, daß die Haut dadurch gelockert und losgerissen wird und in die Höhe steigt. Im Bereiche der so freigelegten Inseln ist dann der Hauptwiderstand des Filters plötzlich beseitigt. Durch diese Stellen tritt deshalb das Wasser mit einer unverhältnismäßig großen Geschwindigkeit hindurch. Ähnliche Störungen können eintreten, wenn gewisse Insektenlarven, z. B. die Larven der Chironomus, im Sommer die Filterhaut siebartig durchlöchern. Auch Stichlinge, die ihre Nester in den Sand eingraben, zerstören bei gelegentlichem massenhaften Vorkommen einen großen Teil der Filterhaut. Aufsteigende Luftblasen bewirken jedesmal einen Defekt der Filterhaut. Schließlich ist es vorgekommen, daß die Filterhaut einfror, und daß das Wasser nun durch die entstandenen Risse hindurchbrach. Wäre die Filterhaut allein wirksam, so müßten solche Vorkommnisse den Erfolg der Filtration völlig illusorisch machen.

Tatsachlich sind auch wiederholt schon im Anschluß an derartige Störungen Typhusepidemien ausgebrochen. Gut eingearbeitete Filter können aber bei sorgfältigem Betriebe solche Eingriffe auf die Filterhaut vertragen, ohne erheblich größere Mengen der im Rohwasser enthaltenen Bakterien hindurch zu lassen.

Abb. 30 veranschaulicht, wie der Keimgehalt des filtrierten Wassers der Hamburger Filter, ausgedrückt im Durchschnitt der einzelnen Wochen, sich während des ganzen Jahres nicht über 10 auf den Kubikzentimeter erhebt, während der Keimgehalt des Rohwassers, wie die gestrichelte Linie zeigt, selten unter 1000 sinkt und sich öfter über 10000 im Kubikzentimeter erhebt. Die punktierte Linie bringt deutlich zum Ausdruck, wie das Absitzverfahren ausgleichend wirkt. Der Keimgehalt der Abflüsse aus den Ablagerungsbecken erhebt sich nur selten über 2000 im Kubikzentimeter.

Aus dem Gesagten geht hervor, daß nicht nur die Filterhaut, sondern auch die Sandschicht selbst für den Erfolg der Filterwirkung von großer Bedeutung

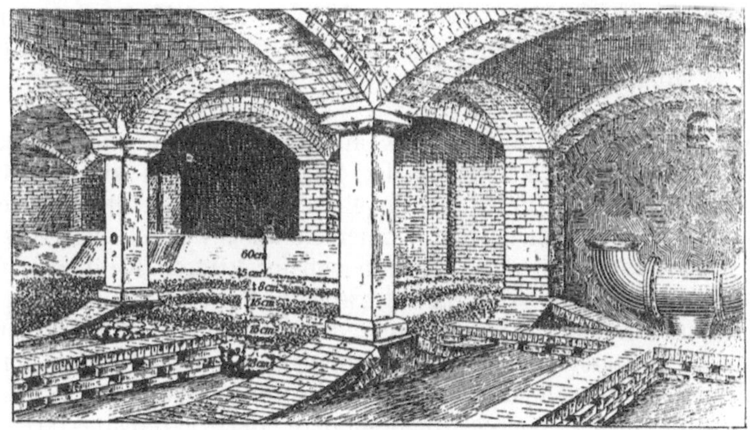

Abb 31. Überwolbtes Filter.

ist. Die hier und da aufgetretene Meinung, als käme es auf die Höhe der Sandschicht nicht wesentlich an, ist deshalb irrig. Die Sandschicht sollte unter allen Umständen mindestens 60 cm, besser aber 1 m hoch sein, und nach wiederholter Abräumung der Filterhaut, die immer von einem Verlust an Sand begleitet ist, wieder erhöht werden.

In unserem Klima ist die Frostperiode die kritischste Zeit für die Sandfilter.

Man kann diese durch Überdeckung (Abb. 31) vor Frostgefahr schützen, doch zieht man es bei uns fast allgemein vor, sie unbedeckt zu lassen. Während der Frostperiode muß dann die Eisdecke aufgesägt und auf die Filter heruntergelassen werden.

Neuerdings sind Einrichtungen zur Ausführung gekommen, welche es ermöglichen, die Filterhaut zu entfernen, ohne das Filter jedesmal trocken laufen und die verstopfende Schlammschicht von Hand abschälen zu lassen. Z. B. werden Rohrnetze in dem Filter verteilt, aus denen in kleinen Abständen Wasser unter Druck austritt, um die Schlammdecke abzuspülen, die gleichzeitig durch eggenartige oder andere Apparate aufgerührt wird. Auch wird das Spülwasser direkt aus den Zinken der Eggen oder Harken zugeleitet. Die in Amerika eingeführte

Blaisdellsche Maschine befördert den zu reinigenden Sand durch Luftdruck nach der Sandwäsche und von da zurück.

Die Simpsonschen Filter werden in der Regel mit einer Wasserschicht von etwa 1 m Höhe überstaut. Infolgedessen sind die ganzen Poren des Filters mit Wasser ausgefüllt. Neuerdings sind namentlich in Frankreich wiederholt Versuche mit sog. Tropffiltern gemacht worden, die nicht mit Wasser überstaut, sondern regenförmig bestäubt werden, nach Art der in Kapitel IV abgebildeten Tropfkörper. Die Poren des Filters können dann fortgesetzt von Luft durchstrichen werden, und man kann auf eine höhere Oxydationswirkung rechnen. Auch sollen sich solche Tropffilter nicht so schnell verstopfen. Colibakterien, welche im zugeführten Rohwasser stets vorhanden waren, fehlten in dem Filtrat der Tropffilter und konnten in den Filtern selbst nur bis zu einer Tiefe von 15 cm nachgewiesen werden. Auch Typhusbakterien und Choleravibrionen wurden durch die Filter zurückgehalten. Schließlich sollen die Tropffilter 2—3mal so ergiebig sein als die Simpsonschen Filter. Die Weiterentwicklung dieses Tropffilterverfahrens kann deshalb großes Interesse beanspruchen. A. Schlicht hat den Vorschlag gemacht, das Oberflächenwasser im Sommer über Gradierwerke laufen zu lassen, um es abzukühlen.

Neuere Ergänzungen der Sandfiltration

Im Hinblick auf die nachgewiesene Möglichkeit eines Versagens der Filter sind nach zwei Richtungen hin Versuche eingeleitet, um eine völlige Sicherheit gegen Infektionsgefahr zu gewährleisten. Einerseits sucht man das Wasser vor der Filtration so zu behandeln, daß es schon von infektiösen Keimen befreit auf die Filter gelangt, andererseits wird das Filtrat desinfiziert.

A. C. Houston, in dessen Händen die Kontrolle der Londoner Wasserwerke liegt, hat den ersteren Weg vorgeschlagen. Er glaubt durch ein ausgiebiges Absitzverfahren die sichere Ausscheidung oder Abtötung der im Rohwasser enthaltenen infektiösen Keime, insbesondere der Typhusbakterien, bewirken zu können. Bei älteren Filterwerken wurde das Wasser oft direkt auf die Filter gebracht, neuerdings aber werden den Filtern allgemein Staubecken vorgeschaltet (Abb. 26). Ursprünglich hatten sie den Zweck, einen gewissen Vorrat klaren Wassers zur Verfügung zu halten für solche Zeiten, wo das Flußwasser infolge von Regengüssen und Schneeschmelzen sich plötzlich zu trüben pflegt. Die Aufstauung des Wassers brachte aber noch den Vorteil mit sich, daß ein großer Teil der ungelösten Bestandteile sich in den Becken zu Boden schlug, von den Filtern also ferngehalten wurde. Die Filter konnten länger arbeiten und daraus erwuchs eine erhebliche Kostenersparnis. Z. B. führte das Elbwasser im Frühjahr 1910 auf den Liter 0,1—0,15 ccm absetzbare suspendierte Stoffe. Der Abfluß aus den Ablagerungsbassins ergab aber um jene Zeit nur 0,02 ccm Sedimente. In den wärmeren Monaten setzte das Rohwasser 0,3—0,5 ccm Sedimente auf den Liter ab, auf den Kubikmeter also 300—550 ccm Sedimente. Bei einem täglichen Wasserbedarf von etwa 100000 cbm würde das täglich 30—55 cbm Sedimente ergeben, die man durch ein geeignetes Absitzverfahren aus solchem Wasser abscheiden und von der Filteroberfläche fernhalten kann. Zum großen Teil handelt es sich hier um lebende Gebilde, hauptsächlich Algen, die sich fortgesetzt vermehren. Auch die Zahl der Bakterien nimmt in den Absitzbecken erheblich ab. Der Abfluß aus dem Hamburger Ablagerungsbecken wies z. B. im Jahre 1908 einen durchschnittlichen Keimgehalt von rund 1000 Bakterien im Kubikzentimeter auf, bei einer minimalen Zahl von 120 und einer Höchstzahl von 7740. Das den Becken zugeführte Rohwasser dagegen wies durchschnittlich reichlich 3000 Keime auf, bei einer niedrigsten Zahl von 600 und einer Höchstzahl von 16300. Der hierdurch zum Ausdruck kommende Ausgleich und Vorreinigungsvorgang kann natürlich nicht ohne Einfluß auf die Keimzahl des Filtrats bleiben. In Hamburg dauert der vorbereitende Sedimentierprozeß nur 1—2 Tage. Houston hat für London gefordert, daß das Wasser mehrere Wochen lang aufgestaut (magaziniert) werden soll, ehe es den Filtern zugeführt wird. Der Erfolg ist ein sehr durchschlagender gewesen. Im Jahre 1909 belief sich der durchschnittliche Keimgehalt des rohen Themsewassers auf 7324 auf den Kubikzentimeter, der durchschnittliche Keimgehalt des Abflusses aus den Absitzbecken dagegen auf 631. Der Keimgehalt des rohen Leawassers betrug durchschnittlich 14451 pro Kubikzentimeter, derjenige des abgelagerten dagegen 79. Weit größeren Wert als auf diese Zahlen legte aber Houston auf seine Beobachtung, daß die Colibakterien in den Absitzbecken zum großen Teil zugrunde gehen. In 85% der aus der Themse und in 89% der aus dem Lea entnommenen Proben lassen sich bei Untersuchung von je 1 ccm Colibakterien nachweisen. Bei Untersuchung des abgelagerten Wassers dagegen findet man selbst bei Verwendung von 10 ccm nur in $^2/_3$ aller Proben noch Colibakterien. Houston nimmt an, daß die Einwirkung auf die viel empfindlicheren Typhusbakterien und Choleravibrionen eine noch viel stärkere sein muß. Außerdem wird durch die Entlastung der Filter von ungelösten Stoffen die Lebensdauer der Filter verlängert, d. h. die Zahl der Reinigungen herabgesetzt, die immer als eine Störung und eine Gefährdung des Betriebes zu gelten haben. Infolge der Houstonschen Forderungen hat London jetzt im ganzen 62 Absitzbecken hergestellt, die eine Gesamtfläche von 1500 acres (607 ha) bedecken und ein Fassungsvermögen von 12845 Millionen Gallonen (58,361 Millionen Kubikmeter) aufweisen, welches für 57 Tage ausreicht. Das Wasser kann also durchschnittlich 57 Tage hindurch abgelagert werden, ehe es auf die Filter läuft. Der Boden in der Umgebung Londons ist wasserundurchlässig. Die Becken ließen sich deshalb mit verhältnismäßig geringen Kosten ausführen. In anderen Gegenden, z. B. auch in Hamburg, würde die Erbauung derartiger Becken unverhältnismäßig hohe Kosten verursachen. Das größte und neueste Londoner, durch Aufwerfen von Dämmen künstlich hergestellte Absitzbecken hat ein Fassungsvermögen von 3000 Millionen Gallonen (13,63 Millionen Kubikmeter). Es nähert sich also schon den Verhältnissen, wie man sie bei Talsperren (Abb. 20) zu schaffen pflegt. Diese sind im gewissen Sinne ja auch als große Absitzbecken mit sehr lang ausgedehnter Sedimentierung aufzufassen. Die Frage ist viel umstritten worden, wie das Wasser der Talsperren gesundheitlich zu beurteilen sei, sowie das mit ihnen auf einer Stufe stehende Wasser von Seen, die in unbewohnten Gegenden liegen. In Schottland wurde das Wasser solcher vor Verunreinigungen geschützter Seen zunächst ohne jede Vorbereitung dem städtischen Konsum zugeführt. Schließlich hat man sich aber fast überall entschließen müssen, Sandfilter zu bauen. In erster Linie hat dazu Anlaß gegeben, daß Algen, Insektenlarven und andere Kleinlebewesen dem Wasser die Appetitlichkeit nahmen. Nach den Erfahrungen von Houston und anderer Autoren könnte man annehmen, daß das Talsperrenwasser als Folge des in der Regel langen Staues stets an und für sich gesundheitlich einwandfrei wäre. Heftige Regengüsse können aber unter Umständen von verhängnisvoller Wirkung sein. Jedenfalls würde eine regelmäßige Kontrolle über das Vorkommen oder Fehlen von Colibakterien auch bei Talsperrenwasser eine recht brauchbare Unterlage für die Beurteilung abgeben.

Auch durch chemische Fällungsprozesse, sog. Vorfiltration und Doppelfiltration sucht man die Sicherheit des Filtrationsprozesses zu erhöhen.

Die Vorfiltration ist nach drei Hauptrichtungen hin ausgebaut worden. Man hat kaskadenförmig angeordnete Filter konstruiert, bei denen das Wasser zunächst durch groben Kies und dann durch feinkörnige Kiesfilter fließt, bis es schließlich auf die eigentlichen Sandfilter gelangt. Eine solche Stufenfilteranlage nach dem Puech-Chabalschen System hat Magdeburg im Jahre 1909 in Betrieb genommen (Abb. 32).

Die Sandfilter sollen jetzt nur jährlich 1—2mal der Reinigung bedürfen gegenüber mehr als 30mal früher. Auch in verschiedenen französischen Städten ist das genannte Verfahren eingeführt worden.

Schon früher hat Götze in Bremen die Doppelfiltration empfohlen (Abb. 33). Bei dem Götzeschen Verfahren werden nicht besondere Vorfilter gebaut, sondern jede ältere Sandfiltrationsanlage kann das Verfahren ohne große Neubauten und ohne erhebliche Unkosten einführen.

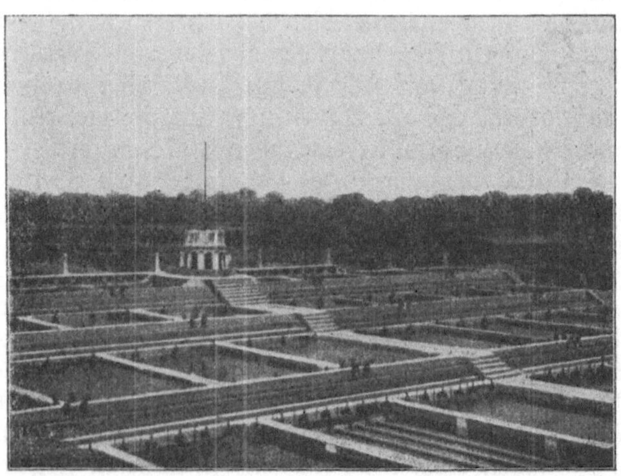

Abb. 32. Stufenfilter nach Puech-Chabal.

Das Filtrat des Vorfilters 1 tritt in das Regulierhäuschen über, von wo es auf das Nachfilter 2 übergehebert wird, nach Entlüftung des Hebers durch einen Wasserstrahlapparat.

Wichtig ist bei dem Götzeschen Verfahren, daß frisch gereinigte Filter nur immer als Vorfilter benutzt werden, denen gut eingearbeitete Filter nachgeschaltet werden.

Als dritte Vorfiltrationsmethode möchte ich ein Verfahren anführen, das ich in der Stadt York gesehen habe. Dort hatte man ein sog. mechanisches Filter — d. h. Filter, welche durch ein Rührwerk mechanisch gereinigt werden, und auf die ich weiter unten noch zurückkomme — der alten Sandfiltrationsanlage vorgeschaltet. Das Vorgehen soll zu einer erheblichen Entlastung der Sandfilter geführt haben, die in einer Verlängerung der Betriebsperioden zum Ausdruck kam. Auch in Zürich, Philadelphia, Wien, Amsterdam und anderen Städten sind gröbere Filter den Simpsonschen Sandfiltern vorgeschaltet worden.

Manche Filterwerke haben nicht sowohl gegen feine Tonpartikelchen und andere mineralische Suspensionen zu kämpfen, sondern gegen Kleinlebewesen, wie gegen Algen, kleine Krebsarten, Insektenlarven usw., die zu gewissen Jahreszeiten in solchen Mengen auftreten, daß sie die Filter innerhalb kürzester Zeit vollständig verstopfen. In solchem Falle hat man mit gutem Erfolge feine Gaze angewendet, die wie Seihtücher benutzt wurde. Auch bei der Remscheider Talsperre ließ man aus ähnlichen Gründen das Wasser erst durch Tuchfilter laufen, ehe man es auf die Sandfilter leitete.

Wenn man durch solche oder ähnliche Vorrichtungen die einzelnen Filtrationsperioden auf mindestens 1—2 Monate verlängern könnte, so würde dieses in unse-

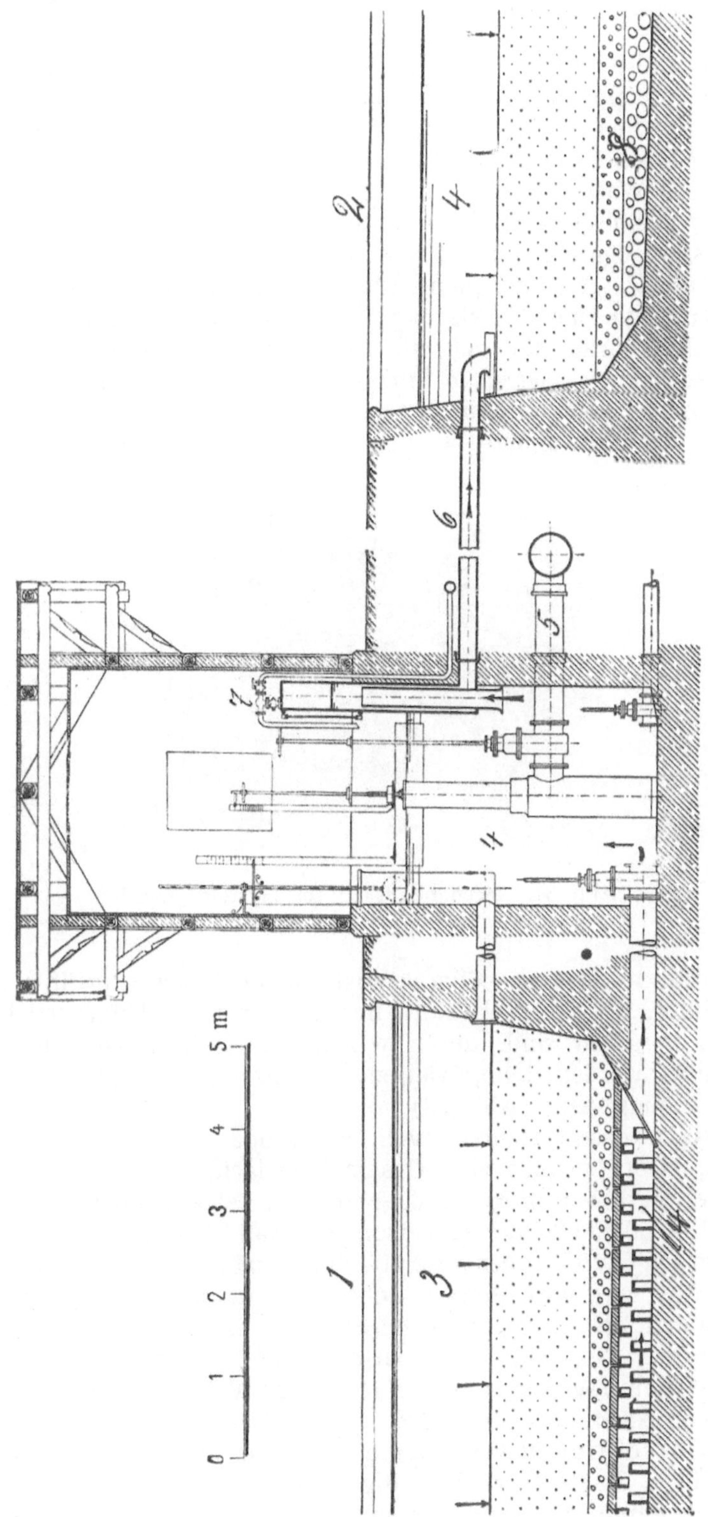

Abb. 33. Doppelfiltration nach Götze.

rem Klima genügen, um uns über die Sorgenperiode der winterlichen Fröste hinwegzuhelfen.

Die chemische Klärung bewirkt eine schnellere und ausgiebigere Ausscheidung der suspendierten Stoffe als das Absitzverfahren. Fast überall begegnet man einer natürlichen Abneigung, dem für Trink- und häusliche Gebrauchszwecke bestimmten Wasser Chemikalien zuzusetzen. Schon im Altertum wurde aber die Klärung des Wassers durch Ton geübt. In neuerer Zeit scheint Holland zuerst mit der chemischen Vorklärung des Wassers vorgegangen zu sein, um aus moorigen Wässern den gelblichen Farbton zu beseitigen, der sich durch Filtration nicht entfernen läßt. Aus ähnlichen Gründen sind auch die Süd- und Mittelstaaten von Nordamerika zu einer Vorklärung des Wassers geschritten.

Im Anschluß daran hat sich die sog. Schnellfiltrationsmethode entwickelt. Diese hat in Amerika in kürzester Zeit einen enormen Aufschwung genommen. Von den jetzt mit filtriertem Wasser in den Vereinigten Staaten versorgten 18293000 Einwohnern werden 74% von 682 Schnellfiltern und 26%

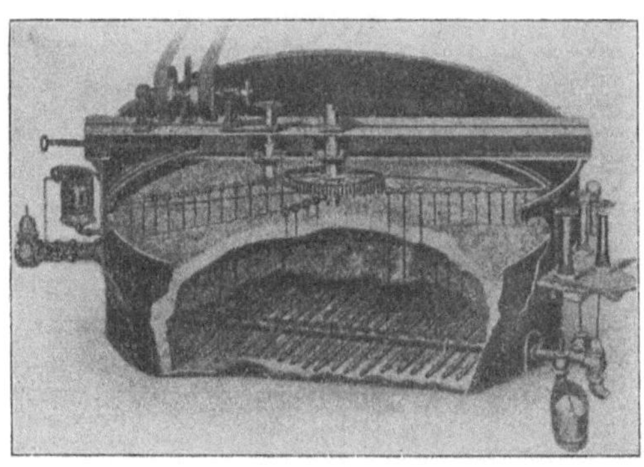

Abb. 34. Mechanisches Filter, System Jewell.

von Langsamfiltern versorgt. Charakteristisch für diesen Schnellfiltrationsprozeß ist, daß die Filter, wie schon erwähnt, mit mechanischen Rührvorrichtungen und Einrichtungen versehen sind, durch welche den Filtern von unten her Spülwasser zugeführt werden kann, während gleichzeitig der Rührapparat den Sand kräftig in Bewegung setzt (Abb. 34).

Neuerdings ist das Verfahren auch in Europa eingeführt worden, z. B. in Helsingfors. Dort genügt eine Gesamtfilterfläche von 169 qm, um täglich 20000 cbm des stark verfärbten und schwer zu behandelnden Wandawassers zu reinigen und 150000 Einwohner zu versorgen. Man filtriert mit einer Geschwindigkeit von 5 m in der Stunde gegen etwa 30—100 mm bei den Simpsonschen Filtern. In Helsingfors wird das Wasser außer mit Alaun auch noch mit Soda und Kalk vorbehandelt. Die einzelnen Filterperioden dauern nur etwa 21—30 Stunden. Dann müssen die Filter jedesmal gründlich ausgewaschen werden.

Ein so gewaltsames Vorgehen bei dei Reinigung widersprach allen Auffassungen, in die wir uns in Anlehnung an Piefke und Robert Koch hineingelebt hatten. Bitter und Gotschlich haben aber an einer in Alexandrien ausgeführten Schnellfilteranlage durch sehr sorgfältige Untersuchungen nachweisen können, daß das erzielte Produkt hygienisch mindestens ebenso einwandfrei war, wie dasjenige guter Simpsonscher Filter. Im Jahre 1906 enthielt dort das Rohwasser durchschnittlich 2565 entwicklungsfähige Keime im Kubikzentimeter, das mit Alaun vorgeklärte Wasser 257, das Filtrat aber nur 16.

Außer Alaun und Kalk werden als Fällungsmittel auch noch Eisensulfat, basische Eisensalze, Kaliumpermanganat, Chlorkalk usw. angewendet. Die beiden letztgenannten Substanzen bezweckten ursprünglich nur die Desinfektion. Chlorkalk wird auch nur zur Unterstützung anderer Klärmittel verwendet. Das abgebildete Jewell-Filter stellt nur einen Typus der Schnellfilter dar, von denen jetzt schon recht viele verschiedene Systeme ausgeführt werden. Daß die Schnellfilter einer noch sorgfältigeren Kontrolle bedürfen als die Simpsonschen Filter, steht außer Frage.

Angeregt durch diese Vorgänge haben verschiedene Städte sich entschlossen, die chemische Vorklärung auch bei Simpsonschen Filtern anzuwenden. Die Erfolge sind sehr günstig gewesen. Das Elbwasser z. B. läßt sich durch einen Alaunzusatz von 40—60 g auf den Kubikmeter Wasser sehr günstig beeinflussen. Im Jahresdurchschnitt von 1911 hat ein solcher Zusatz die Keimzahl des Elbwassers von durchschnittlich 2700 im Kubikzentimeter auf durchschnittlich 425 herabgesetzt. Vor allem ist es aber gelungen, die großen Schwankungen im Keim-

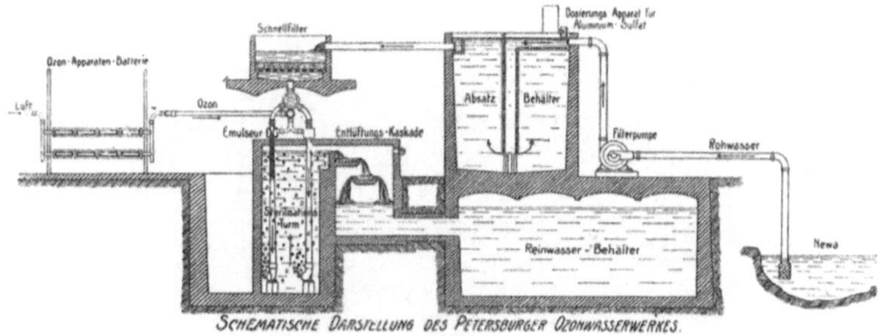

Abb. 35.

gehalt des Rohwassers ganz erheblich herabzudrücken. Im Jahre 1908 hatten wir an 104 Tagen mehr als 1000 Keime in dem Wasser, das den Filtern zufloß. Im Jahre 1911, nach Einführung der Alaunklärung, nur an 21 Tagen. Besonders war auch die Zahl der Colibakterien herabgesetzt. Daraus darf auch auf eine entsprechende Ausscheidung etwa vorhandener Krankheitserreger geschlossen werden. Der Keimgehalt des filtrierten Wassers ist infolge des Alaunzusatzes von durchschnittlich 22,62 pro Kubikzentimeter im Jahre 1908 auf durchschnittlich 8,71 im Kubikzentimeter im Jahre 1911 gesunken.

Die Desinfektion des Wassers

Zurzeit kämpfen zwei Methoden der Wasserdesinfektion hart um den Vorrang. Es sind dieses das Ozonverfahren und die Chlorkalkbehandlung.

Bei dem Ozonverfahren wird der Sauerstoff der Luft durch elektrische Entladungen in ein dreiatomiges, farbloses, in seinem Geruch an Chlor erinnerndes Gas verwandelt, das im Wasser allerdings nur zu $^1/_{100}$ seines Volumens löslich ist, aber selbst bei niedrigen Temperaturen eine große Oxydationskraft entwickelt. Die ersten Studien über die bakterientötende Eigenschaft des Ozons und seine Verwendbarkeit für Wassersterilisation hat Ohlmüller schon im Jahre 1891 eingeleitet. Seither haben Siemens & Halske und andere bedeutende Firmen sich mit besonderer Energie dieses Verfahrens angenommen und Apparate ausgebildet, die mit großer Sicherheit arbeiten sollen (Abb. 35). Die hohen Kosten des Verfahrens standen seiner Einführung lange im Wege, doch sind eine Reihe von Städten zur Anwendung des Ozonverfahrens übergegangen, nachdem es gelungen ist, die Kosten der Ozonisierung auf etwa ½ Pf. für den Kubikmeter herabzudrücken, die Gesamtunkosten der Wasserreinigung inkl. Sterilisation auf 1 bis 1½ Pf. In der Regel wird das Wasser vor der Ozonisierung zu filtrieren sein. Außer Paderborn und Chemnitz in Deutschland haben zahlreiche Städte in Frankreich, u. a. Nizza, Chartres und Dinard, das Ozonverfahren eingeführt. St. Petersburg besitzt eine Anlage mit einer Tagesleistung von 50000 cbm.

Es erscheint mir fraglich, ob das Ozon die Konkurrenz wird bestehen können, die ihm neuerdings durch die Chlorkalkdesinfektion bereitet wird. Schon seit dem Jahre 1894 empfohlen und in kleinerem Maßstabe wiederholt hier und da angewendet, ist es erst im Laufe der letzten Jahre zu sehr verbreiteter Anwendung gekommen, namentlich in Nordamerika, wo es um die Wasserversorgung der Städte noch recht schlimm bestellt ist. Beim Ausbruch von Typhusepidemien pflegt man dort jetzt allgemein dem Oberflächenwasser 1—3 g 35%igen Chlor-

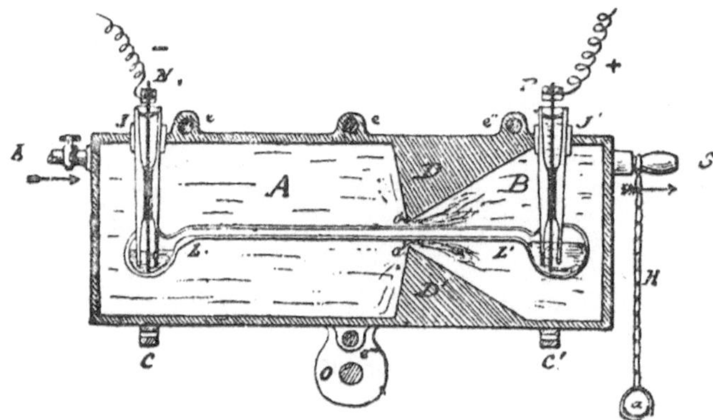

Abb. 36. Trinkwasser-Sterilisator nach Nogier, ältere Konstruktion (Durchschnitt).

kalks pro Kubikmeter zuzusetzen. Das soll in der Regel genügen, um Coli- und Typhusbakterien sicher abzutöten. Der unangenehme Geruch des Chlorkalks soll in solchen Mengen gar nicht oder kaum störend zum Ausdruck kommen.

Verfasser hat den Eindruck, daß man in Zukunft ziemlich allgemein zur Anwendung von Schnellfiltern übergehen, und die nötige Sicherheit des Betriebes durch Zusatz von Chlorkalk herstellen wird. An Stelle des Chlorkalks wird das Ozon treten in solchen Städten, wo es in bezug auf die Kosten mit dem Chlorkalk konkurrieren kann.

Neuerdings wird die Desinfektion von Oberflächenwasser durch ultraviolette Strahlen vielfach empfohlen.

L. Schwarz und A. Aumann haben durch Prüfung der wichtigeren hierhergehörigen Apparate feststellen können, daß die zurzeit vorliegenden Konstruktionen nur verwendbar sind bei Wasser, das vollständig klar ist und nicht einen übermäßig hohen Keimgehalt aufweist. Bei dem älteren Apparat von Nogier ist die Quecksilberdampfquarzlampe als Unterwasserbrenner ausgeführt (Abb. 36).

Diese sind den Überwasserbrennern vorzuziehen. Ein Vorteil des Nogierschen Apparates liegt außerdem in der Anwendung eines elektro-magnetischen

Ventils, das automatisch in Tätigkeit tritt, sobald der Strom aussetzt, und dadurch die Sicherheit der Sterilisation erhöht. Bei diesem Apparate darf aber die Einleitung des elektrischen Stromes nur von einer bestimmten Seite erfolgen. Das Wasser wird durch die Verengerungen des Zylinders bei DD^1 gezwungen, in dünner Schicht an dem Quarzzylinder vorbeizustreichen.

Nogier und Triquet haben durch eine neuere Konstruktion erreicht, daß eine Polung des Stromes vor der Montage nicht nötig ist, und daß die Zündung vereinfacht und zuverlässiger gestaltet worden ist.

Die genannten Autoren konnten feststellen, daß ihr Apparat in der Stunde 150 l klaren Wassers zu sterilisieren vermag, mit einem Kostenaufwande von 13,2 Pf. für den Kubikmeter (Preis der Kilowattstunde 20 Pf.). Hiernach steht der Preis der Anwendung des Apparats in besonderen Fällen nicht entgegen, jedoch wird seine Einführung sich zunächst nur dort empfehlen, wo eine ständige sachgemäße Kontrolle gewährleistet wird.

Die Kosten der bislang besprochenen Wasserreinigungs- und Sterilisationsverfahren hat H. Peter[1]) in der nachstehenden sehr anschaulichen Form zusammengestellt.

Kosten der Oberflächen-Wasserreinigung und -Sterilisierung nach H. Peter.

	Anlagekosten pro 100 cbm Tagesleistung M.	Gestehungskosten pro 100 cbm Tagesleistung M.
1. Langsame Sandfiltration von Seewasser in Zürich, ohne Vorfilter	2400	0,65
2. Vorfilter für Seewasser in Zürich	280	0,088
3. Langsame Sandfiltration mit Vorfilter in Zürich	2680	0,488
4. Stufenfilter Puech-Chabal mit Schnellsandfilter v = 10 m	2000	0,55
5. Dasselbe mit langsamem Sandfilter v = 3 m	4400	0,95
6. Koagulierung mit etwa 30 g Aluminiumsulfat pro Kubikmeter inkl. Klärbecken 8 Stunden Einwirkung	350	0,28
7. Vorreinigung mit Kaliumpermanganat 2 g pro Kubikmeter, 2 Stunden Einwirkung im Klärbecken	80	0,206
8. Amerikanisches Schnellfilter Jewell, Klärung mit Aluminiumsulfat 30 g pro Kubikmeter	1500	0,81
9. Missongfilter als Vorreiniger, einfache Filtration v = 24 m	1667	0,91
10. Chlorkalkbehandlung ohne Klärung und ohne Filtration	—	0,01—0,03
11. Ozonisierung des Wassers für sich allein etwa	1500	0,60
12. Ozonisierung des Wassers inkl. Vorklärung mit Aluminiumsulfat, Jewellfilter	4000	1,48
13. Ultraviolettbestrahlung für sich allein, 37 Watt Stromverbrauch pro Kubikmeter Wasser	800	0,51
14. Ultraviolettbestrahlung, kompl. Einrichtung mit Stufenfilter und Schnellsandfilter v = 10 m	3000	1,08

Meteorwasserversorgung

Manche Städte, wie z. B. Aden und Gibraltar, sehen sich auf die Verwendung meteorischer Niederschläge angewiesen. Außerdem kommt nur diese Art der Wasserversorgung auf verschiedenen Südseeinseln in Betracht. Schließlich sind auch Ortschaften und Einzelhäuser, die an der Meeresküste liegen, auf die Verwendung der Niederschläge angewiesen. Die Niederschläge nehmen, wie weiter oben angegeben wurde, Verunreinigungen aus der Luft auf, außerdem spülen sie solche von den Dächern und sonstigen Flächen ab, auf denen sie aufgefangen werden. Infolgedessen gehen sie beim Aufstauen zunächst in Fäulnis über. Aus dem Grunde

[1]) H. Peter, Journal f. Gasbeleuchtung u. Wasserversorgung **1912**, S. 645.

werden die Zisternen, in denen die Niederschläge aufgefangen werden, in der Regel mit Sandfiltern ausgestattet (Abb. 37).

Das von dem Dache kommende Fallrohr a ist bis zum Boden des Sandfilters hinuntergeführt. Das Regenwasser muß deshalb durch das ganze Sandfilter hindurchpassieren, ehe es in das Reservoir uberlaufen kann.

Wasserreinigung und -sterilisierung im Kleinbetriebe

Vor Einführung der Simpsonschen Sandfilter war es allgemein üblich, das Flußwasser durch sog. Hausfilter von trübenden und färbenden Stoffen zu befreien. Für solche Zwecke ist eine endlose Reihe von verschiedenartigen Filtern konstruiert worden, bei welchen das Wasser gezwungen wurde, durch Wolle, Sandstein, Tierkohle, Preßschwämme und Preßkohle zu laufen.

Die bakteriologische Untersuchung aller hierhergehörigen Filterapparate hat deren völlige Unbrauchbarkeit zur Ausscheidung von Infektionserregern ergeben. Sie können also nur verwendet werden, um aus einem nicht gesundheitsgefährlichen Wasser etwaige trübende oder färbende Stoffe zu beseitigen. Als keimdicht können sog. Chamberland-Filter (Biskuitporzellan), Kieselgurfilter (Berkefeld-Filter, Abb. 38), Pukall-Filter (gebrannter Kaolin) und Asbestfilter bezeichnet werden.

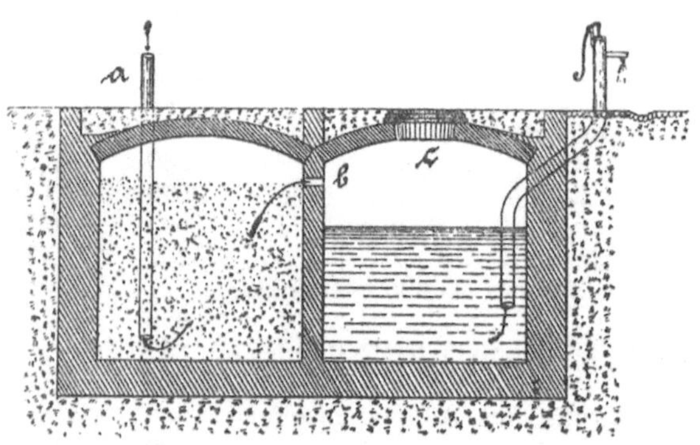

Abb. 37. Zisterne mit Sandfilter.

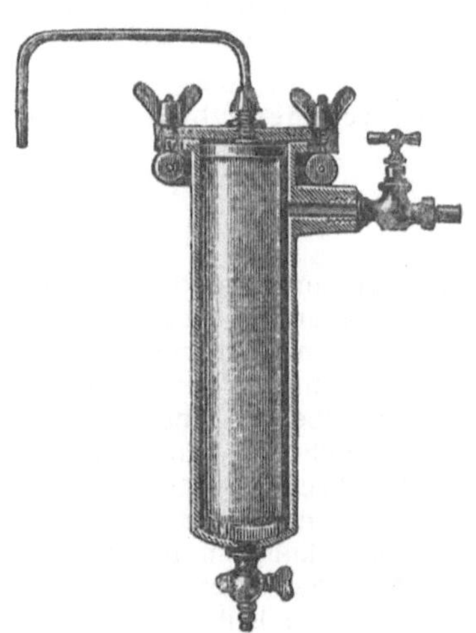

Abb. 38. Berkefeld-Filter.

Alle diese Filter werden auch für Lieferung von größeren Wassermengen hergestellt, bei den Chamberland- und Berkefeld-Filtern in der Weise, daß eine größere Zahl der Filterkerzen in einem Gehäuse montiert wird.

Die erwähnten keimdichten Filter werden auch für Verwendung im Felde und überall, wo der Leitungsdruck fehlt, mit besonderen Pumpvorrichtungen ausgestattet.

Ein Nachteil aller bisher konstruierten keimdichten Filter liegt darin, daß bei ihrer Herstellung und namentlich auch bei unvorsichtiger Sterilisation sich Sprünge und Defekte ergeben können, durch welche die Bakterien ungehindert hindurchtreten. Insbesondere aber wachsen die Bakterien innerhalb verhältnismäßig kurzer Zeit durch die Poren der Filter hindurch. Länger als höchstens 48 Stunden kann man bei keinem dieser Filter auf Keimdichtigkeit rechnen. Dann müssen sie überall da, wo es auf Ausscheidung von Krankheitserregern ankommt, regelmäßig sterilisiert werden.

Abgesehen von der Filtration, der vorhin schon besprochenen chemischen Desinfektion, der Behandlung mit ultravioletten Strahlen, die sich unter Umständen im Kleinbetriebe bewähren dürfte, kommt noch in Frage die Sterilisation des Wassers durch Kochen und die Behandlung des Wassers durch Destillation überall, wo es zu große Mengen von Salzen enthält. die sich auf andere Weise nicht ausscheiden lassen, z. B. Kochsalz.

Sehr verbreitet sind die Schnellkocher. Das Leitungswasser strömt durch einen Rippenkörper, der durch Gas angeheizt wird und durchläuft darauf eine Kühlschlange, ehe es aus dem Hahn abfließt. Derartige Schnellkocher werden in verschiedenen Konstruktionen für den Kleinbetrieb in den Handel gebracht. Für den Gebrauch im Felde und ähnliche Zwecke sind fahrbare Wassersterilisatoren hergestellt, die größere Mengen gekochten Wassers liefern, das einer Rückstromkühlung unterworfen wird.

Die Destillation des Trink- und Gebrauchwassers hat neuerdings bei der Schiffahrt eine sehr große Bedeutung gewonnen. Für die modernen Riesenschiffe werden Apparate gebaut, die täglich bis zu 100 cbm Wasser destillieren und durch Rückfluß gekühltes Wasser liefern.

Grundwasserversorgung.

Zum Auffinden von Grundwasser und zur Feststellung der Ergiebigkeit stehen gegenwärtig Verfahren zur Verfügung, die sich auf wissenschaftliche Grundsätze und praktische Erfahrungen stützen. Daneben hat von Alters her die Wünschelrute eine Rolle gespielt, deren Bedeutung man neuerdings bestrebt ist wissenschaftlich aufzuklären.

Einzelbrunnen Zunächst pflegte man das Grundwasser ebenso wie das Oberflächenwasser möglichst in unmittelbarer Nähe der Wohnungen zu schöpfen. Überall, wo noch die Gewohnheit besteht, die flüssigen und festen Abfallstoffe des Haushalts in der Umgebung der Wohnung auszugießen oder

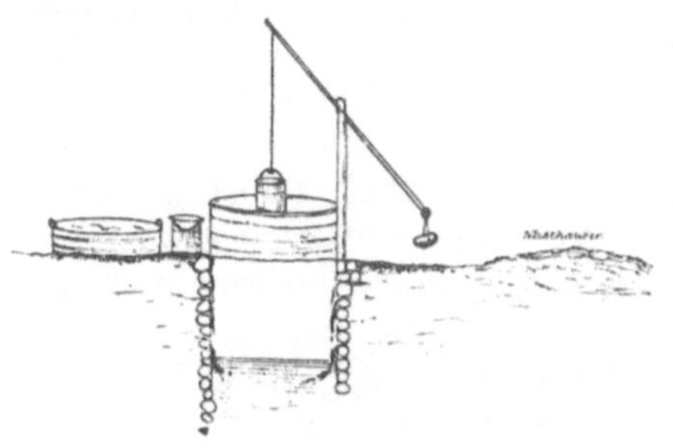

Abb. 39. Eimerschöpfbrunnen.

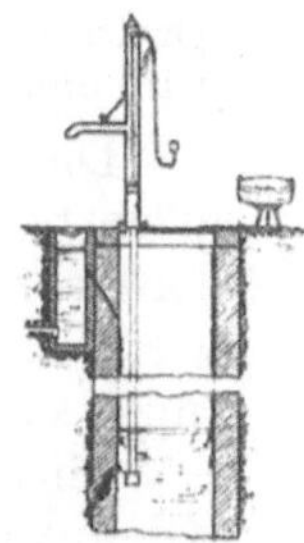

Abb. 40. Einfacher Kesselbrunnen mit geplatztem Ausguß.

auszuschütten, erwächst aus diesen Verhältnissen eine Gefahr für die Wasserversorgung, zumal wenn die Brunnen, wie man es noch sehr verbreitet auf dem Lande und vielfach auch in den Städten antrifft, in primitivster Weise konstruiert sind. Abb. 39 veranschaulicht eine Bauweise von Brunnen, die sich noch sehr häufig findet. Die Umfassung ist aus lose aufeinandergefügten Steinen hergestellt, so daß das Grundwasser überall durch die Fugen hindurchtreten kann. In unmittelbarer Nähe des Brunnens findet man den Misthaufen, dessen Jauche in das Brunnenwasser sickert. Auch die Wäsche wird der Bequemlichkeit halber unmittelbar neben dem Brunnen besorgt, und das Spülwasser mischt sich dem Brunnenwasser bei. Bei dem in Abb. 40 abgebildeten Schacht- oder Kesselbrunnen ist die Pumpe über dem Schacht angebracht, der nur mit Bohlen belegt ist. Beim Pumpen dringt der Schmutz, der sich von dem Schuhwerk löst, unmittelbar in den Schacht hinein.

Die Mauer des Ausgußbeckens, das offen ist und bei vorkommenden Ver-

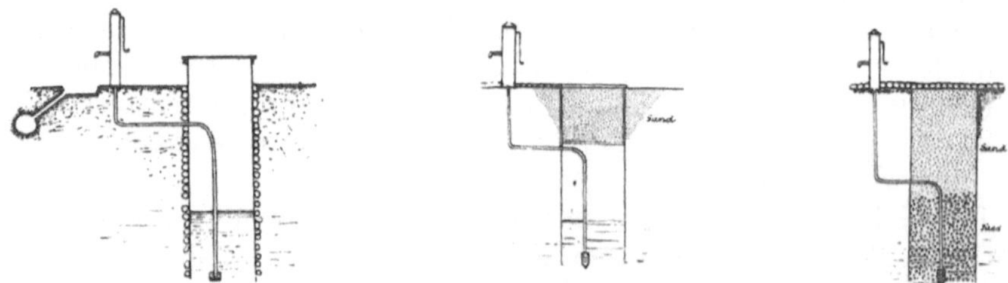

Abb. 41. Drei Vorschlage zur Verbesserung schlechter Kesselbrunnen.

stopfungen des Abflußrohres leicht einfrieren kann, ist unmittelbar mit der Brunnenwandung verbunden. In Frostperioden reißt die Brunnenwandung leicht mit auf, und nun kann sich das Wasser aus dem Ausgußbecken, in das aller möglicher Unrat gegossen zu werden pflegt, direkt in den Brunnen ergießen.

Verfasser hat viele derartige Brunnen in der Weise umbauen lassen, daß die Pumpe von dem Schacht entfernt verlegt und mit einer dichten Abflußvorrichtung versehen wurde (Abb. 41). Der Brunnenkranz wurde etwa 1 m uber Terrain erhöht und mit einer dicht schließenden Metallplatte bedeckt. In anderen Fallen wurde der Brunnen $1\frac{1}{2}$ m unter Terrain abgedeckt und mit feinem Sande aufgeschuttet. In wieder anderen Fallen wurde der untere Teil des Schachtes mit Steinen und Kies aufgefüllt, der bis zur Oberflache mit gutem Sand uberschichtet wurde. Besser und in der Regel auch billiger ist es aber, solche Brunnen uberhaupt zuzuschütten und aufzugeben und sie durch Röhrenbrunnen zu ersetzen. Die einfachsten Rohrenbrunnen sind die sog. Abessinier, die am unteren Ende mit einer scharfen Spitze versehen sind und durch Fallgewichte in den Boden hineingetrieben werden können (Abb. 42). Die Pumpe wird unmittelbar auf das Brunnenrohr aufgeschraubt.

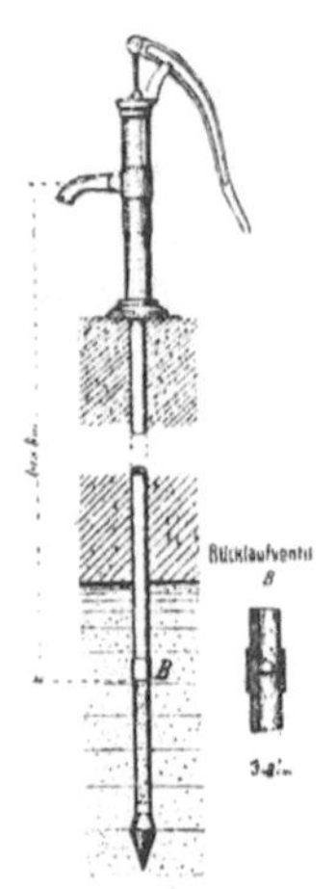

Abb. 42. Schlagbrunnen.

Die Schlagbrunnen können nur in einer Rohrweite bis zu höchstens 10 cm verwendet und auch selbst in verhältnismäßig lockerem Boden nur bis zu einer Tiefe von etwa 20 m getrieben werden. Bei sehr festem Boden und größerem Wasserbedarf muß man sich deshalb auf andere Weise helfen.

Hier kommen in erster Linie die sog. Bohrbrunnen in Frage. Diese werden durch Trockenbohrung und Naßbohrung hergestellt. Bei der Trockenbohrung werden je nach der zu durchdringenden Bodenart Bohrer mit Gewinde oder Schneiden oder in Form von Zylindern angewendet, die hin und her bewegt werden, während man durch Auflegung von Gewichten oder durch Fallgewichte den Bohrer allmählich tiefer treibt.

Das gelöste Erdreich muß in diesem Falle herausgehoben werden. Die etwas umständliche Herausbeförderung des Bodenmaterials wird neuerdings unnötig gemacht durch die Naßbohrung. Bei dieser wird ein Wasserstrahl zumeist durch den Bohreransatz selbst in den Brunnen geleitet, der das gelockerte Bodenmaterial herausschwemmt. Zur Durchbohrung von Gestein verwendet man Bohransätze, die mit einem Kranz kleiner Diamanten besetzt sind und das Gestein durchschneiden. Neuerdings ist man auch in der Lage, die Steine in den Brunnen durch Dynamit zu zertrümmern und aus dem Wege zu räumen.

Bei sehr tiefen Bohrungen fängt man oben mit verhältnismäßig weiten Röhren an, in welche nach der Tiefe zu engere Röhren hinuntergelassen werden (Abb. 43). Diese Rohre werden als Futterrohre bezeichnet.

Nach Erreichung einer geeigneten wasserführenden Schicht wird ein Filterrohr eingesetzt, das aus gelochten oder geschlitzten Blechen oder aus Stäben oder als Rippenfilter hergestellt wird. Diese Zylinderrohre werden mit Filtergewebe, zumeist Tressengewebe, überzogen.

Unter Umständen schüttet man auch nach Einsetzen des Filterrohres das Futterrohr mit Kies an und zieht es erst darauf in die Höhe. Man kann sogar das Filter mit Sand und Kies in wachsender Korngröße einpacken, indem man mehrere Rohre einsetzt, die nach Einschütten des Filtermaterials gehoben werden.

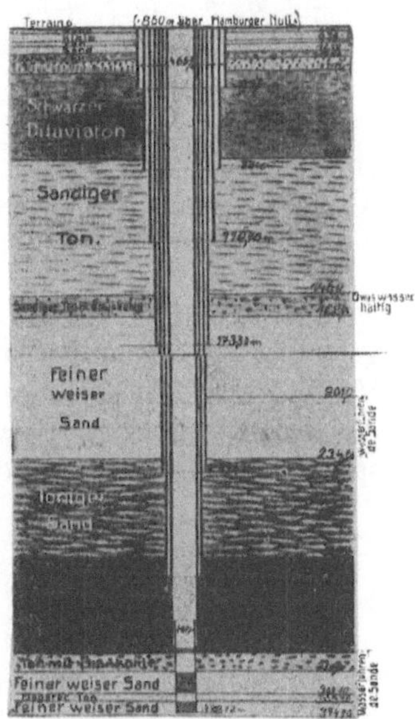

Abb. 43. Tiefbohrung.

In der beschriebenen Weise können leicht einwandfreie Brunnen hergestellt werden. Man begegnet in der Praxis aber nicht selten Konstruktionen von Röhrenbrunnen, die eine mindestens ebensogroße Verunreinigungs- und Infektionsgefahr heraufbeschwören wie die zuerst beschriebenen Brunnen primitivster Art. Z. B. läßt man das Steigrohr gelegentlich offen in einen Schacht münden. Solche Schächte habe ich schon mit Pferdedünger ausgepackt gefunden, wodurch der Einfrierungsgefahr vorgebeugt werden sollte. Die Jauche konnte durch das offene Futterrohr, in welches das Pumprohr eingehängt ist, ohne weiteres eindringen und sich dem Grundwasser beimischen. In einem Falle war allerdings das Pumprohr durch Flanschen mit dem Futterrohr verbunden. Die Flanschen lagen aber dicht über der Sohle des Schachtes und in diesen liefen die Spülwässer der Waschküche hinein. Durch den Pumpbetrieb hatte sich die von vornherein nicht wasserdichte Flansche noch weiter gelockert und es kam zum Ausbruch einer Typhusepidemie. Ich muß mich hier auf die Mitteilung dieser wenigen Fehlerquellen beschränken, möchte aber darauf hinweisen, daß auch die Röhrenbrunnen, so einfach ihre Konstruktion erscheinen mag, doch zu einer unerschöpflichen Reihe von technischen Konstruktionsfehlern Anlaß geben. Das Gesagte mag genügen, um zu zeigen, daß nichts verkehrter sein würde, als allgemein anzunehmen, daß Röhrenbrunnen ohne weiteres einwandfreier seien als Schachtbrunnen. Bei Untersuchung solcher Brunnen wird man sich unter allen Umständen eine Konstruktionsskizze vorlegen lassen und auf das Genaueste in bezug auf Konstruktionsfehler prüfen müssen.

Zentrale Grundwasserwerke

Neuere Grundwasserwerke werden womöglich fast allgemein so angelegt, daß man eine größere Zahl von Röhrenbrunnen in zweckentsprechenden Abständen in das Erdreich einbringt, miteinander verkoppelt, und das Wasser aus ihnen entweder nach einem Sammelbrunnen überhebert (s. Abb. 44), oder aber es direkt abpumpt.

Solche Brunnenreihen müssen aus den weiter unten noch dargelegten Gründen quer zum Grundwasserstrom angelegt werden, wie in Abb. 44 dargestellt, da sich sonst die einzelnen Brunnen zu stark beeinflussen würden.

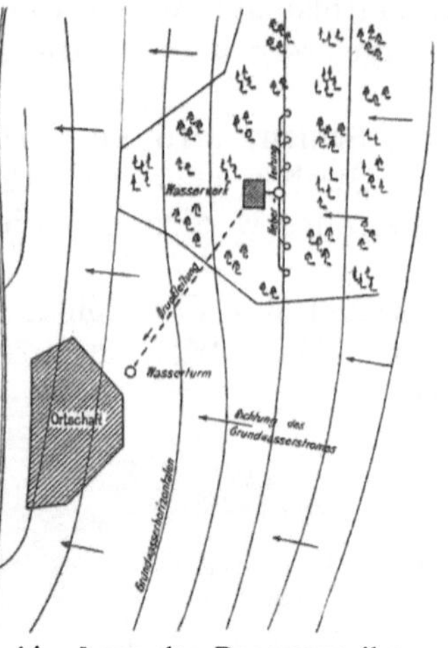

Abb. 44. Lage der Brunnenreihe zu dem Grundwasserstrom.

Während man bei der Herstellung von Einzelbrunnen gründliche Erhebungen über die jeweiligen Grundwasserverhältnisse nicht anzustellen pflegt, sind sie bei der zentralen Grundwasserversorgung unerläßlich. Die Herkunft des Grundwassers ist unter dem Kapitel „Boden“ schon beschrieben worden. Dort wurde auch bereits auf die Schwankungen im Grundwasserstande und deren Gründe hingewiesen. An dieser Stelle muß ich auf die Bewegungen des Grundwassers im Boden etwas näher eingehen, denn die Anlage eines Grundwasserwerkes gilt heute nicht mehr für zulässig, ohne daß genaue Untersuchungen über die Bewegung und Ergänzungsmöglichkeit des bei den Probebohrungen angetroffenen Wassers angestellt werden. In der Regel geschieht das durch sog. Dauerpumpversuche. Vorher wird durch Probebohrungen auf dem in Aussicht genommenen Gelände festgestellt, ob das angetroffene Grundwasser ruht oder sich bewegt. Findet man Verhältnisse wie die in Abb. 45 dargestellten, so kann man schließen, daß das Grundwasser in Bewegung ist, denn nach Süden zu liegt der Grundwasserspiegel bei 573 m über dem Meeresspiegel, nach Norden sinkt er allmählich um 2 m bis auf 571 m ab.

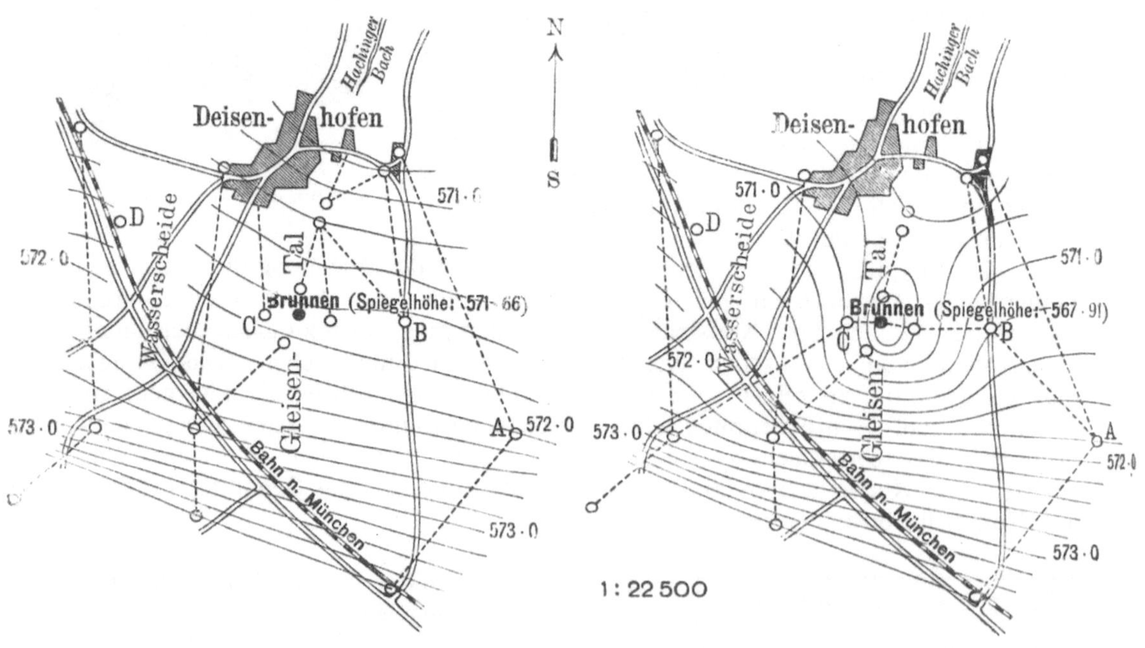

Abb. 45. Grundwasserisohypsen: Deisenhofen bei München nach A. Thiem.
Im ursprünglichen Zustande. Beim Pumpen.

Man darf daraus schließen, daß Verhältnisse vorliegen wie in Abb. 46, wo das Grundwasser bei F höher liegt als bei D und deshalb ebenso wie bei einem oberflächlichen Wasserlaufe sich nach D hinbewegen muß.

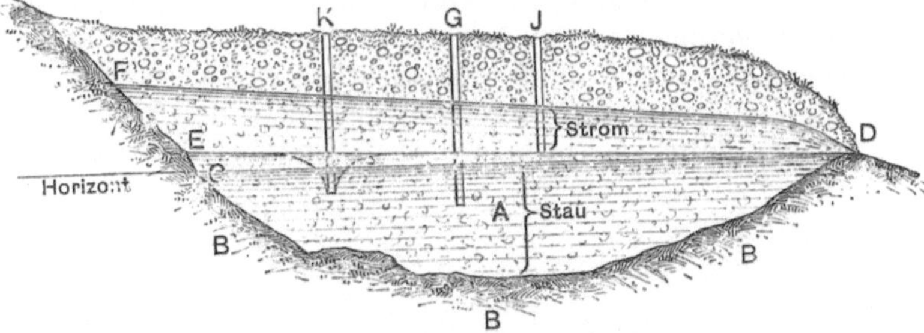

Abb. 46. Strömendes Grundwasser über gestautem.

Bei dieser Figur kommt allerdings noch hinzu, daß durch die muldenförmige Unterlage einer wasserundurchlässigen Schicht auch noch Grundwasser vorhanden ist, das nicht zum Abfluß kommen kann und deshalb aufgestaut ist. Senkt man den Brunnen G in dieses aufgestaute Grundwasser, so wird bei Abpumpen einer Menge, die den Zufluß übertrifft, der Grundwasserspiegel sich auf der Strecke zwischen D und E ganz gleichmäßig senken. Anders liegen die Verhältnisse, wenn die angebohrte, wasserführende Schicht den freien Abfluß des Grundwassers in der ganzen Höhe gestattet. Dann ergeben sich bei starkem Abpumpen Absenkungstrichter, wie in Abb. 45 rechts dargestellt. Auf dem südlichen Teil des Terrains ist der Grundwasserspiegel überhaupt nicht gesenkt, in der Nähe des Brunnens aber um ungefähr 5 m. Die Isohypse von 571 läuft jetzt nicht mehr in annähernd gerader Linie, sondern sie entwickelt sich nach dem Brunnen zu und um diesen herum.

Abb. 47. Sammelgalerien.

Außer durch Brunnen wird das Grundwasser auch durch Filtergalerien gewonnen, wie in Abb. 47 dargestellt.

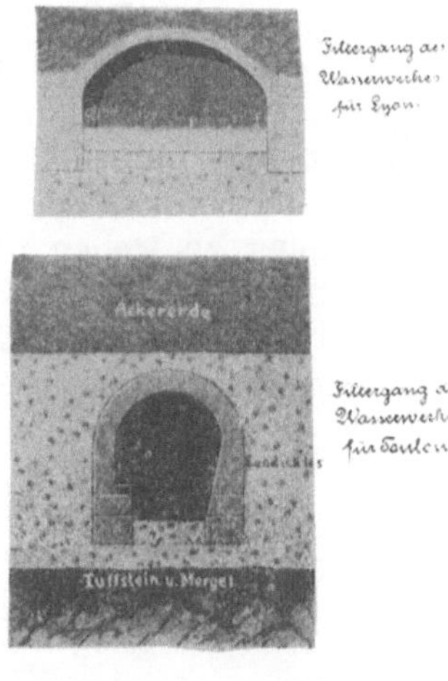

Das gewölbeförmig ausgebildete Mauerwerk dieser Galerien läßt man in der Regel unten offen, unter Umständen aber auch, wo die Sohle des Kanals auf einer undurchlässigen Schicht steht, seitlich offen. Anstatt gemauerter Filtergalerien

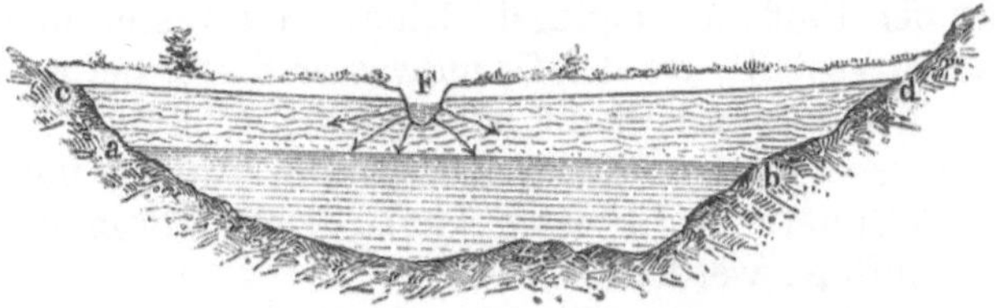

Abb. 48. Eintritt des Flußwassers in den Untergrund.

werden auch perforierte Röhren oder Filterrohre horizontal verlegt. Das von ihnen aufgenommene Wasser wird nach einem Sammelbrunnen geleitet.

Auch Grundwasserwerke werden, wenn irgend möglich, in Flußtälern angelegt. Bis vor 50 Jahren glaubte man allgemein, das Flußwasser dränge überall in den Boden ein, so daß das Grundwasser sich von den Flüssen her stets ergänzen könnte, wie in Abb. 48 veranschaulicht.

Auf Grund solcher Auffassungen legte man, um die kostspieligen Anlagen von Sandfiltern zu vermeiden, Brunnen längs den Ufern der Flüsse an, um das Flußwasser anzusaugen und es durch den natürlich gewachsenen Boden zu filtrieren. Sehr häufig fand man dann, daß die Ergiebigkeit der Brunnen schnell nachließ. Die Erklärung dafür suchte man in der Annahme, daß sich ebenso wie bei

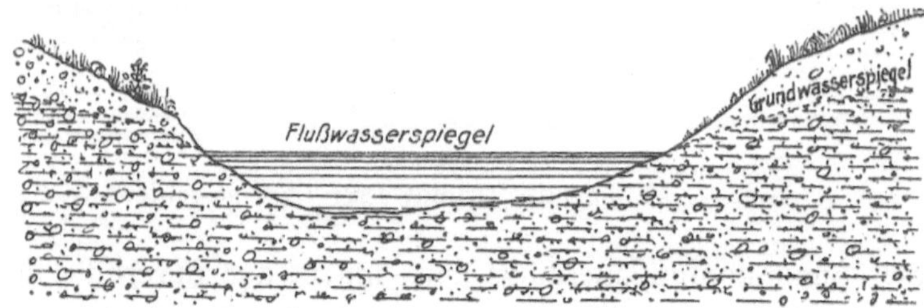

Abb. 49. Abfallen des Grundwasserstromes nach dem Flusse zu.

Sandfiltern auch im Flußbett eine Filterhaut bildete, welche die Durchlässigkeit des Bodens aufhob. Diese auf Grund vereinzelter Beobachtungen aufgestellte Hypothese wurde verallgemeinert. Überall wurde bald gelehrt, das Grundwasser sei gegen das Eindringen von Flußwasser vollständig gesichert. Wiederholt war festgestellt worden, daß der Spiegel des Grundwassers bis nahe an die Flüsse heran höher zu stehen pflegt als der Wasserspiegel des Flusses selbst (Abb. 49).

Im Laufe der letzten Jahrzehnte sind aber eine ganze Reihe von Beobachtungen gemacht worden, woraus sich ergibt, daß das Flußbett sehr häufig durchlässig ist. Gegenwärtig darf es als feststehende Tatsache gelten, daß, wenn auch nicht

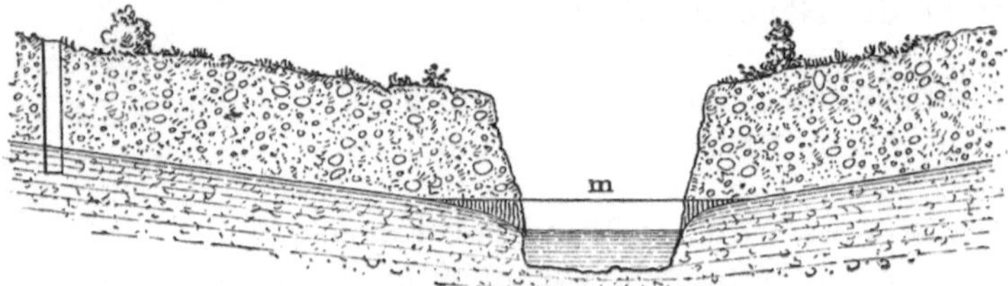

Abb. 50. Verhältnis des Flußwassers zum Grundwasser.

überall, so doch in der Regel mit einem gegenseitigen Austausch des Grundwassers und Flußwassers zu rechnen ist. Solange der Grundwasserspiegel niedriger steht als der Flußwasserspiegel, dringt Flußwasser in den Untergrund ein, wie in Abb. 48 dargestellt, wo der Grundwasserspiegel bei a—b steht. Sobald er sich aber bis c—d hebt, und damit höher ansteht als der Flußwasserspiegel, dringt das Grundwasser in den Fluß ein. Durch Anlage von Brunnenreihen innerhalb der Einflußsphäre des Flusses kann dieser Vorgang künstlich in erheblichem Maße beeinflußt werden.

Naturgemäß ist nicht nur der Grundwasserstand, sondern namentlich auch der in der Regel schneller und weit erheblicher schwankende Flußwasserstand von Einfluß. Bei eintretendem Hochwasser in den Flüssen wird entweder das Grundwasser nur am Abfluß gehindert und dadurch aufgestaut, oder aber das Flußwasser dringt in den Boden ein. Unter Verhältnissen, wie sie in Abb. 50 dargestellt sind, kann das Flußwasser, selbst wenn es bis zur Linie m steigt, nur auf eine kurze Strecke in den Untergrund eintreten.

Bei Verhältnissen dagegen, wie in Abb. 51 dargestellt, würde das Wasser des Flusses schon, wenn es zu der mit 2 bezeichneten Höhe ansteigt, auf erhebliche Strecken in den Untergrund eintreten, noch viel weiter aber, wenn das Flußwasser den Wasserstand 3 erreicht hat. Die Linien 4 und 5 zeigen, welche Verhältnisse eintreten, wenn der Flußwasserspiegel wieder sinkt.

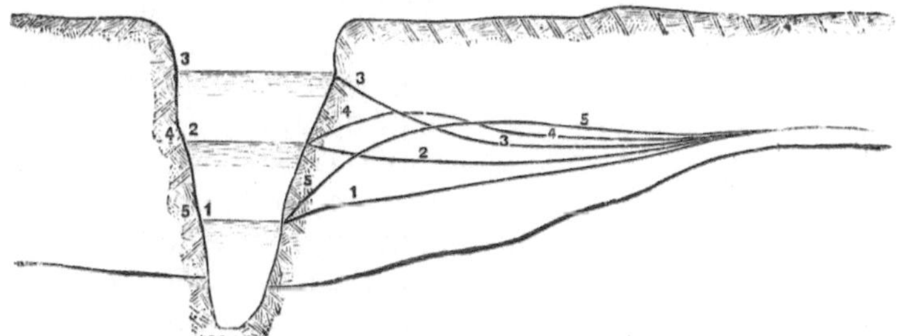

Abb. 51. Eindringen von Flußwasser in den Boden.

Abb. 52 veranschaulicht eine Beobachtung, die an der **Mur** gemacht worden ist, wo das Wasser des Flusses, der eine Schleife bildet, durch den eingeschlossenen Bodenstreifen hindurchtritt und sich an der andern Seite wieder dem Flusse mitteilt.

Auch an der Isar hat A. Thiem auf weite Strecken hin derartige Vorkommnisse feststellen können. Thiem hat auf Grund seiner einschlägigen Beobachtungen in Vorschlag gebracht, unter Benutzung solcher Vorgänge das Grundwasser von den Flüssen her direkt künstlich anzureichern. Solche Anreicherungsversuche werden jetzt vielerorts, z. B. im Ruhrgebiet und in Frankfurt a. M., vorgenommen.

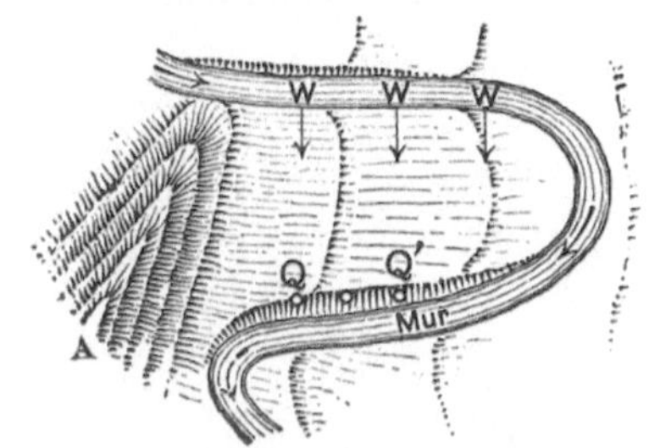

Abb. 52. Durchtritt von Flußwasser durch einen Bodenstreifen.

Das Eindringen von Flußwasser in den Untergrund wurde zunächst allgemein für völlig unbedenklich gehalten. C. Fränkel hatte, wie unter dem Kapitel „Boden" dargelegt worden ist, festgestellt, daß das Grundwasser in einer Tiefe von 3 bis 4 m unter Terrain annähernd oder ganz keimfrei zu sein pflegt. Diese Feststellung wurde verallgemeinert. Man nahm daraufhin an, daß auch das eindringende Flußwasser von ev. vorhandenen Krankheitserregern mit Sicherheit befreit sein müßte nach Passieren einer Bodenschicht von 3 bis 4 m. Zu einer richtigeren Anschauung wird man kommen, wenn man sich die Verhältnisse vor Augen führt, wie sie bei der künstlichen Sandfiltration liegen, die weiter oben geschildert worden sind. Selbst feiner, reiner Sand hält Bakterien fast gar nicht zurück. Erst wenn die Sandkörner sich mit schleimigen Hüllen überzogen haben, beginnt die Filterwirkung des Bodens gegenüber Bakterien, aber auch nur, solange das Wasser mit einer sehr geringen gleichmäßigen Geschwindigkeit durch den Boden hindurchtritt. Jede Schwankung der Druckverhältnisse kann zu einem plötzlichen Versagen der Filterwirkung führen, dann werden Bakterien auf Strecken von 30 m und mehr fast ebenso schnell durch den Boden gesaugt, wie etwa Salzlösungen oder Farblösungen (Fluoreszin). Auch die Meinung, als ob Ton- und Lehmschichten von ½ bis 1 m Stärke regelmäßig genügten, die von der Oberfläche oder den Flüssen eindringenden Bakterien mit Sicherheit zurückzuhalten, hat keine allgemeine Gültigkeit. Nicht selten zeigen solche Ton- und Lehmschichten Durchbrechungen oder sie laufen zungenförmig aus wie in Abb. 53 veranschaulicht.

Verfasser hat wiederholt Gelegenheit gehabt, sich auf dem Wege des Experiments davon zu überzeugen, daß Farblösungen und Bakterien selbst von Gräben her in den Boden eingesaugt wurden, deren Bett aus Ton zu bestehen schien. Es kommt hinzu, daß bei Flußläufen die filtrierenden Schichten, die sich aus der Ablagerung feinen Schlammes bei ruhigem Laufe des Stromes unter Umständen tatsächlich bilden können, während Hochwasserzeiten hinweggerissen werden können, namentlich an den konkaven Seiten von Krümmungen im Flußlaufe.

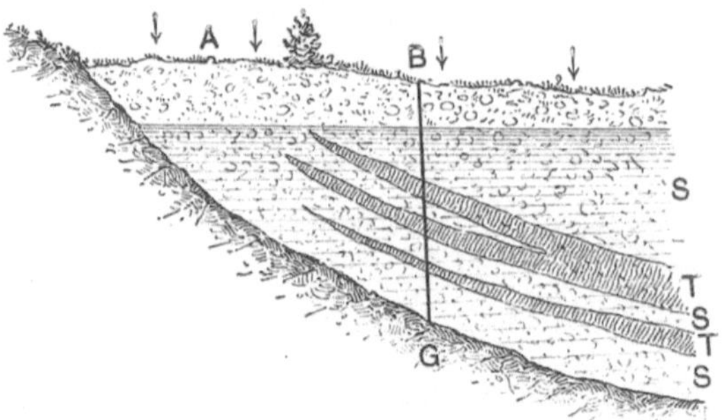

Abb. 53. Zungenförmig auslaufende Tonschichten.

Aus dem Gesagten geht hervor, daß auch Grundwasserwerke einer sorgfältigen chemischen und bakteriologischen Kontrolle bedürfen, namentlich zu Hochwasserzeiten, aber auch während trockener Perioden, wenn der Wasserbedarf steigt und der Grundwasserspiegel vorübergehend stärker abgesenkt wird.

Das Gesagte gilt für Grundwasserwerke, die in alluvialen und diluvialen Sandschichten angelegt sind. Ungünstiger gestalten sich die Verhältnisse in dem weit durchlässigeren Schotterboden sowie in Kalkformationen und anderen Gesteinsarten, wo man mit Rißbildungen rechnen muß, durch die

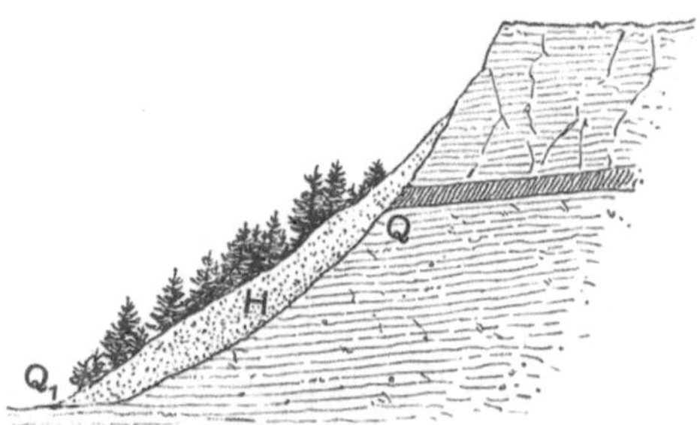

Abb. 54. Grundwasserquellen.

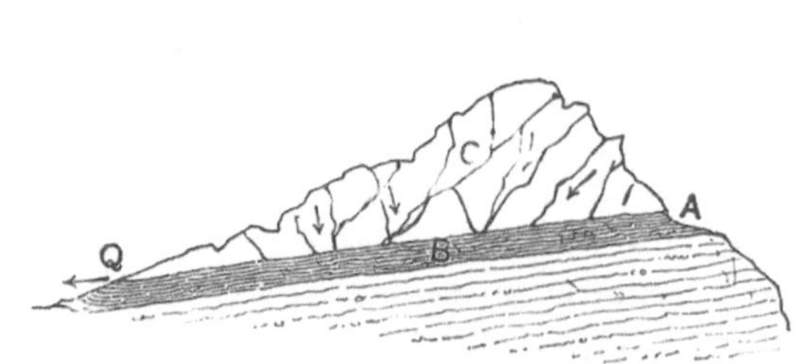

Abb. 55. Schichtquelle.

das Wasser in unkontrollierbarer Weise unfiltriert hindurchströmen kann. Diese Verhältnisse liegen seltener in flachem Gelände vor als in gebirgigen Gegenden, wo das Grundwasser in Form von Quellen häufig zutage tritt. Obgleich ein grundsätzlicher Unterschied zwischen Grundwasser- und Quellwasserwerken nicht besteht, so pflegt man aus praktischen Gründen doch eine Trennung vorzunehmen.

Quellwasserleitungen

Je nach ihrer Entstehungs- und Austrittsform pflegt man die Quellen in abfallende und aufsteigende Quellen einzuteilen. Zu den abfallenden Quellen werden alle Grundwasserquellen, Gipfelquellen, Schichtquellen und Höhlenquellen gerechnet, zu den aufsteigenden Quellen die artesischen Brunnen und artesischen

Spaltenquellen. Die hierhergehörigen Fragen sind in dem von v. Heimhalt[1]) herausgegebenen Buch sehr klar geschildert und gut illustriert worden, auf das ich wegen der speziellen Verhältnisse verweise.

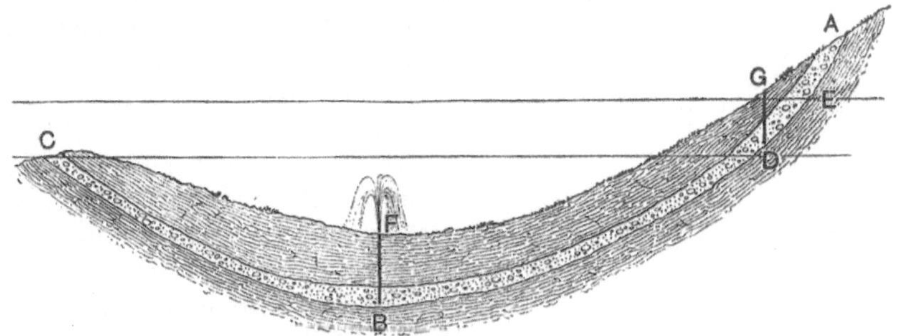

Abb. 56. Artesische Quelle.

Dem Auftreten von Quellen liegen, ganz allgemein gesprochen, Verhältnisse zugrunde, wie sie durch Abb. 54 dargestellt werden.

Die Niederschläge filtrieren entweder durch den Boden oder poröses Gestein hindurch, um als Grundwasserquelle zutage zu treten, oder sie finden ihren Weg durch Spalten, wie in Abb. 55 abgebildet, bis zur wasserundurchlässigen Schicht B, auf der sie weiterfließen, um bei Q als Schichtquelle auszutreten.

Die Entstehung einer artesischen Quelle wird durch Abb. 56 veranschaulicht.

Die Niederschläge treten bei A in eine poröse Bodenschicht ein und können bei dem tiefer gelegenen Punkt C ablaufen. Bohrt man die wasserführende Schicht aber bei F an, so genügt der vorhandene Druck, um das Grundwasser fontänenartig aus dem Boden emporzutreiben.

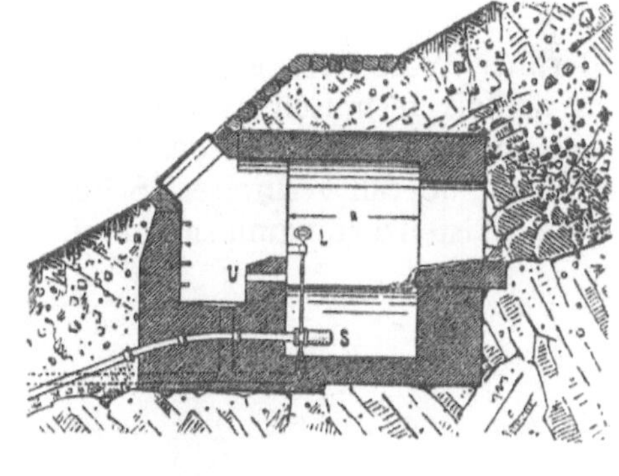

Abb. 57. Brunnenstube.

Um das Grundwasser in steinigem Terrain zu sammeln und zu fassen, werden Stollen in das Gebirge eingetrieben und mit wasserdichten Abflußkanälen ausgestattet, welche die angetroffenen Wasseradern ableiten. Das so aufgefangene Wasser wird nach Brunnenstuben geleitet (Abb. 57), die so angelegt werden müssen, daß das Wasser darin vor Oberflächenverunreinigung sicher geschützt ist.

Befreiung des Wassers von Eisen, Mangan, Kohlensäure und Härte.

Beim Durchtritt durch den Boden pflegt das Wasser den aus der Luft mitgebrachten Sauerstoff zum großen Teile oder gar vollständig abzugeben, seinen Gehalt an Kohlensäure dagegen zu vergrößern. Je größer der Gehalt des Bodens an pflanzlichen oder tierischen, also organischen Stoffen ist, um so intensiver entwickelt sich die Bereicherung des Wassers mit Kohlensäure und seine Ver-

[1]) Höfer v. Heimhalt, Grundwasser und Quellen (Braunschweig 1912). Aus diesem Werke sind 9 der vorstehenden Abbildungen entnommen.

armung an Sauerstoff. Dadurch erhöht sich in entsprechendem Maße seine Fahigkeit, bestimmte Stoffe, z. B. Eisen, zu lösen. Beim Passieren von Braunkohlenschichten, die nesterförmig auch in der norddeutschen Tiefebene sehr verbreitet sind, nimmt das Wasser gleichzeitig Ammoniak und Schwefelwasserstoff auf. Das mit solchen Substanzen beladene Wasser ist beim Austritt aus dem Boden zunächst kristallklar. Es riecht aber gelegentlich nach Schwefelwasserstoff. Beim Stehen an der Luft entweicht der Überschuß an Kohlensäure und das Wasser nimmt Sauerstoff auf. Das lösliche kohlensaure Eisen wird dadurch übergeführt in das unlösliche Eisenoxyd. Infolge dieses Prozesses wird das Wasser zunachst opaleszierend, dann trübe und gelblich verfärbt. Nach völliger Oxydation und Ausscheidung des Eisens ist es wieder klar und farblos geworden unter Bildung eines braunen Niederschlages.

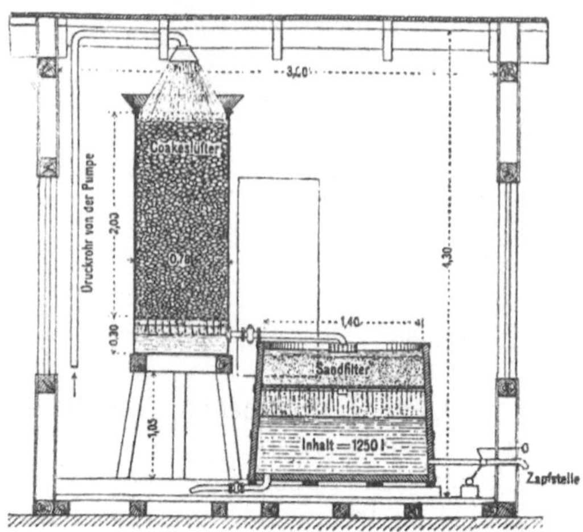

Abb. 58. Enteisenungsanlage nach Piefke

Noch im Jahre 1883 mußten die Berliner Wasserwerke ihre Grundwassergewinnungsanlage wieder aufgeben, weil es damals technisch noch nicht möglich war, den Ausfällungsprozeß des Eisens so zu beschleunigen, daß das Wasser verwendet werden konnte. Es kommt hinzu, daß eine überall verbreitete Scheidenbakterie, Crenothrix, in eisenhaltigen Wässern gute Existenzbedingungen findet, sich schnell vermehrt und dabei Eisen- (und Mangan-)oxydhydrat auf sich niederschlägt. Innerhalb kürzester Zeit pflegt sie die Wasserleitungsrohre vollständig zu verstopfen. Salbach, Piefke, Anklam, Oesten und andere Forscher haben im Laufe der letzten Jahrzehnte eine Methode zur Eisenausscheidung ausgebildet, die auf eine Beschleunigung des vorhin geschilderten natürlichen Enteisenungsvorganges hinauszielt. Salbach leitete das eisenhaltige Wasser über eine Steinschicht zur Luftung. Piefke verteilte das Wasser regenförmig über einen mit Koks gefüllten Zylinder, den sog. Lüfter (Abb. 58). Hier erfolgt die vollständige Oxydation des Eisens, von dem der Lüfter schon einen großen Teil zurückhält. Die verbleibenden Flocken werden durch das nachgeschaltete Filter abgeschieden.

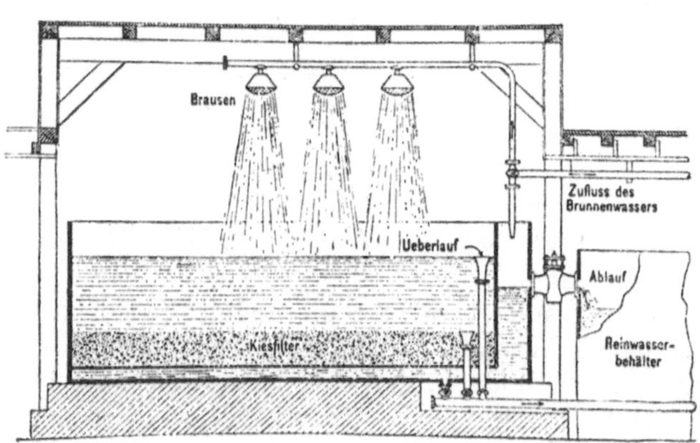

Abb. 59. Enteisenungsanlage nach Oesten.

Oesten verzichtete auf den Kokslüfter und glaubte einwandfreiere Verhältnisse, zugleich aber eine vollkommen genügende Oxydation dadurch zu schaffen, daß er das durch Brausen regenförmig verteilte Wasser etwa 2 m durch die Luft fallen ließ und darauf filtrierte (Abb. 59).

Die meisten Enteisenungsverfahren beruhen auf diesem Prinzip. Das Enteisenungsverfahren wird in verschiedenen Städten in großem Maßstabe angewendet.

Neuerdings geht das Bestreben vielfach dahin, den ganzen Enteisenungsprozeß in geschlossenen Apparaten durchzuführen.

Ein solcher nach dem System Halvor Breda wird durch Abb. 60 dargestellt.

Die zur Oxydation notwendige Luft wird zumeist als Preßluft zugeführt. Das Wasser steigt von unten nach oben durch den Kontaktkörper G, der den Lüfter ersetzt. Durch das Fallrohr E

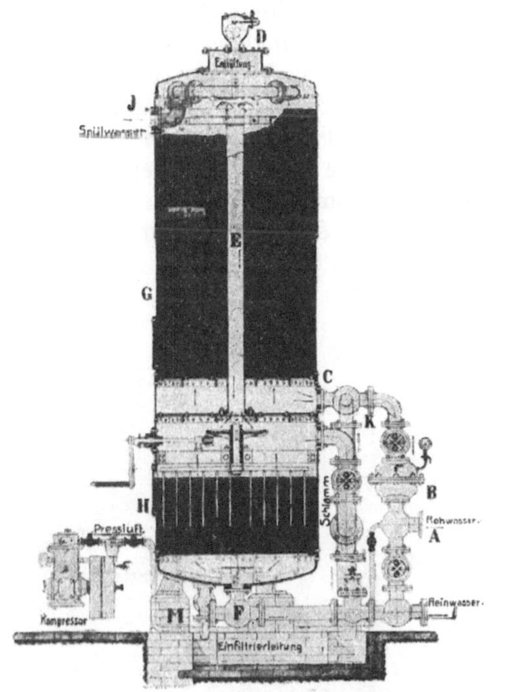

Abb. 60. Enteisenungsanlage nach Halvor Breda.

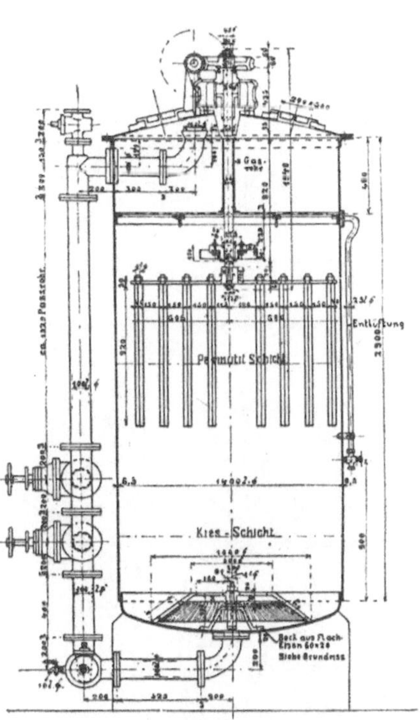

Abb. 61. Permutitapparat.

gelangt es auf das Filter H. Wenn dieses sich mit Eisenflocken verstopft hat, kann es von unten her durch einen Wasserstrom ausgespült werden, während gleichzeitig ein Rührwerk den Sand umwühlt.

In manchen Gegenden zeigt das Grundwasser neben Eisen auch Mangangehalt, der unter Umständen so groß ist, daß es zu Gesundheitsschädigungen kommen kann, wie z. B. bei dem Breslauer Wasserwerk, bei dem sich der Mangangehalt in einzelnen Brunnen bis auf 80 mg i. L. steigerte. Das Mangan ist viel schwerer aus dem Wasser auszuscheiden als kohlensaures Eisen. Das organisch gebundene Eisen, das gleichzeitig mit Mangan vorkommt, bietet der Ausscheidung ebenfalls große Schwierigkeiten. Mit Hilfe des sog. Permutit-Verfahrens (Abb. 61) gelingt es, neben dem kohlensauren Eisen auch diese beiden Stoffe zu entfernen. Für kleinere Mengen Mangan und organisch gebundenes Eisen hat das in unserm Institut bestätigt werden können. Das Verfahren wird ebenfalls in einem geschlossenen Zylinder ausgeführt.

Das Wasser tritt von oben in den Zylinder ein, nachdem ihm vorher, wenn erforderlich, eine dem Charakter des Wassers angepaßte Kaliumpermanganatmenge zugesetzt worden ist. Es tritt durch eine Kiesschicht und läuft darauf durch eine Permutitschicht, d. h. eine Schicht, von Manganpermutit, aus dem Apparat ab. Die Lüftung erfolgt durch Preßluft. Die Permutitschicht muß von Zeit zu Zeit regeneriert, d. h. mit Kaliumpermanganat behandelt werden. Nach eingetretener Verstopfung wird sie von unten her ausgespült, während sie gleichzeitig durch ein Rührwerk in Bewegung gesetzt wird.

Das Enteisenungsverfahren läßt sich für Einzelhäuser in einfachster Weise durchführen durch ein Faß, das mit einer Sandschicht und einem Zapfhahn versehen ist. Das ausgeschiedene Eisen umkleidet die Sandkörner und unterstützt den Enteisenungsprozeß. Durch das Eingießen von Wasser in das Faß wird es genügend durchlüftet. Solche Fässer können auch von unten her durchspült werden, wenn die Herausnahme des Sandes vermieden werden soll (Abb. 62).

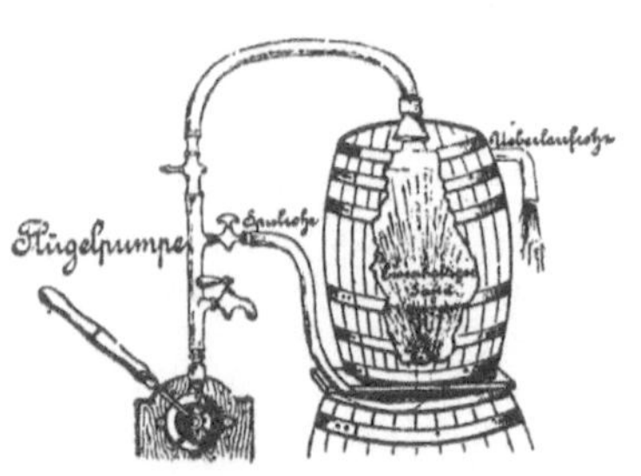

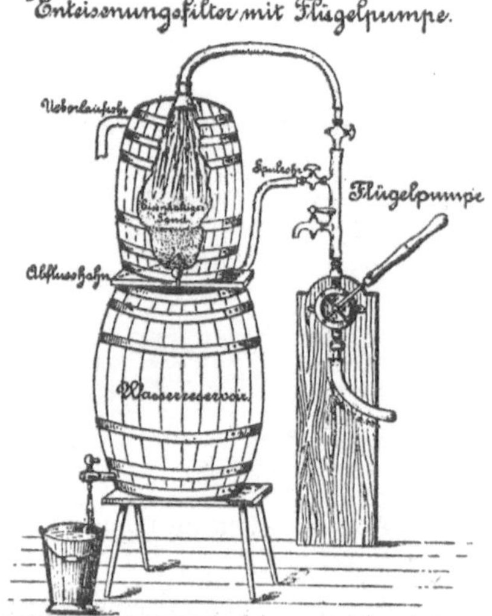

Abb. 62. Enteisenungsgefaß nach Dunbar mit Durchspulungsvorrichtung.

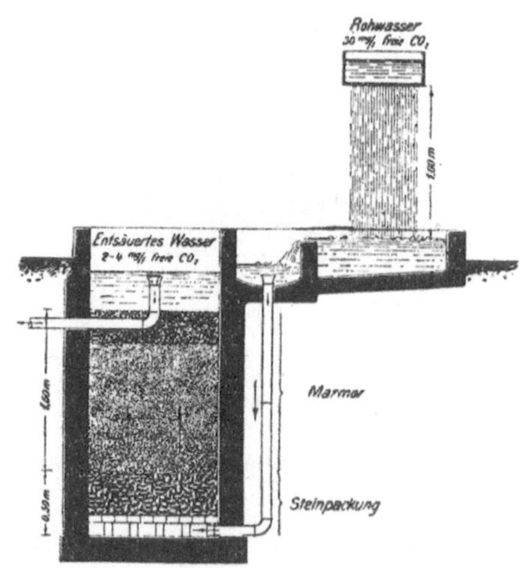

Abb. 63. Entsauerungsanlage.

In seltenen Fallen ist der Gehalt des Grundwassers an Kohlensäure so groß, daß es erst nach erfolgter Entsäuerung benutzt werden kann. Diese wird z. B. in Frankfurt a. M. dadurch erreicht, daß man das Wasser durch Becken leitet, die mit Marmorstückchen ausgefüllt sind.

Abb. 63 zeigt eine Grundwasserentsäuerungsanlage, bei der das Wasser zunächst regenförmig durch die Luft fällt und darauf von unten nach oben durch ein Marmorfilter hindurchtritt.

Bei Besprechung der Filtration wurde schon darauf hingewiesen, daß moorige Grundwässer entfärbt werden können durch chemische Behandlung, in der Regel mit Alaun, und nachherige Filtration.

Gruppenwasserversorgung Neuerdings macht sich eine lebhafte Bewegung geltend, ganze Gruppen von Ortschaften gemeinsam mit Wasser zu versorgen. Hier und da trägt man sich sogar mit Projekten, den einzelnen Höfen und Wohnungen auf dem flachen Lande, namentlich in der Umgebung von Großstädten, einwandfreies Wasser zuzuführen, weil sich die Erkenntnis immer mehr Bahn bricht, daß die Großstädte selbst nach Sanierung ihrer eigenen Wasserwerke fortgesetzt mit der Gefahr einer Einschleppung von Infektionskrankheiten vom Lande her zu rechnen haben, solange dort Typhus und andere Krankheiten heimisch bleiben. Der Verkehr mit Milch, Gemüsen und anderen Produkten bietet zu solchen Einschleppungen alltäglich reichlich Gelegenheit.

In Württemberg ist die Gruppenwasserversorgung zuerst durchgeführt worden auf Grund eines von dem Ingenieur Ehmann im Jahre 1867 entworfenen Projektes, die wasserarmen Ortschaften des Hochplateaus der Rauhen Alb gruppenweise mit Quellwasser zu versorgen, das unter Benutzung der natürlichen Wasserkräfte gefördert werden sollte. Bei weiterem Ausbau des Ehmannschen Projektes mußte man auch künstliche Kraftanlagen, wie Dampfmaschinen, Generatorgasanlagen und Elektromotoren mit heranziehen. Heute existieren in Württemberg 27 Gruppenwasserversorgungen, die 378 Gemeinden mit Wasser versorgen. Die Röhrenfahrten dieser Gruppen haben eine Gesamtlänge von fast 1500 km, die vorhandenen 188 Reservoire einen Nutzraum von 45000 cbm. Die täglich geförderte Durchschnittswassermenge beträgt 12200 cbm. Die Baukosten für sämtliche Gruppen belaufen sich auf ca. 15800000 M., das macht auf den Kopf der angeschlossenen Bevölkerung 55 bis 100 M. Der Staat zahlt allgemein 15—30 % dieser Anlagekosten und übernimmt außerdem die Kosten für die Projektierung und Bauleitung. Die größten Gruppen sind die Härtsfeld-Albuch-Gruppe mit 47 Gemeinden und 9066 Einwohnern, die nördliche Schwarzwaldgruppe mit 48 Gemeinden und 13088 Einwohnern und die Fildergruppe mit 18 Gemeinden und 24437 Einwohnern.

In der Rheinprovinz wurde der Gedanke der Gruppenwasserversorgung zuerst von der Rheinischen Wasserwerksgesellschaft A.-G. aufgenommen, die im Jahre 1876 ein Wasserwerk für die Orte Deutz, Mülheim a/Rh. und Kalk baute. Das Unternehmen wurde allmählich über ein weiteres Versorgungsgebiet ausgedehnt, das heute 26 Städte und Gemeinden mit zusammen 168000 Einwohnern umfaßt.

Das Cöln gegenüberliegende rechtsrheinische Gebiet wird von der Rheinischen Wasserwerksgesellschaft A.-G. mit dem Sitz in Cöln-Deutz versorgt. Abb. 64 veranschaulicht die Ausdehnung des Unternehmens und die Lage der angeschlossenen Ortschaften.

Die Wasserförderung besorgen in diesem Falle zwei Wasserwerke, das im Jahre 1876 erbaute Mülheimer Werk und das im Jahre 1904 errichtete Wasserwerk Westhoven. Für die Wassergewinnung dient im ersteren Falle ein in einer Entfernung von 42 m vom Rheinufer liegender Schachtbrunnen von 4,5 m Durchmesser und 16 m Tiefe, in Westhoven gleichfalls ein Schachtbrunnen von 4,2 m Durchmesser und 22 m Tiefe. Das Westhovener Werk hat eine größte tägliche Leistungsfähigkeit von 16000 cbm. Der Wasserpreis ist in den einzelnen Gemeinden verschieden und beträgt zwischen 9 und 20 Pf. für den cbm.

Im Laufe der letzten 10 Jahre hat die Gruppenwasserversorgung in der Rheinprovinz sich außerordentlich rasch weiter entwickelt.[1])

Im westfälischen Kohlenrevier hat Gelsenkirchen unter Verwendung filtrier-

[1]) H. Selter, Die Trinkwasserversorgung der Rheinprovinz, Bonn 1911, Verlag von Martin Hager.

ten Ruhrwassers eine Gruppenwasserversorgung organisiert, an der 127 Städte und Landgemeinden angeschlossen sind.

Solchen Anregungen folgend, haben im Jahre 1897 auch die Kommunalverwaltungen Hürth und Efferen sich zu Genossenschaften zusammengeschlossen. Im Jahre 1903 hat darauf der Kreis Bergheim das erste Kreiswasserwerk erbaut.

Diese Unternehmungen sind ohne Zweifel von großem Segen gewesen für solche Ortschaften, die vorher durch lokale Schwierigkeiten daran gehindert wurden, ihre Wasserversorgung zu sanieren. Auch führt die gemeinsame Anlage, der

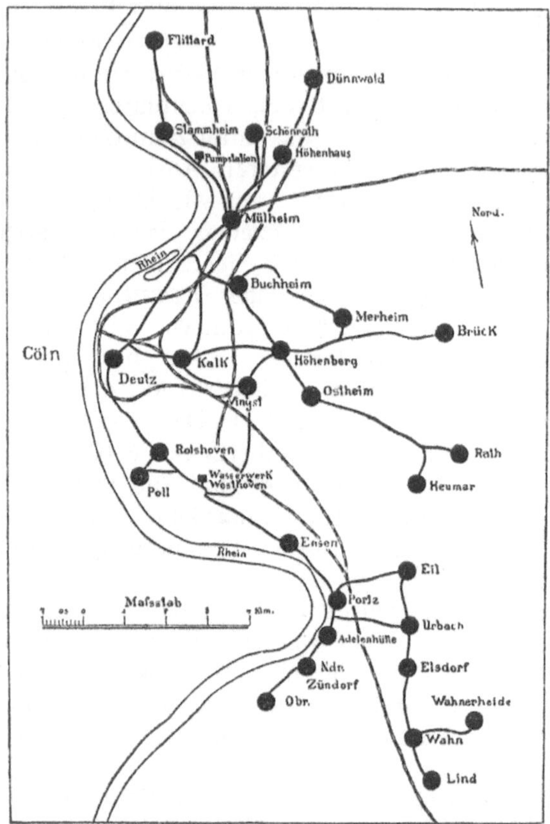

Abb. 64. Wasserwerke der Rheinischen Wasserwerksgesellschaft Cöln-Deutz.

gemeinsame Betrieb und die zentralisierte Kontrolle in der Regel zu einer Erhöhung der Sicherheit und zu einer Herabsetzung der Kosten.

Wasserversorgung im Felde. Eingangs ist gezeigt worden, wie die allgemeine Sanierung der Wasserversorgungsverhältnisse in Deutschland zu einer sehr erheblichen Verbesserung der Gesundheitsverhältnisse geführt hat. Dieselbe Erscheinung hat sich während des jetzt beendeten 4½jährigen Krieges gezeigt. Während in früheren, selbst kurz dauernden Kriegen die Verluste infolge von ansteckenden Darmkrankheiten durchweg sehr hoch waren, sind sie während des letzten Krieges verhältnismäßig sehr gering geblieben infolge der großen Sorgfalt, mit der seitens der Heeresverwaltung die Wasserversorgung der Truppen ausgestaltet worden ist. Im Bewegungskriege hat man sich vorwiegend darauf beschränken müssen, nur abgekochtes Wasser für die Truppen bereitzuhalten. Daneben wurde Wasser verabreicht, das auf chemischem Wege meist unter Anwendung von Chlorpräparaten desinfiziert war. Neben dem Chlorkalk wird neuerdings gasförmiges Chlor mit Erfolg verwendet, das zum Teil in verflüssigtem Zustande, zum Teil in Gasbomben in den Verkehr gebracht wird.

Im Stellungskriege sind sogenannte Trinkwasserbereiter in großer Zahl zur Verwendung gekommen. In diesen wird das Wasser abgekocht, darauf abgekühlt und filtriert. In großem Umfange sind hygienisch einwandfreie Wasserversorgungsanlagen selbst mit ausgedehnten Wasserleitungen hergerichtet worden. Die mühevollen Arbeiten zur Prüfung und dauernden Überwachung der schon vorhanden gewesenen Brunnen und sonstigen Wasserquellen sowie die sehr verschiedenartigen Methoden, diese in gebrauchsfähigen Zustand zu setzen und nutzbar zu machen, sind überaus lehrreich. Leider kann von dieser Stelle aus auf einschlägige Einzelheiten nicht eingegangen werden.

Kapitel IV.

Beseitigung der Abfallstoffe.

Abwasserbeseitigung, Müllabfuhr, Straßenreinigung, Kadaververnichtung.

Von Prof. Dr. W. P. Dunbar, Hamburg.

Jede moderne Stadtverwaltung sucht allen zersetzungsfähigen Unrat aus dem Weichbilde der Stadt zu entfernen, ehe er in Fäulnis übergeht und üble Gerüche entwickelt. Die hier in Frage kommenden Stoffe sind hauptsächlich die Fäkalien der Menschen und Haustiere, das Hausmüll, der Straßenkehricht und gewerbliche Abfälle, insbesondere die festen und flüssigen Schlachthausabfälle, die Abfälle aus Bierbrauereien, Gerbereien und anderen Industrien. Ferner müssen hier in Betracht gezogen werden die Bestattung der menschlichen Leichen und die Beseitigung der Tierkadaver, schließlich auch die meteorischen Niederschläge, da diese von Höfen und Straßen Unrat aufnehmen und dadurch in eine fäulnisfähige Flüssigkeit verwandelt werden.

Die Gesamtmenge der zersetzungsfähigen Stoffe ist für jeden Einwohner auf jährlich ungefähr 900 kg geschätzt worden. Diese Zahl kann aber nur als ungefährer Anhaltspunkt dienen, da die Menge mancher Abfallstoffe, insbesondere der industriellen, naturgemäß sehr verschieden ausfällt. Dasselbe gilt für den Straßenkehricht. An Fäkalien liefern 100000 Einwohner jährlich reichlich 4500 t, an Urin fast 23000 t. Die Menge der tierischen Fäkalien ist für einzelne Städte etwa halb so groß veranschlagt worden. An Hausmüll und Straßenkehricht dürften 100000 Einwohner jährlich durchschnittlich je reichlich 20000 t liefern. Rechnet man hierzu die menschlichen Leichen und Tierkadaver, so kommt man fast auf die eingangs angeführte Menge von rund 900 kg fäulnisfähiger Stoffe pro Einwohner und Jahr, selbst wenn man die industriellen Abfälle ganz außer acht läßt, deren Menge in manchen Städten ebenso groß oder noch größer ist als diejenige, die sich aus dem menschlichen Haushalt ergibt.

Erst vor etwa 70 Jahren haben einzelne europäische Großstädte damit begonnen, die ungeheuren Mengen von Abfallstoffen, die in ihnen alltäglich produziert wurden, systematisch fortzuschaffen, ehe sie in Fäulnis übergingen. Vorher wurden sie in unmittelbarer Umgebung der Wohnungen oberirdisch oder unterirdisch in Gruben aufgespeichert, wo sie namentlich in den engbewohnten Arbeitervierteln unhaltbare Zustände hervorriefen. Wie unerträglich die Verhältnisse damals gewesen sein müssen, können wir ungefähr ermessen, wenn wir bedenken, daß 1 cbm Fäkalien täglich etwa 18 cbm Fäulnisgase produziert. Die Straßen waren um jene Zeit noch nicht ordentlich befestigt und wurden auch nicht regelmäßig gereinigt. Auf den Straßen entwickelte der dort angehäufte, mit tierischem Kot durchsetzte Straßenschlamm ebensolche unerträglichen Gerüche wie die Fäkalien und das Hausmüll auf den Höfen und in den Häusern. Davon, welche

Mißstände durch gewerbliche Betriebe hervorgerufen wurden, können wir uns einen ungefähren Begriff machen auf Grund der Tatsache, daß vor Einführung des Schlachthauszwanges in allen Großstädten Hunderte von Einzelschlächtereien existierten, in München z. B. 800, zumeist in engen Straßen, wo sie den Boden mit fauligen Stoffen imprägnierten und wo die Luft durch die verstreuten Schlachtabfälle verpestet wurde.

Im Laufe der Zeit sind viele Vorschläge gemacht worden, wie man solche unerträglichen Zustände beseitigen könnte. Sie litten alle daran, daß sie eine Aufspeicherung des Materials vorsahen, wodurch diesem Gelegenheit gegeben wurde, in Fäulnis überzugehen, ehe es aus dem Weichbilde der Stadt entfernt wurde. Außerdem ist der hygienische Fortschritt lange dadurch gehemmt worden, daß immer wieder auf den hohen Dungwert dieser Abfallstoffe hingewiesen und seine Nutzbarmachung empfohlen wurde.

Abwasserbeseitigung.[1])

Vor etwa 100 Jahren wurde das Wasserklosett erfunden, d. h. eine Vorrichtung, die es gestattete, die menschlichen Fäkalien durch Wasserspülung sofort aus den Häusern zu entfernen. Zunächst wurden sie in Gruben gespült, die neben oder unter den Häusern lagen. Durch das Hinzukommen des Wassers steigerten sich aber die Abfuhrkosten derartig, daß die Hausbesitzer die Gruben mit Überläufen nach den Straßen hin versahen, die für die Aufnahme dieser Stoffe in keiner Weise vorbereitet waren. Dadurch wurden in den Städten, z. B. in London, wo das Wasserklosett zuerst eingeführt wurde, die Straßen in einen so unhaltbaren Zustand versetzt, daß die Behörden sich gezwungen sahen, Kanäle zu bauen, durch die zunächst die Fäkalien, später auch aller sonstiger abschwemmbarer städtischer Unrat fortgespült werden konnten.

Zuerst suchte man mit diesen Kanälen die Flüsse auf kürzestem Wege zu erreichen. Innerhalb des Weichbildes der Stadt mündeten bald überall solche Schmutzwasserkanäle in die öffentlichen Gewässer und verpesteten diese. Man sah sich deshalb gezwungen, die einzelnen Straßenkanäle zusammenzufassen und an Sammelkanäle anzuschließen, welche die Schmutzwässer in noch frischem Zustande aus dem Bereiche der Stadt ableiteten.

In dieses Kanalsystem nahm man auch die meteorischen Niederschläge mit auf. Bei plötzlichen Regengüssen können aber die Niederschlagsmengen vielfach — und zwar bis zu 100mal — so groß werden, als die Mengen der eigentlichen Schmutzwässer. Man gibt den Kanälen zumeist ein eiförmiges Profil mit nach unten gerichteter Spitze, damit die Schmutzwässer an trockenen Tagen in einem möglichst engen Rinnsal laufen, wodurch einer Ablagerung fester Stoffe entgegengewirkt wird. An Regentagen wird beim Ansteigen des Wasserstandes in den Kanälen durch die gegebene Form der Stromquerschnitt verbreitert.

Es ist unmöglich, einen Kanal zu bauen, der groß genug wäre, die enormen Regenwassermengen vollständig abzuführen, und auch unökonomisch aus dem Grunde, weil sich Regenwassermengen, welche die sechsfache Schmutzwassermenge überschreiten, nur an wenigen Tagen im Jahre ergeben. Man versieht deshalb die Kanäle mit Notauslässen, aus denen der Inhalt der Kanäle sich in den nächsten Flußlauf ergießt, sobald die drei- bis zehnfache Schmutzwassermenge überschritten wird.

---

[1]) Nähere Ausführungen über die historische Entwicklung dieser Vorgänge finden sich in meinem Leitfaden für die Abwasserreinigungsfrage (München u. Berlin 1912).

Es wäre verkehrt, anzunehmen, die Abflüsse der Notauslässe enthielten wenig Unrat wegen der durch die Regenwässer bewirkten Verdünnung. In den Schmutzwasserkanälen lagert sich an trockenen Tagen häufig Schlamm ab, der in Fäulnis übergeht, an Regentagen aufgeschwemmt und zum großen Teil durch die Notauslässe ausgespült wird. Um diesen Übelstand zu vermeiden und namentlich auch an Pump- und Reinigungskosten zu sparen, hat man getrennte Kanalsysteme für Niederschläge und für Schmutzwässer nach dem sog. Trennsystem gebaut (Abb. 65).

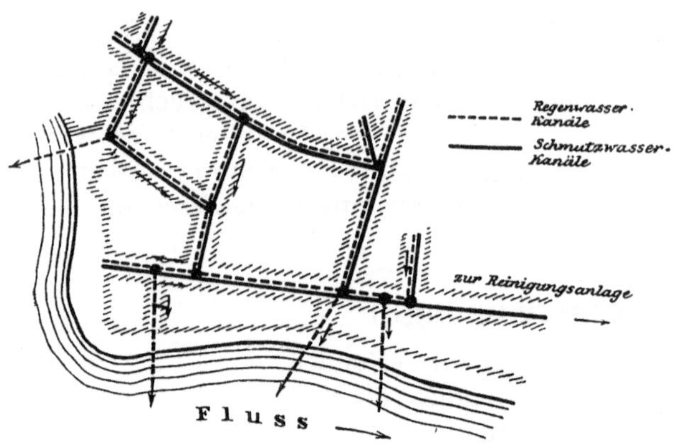

Abb. 65. Trennsystem nach Metzger.

Die Schmutzwasserkanäle sind in diesem Bilde durch ausgezogene Linien wiedergegeben. Sie werden nach einem Sammelkanal zusammengeführt und aus der Stadt abgeleitet. Die durch gestrichelte Linien wiedergegebenen Regenwasserkanäle entleeren sich dagegen an verschiedenen Punkten in den Flußlauf.

Beim Trennsystem pflegt man runde Schmutzwasserkanäle zu bauen. Es ist aber auch vorgeschlagen worden, die Schmutzwässer und Regenwässer in ein und demselben Kanal getrennt abzuleiten durch Einlegung einer Zwischensohle in das Kanalrohr, das in diesem Falle ebenfalls ein eiförmiges Profil erhält. Die Schmutzwässer werden in dem unteren Teil des Rohres abgeführt (Abb. 66).

Die Niederschläge werden durch Straßeneinläufe in die Kanäle eingeleitet (Abb. 67). Sie sind mit sog. Sieltrummen versehen, in denen die mineralischen Abschwemmungen von der Straße zurückgehalten werden sollen.

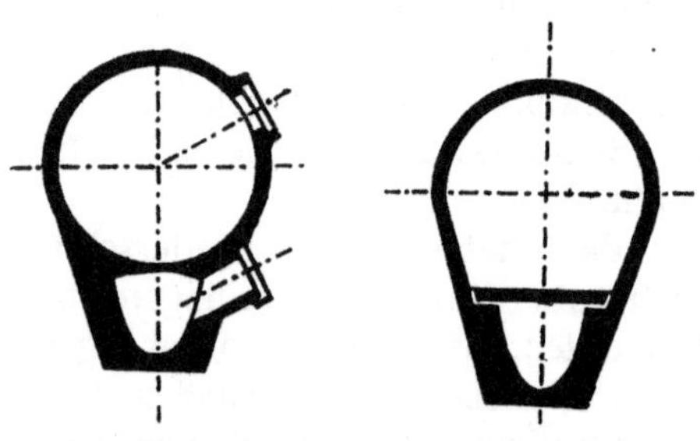
Abb. 66. Getrennte Regen- und Schmutzwasserableitung in einem Kanal.

Das hier beschriebene Verfahren nennt man das Schwemmkanalisationssystem, weil jedweder abschwemmbare Unrat dadurch in noch unzersetztem Zustande aus dem Weichbilde der Stadt hinausbefördert wird. Dieses System gilt heute allgemein als das beste Verfahren, den größten und bedenklichsten Teil der städtischen Abfallstoffe in hygienisch einwandfreier Weise aus der Stadt zu schaffen. Gleichzeitig ist es das billigste Verfahren. Selbst für Städte von wenigen Tausend Einwohnern stellt es sich häufig billiger als das sog. Abfuhrsystem, welches den hygienischen Nachteil hat, daß die Stoffe erst nach eingetretener Fäulnis aus der Stadt beseitigt werden. Außerdem sind die Abfuhrkosten regelmäßig größer als die Einnahmen, die durch den Verkauf des Unrates für landwirtschaftliche Zwecke erzielt werden. Ganz abgesehen von der Kostenfrage sind die Annehmlichkeiten der Entfernung aller abschwemmbaren Schmutzstoffe durch Wasserspülung so ausgeprägt, insbesondere wird die Vermeidbarkeit jeder Entwicklung übler Gerüche in den Wohnungen, Höfen und auf den Straßen so angenehm empfunden, daß die breitesten Bevölkerungsschichten schon allgemein das Schwemmsystem verlangen und es fordern würden, selbst wenn es mit großen Kosten verbunden wäre. Nicht nur in Städten hat es sich eingeführt, sondern auch in kleineren Ortschaften, Villenkolonien, isoliert liegenden Anstalten, wie Genesungsheimen, Irrenanstalten, Gefängnissen usw. Selbst in privaten Landhäusern hat es sich eingebürgert, seit wir in der Lage sind, auch für solche unter Aufwendung geringer Kosten zweckmäßige Schmutzwasser-Reinigungsanlagen herzustellen, die keinerlei Belästigung für die Umgebung mit sich bringen.

Bei Einführung des Schwemmsystems sind aber zunächst die Mißstände häufig nur verschoben, nicht aufgehoben worden. Sobald Riesenstädte dazu übergehen, ihre gesamten abschwemmbaren Unratstoffe in verhältnismäßig kleine Flüsse abzuleiten, wie z. B. London in die Themse, Paris in die Seine, Berlin in die Spree, so entwickeln sich in diesen Flußläufen bald unerträgliche Zustände. Die Stromgeschwindigkeit der Schmutzwässer verringert sich, sobald sie in das Flußbett gelangen. Die ungelösten Bestandteile fallen aus und zersetzen sich im Strome. Infolgedessen steigen Fäulnisgase in Form großer Blasen auf. Der gasig zersetzte Schlamm wird in die Höhe getrieben und bedeckt den Strom in Form großer Fladen. An den Ufern bleiben Fäkalien und andere Schwimmstoffe hängen. Der Flußlauf nimmt nicht nur ein übles Aussehen an, sondern er beginnt auch die ganze Umgebung zu verpesten und unbewohnbar zu machen. Einer solchen Entwicklung der Dinge kann man dadurch vorbeugen, daß man die städtischen Schmutzwässer einer Reinigung unterzieht, ehe sie in den Flußlauf geleitet werden.

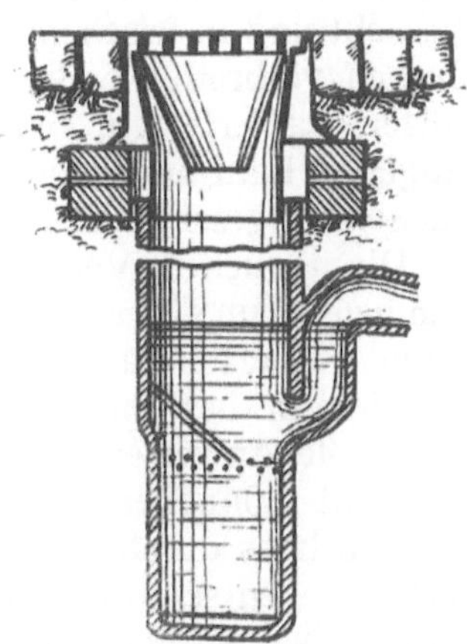

Abb. 67. Straßeneinlauf und Sieltrumme.

Abwasserreinigung

Veranlaßt durch die unerhörten Flußverunreinigungen, die sich namentlich in den industriereichen Gegenden Englands vor etwa 50 Jahren entwickelten, schritt man dort anfänglich zu gesetzlichen Forderungen, die das nötige Maß weit überschritten und auch praktisch undurchführbar waren. Zuerst wurde jede Einleitung von Schmutzwässern in die Flüsse verboten, dann forderte man, daß sämtliche Abwässer auf Rieselfelder geleitet und dort vor Einleitung in den Fluß gereinigt würden. Mit der Berieselung kommt man aber nur zum Ziele, wenn ein geeigneter Boden dafür zur Verfügung steht, und das ist zumeist nicht der Fall. Da es uns hier nicht auf eine historische Entwicklung der Dinge ankommt, so soll die Abwasserreinigung nicht in der sonst üblichen, an die geschichtliche Entwicklung anknüpfenden Reihenfolge besprochen werden, sondern in einem Zusammenhange, wie er sich in der Praxis ergibt.

Die Abwasserreinigungstechnik hat sich in dem verhältnismäßig kurzen Zeitraum von etwa 50 Jahren so weit entwickelt, daß wir heute in der Lage sind, uns mit ihr an jede Forderung anzupassen, die sich aus den örtlichen Verhältnissen ergibt. Großstädte, wie die vorhin erwähnten, denen nur kleine Vorfluter zur Verfügung stehen, müssen ihre Abwässer sehr durchgreifend, d. h. so weit reinigen, daß sie überhaupt nicht mehr fäulnisfähig sind, wenn Mißstände in den unterliegenden Gewässern vermieden werden sollen. Kleine Städte an sehr wasserreichen Flußläufen dagegen werden unter Umständen nur die Sink- und gröberen

Schwimmstoffe aus ihren Abwässern zurückzuhalten haben, ehe sie diese den Flußläufen überantworten. Dazwischen ergeben sich alle erdenkbaren Übergangsstufen, die es in einem Falle nötig machen, außer den Sink- und gröbsten Schwimmstoffen auch noch feinere ungelöste Partikelchen abzufangen, oder aber die Gesamtmenge der ungelösten Stoffe abzuscheiden usw. Nachstehend sollen die hierfür in Frage kommenden Verfahren in der angedeuteten Reihenfolge erläutert werden. Vorher muß ich noch kurz auf den Charakter und die Zusammensetzung der Abwässer eingehen.

Unter städtischen Abwässern hat man sich nicht eine so konzentrierte Flüssigkeit vorzustellen, wie sie etwa der Inhalt von Fäkalgruben darstellt. Die Wasserspülung bringt es mit sich, daß die Abfallstoffe nur in sehr verdünntem Zustande in die Kanäle gelangen. Auf den Kopf der Bevölkerung werden in der Regel täglich etwa 100 l Wasser oder mehr verbraucht, welche mit in die Schmutzwasserkanäle gelangen, wo sie die Abfallstoffe aufschwemmen und verdünnen. Die städtischen Abwässer stellen infolgedessen eine Flüssigkeit dar, die etwa wie Scheuerwasser aussieht und in frischem Zustande einen kaum wahrnehmbaren, widerlich süßlichen Geruch verbreitet. Hin und wieder sieht man in dem Abwasserstrom Streichhölzer, Papierfetzen, Gemüsereste oder Kotballen schwimmen, die sich aber bei längerem Lauf durch die Kanäle an den Wandungen zerreiben und zu feinflockigen Massen aufgeschwemmt werden.

Die täglichen Vorgänge im menschlichen Haushalt spiegeln sich in der Zusammensetzung der Abwässer wieder und kommen durch Schwankungen in deren Konzentration zum Ausdruck. In kleineren Städten, in denen die Wäsche an bestimmten Tagen besorgt zu werden pflegt, meistens am Montag, haben die Abwässer an diesem Tag einen deutlich seifigen Charakter. Am Freitag und Sonnabend zeigen sich die Folgen des gründlichen Scheuerns und Reinmachens durch einen Anstieg der Abwassermenge. Aber auch an den einzelnen Tagen schwankt die Menge und Konzentration der Abwässer periodenweise. Namentlich tritt die sog. Frühstücks- und Mittagswelle deutlich in Erscheinung.

Gießt man städtisches Abwasser durch Filtrierpapier, so erhält man kein klares, sondern ein durch feinste Partikelchen getrübtes Filtrat, das infolge der Beimischung von Urin und anderen Flüssigkeiten, die reich sind an organischen Substanzen, zersetzungsfähig ist und deshalb bei längerem Stehen in stinkende Fäulnis übergeht. Von der Fäulnisfähigkeit vermag man städtische Abwässer also nicht durch einfaches Filtrieren zu befreien, sondern man muß sie zu diesem Zweck einem biologischen Prozeß unterwerfen, bei dem die gelösten organischen Stoffe durch Absorption ausgeschieden und durch Kleinlebewesen zersetzt werden. Die entstandenen Abbauprodukte werden unter Zutritt von Luft zum Teil direkt, zum Teil aber auch durch die Tätigkeit oxydierender Enzyme und Bakterien mineralisiert.

Die Menge der durch einfache Filtration abscheidbaren ungelösten Stoffe schwankt — wenn man, wie üblich, nicht ihre natürliche Beschaffenheit zugrunde legt, sondern den Trockenrückstand — zwischen 300 und 600 g auf den Kubikmeter. Davon entfallen nur etwa 5—10 % auf gröbere Sperrstoffe, wie die vorhin angeführten. Die verbleibenden feineren Stoffe bestehen in der Regel zur kleineren Hälfte (durchschnittlich etwa 40 %) aus anorganischer, nicht zersetzbarer Substanz, zumeist Sinkstoffen, wie Sand und zerriebenem Gestein. Die größere Hälfte (durchschnittlich etwa 60 %) besteht aus organischen, fäulnisfähigen Stoffen.

Die Menge dieser ungelösten Stoffe zeigt in Industriestädten, welche erhebliche Mengen gewerblicher Abwässer produzieren, oft große Abweichungen von den angegebenen Zahlen.

Ausscheidung der Sink- und Sperrstoffe

Die Ausscheidung der ungelösten Stoffe geschieht durch Sandfänge, mechanische Abfangvorrichtungen (Rechen, Gitter und Siebe), Fettfänge und Klärbecken. Frühling hat die hier in Frage kommenden Stoffe nach den Mengen, die durch die eben bezeichneten Reinigungsapparate aus den Abwässern abgeschieden werden können, bildlich dargestellt (Abb. 68).

Nach seiner Schätzung vermag man durch Sandfänge 16 % der ungelösten Stoffe abzufangen, durch Rechen, Gitter und Siebe 10 % und durch Absitzbecken 74 %.

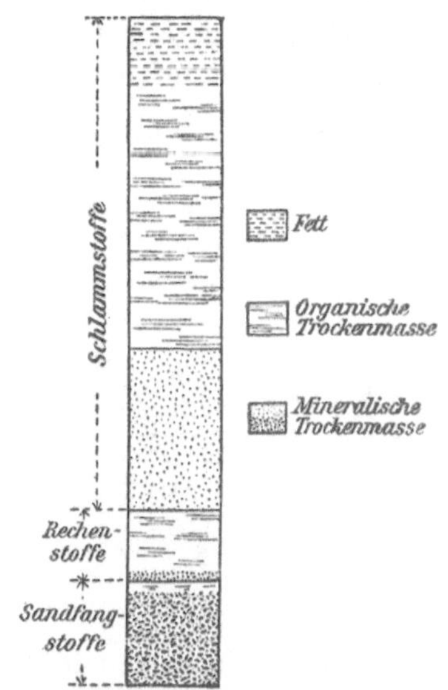

Abb. 68. Zusammensetzung der ungelösten Bestandteile des Abwassers.

Zu den ungelösten Stoffen muß man im strengen Sinne auch die Bakterien rechnen, von denen jeder Kubikzentimeter städtischen Abwassers eine Million oder mehr zu enthalten pflegt. Sanitäre Bedeutung haben hiervon vorwiegend nur die Krankheitserreger, die sich regelmäßig in städtischen Abwässern finden und gelegentlich eine Desinfektion des Abwassers notwendig machen.

Früher wurden Rechen hauptsächlich verwendet, wenn das Abwasser gepumpt werden mußte. Sie sollten verhindern, daß die Sperrstoffe in die Pumpen gelangten. Bei ihrer Anwendung kommt es zur Verlangsamung der Stromgeschwindigkeit und zum Ausfallen der Sinkstoffe. Deshalb mußten im Zusammenhange mit Rechen auch immer Sandfänge gebaut werden. Manche Städte, namentlich solche, die große makadamisierte Straßenflächen aufweisen, von denen erhebliche Mengen zermahlenen Steinmaterials in die Kanäle abgeschwemmt werden, sehen sich auch heute noch veranlaßt, große Sandfänge zu bauen mit Baggervorrichtungen, welche den Detritus ausheben. Neuerdings werden aber zum Pumpen Konstruktionen hergestellt, die imstande sind, selbst die Sperr- und Sinkstoffe mit zu fördern. Unter Umständen werden die Sinkstoffe absichtlich aufgerührt, z. B. durch Luftgebläse, um sie solchen Pumpen mit zuzuführen. Das hat den Vorteil, daß man diese Stoffe nicht im Bereiche der Stadt auszuräumen und abzufahren braucht, sondern sie zugleich mit dem Abwasser aus dem Weichbilde der Stadt herausschafft.

Abb. 69 stellt einen Sandfang im Längsschnitt dar mit Baggervorrichtung, die zur Ausräumung der abgelagerten Sinkstoffe bestimmt ist. Größere Sandfanganlagen werden auch mit flacher oder annähernd flacher Sohle gebaut und mit fahrbaren Greifbaggern ausgerüstet, durch welche die Sinkstoffe von jedem Punkte der Sohle abgehoben werden können.

Die Sandfänge werden in der Regel so dimensioniert, daß das Abwasser mit einer Geschwindigkeit von 5 bis höchstens 20 cm pro Sekunde durch sie hindurchläuft. Bei dieser Geschwindigkeit gehen die leichteren Schwebestoffe durch den Sandfang hindurch. Nur die schwereren sog. Sinkstoffe fallen zu Boden. Zumeist handelt es sich, wie schon erwähnt, um Sand, Kaffeesatz usw., die von Haaren und Faserstoffen durchsetzt sind, deshalb leicht in Fäulnis übergehen und schnell beseitigt werden müssen, was in der Regel durch Vergraben geschieht. Daraus erwachsen keine Schwierigkeiten, weil sich auf 100000 Einwohner täglich nur etwa 1 cbm Sandfangrückstand ergibt.

Zum Abfangen der Sperr- und gröberen Schwebestoffe bis zu etwa 2 mm Durchmesser hinunter werden mechanische Abfangvorrichtungen benutzt und zwar Rechen, Gitter und Siebe. Unter Rechen versteht man Vorrichtungen aus parallel angebrachten Drähten und Stäben. Gitter sind Konstruktionen aus sich kreuzenden Stäben und Siebe Abfangvorrichtungen aus durchlochten Metallplatten oder sich kreuzenden Drähten. Die hier genannten Apparate werden entweder in fester, flächenartiger Konstruktion in den Strom des Abwassers gestellt, oder aber als bewegliche Flügelrechen, Siebscheiben und Siebtrommeln.

Daß es von vielen Ingenieuren nicht mehr für nötig gehalten wird, solche Apparate lediglich zum Schutze der Pumpen anzuwenden, habe ich schon erwähnt. Auf der andern Seite wurde aber auch schon hervorgehoben, daß es heute für manche Städte als völlig ausreichend gilt, die Abwässer nur durch die genannten Apparate zu behandeln und keiner weiteren Reinigung zu unterziehen, ehe sie dem Fluß überantwortet werden. Das ist nach dem Gesagten natürlich nur möglich, wo die Abwässer in einen sehr wasserreichen Vorfluter geleitet werden können. So z. B. scheiden Hamburg, Cöln, Düsseldorf, Dresden, Göttingen, Gleiwitz und eine große Anzahl kleinerer Städte aus ihren Abwässern nur die ungelösten Stoffe bis zu einem Durchmesser von 2—3 mm durch mechanische Abfangvorrichtungen aus und leiten sie darauf ohne weiteres in die Flüsse.

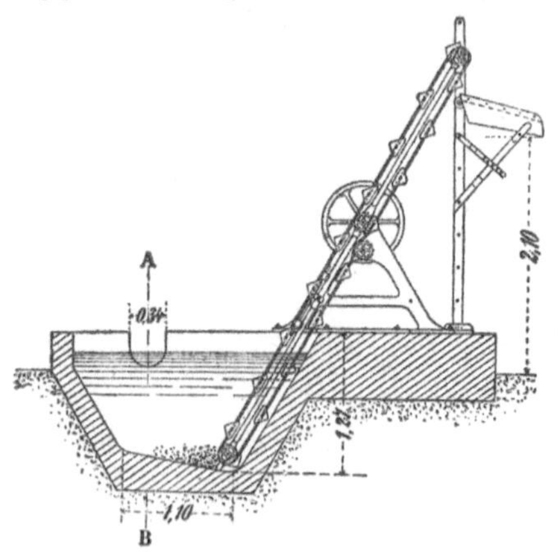

Abb. 69. Sandfang mit Bagger im Längsschnitt.

In kleineren Ortschaften genügt es, unter die Mündung des Schmutzwasserkanals einen Siebkorb aufzuhängen.

Abb. 70 veranschaulicht einen Flügelrechen, der so konstruiert ist, daß immer ein Flügel des Rechens den kreisförmig vertieften Kanalquerschnitt vollständig abschließt. Die Rechenflügel werden in fortgesetzter Drehung automatisch aus dem Abwasser gehoben.

Durch Abb. 71 wird eine Rienschsche Siebscheibe schematisch demonstriert. Diese liegt schräg, fast horizontal in dem Abwasserstrom und dreht sich. Die angeschwemmten Stoffe werden dadurch aus dem Abwasser herausgehoben und durch Bürsten abgestreift.

Durch mechanische Abfangvorrichtungen wie die eben beschriebenen vermag man günstigstenfalls 10 % der ungelösten Stoffe abzufangen, d. h. eine Menge von 1 bis höchstens 4 cbm täglich auf je 100000 Einwohner. Die Unterbringung dieser Stoffe ist nicht schwierig, weil ihre Menge gering ist und weil sie ohne weiteres transportfähig sind. Vielfach werden sie gegen Zahlung von der Landbevölkerung abgeholt und als Dünger verwendet.

Auf den Kopf der Einwohnerschaft berechnet, sind die Anschaffungs- und Betriebskosten solcher Apparate nicht sehr hoch. Sie stellen sich nur auf 10 bis 20 Pf. pro Kopf und Jahr. Berechnet man die Ausgaben aber nach den Kosten, die es macht, 1 cbm der ungelösten Stoffe abzufangen, so ergeben sich unverhältnismäßig hohe Zahlen, nämlich 10—20 M. pro Kubikmeter Rechengut. Es steht zu hoffen, daß es gelingen wird, Abfangvorrichtungen zu konstruieren, die rationeller arbeiten. Das wird gelingen, sobald man den Versuch aufgibt, die feineren Partikel-

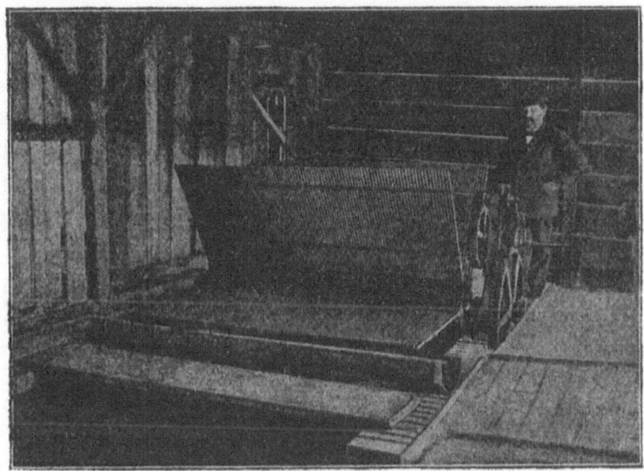

Abb. 70. Schneppendahlscher Flügelrechen.

chen abzufangen. In der Regel wird es genügen, Stoffe bis zu 5 und 6 mm herab auszuscheiden, und das wird ganz erheblich geringere Kosten verursachen.

Der Wert der beschriebenen Apparate liegt hauptsächlich auf ästhetischem Gebiete. Sie verhindern, daß der Weg, den das Abwasser nimmt, durch unappetitliche Schwimmstoffe in dem Stromlauf gekennzeichnet wird.

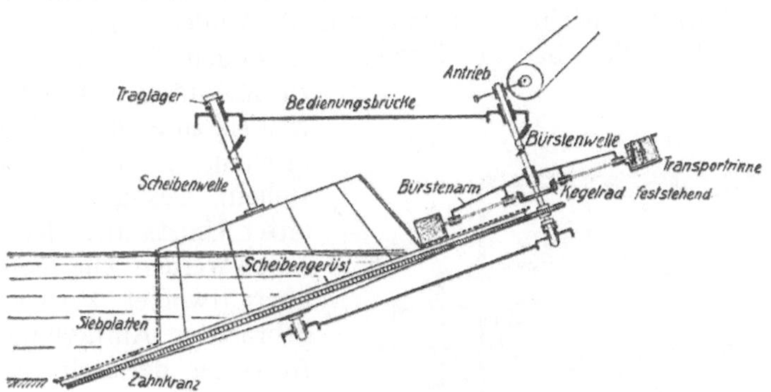

Abb. 71. Separatorscheibe nach Riensch.

Ausscheidung von Fett. Obgleich in den meisten schwemmkanalisierten Städten die Anbringung von Fettfängen in den einzelnen Wohnungen vorgeschrieben ist, so weisen städtische Abwässer in der Regel doch noch ziemlich große Mengen Fett auf. Die Berliner Abwässer enthalten $6^3/_4$ kg Fett pro Kopf und Jahr. Degener fand in den lufttrockenen Sedimenten aus städtischen Abwässern 4—18 % Fett. In Industriestädten weisen die Abwässer, wenn nicht zweckmäßige Vorkehrungen getroffen sind, unter Umständen einen unerwartet hohen Fettgehalt auf. Wiederholt ist der Versuch gemacht worden, das Fett aus städtischen Abwässern wiederzugewinnen, um es zu verwerten. Nur in einzelnen Städten mit ausgedehnten Wollwäschereien und anderen Industrien, die ungewöhnlich fettreiche Abwässer liefern, hat sich das bezahlt gemacht. Abgesehen von der finanziellen Ausbeute erweist es sich aber unter Umständen notwendig, das Fett möglichst weitgehend aus den Abwässern auszuscheiden. Namentlich sollte das überall geschehen, wo die Abwässer einer biologischen Reinigung, insbesondere auch auf Rieselfeldern und Bodenfiltern, unterzogen werden müssen.

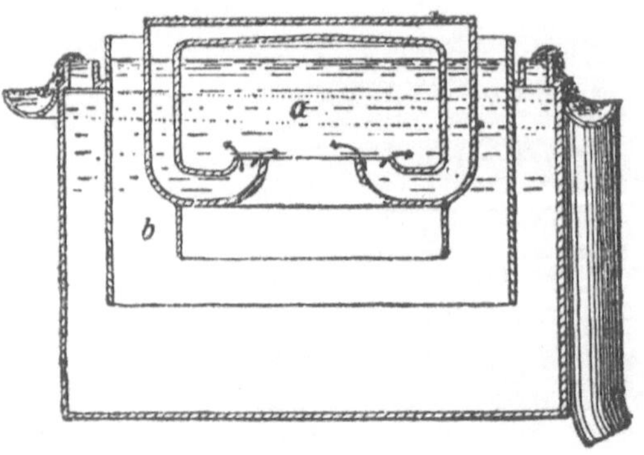

Abb. 72. Kremerscher Fettfang.

Die Fettfänge sind durchweg nach dem in Abb. 72 dargestellten Grundsatz ausgebildet.

Das Abwasser fließt durch eine Siebplatte in den ringförmigen, die Glocke a umgebenden Zylinder, der unten mit der Glocke a in Verbindung steht. Das Fett steigt nach oben, während das von Fett befreite Abwasser in den äußeren ringförmigen Zylinder übertritt, nachdem das mitgerissene Fett vorher noch Gelegenheit gehabt hat, in dem mittleren Zylinder (b) aufzusteigen. Das von Fett befreite Abwasser läuft dann beiderseits oben aus dem Fettfang ab.

Nach diesem Prinzip hat Kremer Fettfänge auch für größere Anlagen entworfen. Abb. 73 stellt eine neuere Konstruktion des Kremerschen Fettfanges dar, der für seitlichen Einlauf des Abwassers eingerichtet ist.

Ausscheidung des Feinschlammes

Die durch mechanische Abfangvorrichtungen nicht greifbaren ungelösten Bestandteile der Abwässer bilden, wie weiter oben gezeigt wurde, mit durchschnittlich reichlich 70 % den weitaus größten Teil. Sie verteilen sich in einem schnell fließenden Vorfluter leicht. In langsam fließenden oder gar still stehenden Gewässern sinken sie aber zu Boden und bilden Schlammbänke, die leicht zu Mißständen Anlaß geben können, weil sie zu etwa zwei Drittel aus organischen, fäulnisfähigen Stoffen bestehen. Deshalb müssen solche Stoffe unter Umständen den Abwässern entzogen werden, ehe diese den Vorflutern überantwortet werden. Nach althergebrachter Auffassung hat man dem Abwasser dadurch, daß man es von sämtlichen ungelösten Stoffen befreit, ungefähr die Hälfte seines Gesamtgehalts an organischen Stoffen entzogen, die andere Hälfte verbleibt dann immer noch im Abwasser und läßt sich, wie wir gesehen haben, nur durch Absorption oder biologische Prozesse daraus beseitigen. Die einzige Methode zur Ausscheidung des Feinschlammes, die sich bewährt hat, beruht auf dem Sedimentierprozeß.

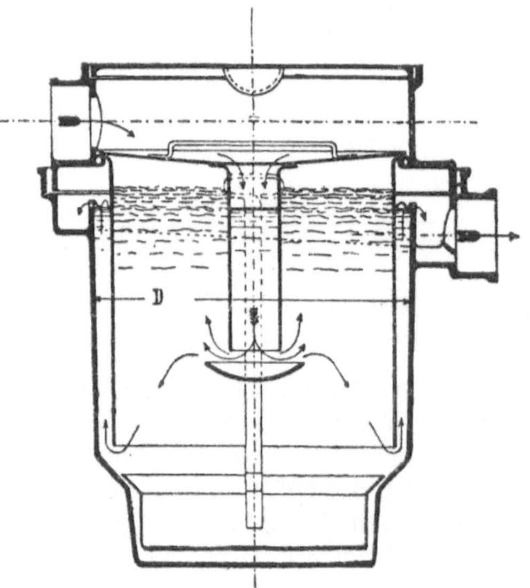

Abb. 73. Fettfang nach Kremer mit Seiteneinlauf.

Man leitet das Abwasser in Behälter, wo es entweder ganz zum Stillstand gebracht, oder seine Stromgeschwindigkeit sehr erheblich herabgesetzt wird. Dann fallen die ungelösten Stoffe, deren spezifisches Gewicht höher ist als das des Abwassers, zu Boden. Diesen einfachen Prozeß nennt man das Absitzverfahren. Dadurch läßt sich jedoch eine vollständige Ausscheidung des Feinschlammes nicht bewirken. Das Produkt bleibt trübe, ebenso wie bei der einfachen Filtration, und es enthält noch 30—40 % der ungelösten Bestandteile. Man kann den Sedimentierprozeß beschleunigen und auch verstärken durch Zusatz geeigneter chemischer Fällungsmittel. Dadurch gelingt es, ein völlig klares Produkt zu erzielen. In der Praxis wird das jedoch nicht angestrebt, sondern man begnügt sich auch beim chemischen Fällungsverfahren mit einer Ausscheidung von etwa 85 % der Gesamtmenge ungelöster Stoffe. Durch das chemische Fällungsverfahren werden in der Regel auch 20—30 % der gelösten organischen Stoffe mit niedergerissen und aus dem Abwasser ausgeschieden.

An das chemische Fällungsverfahren wurden in früheren Jahrzehnten große Hoffnungen geknüpft. Man glaubte die ganzen dungwertigen Stoffe des Abwassers zu Boden schlagen und mit hohem Gewinn verkaufen zu können. Solche Hoffnungen haben sich nirgends verwirklicht. Auch die früher viel verbreitete Meinung, daß ein völlig geklärtes Abwasser nicht mehr fäulnisfähig sei und Mißstände in dem Vorfluter nicht mehr hervorrufen könnte, hat sich als irrig erwiesen. Nicht nur wurde das Wasser des Vorfluters durch Einleitung übermäßiger Mengen chemisch geklärter Abwässer übelriechend, sondern es kam auch in ihm zur Abscheidung des Überschusses an zugesetzten Fällungsmitteln. Namentlich verdoppelt oder verdreifacht sich die Menge des Schlammes durch Zusatz von Chemikalien, und der Schlamm wird schwerer dränierbar. Es dauert Monate und noch länger, bis er stichfest wird. Man mußte deshalb zu künstlichen Maßnahmen greifen, um ihn zu entwässern. Von den dazu angewendeten Methoden wird nachher noch die Rede sein.

Seit einigen Jahrzehnten sucht man den Abwasserschlamm durch einen Ausfaulungsprozeß, das sog. Faulverfahren, zu zerstören. Das gelingt bis zu einem gewissen Grade, jedoch wurde bis vor kurzem gleichzeitig das Abwasser in stinkende Fäulnis versetzt, also in einen Zustand, in dem man es nicht ohne weiteres in den Fluß ableiten konnte. Auch dort, wo das entschlammte Wasser noch durchgreifender gereinigt werden mußte, erwuchsen infolge des Faulverfahrens Schwierigkeiten, insbesondere durch Geruchsbelästigungen für die Umgebung. Neuerdings ist man, wie wir noch sehen werden, mit Erfolg dazu übergegangen, den Schlamm von den Abwässern erst abzutrennen und für sich gesondert dem Faulprozeß zu unterwerfen.

Absitzverfahren. Das Absitzverfahren wird in flachen Becken oder in brunnenartigen Bauten durchgeführt. Früher geschah das allgemein in der Weise, daß man die Abwässer zum völligen Stillstand brachte, unterbrochener Betrieb. Neuerdings wird aber fast ausschließlich nur noch das kontinuierliche Absitzverfahren benutzt, bei dem man den Abwasserstrom nicht ganz aufhebt, sondern nur verlangsamt und so zu beeinflussen sucht, daß die Stromgeschwindigkeit in allen Teilen der Absitzanlage möglichst gleichmäßig wird. Außerdem ist Wert darauf zu legen, daß der abgelagerte Schlamm leicht entfernt werden kann. Wenn man nämlich den Schlamm nicht regelmäßig ausräumt, und die Absitzanlage gründlich davon säubert, so geht er in Fäulnis über, steigt in die Höhe und wird in Form großer Fladen abgeschwemmt. Beim kontinuierlichen Betriebe entleerte man früher allgemein das ganze Becken bis auf den abgesetzten Schlamm herab und säuberte die Becken dann von Hand. Ein solches Vorgehen ist kostspielig, zeitraubend und umständlich. Das hat Anlaß zu Konstruktionen gegeben, bei denen der Schlamm ausgeräumt werden kann, ohne daß man das Abwasser vorher aus dem Absitzbecken entfernt. Von den zu diesem Zwecke ersonnenen Konstruktionen wird weiter unten noch die Rede sein.

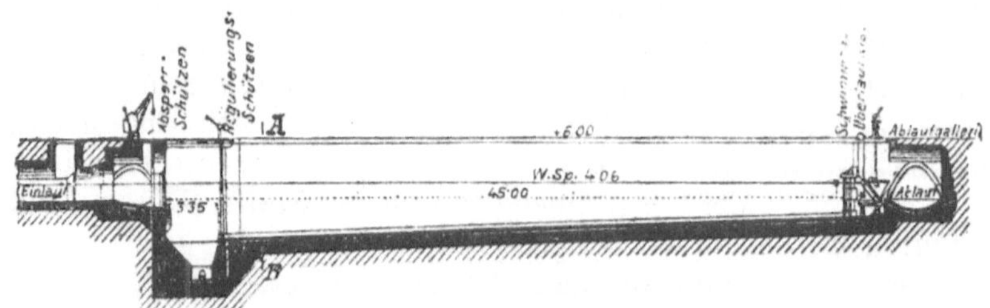

Abb. 74. Kölner Probeklärbecken (Längsschnitt).

Beim **unterbrochenen Betrieb** wird das Absitzbecken mit Abwasser gefüllt. Nachdem dieses eine bis mehrere Stunden in dem Becken gestanden hat, wird es entleert. Das kann nicht von unten her geschehen, weil sonst der abgelagerte Schlamm mit ausgeschwemmt werden würde. In der Regel geschieht es durch Schwimmervorrichtungen.

Neuerdings wird aber, wie schon erwähnt, allgemein nur noch das kontinuierliche Verfahren verwendet, und zwar vielfach noch in **Flachbecken**, wie sie früher allgemein angewendet wurden. Diese Flachbecken werden aber durch **brunnenartige Konstruktionen** mehr uud mehr verdrängt. Bei den **Flachbecken** muß der Sohle ein Gefälle nach der Zuflußseite gegeben werden (Abb. 74).

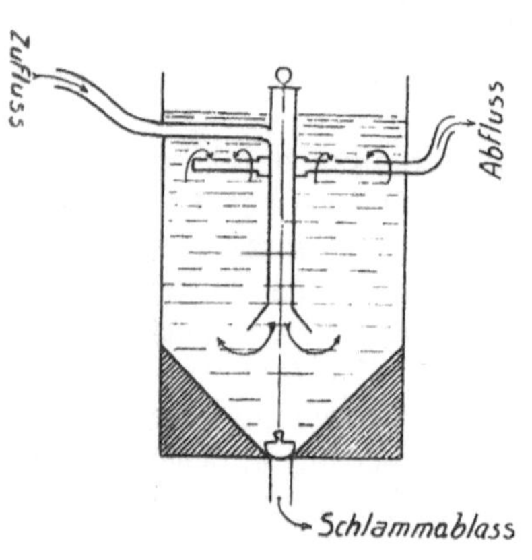

Abb. 75.
Mairich-Brunnen, Querschnitt.

Man läßt das Abwasser zunächst durch einen Sandfang fließen, in der Regel auch durch eine Rechenanlage. Früher wurde es allgemein den Becken über Überfallwehre zugeführt. Nach dem Vorgange **Steuernagels** läßt man es aber neuerdings vielfach in freiem Querschnitt in das Becken einlaufen. Der Stoß des Abwasserstromes wird durch Regulierschützen gebrochen, die eine gleichmäßige Verteilung des Abwassers über den ganzen Beckenquerschnitt bewirken sollen. Am Ablaufende des Beckens befindet sich ein verstellbares Überlaufwehr. Den Durchfluß sucht man so zu regulieren, daß das Abwasser sich mit einer Geschwindigkeit von nicht mehr als 4 bis etwa 20 mm in der Sekunde bewegt. Durch sehr gründliche Untersuchungen haben **Bock** und **Schwarz** in Hannover festgestellt, daß sich in 50 m langen Absitzbecken bei einer Durchtrittsgeschwindigkeit von 4—8 mm in der Sekunde fast 56 % der ungelösten Stoffe abscheiden. **Steuernagel** konnte in dem beschriebenen 45 m langen Becken bei einer Durchflußgeschwindigkeit von 4 mm in der Sekunde sogar 72 % der ungelösten Stoffe zur Abscheidung bringen. Auf 1000 cbm Abwasser ergaben sich rund 4 cbm Schlamm. Bei 20 mm Durchflußgeschwindigkeit erhielt man aus derselben Abwassermenge nur rund $2^1/_2$ cbm Schlamm. In diesem Falle war aber der Gehalt an Trockensubstanz fast doppelt so hoch, so daß der Erfolg nicht weit zurückstand hinter dem bei 4 mm erzielten.

A b s i t z b r u n n e n wurden bis vor kurzem in der Regel allgemein nach dem durch Abb. 75 und 76 veranschaulichten Prinzip konstruiert.

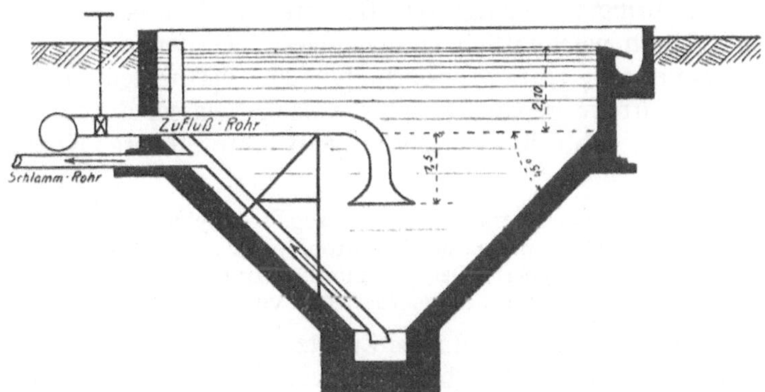

Abb 76 Birmingham-Separator

Das Abwasser wird den Brunnen im unteren Drittel zugeführt, es steigt so langsam empor, daß die Schlammteilchen Gelegenheit haben, zu Boden zu sinken. Das davon befreite Abwasser wird oben abgesaugt. Bei Konstruktion nach Abb. 75 wird der abgeschiedene Schlamm unten abgelassen durch Öffnung eines Ventils. Abb. 76 zeigt ein Becken, wo der Schlamm nach Öffnung eines Schlammrohres durch das Abwasser in dieses gedrückt und aus dem Brunnen herausbefördert wird.

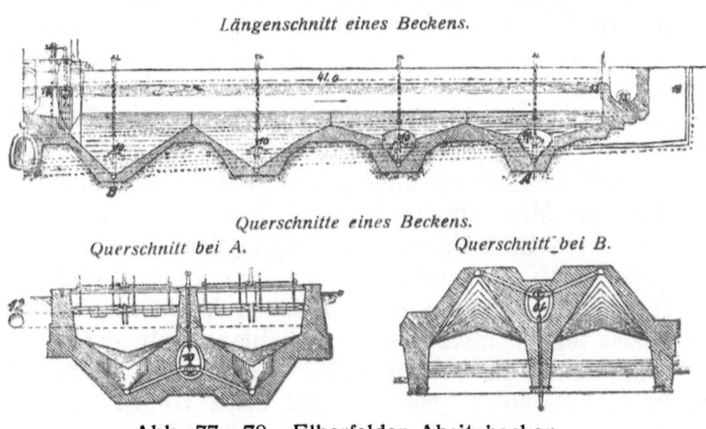

Abb 77—79. Elberfelder Absitzbecken.

Brunnenkonstruktionen verursachen in der Regel größere Baukosten als Flachbecken. Deshalb wird neuerdings versucht, die Flachbecken so zu konstruieren, daß man den Schlamm auch aus ihnen entfernen kann, ohne das Abwasser vorher zum Abfluß zu bringen. Vielfach geschieht das in der Weise, daß man die Sohle des Beckens in eine größere Reihe von Trichtern auflöst, in denen der Schlamm zu Boden sinkt. Durch Öffnung eines Ventiles kann er dann wie bei den Absitzbrunnen entfernt werden, ohne daß der Betrieb des Beckens unterbrochen wird. Die Abb. 77, 78 und 79 veranschaulichen eine derartige Anlage, die in

Elberfeld von Schönfelder hergestellt ist und täglich reichlich 40000 cbm Abwasser zu behandeln hat.

Bei diesen Becken sind die Trichter an der Zuflußseite beim Querschnitt B (Abb. 79) mit einem steileren Gefälle ausgebildet als auf der Abflußseite (Abb. 78). Der Zweck ist insofern nicht ganz erreicht worden, als das Gefälle der Trichtersohle nicht genügt, um den Sandschlamm nach den tiefsten Punkten des Trichters zum Abrutschen zu bringen, solange das Becken mit Abwasser gefüllt ist. Die Becken müssen deshalb wöchentlich einmal geleert werden.

Um die kostspieligen Untergrundarbeiten zu vermeiden, haben Rothe-Röckner sog. Klärtürme gebaut, durch die das Abwasser durch Heberwirkung hindurchgeführt wird. Abb. 80 veranschaulicht eine neuere Konstruktionsart solcher Türme.

Das Abwasser wird unter eine Metallglocke, den sog. Klärzylinder, durch tangential verteilte Röhren a zugeführt. Es steigt in den durch Luftpumpe evakuierten Zylinder auf und wird dann in den Ablaufkanal b übergehebert. Der Schlamm fällt zu Boden. Er wird durch ein Rührwerk nach dem tiefsten Punkte des Turmes befördert und von da aus abgepumpt.

Diese Türme haben sich bisher nur bei Zusatz von chemischen Fällungsmitteln bewährt, während die modernen Klärbrunnen, wie gesagt, auch ohne Chemikalienzusatz arbeiten. Die neuerdings verbreitetste Form der Absitzbrunnen kann ich erst weiter unten beschreiben, nachdem ich das Wesen des Faulverfahrens besprochen habe, das bei ihnen zur Anwendung kommt.

Fällungsverfahren. Die chemische Fällungsmethode wird zurzeit nur noch in wenigen Städten als selbständige Abwasserreinigungsmethode benutzt. In den zahlreichen, namentlich englischen Städten, wo sie notgedrungen zur Anwendung gebracht worden war, hat man sie immer nur als ein unbequemes und kostspieliges Provisorium betrachtet, das man aufgab, sobald sich die Möglichkeit dazu bot. Einzelne Städte benutzen es aber auch heute noch, so z. B. Leipzig, London und Glasgow. In London genügt der Reinigungserfolg, den man bei diesem Verfahren erzielt, da es dort nur darauf ankommt, den im Flutgebiete liegenden Unterlauf der Themse vor grobsinnlich wahrnehmbarer Verunreinigung zu schützen. Zu Trink- und Brauchzwecken wird das Wasser in diesem Bezirke ohnehin nicht verwendet. Es kommt hinzu, daß London die ungeheuren Schlammengen, die sich bei diesem Verfahren ergeben, ins Meer abfahren kann. Zurzeit werden dort die Abwässer von etwa $5^1/_2$ Millionen Einwohnern, die sich täglich auf etwa 1 Million Kubikmeter belaufen, mit Kalk (etwa 60 g CaO pro Kubikmeter) und Eisensulfat (14 g $FeSO_4$) versetzt und nach dem kontinuierlichen Verfahren in Flachbecken behandelt. Sie setzen täglich etwa 6000 cbm Schlamm ab, der in Schlammbecken übergepumpt wird, damit das mitgepumpte Wasser sich abscheidet. Dann wird der Schlamm in Tankdampfer gebracht und etwa 70 km weit ins Meer abgejahren. Sechs Tankdampfer mit je 1000 cbm Fassungsraum sind jahraus fahrein mit der Schlammabfuhr beschäftigt und erfordern jährlich einen Kostenaufwand von 1 Million Mark. Für den Ankauf von Chemikalien werden etwa $1^1/_2$ Millionen Mark ausgegeben. Durch dieses Verfahren gelingt es, aus den Londoner Abwässern etwa 75 % der suspendierten Stoffe abzuscheiden. Das hat genügt, um die bis dahin vollständig unhaltbaren Zustände in der Themse in befriedigender Weise zu verbessern.

Glasgow verfährt ähnlich wie London, fährt aber den Schlamm nicht ins Meer ab, sondern entwässert ihn in Filterpressen, auf die ich weiter unten noch zurückkomme.

In Leipzig werden den Abwässern durchschnittlich pro Kubikmeter rund 50 g Eisenoxyd (in Eisensulfat gelöstes Eisenoxyd) zugesetzt. Der Klärprozeß kostet dort auf den Kubikmeter durchschnittlich 1,64 Pf. oder 81,5 Pf. auf den Kopf und

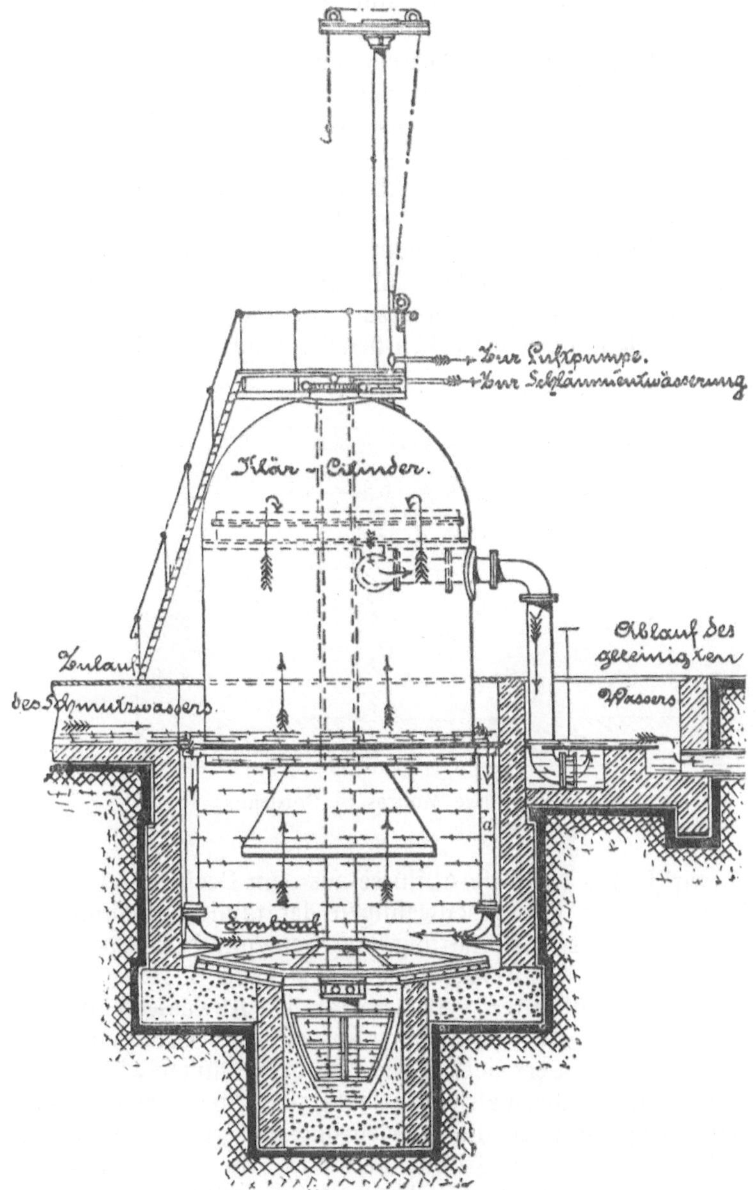

Abb. 80. Klärturm nach Rothe-Röckner.

Jahr. Auf den Kubikmeter Abwasser gewinnt man durchschnittlich 4 l Schlamm. Hier fällt die Schlammenge aus dem Grunde noch so gering aus, weil in Leipzig die Fäkalien noch nicht allgemein der Kläranlage zugeführt werden. Zum Vergleich führe ich an, daß in London reichlich $6^1/_2$ l Schlamm und in Glasgow sogar $8^1/_2$ l auf den Kubikmeter Abwasser gewonnen werden. Die Klärkosten belaufen sich in London auf 0,86 Pf. auf den Kubikmeter, in Glasgow auf 0,8 Pf. auf den Kubikmeter.

In England wird das chemische Fällungsverfahren noch vielfach als vorbereitende Methode für ein nachfolgendes biologisches Verfahren gebraucht. Als Klärmittel wird mit Vorliebe Eisenalaun verwendet neben Kalk.

Das Rothe-Degener-Verfahren arbeitet auch mit Zusatz von Klärmitteln, es bezweckt aber nicht lediglich die Ausscheidung der ungelösten Stoffe, sondern die durchgreifende Reinigung. Deshalb soll es weiter unten im Zusammenhang mit den biologischen Verfahren besprochen werden.

Faulverfahren. Im Jahre 1895 ist eine Abart des Absitzverfahrens, das sog. Faulverfahren, in Aufnahme gekommen und von sehr zahlreichen, namentlich englischen Städten eingeführt worden. Es unterscheidet sich von dem beschriebenen Absitzverfahren hauptsächlich darin, daß man den Schlamm aus dem Absitzbecken nicht regelmäßig ausräumt, ehe er in faulige Zersetzung übergeht, sondern die Sedimente monate- oder gar jahrelang in dem Becken beläßt, damit sie vollständig ausfaulen.

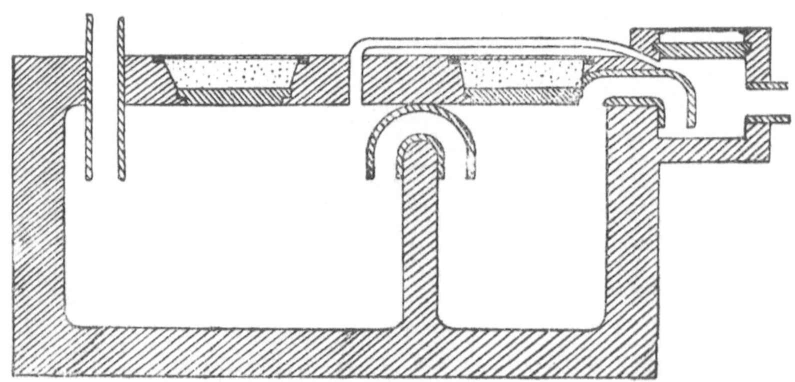

Abb. 81. Fosse Mouras in Bordeaux.

Dadurch wird bewirkt, daß auch die Abflüsse aus dem Becken stets einen fauligen Charakter aufweisen. Das Herausschwemmen der fauligen Sedimente aus dem Becken vermag man durch Vorschaltung von Schwimmbrettern so weit einzuschränken, daß die Abflüsse durchschnittlich nur etwa 85 bis reichlich 100 mg ungelöste Stoffe im Liter enthalten. Als selbständige Abwasserreinigungsmethode kann das Faulverfahren aus den weiter oben ausgeführten Gründen nicht in Frage kommen. Dieses muß besonders betont werden, denn immer wieder werden Versuche gemacht, das Faulverfahren als eine selbständige Abwasserreinigungsmethode hinzustellen. Die Vorgänge nach dieser Richtung datieren schon seit dem Jahre 1860, wo Mouras in Frankreich Gruben herstellte, die durch anaerobe Gärung sämtliche Exkremente und andere ungelöste Stoffe verflüssigen sollten. Abb. 81 stellt eine sog. Fosse Mouras dar, wie sie in Bordeaux zur Ausführung gekommen ist.

Solche Gruben wurden hinter die einzelnen Häuser geschaltet. Das durch das links sichtbare Fallrohr zugebrachte Abwasser verdrängt eine gleiche Menge, die rechts aus der Grube austritt. Die Gruben waren zunächst vollständig luftdicht abgeschlossen, in Bordeaux wurde aber zur Ableitung der Fäulnisgase die Anbringung der in Abb. 81 sichtbaren Lüftungsrohre vorgeschrieben. Die Gase, die sich bei dem Faulverfahren bilden, sind brennbar, und ihre Menge ist so groß, daß man wiederholt an ihre technische Verwertung gedacht hat. Diese ist bislang noch nicht gelungen, dagegen sind wiederholt Explosionen vorgekommen.

In der Regel wird das Faulverfahren jetzt in offenen Becken durchgeführt. Für die Umgebung erwachsen daraus deshalb keine nennenswerten Belästigungen, weil sich über den Abwässern eine dicke Schwimmschicht bildet, die allmählich einen erdigen Charakter annimmt, und die Fäulnisgase zurückhält. Geruchsbelästigungen entwickeln sich erst, wenn die Abflüsse aus den Becken mit der Luft in Berührung gebracht werden. Darauf werde ich weiter unten noch zurückkommen. Der Hauptnutzen des Faulverfahrens besteht in der Ausscheidung der ungelösten Stoffe, die ungefähr auf eine gleiche Stufe zu setzen ist mit derjenigen, die man beim Absitzverfahren erzielt. In guten Faulbecken vermag man 60—70 % der ungelösten Stoffe aus dem Abwasser auszuscheiden. Das gelingt auch, wenn man die Abwässer nicht, wie es früher wohl geschah, 48 Stunden oder noch länger, sondern nur 6—12 Stunden in dem Becken verweilen läßt. Auch die gelösten organischen Stoffe werden im Faulbecken angegriffen. Ihre Menge kann um $^1/_3$ bis $^1/_2$ verringert werden. Der weitaus größte Wert wurde früher allgemein auf die Schlammverzehrung in den Faulbecken gelegt. Man erwartete eine Verringerung der Schlammenge um 70 oder gar 90 %. Auf Grund umfassender Erfahrungen ist man aber jetzt allgemein der Meinung, daß sie weit geringer ausfällt. Die anfängliche Täuschung wurde hauptsächlich dadurch veranlaßt, daß der Schlamm infolge der Zersetzungsvorgänge konzentrierter wird, wodurch sich sein Volumen zwar erheblich verringert, nicht aber in demselben Maße das Gewicht der zurückbleibenden festen Stoffe. Die Konzentration wird hauptsächlich dadurch veranlaßt, daß der Schlamm infolge der Zersetzungsvorgänge sein Wasserbindungsvermögen verliert. Dadurch wird er auch leichter dränierbar, man kann ihn leichter in stichfeste Form bringen als frischen Schlamm. Darauf wird zurzeit in der Praxis der größte Wert gelegt. Frische Abwassersedimente pflegen einen Wassergehalt von rund 95—99 % aufzuweisen, die Sedimente aus einem Faulbecken dagegen nur rund etwa 80 %. Bei ihnen beläuft sich der Gehalt an Trockensubstanz dann auf 20 % gegenüber 1—5 % bei frischem Schlamm. Jeder Kubikmeter solchen ausgefaulten und dadurch konzentrierten Schlammes enthält also soviel feste Stoffe wie 4—20 cbm frischen Schlammes. Lange Zeit hindurch ist man sich darüber völlig im unklaren gewesen, wie die Schlammverzehrungsvorgänge in den Faulbecken zu bewerten seien. Nachdem die ersten überschwenglichen Hoffnungen sich nicht erfüllt hatten, trat eine übertriebene Skepsis in den Vordergrund. Es wurde behauptet, in den Faulbecken käme es überhaupt zu keiner nennenswerten Schlammverzehrung. Verfasser hat aus diesem Grunde Experimente durchgeführt, die jeden Zweifel nach dieser Richtung beseitigt haben. Es wurden Kohlköpfe, Rüben, Kartoffeln, Erbsen, Bohnen, Brot, Fleisch, Papier und andere Gewebestoffe usw. in die Faulbecken gehängt. Nach Ablauf von 2—3 Wochen waren sie vollständig zerstört. Abb. 82 zeigt die Reste eines gehäuteten Meerschweinchens nach nur dreiwöchigem Aufenthalt in einem Faulbecken.

Bis auf die weißen Knochen waren alle Organe und Gewebe des Tieres innerhalb drei Wochen verflüssigt und vergast. Durch vergleichende Versuche konnte ich feststellen, daß die Zersetzungsvorgänge in dem Faulbecken viel intensiver und deshalb schneller verlaufen, als z. B. in gut durchlüfteten Gräbern in Sandboden. Die Zersetzungsvorgänge sind zurückzuführen auf Bakterientätigkeit, namentlich aber auch auf die Wirkung von Enzymen, von denen wir in den Faulbecken sehr erhebliche Mengen haben nachweisen können.[1])

Als Beispiel dafür, wie dieser Erfolg praktisch zur Geltung kommt, führe ich an, daß Manchester seit Einführung des Faulverfahrens jährlich reichlich 100000 Tons Schlamm weniger in die See abzufahren hat, als zur Zeit der chemischen Fällung. In Birmingham waren früher 26 Arbeiter ständig mit der Schlammbeseitigung beschäftigt, nach Einführung des Faulverfahrens konnten 6 Mann die ganze Arbeit verrichten. Unter Umständen erweist es sich als ein großer Vorteil, daß der Schlamm viele Monate in den Becken liegen bleiben, also nach Bedarf ausgeräumt werden kann. Dadurch lassen sich alle Mißstände vermeiden, die mit der beim Absitzverfahren notwendigen häufigen Ausräumung des Schlammes verknüpft sind.

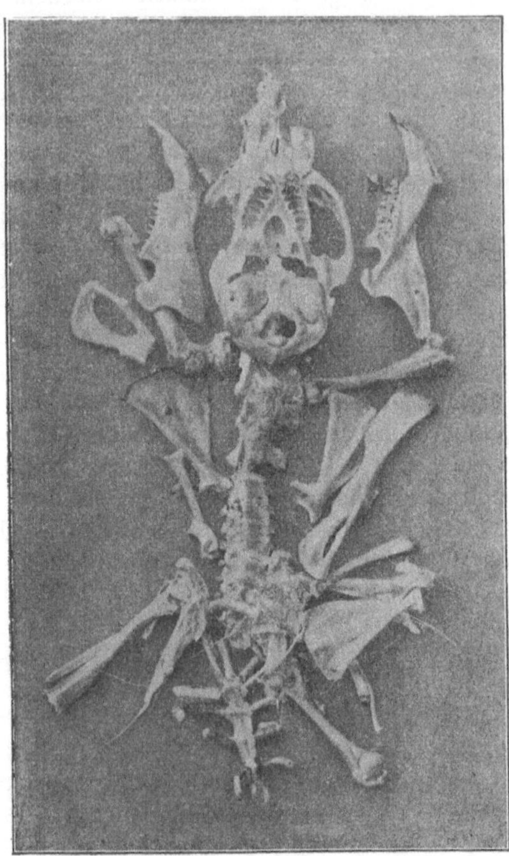

Abb. 82. Reste eines Meerschweinchens nach dreiwöchigem Aufenthalt in einem Faulbecken.

Bei dem Faulverfahren muß man in der Wahl der Baumaterialien sehr vorsichtig sein, weil der gebildete Schwefelwasserstoff Zement unter Umständen angreift.

Ausräumung des Schlammes

Die Notwendigkeit einer regelmäßigen Ausräumung des Schlammes aus den Absitzbecken ist weiter oben schon begründet worden, ebenso der Vorteil, den es bietet, wenn man das Ablassen des Schlammes besorgen kann, ohne den Betrieb zu unterbrechen. Um dieses zu ermöglichen, sind verschiedenartige Konstruktionen ausgebildet worden, die sich in meinem Leitfaden näher beschrieben finden.

Die günstigen Erfahrungen, die man bei dem Faulverfahren in bezug auf die Ausfaulung des Schlammes gemacht hat, haben dazu geführt, daß man Becken und Brunnen konstruierte, die nach dem Absitzverfahren betrieben werden, aus denen aber der Schlamm fortgesetzt abrutscht in einen besonderen Raum, wo er der Fäulnis überlassen wird. In kleinem Maßstabe hat Clark in Lawrence (Massachusetts) solche Konstruktionen zuerst verwendet. Diese hat Travis weiter ausgebildet und in großem Maßstabe ausgeführt.

Abb. 83 zeigt im Querschnitt die fur Hampton nach Angabe von Travis ausgeführte Anlage, die nach dem Gesagten ohne weiteres verstandlich sein wird. Neuerdings gibt Travis den Absitzbecken eine andere Form.

[1]) Nahere Ausfuhrungen uber diese Vorgange und uber die im folgenden besprochenen Feststellungen finden sich in meinem Leitfaden fur die Abwasserreinigungsfrage (München 1912).

Diese Travisschen Konstruktionen haben Anregung gegeben zur Ausbildung des in Abb. 84 im Querschnitt dargestellten Emscherbrunnens.

Bei diesem ist das Absitzbecken rinnenförmig ausgebildet und viel kleiner dimensioniert als der Schlammfaulraum. Die Emscherbrunnen werden in einer

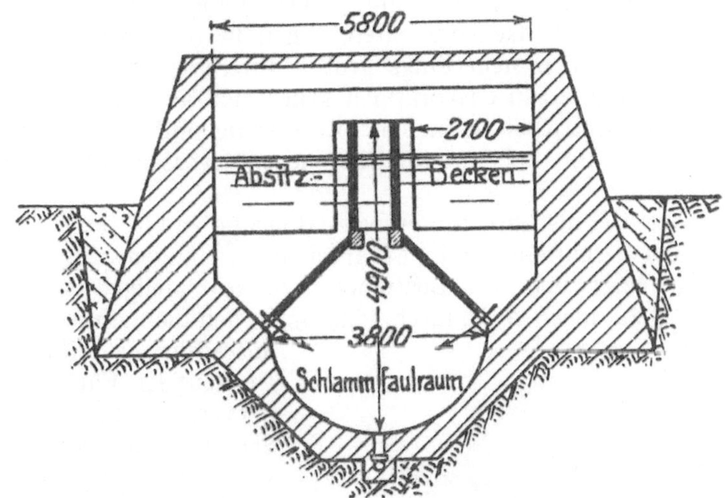

Abb 83. Hydrolytic Tank nach Travis in Hampton (Querschnitt).

Tiefe von 8—10 m hergestellt bei einem Durchmesser von 6 m. Der Schlamm steht in diesen Brunnen unter dem Drucke einer sehr hohen Wassersäule. Als Folge davon faßt man es auf, daß es in diesen Brunnen zur Bildung von Schwefelwasserstoff und überhaupt zur Entwicklung übelriechender Gase nicht kommt. Der ausgefaulte Schlamm zeigt einen gummiartigen Geruch und ist von Gas-

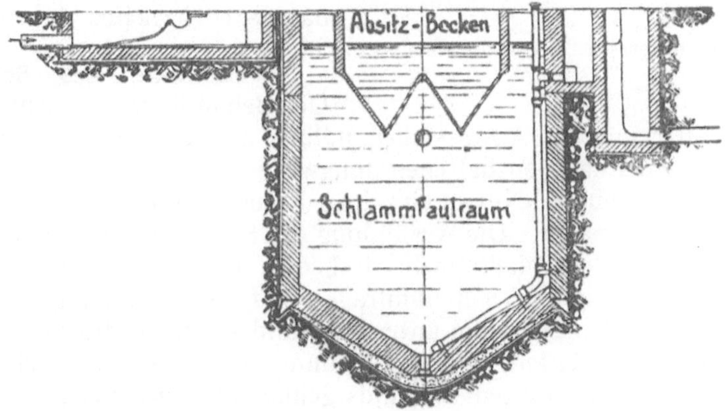

Abb. 84 Emscherbrunnen, ursprungliche Form.

blasen vollstandig durchsetzt. Infolgedessen ist er sehr leicht dränierbar. Er weist einen Wassergehalt von nur 75—80 % auf und läßt sich im Sommer innerhalb 2—3, im Winter innerhalb 8 Tagen in eine stichfeste, nicht riechende Masse mit einem Wassergehalt von etwa 50 % verwandeln, wenn man ihn auf Trockenplätze leitet, die mit einer etwa 30 cm hohen Schicht feiner Schlacke bedeckt sind. Die Emscherbrunnen können im Gegensatz zu den Faulbecken als selbständige Abwasserreinigungsanlagen dienen, da die Abflüsse aus ihnen frisch sind.

Überall, wo man nur eine Ausscheidung des größeren Teils der ungelösten Stoffe fordert, können sie also in Betracht kommen.

Die Ausbildung des Emscherbrunnens ist das Verdienst des Dr.-Ing. K. Imhoff. Diese Brunnen sind nicht allein von der Emschergenossenschaft in großer Zahl ausgeführt (83 Brunnen bis Ende 1911), sondern auch von vielen größeren und kleineren anderen deutschen Städten. Auch in den Vereinigten Staaten von Nordamerika wird ihnen neuerdings großes Interesse entgegengebracht.

Die Baukosten der Emscherbrunnen sollen sich auf 1,6—3 M. für den Kopf stellen, die reinen Betriebskosten, ohne Verzinsung und Amortisation, auf 10 Pf. für den Kopf und Jahr, bei starkem Überwiegen gewisser Industrieabwässer allerdings auf 20 Pf.

Die Berliner Gesellschaft für Abwasserklärung stellt jetzt Emscherbrunnen her, die mit den beschriebenen Kremerschen Fettfangen ausgestattet sind.

Neuerdings zeigt sich das Bestreben, die kostspieligen tiefen Untergrundbauten unnötig zu machen dadurch, daß man den Schlamm aus Absitzbecken ausräumt und ihn in gesonderten Becken der Fäulnis überläßt. Die hervorgetretenen Bedenken, der Schlamm würde sich dann nicht so günstig zersetzen, sind, wie Watson in Birmingham gezeigt hat, jedenfalls nicht allgemein gerechtfertigt. Dort gelingt es, den aus Absitzbecken ausgeräumten Schlamm in gesonderten Becken auszufaulen und in eine für die Weiterbehandlung günstige Form zu bringen, ohne daß sich Mißstände daraus entwickeln.

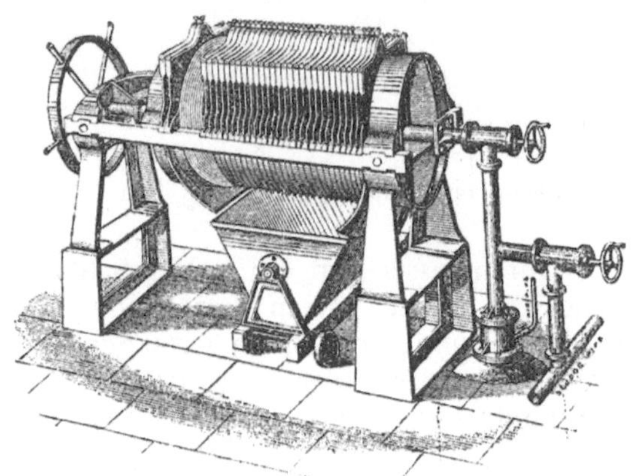

Abb. 85. Schlammpresse. Rahmensystem.

Behandlung des Schlammes.

Die Behandlung des Schlammes ist die schwierigste aller mit der Abwasserbehandlung zusammenhängenden Fragen. Auf eine Verwertung der darin enthaltenen dungwertigen Stoffe und des Fettes verzichtet man zurzeit allgemein. Nur in einzelnen Industriestädten werden Versuche nach dieser Richtung gemacht. Die Ausfaulung des Schlammes und seine dadurch bewirkte Überführung in eine nicht mehr riechende, leicht dränierbare Form gilt heute als die beste Lösung der Schlammfrage. Wo die Ausfaulung nicht durchführbar ist, kann man den Schlamm unter Umständen auch in frischem Zustande zur Dränage in Gräben einleiten, die nach Füllung mit Erde zugedeckt werden. In Coethen und einigen Städten Englands gelingt es neuerdings, den frischen, d. h. nicht ausgefaulten Schlamm auf Trockenbeeten stichfest zu machen, ohne daß sich dabei Mißstände ergeben.

Sehr verbreitet ist die Entwässerung des Schlammes durch Filterpressen (Abb. 85).

Diese setzen sich aus gußeisernen Rahmen von $^3/_4$—1 m Größe zusammen. Zwischen je 2 Rahmen werden aus Hanf hergestellte Filtertücher aufgehängt. Dann werden die Rahmen zusammengeschlossen und festgeschraubt. Unter einem Druck von 6—8 Atmosphären wird der Schlamm in die Filtertücher hineingepreßt. Innerhalb $^1/_4$—1 Stunde kann er auf $^1/_7$ seines ursprünglichen Volumens reduziert werden, dadurch, daß sein Wassergehalt auf 50—65% herabgesetzt wird. Das aus dem Schlamm gepreßte Abwasser läßt man in der Regel wieder in die

Absitzbecken zuruckfließen. Die Kosten des Pressens belaufen sich auf 2—6 Mark für 1000 kg des gewonnenen Schlammkuchens, d. h. für 5 cbm des nassen Schlammes. Ohne Zusatz von Chemikalien sind die Sedimente aus Absitzbecken und Faulbecken dem Preßverfahren nicht zugänglich.

Neuerdings werden auch vielfach Versuche gemacht, den Schlamm durch Zentrifugen zu entwässern. In Harburg, Hannover, Frankfurt a. M. und Bielefeld ist die ter Meersche Zentrifuge eingeführt worden (Abb. 86).

Diese Zentrifuge schleudert die festen Bestandteile nach der Peripherie, wahrend der flüssige Anteil des Schlammes mit dem Fett nach der Mitte des Apparates abläuft. In bestimmten Zeitabschnitten offnen sich an der Außenwand des Apparates Ringschieber. Dabei entleert sich der getrocknete Schlamm automatisch. In einer Zentrifuge können stundlich 4—9 cbm Rohschlamm von 90% Wassergehalt bis auf 60—65% entwassert werden. Das Ablaufwasser wird zum Klarbecken zuruckgeführt.

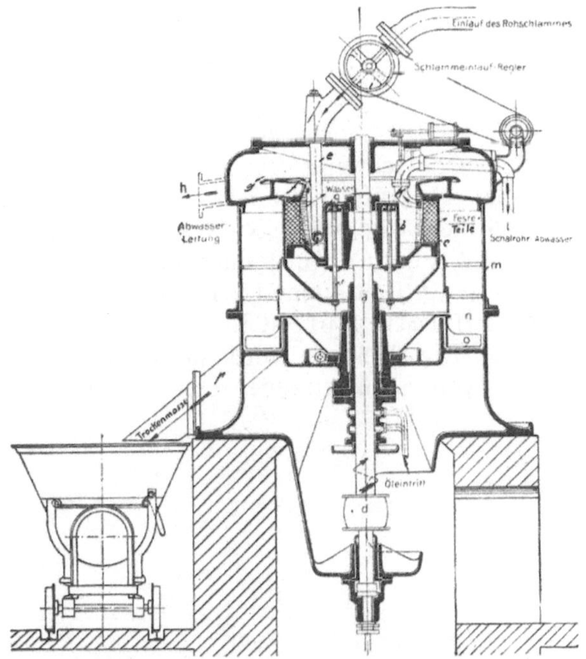

Abb. 86. Schlammtrockenzentrifuge.

Der durch Pressen oder Zentrifugieren getrocknete Schlamm ist noch fäulnisfähig, während der Schlamm aus Faulkammern nicht nur leicht dränierbar ist, sondern auch unbedenklich zu Erdaufhöhungen benutzt werden kann, weil er von den zersetzungsfähigen Stoffen befreit ist. Den künstlich getrockneten, frischen Schlamm sucht man durch Vergasung oder Verbrennung zu beseitigen.

Berieselung Bis vor etwa 40 Jahren war das Berieselungsverfahren für die Behandlung städtischer Schmutzwässer nur in vereinzelten Fällen zur Anwendung gekommen. In England, wo der Zustand der meisten Flüsse unhaltbar geworden war und man notgedrungen zur Reinigung der städtischen Abwässer schreiten mußte, erklärten alle um jene Zeit von der Regierung herangezogenen Sachverständigen, das Berieselungsverfahren sei die einzig brauchbare Abwasserreinigungsmethode. Deshalb wurde innerhalb kurzer Zeit zahlreichen Städten auferlegt, Rieselanlagen herzustellen. Es kam hinzu, daß damals Liebig, A. W. Hoffmann und andere Agrikulturchemiker erklärten, es sei unverantwortlich, die städtischen Schmutzwässer, deren Wert auf 12—18 M. pro Kopf und Jahr der Einwohnerschaft veranschlagt wurde, einfach in die Flüsse zu leiten und damit die wertvollen Dungstoffe zu vergeuden. Im Jahre 1876 hatten daraufhin schon 64 englische Städte, von der Regierung gezwungen, das Berieselungsverfahren eingeführt. Zumeist war der Erfolg unbefriedigend, weil der Boden sich für die Rieselei nicht eignete. Rieseln können nur solche Städte, welche ein für diese Zwecke geeignetes Gelände in erreichbarer Nähe haben.

Als günstigste Bodenart für die Rieselei gilt feiner lehmiger Sand oder leichter Mutterboden auf sandiger oder kiesiger Unterlage. Nur solche leichten

Bodenarten gewährleisten eine genügende Wasseraufnahmefähigkeit und verhindern andererseits, daß das Wasser ungereinigt durch den Boden hindurchfällt, wie es bei gröberem Bodenmaterial geschehen würde. Gleichzeitig ermöglichen sie die notwendige Trockenlegung des Bodens. Diese ist für die Berieselung deshalb durchaus nötig, weil die Poren des Bodens nicht fortgesetzt mit Wasser ausgefüllt sein dürfen. Das Grundwasser muß bis zu einem gewissen Abstande von der Oberfläche (reichlich 1 m) absenkbar sein. In England hat man notgedrungen das Gelände künstlich für die Berieselung brauchbar zu machen

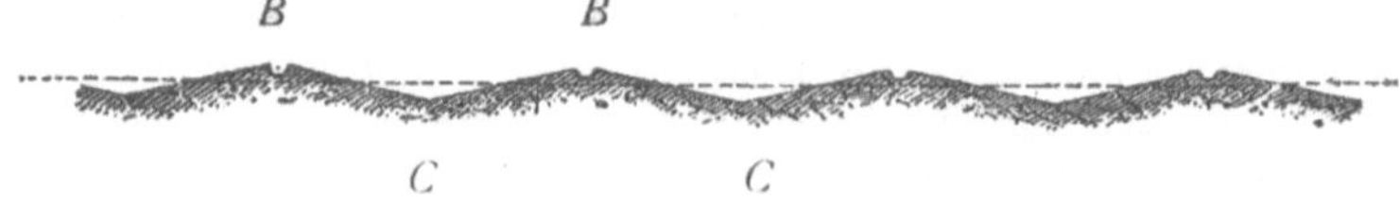

Abb 87. Rieselanlage, Ruckenbau (Querschnitt).

gesucht, z. B. wurde der Ton ausgehoben, mit Kohlen gemischt und gebrannt. Auch wurde schwerer Boden mit Asche oder Müll gemischt. Torfboden läßt sich bei sehr ausgiebiger Dränage zur Not für die Berieselung verwenden.

Bei den englischen Rieselanlagen mußte das aufgebrachte Schmutzwasser zum Teil verdunsten, oder aber oberflächlich zum Abfluß gebracht werden. In Deutschland versteht man unter dem Berieselungsverfahren dagegen einen Filtrationsprozeß.

Das Rieselgelände wird so hergerichtet (aptiert), daß das Abwasser nach Öffnen von Schützen oder Dämmen den vorgeschriebenen Weg nehmen muß.

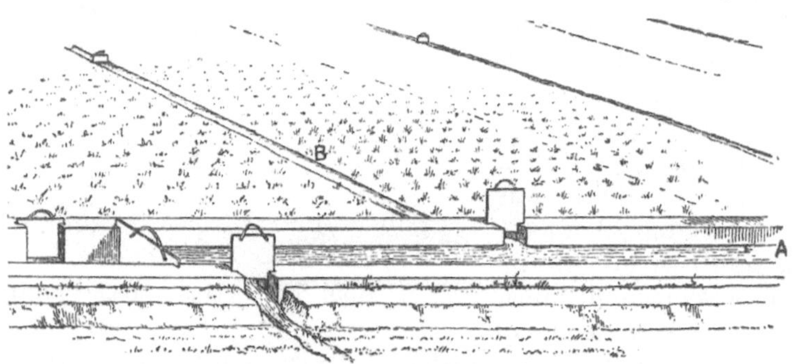

Abb. 88. Rieselanlage, Ruckenbau (Aufsicht).

Man unterscheidet verschiedene Verteilungsarten des Abwassers. Die einfachste ist die sog. Hang- oder Rückenberieselung (Abb. 87 u. 88).

Hierbei tritt das Abwasser am hochsten Punkte des Gelandes (B Abb. 87) aus. Nach Herabrieseln über ein Stuck Land wird es in einem Graben (C) aufgefangen, von dem aus es wieder gleichmaßig über das nachste Feld verteilt wird. Abb. 88 veranschaulicht, wie das Abwasser, das von den Vorreinigungsanlagen kommt, zunachst in einen Verteilungsgraben (A) eintritt, der quer vor dem Rieselfeld liegt und in Verbindung steht mit senkrecht dazu angelegten kleineren Zuleitungsgraben (B). Diese sind am Ende abgedammt. Aus ihnen tritt das Abwasser seitlich in das Gelande ein. Sobald der Graben gefullt ist, tritt es über dessen Rand, und lauft es uber die etwas geneigte Wiesenflache, um sich in tiefer gelegenen Graben C zu sammeln. Die einzelnen Rieselstücke werden in der Regel in einer Breite von nicht mehr als 10 m angelegt.

Wo irgend möglich, sucht man den sog. Beetbau (Abb. 89) durchzuführen. Bei diesem fällt die oberflächliche Verteilung des Abwassers grundsätzlich fort. Es wird gezwungen, durch den Boden hindurch zu filtrieren. Man läßt die Verteilungsgräben sich nur teilweise anfüllen. Das Abwasser muß deshalb von den Seiten her und unter der Oberfläche in die Beete eintreten.

Bei diesem Betrieb wird die Benetzung der zum Genuß bestimmten Stengel und Blätter der Pflanzen vermieden, lediglich die Wurzeln kommen mit dem Abwasser in Berührung. Die Beete werden in einer Breite von etwa nur 1 m und in einer Länge von höchstens 20—40 m angelegt, weil eine gleichmäßige Verteilung des Abwassers sonst schwer zu erzielen ist. Hierdurch werden zahlreiche Zuleitungsgräben und Wege erforderlich, weil man sonst die einzelnen Beete nicht

Abb. 89. Beetbau (Querschnitt).

erreichen und pflegen kann. Das bringt einen großen Verlust an Betriebsfläche mit sich. Auch geneigte Flächen lassen sich durch terrassenförmige Aufteilung der Oberfläche für Beetbau herrichten (Abb. 90).

Bei dem sog. Stauverfahren wird ein Stück Gelände, in der Regel 2—10 ha groß, eingedämmt und in einer Höhe von 25—50 cm mit Abwasser überstaut. Mit diesem Verfahren sucht man sich hier und da im Winter durchzuhelfen. In unserem gemäßigten Klima kann man ohne es auskommen.

In der Regel wird das Abwasser den Rieselanlagen durch Kanäle oder Rohrleitungen direkt zugeführt. Vor Jahrzehnten fing man in der Umgebung von London damit an, das Abwasser über Rieselanlagen zu verspritzen. Dieses Verfahren hat Gerson im Jahre 1882 wieder aufgenommen und Wulsch im Jahre 1897 in Eduardsfelde bei Posen eingeführt. Seitdem wird es vielfach das Eduardsfelder System genannt. Dort und in Magdeburg wurde die Oberfläche des Geländes überhaupt nicht aptiert, abgesehen von der Anlage von Zapfstellen, mit denen die Schläuche verbunden wurden

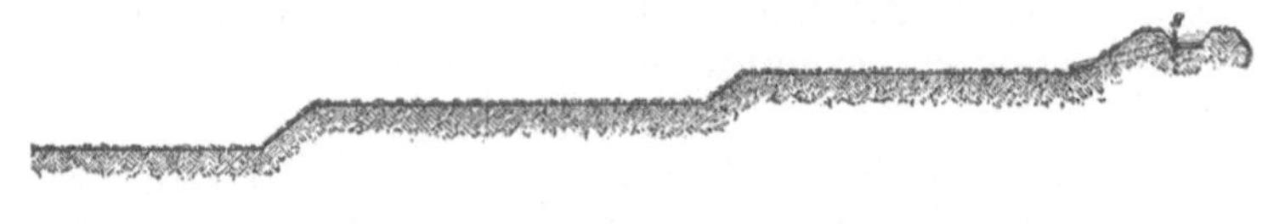

Abb. 90. Terassenbau (Querschnitt).

Mit Abwasser bespritzte Wiesen bei Magdeburg sollen einen ungewöhnlich starken Graswuchs gezeigt haben. Ihre Aptierung kostete nur 160 M. pro Hektar, während die Aptierung von Rieselwiesen nach anderem System etwa 1100 M. pro Hektar erfordert. In Magdeburg mußte man das Verspritzen des Abwassers in den Sommermonaten aber wieder einstellen, weil sich die Passanten über Geruchsbelästigungen beklagten. Neuerdings hat Garfield in Bradford angefangen, das durch chemische Vorbehandlung geklärte Abwasser durch Streudüsen über Wiesengelände zu verteilen, die auf ein unterirdisch verlegtes Netz von Verteilungsröhren geschraubt werden (Abb. 91).

Die so behandelten Wiesen zeigten einen erstaunlich üppigen Graswuchs. Geruchsbelästigungen waren nicht zu verspüren.

Schließlich wäre die sog. Untergrundberieselung zu erwähnen, die vorwiegend in Nordamerika zur Anwendung gekommen ist. Das Abwasser wird durch Tonröhren verteilt, die etwa einen Fuß tief und in gegenseitigen Abständen von 1—2 m verlegt werden. Die Tonröhren werden lose nebeneinander gelegt, jedoch an den Verbindungsstellen mit Halbröhren unterlagert und bedeckt, um den Eintritt von Erde und Wurzeln zu verhüten. Diese Verteilungsart hat den großen Vorzug, daß das ungereinigte Abwasser überhaupt nicht zutage tritt.

Rieselanlagen sollten stets dräniert werden. In einer Tiefe von 1—2 m werden, wenn möglich mit einem Gefälle von etwa 2 : 100, in gegenseitigen Abständen von etwa 8—10 m sog. Saugdräns aus unglasierten Röhren von 5—8 cm Durch-

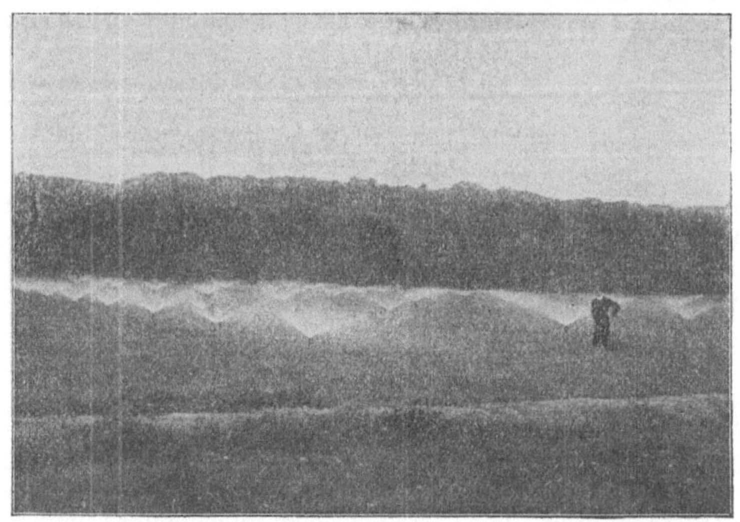

Abb. 91. Berieselung durch Streudusen.

messer und 30 cm Länge angelegt, deren Enden man ohne Muffenverbindung lose aneinanderfügt.

Diese Saugdräns verbindet man mit sog. Sammeldräns, die in der Regel aus glasierten, durch Muffen verbundenen Tonröhren von nicht unter 6 cm Durchmesser hergestellt werden.

Man unterscheidet drei Dränagetypen. Bei dem sog. Längssystem werden die Saugdräns (a) in der Richtung des stärksten Gefälles verlegt (Abb. 92).

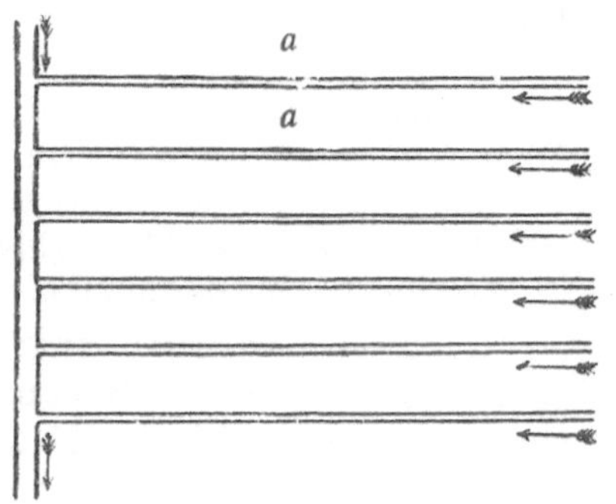

Abb. 92 Langsdranage (Aufsicht).

Bei der Querdränage, die kostspieliger aber wirksamer ist, werden die Saugdräns quer zum Grundwasserstrom, jedoch ebenfalls parallel angelegt wie bei der Längsdränage. Bei der sog. Diagonaldränage verlaufen die Saugdräns in schräger Richtung zu den Sammeldräns, so daß sich eine fischgrätenartige Gruppierung ergibt (Abb. 93).

Neuerdings wird fast ausschließlich diese Dränageart verwendet. Die Kosten der Dränage stellen sich auf 400—1600 M. pro Hektar.

Zu den Kosten der Oberflächenaptierung und der Dränage kommen noch die Kosten des Landankaufs, die mit mindestens 800 bis reichlich 2000 M. pro Hektar zu veranschlagen sind. Verlegt man die Rieselanlagen zu weit von der Stadt entfernt, so kann man die Abwässer oft nur durch Pumpen dorthin schaffen, woraus erhebliche Mehrkosten erwachsen.

Bestellung des Rieselgeländes. Der Dungwert der Abwässer wurde früher auf 8 M., ja sogar bis zu 18 M. pro Kopf und Jahr geschätzt. Neuerdings wird ihr theoretischer Wert auf 4—5 M. pro Kopf veranschlagt. Eine Stadt von 100000 Einwohnern müßte also bei rationeller Ausbeutung der städtischen Abwässer jährlich eine Einnahme von etwa $^1/_2$ Million Mark daraus erzielen können. Tatsächlich ergibt das Rieselverfahren aber nirgends Überschüsse. Bei Graswuchs können pro Hektar höchstens die Dungstoffe von 225 Personen ausgenutzt werden, bei anderen Nutzpflanzen nur von 60 bis etwa 100 Personen. Es kommt hinzu, daß die Nutzpflanzen nur zu gewissen Jahreszeiten die Beschickung mit Abwasser vertragen können. Man hat auf Rieselfeldern Getreide, Gemüse, Kartoffeln, Obstbäume, Weiden usw. angepflanzt. Am rationellsten scheint in unserem Klima in der Regel der Anbau von Gras und Rüben zu sein.

Durch Verpachten der Rieselgelände an Private hat man vielfach eine höhere Einnahme erzielt, doch hält es schwer, die Pächter dazu zu bewegen,

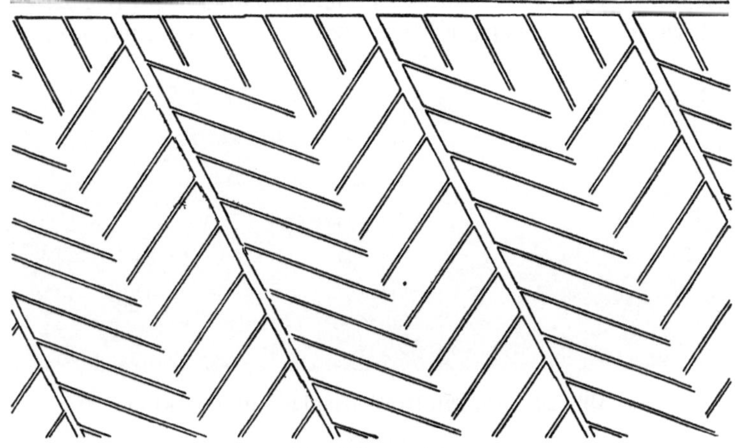

Abb. 93. Diagonaldranage.

daß sie eine bestimmte Menge Abwasser regelmäßig abnehmen. Deshalb müssen die Städte den größten Teil der Rieselgelände in eigener Regie bestellen. In Berlin ist für je etwa 36 ha ein Wärter angestellt, in Freiburg ein Wärter für 100 ha, in Breslau für 170 ha. Ein so zahlreiches Personal ist aus dem Grunde nötig, weil nicht nur sorgfältig vermieden werden muß, daß Abwasser ungereinigt zum Abfluß kommt, sondern auch, daß das Gelände zu stark in Anspruch genommen wird. In solchen Fällen staut sich das Abwasser über den Feldern an. Die Umgebung wird durch Gerüche belästigt und der Boden für die Bewirtschaftung unbrauchbar.

In der Regel müssen weit größere Mengen Abwasser auf dem Rieselgelände untergebracht werden, als es Nutzpflanzen zuträglich ist, weil es schwer hält, in der Vergrößerung der Anlagen mit dem schnellen Wachstum der Städte Schritt zu halten. In den meisten deutschen Rieselanlagen werden pro Hektar die Abwässer von 500 bis zu 1400 Personen verrieselt. Bei unserem regenreichen Klima kommt hinzu, daß die Rieselgelände gerade an den Tagen von Natur schon völlig durchnäßt sind, wo ihnen die größten Abwassermengen zugeführt werden müssen.

Unter allen Umständen ist es vorteilhaft, die Abwässer vorzureinigen, d. h. von Fett und den suspendierten Stoffen zu befreien, ehe sie auf die Rieselfelder geleitet werden, weil solche Stoffe zu einer Verschlickung der Bodenoberfläche und zur Herabsetzung seiner Durchlässigkeit führen. Sobald ein Gelände durch zu starke Inanspruchnahme abwasserkrank geworden ist, muß es durch Umpflügen und Brachlegen regeneriert werden.

Zweckmäßig angelegte und sorgfältig betriebene Rieselanlagen verwandeln das Abwasser in ein völlig geruchloses, klares oder fast klares Produkt, das auch den kleinsten Wasserläufen zugeführt werden kann, ohne Schaden anzurichten. Neuerdings werden die Abflüsse aber vielfach einer Nachrieselung unterzogen, weil sie reich sind an Salpetersäure und anderen Pflanzennährstoffen.

Bodenfiltration

Früher glaubte man allgemein, der Boden an und für sich reinige die Abwässer nicht. Dieses gelinge nur mit Hilfe des Pflanzenwachstums. Frankland hat nachgewiesen, daß höhere Pflanzen zur Abwasserreinigung nicht nötig sind, und daß die Rücksichtnahme auf solche die Abwasserreinigung nur beeinträchtigt. Auf Grund von Laboratoriumsexperimenten empfahl er, die Oberfläche eines sandigen oder kiesigen Geländes in vier gleiche Abschnitte zu teilen, und die städtischen Abwässer ohne weiteres hinaufzuleiten, 6 Stunden lang auf jedes der

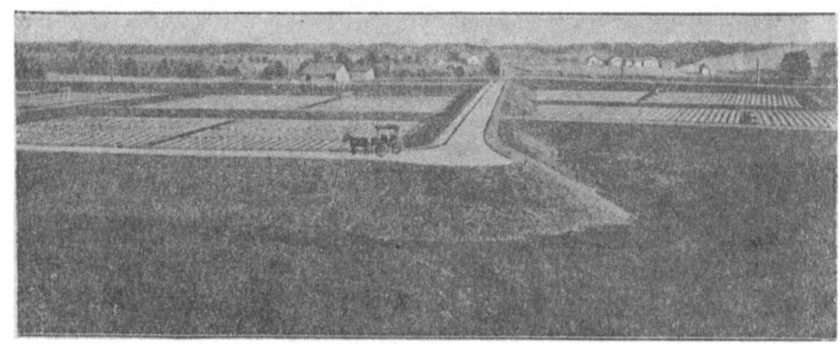

Abb. 94. Bodenfiltrationsanlage in Brockton.

Felder. Seiner Meinung nach sollten 2 ha solcher Bodenfilter genügen, um die Abwässer von 10000 Einwohnern zu reinigen. Diese Idee hat Bailey Denton zuerst im Jahre 1871 in Merthyr Tydfil mit gutem Erfolge verwirklicht, später auch in anderen Städten und Ortschaften. Im übrigen hat die Bodenfiltration in England wenig Anklang gefunden, jedoch ist sie in Massachusetts (Nordamerika) mit sehr gutem Erfolge eingeführt worden. Abb. 94 veranschaulicht eine solche Bodenfiltrationsanlage.

Selbst unter Eis und Schnee, die in dem dortigen strengen Klima die Filter monatelang bedecken, arbeiten die Filter zufriedenstellend weiter, weil die Abwässer genügend Wärme enthalten, um die Bodenporen offen zu lassen.

Neuerdings ist die Bodenfiltration auch in verschiedenen deutschen Städten eingeführt worden, so in Fürstenwalde, Luckenwalde, Rybnik, Waldkirch i. B. usw. In Stellingen-Langenfelde ist kürzlich eine Anlage hergestellt, auf der die Abwässer von einem 3600 ha großen Entwässerungsgebiet behandelt werden sollen. Abb. 95 zeigt die Aptierung des Geländes.

Auf der nordwestlichen Seite befinden sich 4 Emscherbrunnen, in denen das Abwasser sehr ausgiebig von den suspendierten Stoffen befreit wird. Daneben liegen die Schlammtrockenbeete. Die Abwässer werden den einzelnen 1500—3000 qm großen Beeten durch geschlossene Steinzeugröhren zugeführt. Aus dem beim Ebnen des Geländes angetragenen Erdmaterial sind Dämme hergestellt, welche die einzelnen Felder voneinander trennen. Jedes Beet hat einen Auslaßschacht, der durch Abb. 96 veranschaulicht wird.

In gegenseitigen Abständen von 5,4 m sind Tonröhren verlegt und in einer 8—10 cm starken Schicht nußgroßer Schlacke eingebettet. Sie münden in einen in die Mitte der Filter verlegten Sammelkanal, der aus 300—450 mm weiten, glasierten Steinzeugröhren hergestellt ist, die mit Asphalt und Teerstricken gedichtet sind. Der Sammelkanal ist mit „Lampenlöchern“ ausgestattet und mündet in einen Schacht, der für die Probenentnahme und auch für Fischversuche benutzt werden kann.

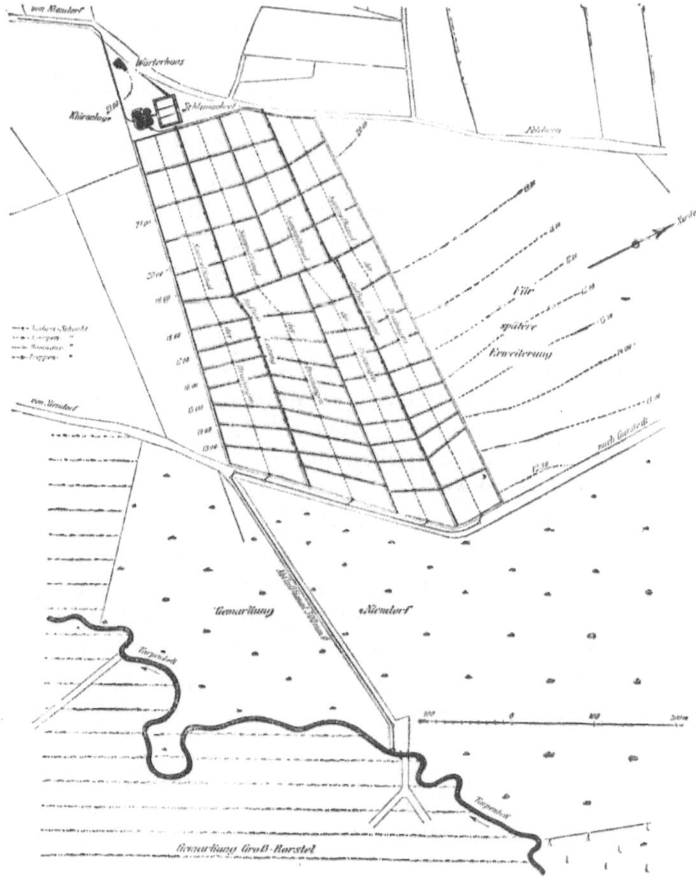

Abb. 95. Reinigungsanlage in Stellingen-Langenfelde.

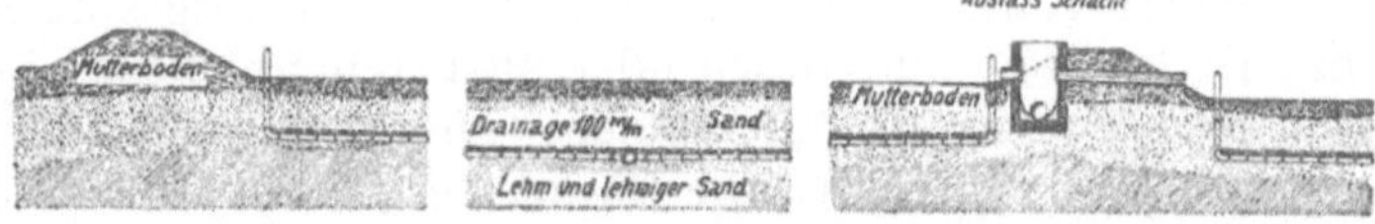

Abb. 96. Dränage-Querschnitt durch ein Bodenfilter in Stellingen-Langenfelde.

Gut angelegte Bodenfiltrationsanlagen liefern bei sorgfältigem Betriebe Abflüsse, die mindestens so gut sind wie diejenigen von Rieselfeldern, selbst wenn man ihnen bis zu der zehnfachen Menge Abwässer zuleitet, welche Rieselfelder in der Regel vertragen können.

Künstliche biologische Verfahren

Nur verhältnismäßig wenigen Städten steht ein Gelände in erreichbarer Nähe zur Verfügung, das sich für das Berieselungsverfahren oder die Bodenfiltration eignen würde. Auf Grund von Versuchen, die in Lawrence (Massachusetts) ausgeführt worden waren, ist man deshalb dazu übergegangen, künstliche biologische Anlagen herzustellen. In Lawrence hatte sich nämlich gezeigt, daß auch sehr grobkörniges Material Abwässer gut reinigt, sofern man dafür sorgt, daß dieses nicht in gleichmäßigem, geschlossenem Strom zugeführt, sondern tropfenförmig verteilt wird. Diese Feststellungen sind in London und in Salford (England) gleichzeitig praktisch nachgeprüft worden. Das hat zur Ausbildung zweier voneinander sehr verschiedener Formen des künstlichen biologischen Verfahrens Anlaß gegeben. In London wurde das sog. Füllverfahren ausgebildet, in Salford das Tropfverfahren. Den quantitativen und qualitativen Leistungen, die diesen neuen Methoden nachgesagt wurden, begegnete man zunächst mit großer Skepsis, weil man keine wissenschaftliche Erklärung dafür hatte. Diese ist in der Hamburger Abwasserklär-Versuchsstation in erschöpfender Weise erbracht worden, und zwar nicht nur für das künstliche biologische Verfahren, sondern auch für die vorhin besprochene Bodenfiltration. An dieser Stelle kann auf die theoretischen Unterlagen nicht näher eingegangen werden. In meinem Abwasserleitfaden sind sie ausführlich beschrieben und begründet. Hier möge nur folgendes zur Erläuterung angeführt werden: Das Abwasser, welches man auf Bodenfilter bringt, fließt in der Regel innerhalb weniger Minuten durch das Filter hindurch. Die in ihm enthaltenen gelösten organischen Stoffe werden durch Absorption im Boden zurückgehalten und nachträglich durch Bakterien und andere Mikroorganismen sowie auch durch Enzyme zersetzt. Die Zersetzungsprodukte werden durch den Sauerstoff der Luft, der sowohl bei der Bodenfiltration wie auch bei den künstlichen biologischen Verfahren überall stets zu allen Punkten der Anlage Zutritt hat, sofort oxydiert und mineralisiert. Ein Teil der Abbauprodukte entweicht gasförmig in die Luft in Form von Kohlensäure und elementarem Stickstoff. Der größere Teil geht in völlig oxydiertem Zustande in die Abflüsse über in Form von Salpetersäure, Schwefelsäure usw., ein kleiner Teil schwerer zersetzbarer, humöser Stoffe lagert sich im Filter oder biologischen Körper ab oder verläßt diese mit den Abflüssen.

Ebenso wie bei dem Berieselungsverfahren und der Bodenfiltration sollten auch bei der künstlichen biologischen Reinigung die Abwässer stets möglichst weitgehend von den ungelösten Stoffen befreit werden, ehe sie auf die biologischen Körper gebracht werden.

Füllverfahren. Das Füllverfahren gestaltet sich im Bau und Betrieb sehr einfach. Es werden Becken hergestellt, deren Sohle mit Dränröhren ausgestattet wird. Darauf wird das ganze Becken mit nußgroßen oder kleineren Stückchen Schlacke bis zu einer Höhe von etwa 1 m angefüllt. Mit dem von suspendierten Stoffen befreiten, möglichst frischen Abwasser werden die Becken bis zur Oberfläche der Schlackenschicht angefüllt. Nach etwa einstündigem Stehen können sie in gereinigtem Zustande abgelassen werden. Die Füllkörper arbeiten jedoch nicht von vornherein zufriedenstellend, sondern sie müssen erst reifen, d. h. die Schlackenstückchen müssen sich mit einer von Mikroorganismen durchsetzten Schlamm- und Vegetationsschicht umkleiden.

Nach Entleeren der Becken müssen die Füllkörper mehrere Stunden trocken stehen bleiben, damit sie ausreichend durchlüftet werden, und eine genügende Menge von Luftsauerstoff von den Schlackenstückchen absorbiert werden kann. Läßt man das Abwässer zu lange, d. h. länger als 3—4 Stunden, in den Becken stehen, so treten infolge Mangels an Sauerstoff Reduktionsprozesse auf, die zur Folge haben, daß die Abflüsse nach Schwefelwasserstoff riechen.

Um die Bedienung, d. h. die regelmäßige Entleerung der Füllkörper möglichst zuverlässig zu gestalten, sind zahlreiche automatisch wirkende Füll- und Entleerungsapparate konstruiert worden.

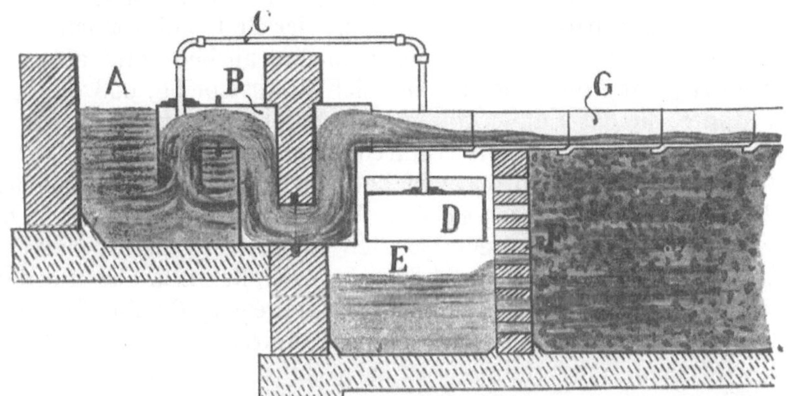

Abb. 97. Adams automatischer Beschickungsapparat fur Fullkorper. Wahrend der Fullung.

In den Abb. 97 und 98 ist die Wirkungsweise eines solchen Apparates nach dem System Adams in detaillierterer Weise veranschaulicht.

Das Abwasser fließt durch einen Heber (B). Das in dem Korper (G) ansteigende Wasser erreicht die Luftglocke D. Die darin befindliche Luft wird komprimiert und tritt in den Siphon B über. Dadurch wird der Zustrom des Abwassers unterbrochen (Abb. 98).

Der biologische Körper bleibt gefullt stehen, bis ein ebensolcher Apparat an der Abflußseite des Füllkörpers die Luft aus B austreibt. Die Anlagen können so konstruiert werden, daß die Durchbrechung des Luftverschlusses zu ganz bestimmten Zeiten automatisch erfolgt.

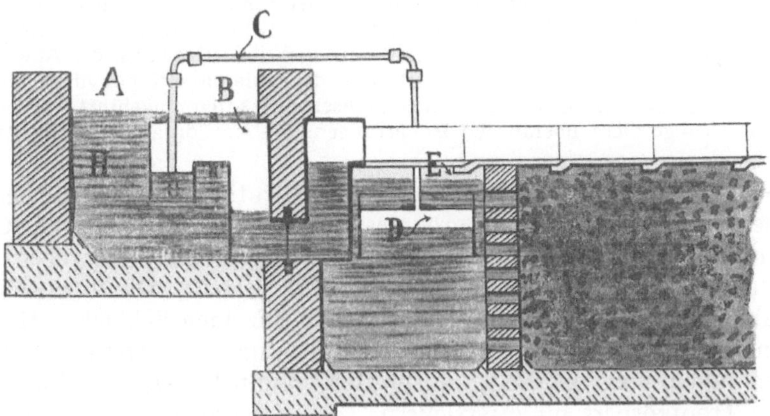

Abb. 98. Adams automatischer Beschickungsapparat fur Füllkörper. Wahrend des Vollstehens.

An Stelle von Schlacke kann auch Steinschlag oder Koks verwendet werden, jedoch erzielt man die besten Resultate mit einem porösen Material, das, wie die Schlacke, einen gewissen Gehalt von Eisen aufweist. Nicht jede Schlacke ist zur Herstellung von Füllkörpern geeignet. Weiches Material verwittert ebenso wie Koks schnell. Dadurch wird eine genügende Durchlüftung der Füllkörper unmöglich gemacht. Am besten eignet sich feste Kesselschlacke, die gemahlen und darauf von allen Bestandteilen befreit wird, die kleiner als 3 mm und größer als etwa 10 mm ist. Füllkörper arbeiten am besten, wenn man sie täglich nur einmal füllt, sie können aber ohne Gefahr auch zweimal und gelegentlich sogar dreimal pro Tag oder noch öfter gefüllt werden. Dadurch wird aber der Verschlammungsprozeß unverhältnismäßig stark beschleunigt. Selbst sorgfältig betriebene Füllkörper verschlammen mit der Zeit und können nur dadurch wieder regeneriert werden, daß man die Schlacke aushebt und abspült. Diese Entschlammung der Füllkörper erweist sich so kostspielig, daß die meisten der zahlreichen Städte, die das Füllverfahren ursprünglich eingeführt hatten, es wieder aufgegeben haben und zum Tropfverfahren übergegangen sind.

Auch in bezug auf die quantitativen Leistungen haben die Füllkörper die anfänglichen Erwartungen nicht ganz erfüllt. Auf Grund der gemachten Erfahrungen dimensioniert man sie jetzt allgemein so, daß auf 1 cbm Füllkörpermaterial nicht mehr als etwa $^1/_2$ cbm Abwasser in 24 Stunden entfällt, d. h. also auf den Hektar bei Körpern von 1 m Höhe 5000 cbm Abwasser gegen 500 cbm bei der Bodenfiltration und 150 cbm bei dem Berieselungsverfahren.

Zurzeit wird dem Füllverfahren nur noch in solchen Fällen eine praktische Bedeutung beigemessen, wo ein Gefälle von 1—2 m zur Verfügung steht, man also bei Anwendung des Füllverfahrens auskommen kann, ohne das Abwasser zu pumpen. Das Tropfverfahren verursacht in der Regel einen stärkeren Gefälleverlust, mit Ausnahme des später noch zu beschreibenden Deckschichtverfahrens. Außerdem lassen sich bei dem Füllverfahren Geruchsbelästigungen leichter vermeiden als bei dem Tropfverfahren. Von diesem läßt sich nur das Deckschichtverfahren mit Sicherheit ohne Geruchsentwicklung durchführen.

Dibdin, der sich auch um die Ausbildung des Füllverfahrens sehr verdient gemacht hat, hat sog. Schiefertafelkörper konstruiert, um die Abwässer zu entschlammen, ehe sie in die Füllkörper geleitet werden. Er legte Schiefertafeln, die auf Steinblöcke gestützt waren, in zahlreichen Schichten übereinander und füllte die mit solchen Schiefertafellagen ausgestatteten Becken mit Abwasser. Die starke Oberflächenentwicklung solcher Schiefertafelkörper sollte eine ausgiebige Entschlammung des Abwassers bewirken. Dadurch, daß nach Entleeren der Abwässer der Luftsauerstoff zu allen Punkten der Anlage zutritt, sollte der Schlamm sofort oxydiert und mineralisiert werden. Diese Körper sind in verschiedenen englischen Städten eingeführt worden, jedoch entsprechen die Erfolge nicht überall den Erwartungen, die man darauf gesetzt hatte.

Tropfverfahren. Um das Prinzip der Bodenfiltration entsprechend den erwähnten Experimenten in Lawrence auf gröberes Material zu übertragen, hat Corbett die Abwässer durch perforierte Röhren oder Streudüsen-Fontänen oder regenartig über die Oberfläche von Schlacken und anderem Material verteilt. Die so zugebrachten Abwässer überziehen die ganze Oberfläche jedes einzelnen Schlackenstückchens und bilden an jedem Vorsprunge Tropfen, die auf das nächste tiefer liegende Schlackenstückchen fallen, sich da wieder ausbreiten, sammeln und so allmählich bis zur Sohle des Tropfkörpers hinuntersickern. Dabei werden die denkbar günstigsten Verhältnisse sowohl für die Absorption wie auch für die Durchlüftung und Oxydation der organischen Stoffe sowie für Ausspülung der Kohlensäure und anderer Abbauprodukte gewährleistet. Es kommt hinzu, daß in solchen Körpern außer Bakterien auch höhere Lebewesen, insbesondere Würmer, Insektenlarven usw, sehr gute Existenzbedingungen finden und bei der Zersetzung der zurückgehaltenen Stoffe mitwirken können. Auch können die Tropfkörper aus gröberem Material hergestellt werden als Füllkörper, und es kommt auf eine durchaus gleichmäßige Korngröße bei ihnen nicht so sehr an wie bei diesen. Ferner brauchen Tropfkörper nicht wie Füllkörper in wasserdichte Becken eingebaut zu werden, weil das Abwasser sich in ihnen nie aufstaut. In der Regel baut man sie aber auf einer wasserundurchlässigen Sohle. Ein weiterer großer Vorteil der Tropfkörper ist, daß nicht plötzlich große Mengen Abwasser aus ihnen entleert werden wie bei dem Füllverfahren, sondern die Abflüsse in gleichmäßigem Strom abfließen, was bei sehr ungünstigen Vorflutverhältnissen von nicht geringer praktischer Bedeutung ist.

Unabhängig von Corbett hat Stoddart im Jahre 1898 Tropfkörper hergestellt, die ich ihrer Einfachheit wegen zuerst beschreiben möchte.

Das Abwasser wird durch perforierte Wellblechplatten zugeführt, die unten mit zapfenartigen Vorsprüngen ausgestattet sind, von denen das Abwasser auf den Körper tropft (Abb. 99). Wenn die Bleche ganz horizontal verlegt und in dieser Lage erhalten werden können, so ergibt dieses einfache Verfahren, das keinen großen Gefälleverlust verursacht, gute Resultate. Anstatt der Wellbleche sind auch Kipprinnen benutzt worden. Die Verteilung des Abwassers ist bei diesen aber natürlich nicht so gut.

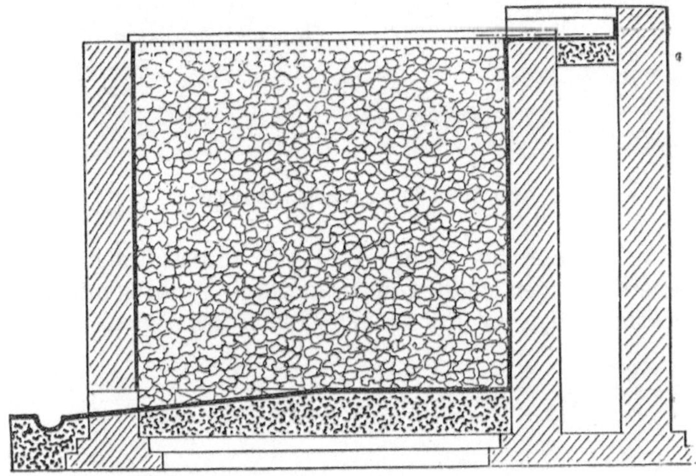

Abb. 99. Tropfkörper nach Stoddart (Durchschnitt).

Sehr beliebt sind die sog. Drehsprenger, die in verschiedenartigster Konstruktion in zahlreichen englischen, neuerdings auch deutschen Städten ausgeführt worden sind. Sie arbeiten nach dem Prinzip des Segnerschen Wasserrades, das für Rasensprenger schon seit langem in Benutzung ist. Das Abwasser tritt unter Druck in perforierte Röhren und bewegt diese durch Rückstoßwirkung (Abb. 100).

Die Drehsprenger wurden vielfach in der Mitte mit einem Verteilungsgefäß ausgestattet, das durch Heberwirkung oder auf andere Weise schnell gefüllt wurde. Dadurch wird ein unterbrochener Betrieb erzielt. Diese Unterbrechung ist bei neueren Konstruktionen nicht mehr notwendig. Die Drehung des Sprengerarmes bringt es von selbst mit sich, daß die einzelnen Teile des Tropfkörpers nacheinander bestrichen werden, wodurch ein kontinuierlicher Durchfluß des Abwassers durch den Tropfkörper verhindert und das tropfenförmige Absickern gesichert wird. Bei den neueren Konstruktionen wird das Abwasser den Körpern allgemein nicht von oben, sondern von unten her zugeführt. Das macht gewisse Abschlußvorrichtungen erforderlich, die zuerst dadurch erzielt wurden, daß man den Drehsprenger in eine mit Quecksilber gefüllt Schale setzte. Bei neueren Konstruktionen ist dieses unnötig. Eine nähere Beschreibung der hier in Frage kommenden Konstruktionen würde an dieser Stelle zu weit führen. Wer sich dafür interessiert, findet sie mit zahlreichen Abbildungen in meinem schon erwähnten Leitfaden.

Die Drehsprenger werden zurzeit mit einem Durchmesser bis zu 40 und sogar

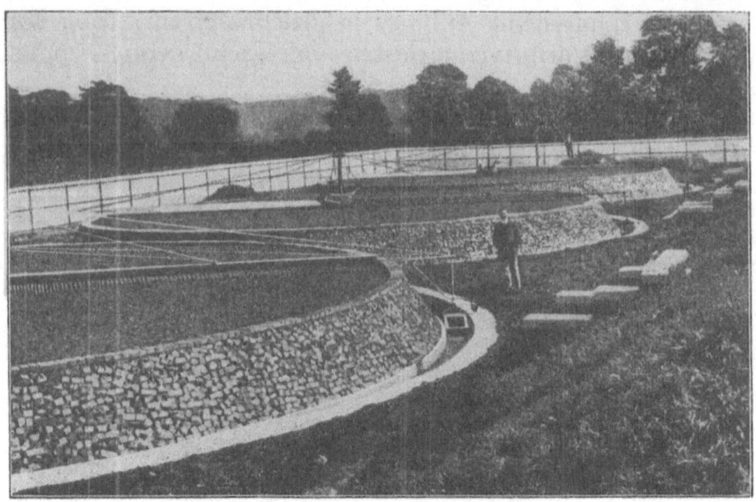

Abb. 100. Drehsprenger-Anlage.

60 m konstruiert. So große Apparate lassen sich zumeist nicht mehr durch den Druck des Abwassers bewegen, sondern müssen durch Motoren angetrieben werden.

Drehsprenger sind auch in Form oberschlächtiger Wasserräder ausgebildet

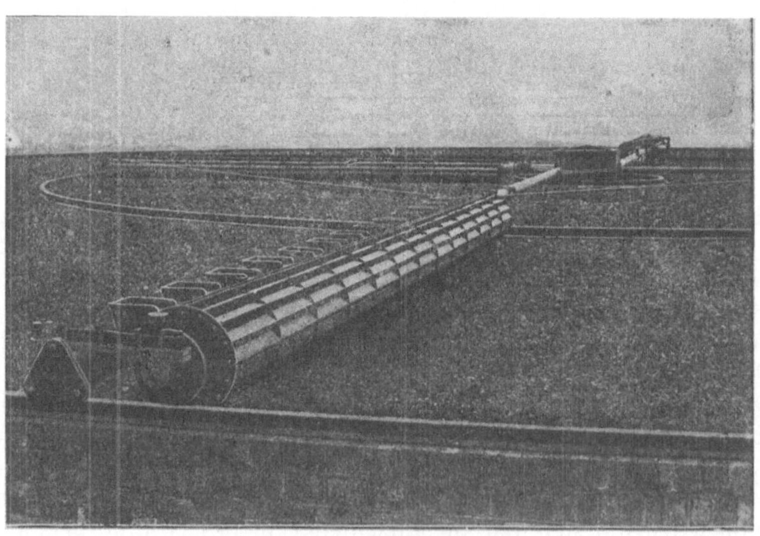

Abb. 101. Fiddian-Abwasser-Verteiler.

worden. Das hat den Vorteil, daß die Abwässer nicht durch enge Locher zu treten brauchen, die sich leicht verstopfen. Bei dem in Abb. 101 abgebildeten Fiddian-Abwasserverteiler tritt das Abwasser in die links abgebildeten Becher in breitem Querschnitt aus und ergießt sich in die Rinne, die das Übergewicht bekommt und das Rad in Bewegung setzt

Das Abwasser wird auf diese Weise in breiter Schicht über die Körper verteilt. Solche Räder sind auch für rechtwinklig gebaute biologische Körper konstruiert worden. Der Verteiler läuft dann auf Geleisen und wird am Ende der Körper automatisch umgestellt, so daß er von selbst zurückläuft.

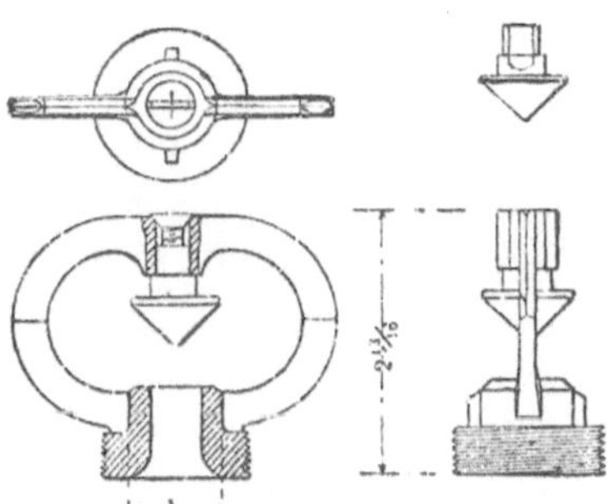

Abb 102 Columbus-Zerstauber.

Neuerdings ist die Verteilung der Abwässer durch Streudüsen sehr in den Vordergrund getreten. Namentlich bei strengem Frost sollen diese sich besser bewähren als andere Verteilungsapparate. Abb. 102 veranschaulicht eine solche Streudüse.

Der Abwasserstrahl prallt gegen den in dem Ringe befindlichen Konus und wird dadurch kreisformig verstaubt, wie in Abb. 103 dargestellt.

Solche Streudüsen sind auch für rechtwinklige Verteilung des Abwassers konstruiert worden.

Die Tropfkörper werden in der Regel aus ca. 4—6 cm großen Schlacken-

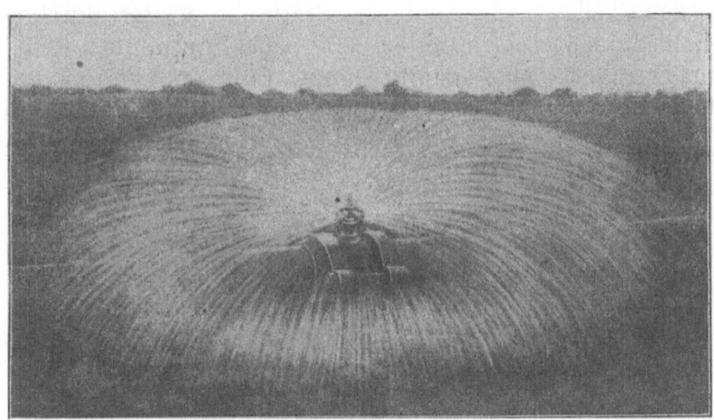

Abb. 103. Streudüse nach Ham, Baker & Co.

stückchen in einer Höhe von etwa 2 m aufgebaut und durch geeignete Fassonstücke ausgiebig dräniert (Abb. 104).

Die Tropfkörper scheiden reichliche Mengen flockiger Substanzen ab, die sich zum Teil aus abgestoßenen humösen Stoffen, oft aber auch zum großen Teil aus Insektenlarven, Würmern usw. zusammensetzen. Aus diesem Grunde pflegt man die Abflüsse vor Einleitung in den Fluß noch einem kurzen Sedimentierprozeß zu unterwerfen.

Verfasser hat Tropfkörper mit graduierter Deckschicht hergestellt, welche die Abwässer über einen groben Unterbau gleichmäßig verteilen ohne besondere mechanische Einrichtungen und ohne jeden Gefälleverlust. Solche Anlagen haben sich namentlich auch da bewährt, wo eine sachgemäße Pflege der Körper nicht zu erwarten war (Abb. 105).

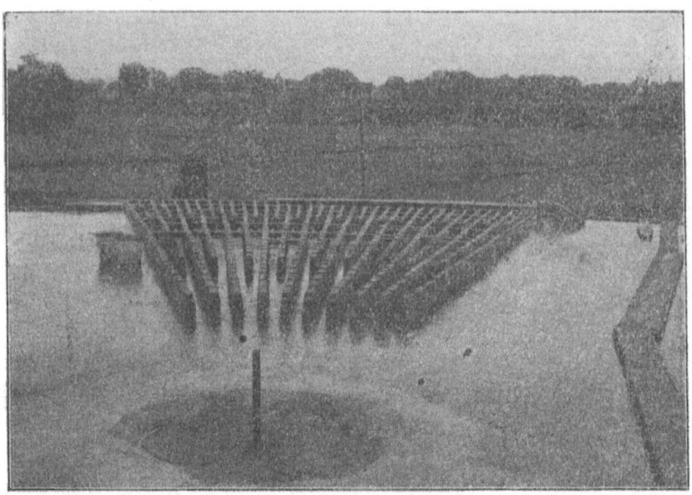

Abb. 104. Dränage nach Bunzel, Cöthen.

Fischteichbehandlung. Mehrfach sind die Abflüsse von Rieselfeldern zur Nachreinigung aufgestaut und mit Fischen besetzt worden, so in Berlin, Pankow, Schöneberg, Dortmund und Münster. Hofer hat den Vorschlag gemacht, Abwässer nach Ausscheidung eines Teiles der suspendierten Stoffe ohne weitere durchgreifende Reinigung in Fischteiche zu leiten. Für je 2000—3000 Einwohner muß 1 ha Gelände zur Verfügung gestellt werden, das mit Dämmen umzogen und so eingerichtet wird, daß die Teiche in der Mitte 50—70 cm, am Rande etwa 30 cm tief sind. Ein Teil

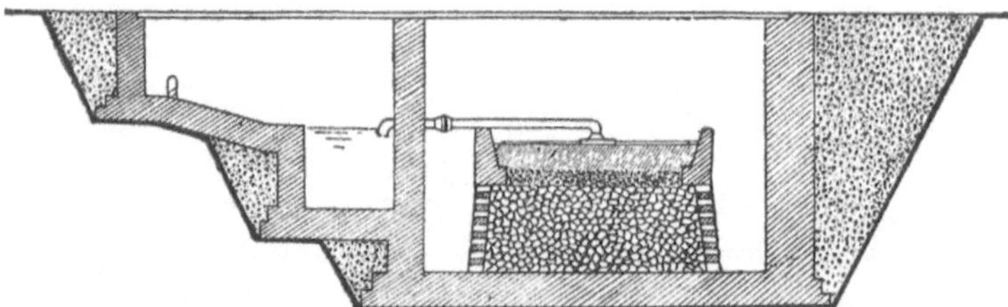

Abb. 105. Deckschichtkörper oder Schalenkörper nach Dunbar.

Abwasser wird, durch 2—3 Teile reinen Wassers verdünnt, in diese Teiche eingeleitet. Die als Fischnahrung nötige Flora und Fauna entwickelt sich innerhalb einiger Wochen. Gewisse Wasserpflanzen, namentlich Schilf, müssen ausgerottet werden, andere dagegen, wie Kalmus, sollen in den Teichen systematisch angepflanzt werden. Ebenso ist es notwendig, Mollusken und Krustazeen, Schlammwürmer usw. in diesen Teichen auszusetzen.

Das Verfahren basiert nach Hofer auf der natürlichen Selbstreinigung des Abwassers, die so aufgefaßt wird, daß die in ihm enthaltenen gelösten und ungelösten organischen Stoffe, soweit sie nicht vergasen oder mineralisiert werden, von niederen pflanzlichen und tierischen Organismen aufgenommen, verarbeitet und schließlich, da alle diese Organismen den Fischen zur Nahrung dienen, in Fischfleisch übergeführt werden. Pro Hektar rechnet Hofer jährlich auf eine Ernte von 10 Zentnern Karpfen, was zurzeit eine Einnahme von 650 M. bedeuten würde, der nur geringe Ausgaben gegenüberstehen. Durch Einsetzen von Enten kann einer zu starken Entwicklung von Schwimmpflanzen, insbesondere Lemnaarten, entgegengewirkt werden. Im Oktober sollen die Teiche abgefischt werden und während des Winters soll die niedere Tier- und Pflanzenwelt genügen, den Reinigungsprozeß aufrechtzuerhalten. In Straßburg ist eine derartige Versuchsanlage mit ausgezeichnetem Erfolge in Betrieb genommen worden. Außerdem sind solche Anlagen in Oberstdorf im Algäu und in Staufen sowie anderen Orten zur Ausführung gekommen.

Die Fischteiche erfordern nach Hofer ein zehnfach kleineres Areal als die Berieselung. Demnach beanspruchen sie ein ebensogroßes Areal wie die Bodenfiltration, ein acht- bis zehnfach so großes Gelände als die Füllkörper und ein 25fach so großes Gelände wie die Tropfkörper.

Rothe-Degeners Kohlebreiverfahren. Paul Degener hat versucht, die gelösten organischen Stoffe aus Abwässern dadurch zu absorbieren, daß er gemahlene Braunkohle zusetzte. Diese wird mit den aufgenommenen organischen Stoffen durch Kalk und Eisensulfat ausgefällt. Das Verfahren ist von W. Rothe weiter ausgebaut worden und hat sich in einer Reihe von deutschen Städten eingeführt, so in Tegel, Potsdam, Spandau usw. Es wirft verhältnismäßig recht große Schlammmassen ab. Diese sind aber nach Behandlung in Pressen brennbar. Das Verfahren wird in dem in Abb. 80 abgebildeten Klärturm durchgeführt, jedoch auch in offenen Klärbrunnen.

Abwasserdesinfektion

Häusliche und städtische Abwässer sind reich an entwicklungsfähigen Mikroorganismen. Der weitaus größte Teil davon kann als harmlos gelten. Beim Auftreten infektiöser Darmkrankheiten, wie Cholera, Typhus, Ruhr usw., finden die Erreger dieser Krankheiten ihren Weg in die Abwässer. Auch die Erreger der Diphtherie, Tuberkulose usw. können in die Abwässer gelangen. Außerdem enthält das Abwasser auch regelmäßig bestimmte Bakterienarten, die sich bei Verimpfung auf Tiere als sehr virulent erwiesen haben. Abwässer müssen deshalb immer als gesundheitsschädlich gelten. Das Wasser von Flüssen, in die Abwässer eingeleitet worden sind, ist stets als gesundheitsgefährlich anzusehen, beim Auftreten epidemischer Darmkrankheiten als gesundheitsschädlich. Aus diesem Grunde wird das Flußwasser in bewohnten Gegenden in Deutschland nur nach vorheriger Filtration zu Wasserversorgungszwecken benutzt. In Amerika wird das Flußwasser neuerdings vielfach vor der Verwendung erst durch Chlorkalk desinfiziert. London staut das Themsewasser mehrere Wochen lang auf, ehe es den Filtern zugeführt wird. Man nimmt dort an, daß innerhalb dieser Zeit alle Typhusbakterien und anderen pathogenen Keime absterben. An der Meeresküste ist die Austernindustrie durch Abwässer vielfach gefährdet worden. Man hat deshalb begonnen, auch den Küstenstädten eine durchgreifende Reinigung der Abwässer aufzuerlegen.

Durch die bisher beschriebenen Abwasserreinigungsverfahren wird eine sichere Ausscheidung der Krankheitserreger nicht gewährleistet. Wo man diese anstrebt, muß das Abwasser außerdem desinfiziert werden. Das gelingt am besten und billigsten durch Anwendung von Chlorkalk. Dieser durchdringt größere ungelöste Partikelchen aber nicht. Solche müssen daher vor der Desinfektion des Abwassers ausgeschieden werden. Beim Auftreten von Epidemien kann man die Absitzbecken für die Chlorkalkdesinfektion benutzen. Das chlorkalkhaltige Wasser kann auf biologische Körper geleitet werden, ohne den Betrieb zu stören, da das aktive Chlor auf den Körpern sofort oxydiert und unwirksam gemacht wird. Für Abwässer, die von suspendierten Stoffen befreit sind, genügt in der Regel ein Chlorkalkzusatz von 1 : 5000, um bei mindestens zweistündiger Einwirkung alle in Frage kommenden Krankheitserreger abzutöten. Die Menge des Chlorkalkes ist aber von dem Charakter der Abwässer abhängig und muß in jedem Falle durch Versuche festgelegt werden.

Der Hausmüll und seine Beseitigung.

Als Hausmüll bezeichnet man alle festen Abfallstoffe, die sich im menschlichen Haushalt ergeben. Bei dem städtischen Müll kommen die festen Abfallstoffe mancher gewerblicher Betriebe hinzu, die je nach dem Charakter des Industrie- und Verkehrswesens recht verschieden ausfallen. So z. B. ergibt der Schiffsverkehr in Hafenstädten sehr bedeutende Mengen Abfallstoffe, wie verdorbene Früchte und andere Waren, Stroh, leere Kisten usw.

Vor Einführung der Schwemmkanalisation hatte das Müll in der Regel einen viel offensiveren Charakter als heute, weil es vielfach üblich war, die aufgefangenen Fäkalien dem sonstigen Hausunrat hinzuzufügen. Heute werden die Fäkalien, wie wir gesehen haben, fast allgemein durch Wasserspülung beseitigt. Das Hausmüll setzt sieh deshalb vorwiegend nur noch zusammen aus Asche, Schlacke, Küchenabfällen und sog. Grobstoffen, wie Papier- und Zeugabfällen, zerbrochenem Glas, Konservenbüchsen, die heute eine große Rolle spielen, und anderen Metallabfällen. Pro Kopf und Jahr ergeben sich durchschnittlich $\frac{1}{2}$ cbm solcher Stoffe, doch schwanken die Mengen zwischen $^1/_4$ und reichlich $^3/_4$ cbm. Das hängt zusammen mit der Art des verwendeten Brennmaterials. Die Verwendung von Gas zu Koch- und Heizzwecken, die nach Einführung der Gasautomaten sich selbst in den Arbeiterwohnungen schnell einzuführen beginnt, bringt eine erhebliche Abnahme der Müllmengen mit sich infolge Fortfalls der Asche und Schlacke, die bei der Kohlenfeuerung mehr als die Hälfte des ganzen Mülls auszumachen pflegen, namentlich in Städten, wo die Kohle billig ist.

Das Müll wird gewöhnlich so, wie es sich im täglichen Haushalt ergibt, in einen Eimer geworfen, der zumeist in der Küche steht. Die Fleisch-, Frucht- und Gemüseabfälle, Kartoffelschalen usw. gehen bei der hohen Temperatur, die hier zu herrschen pflegt, sehr schnell in Fäulnis über. Die mit Feuchtigkeit durchsetzte Asche scheidet aus den Karbiden Kohlenwasserstoffe von unangenehmem, stechendem Geruch ab, dem sich die Fäulnisgase der erwähnten Küchenabfälle beimischen. Diese Gerüche durchziehen die ganze Wohnung, namentlich auch, wenn die Mülleimer der gesamten Wohnungen im Souterrain aufgestellt sind, weil bei der heute noch stark vorwiegenden unhygienischen Bauweise die erwärmte Wohnung die Luft aus Keller und Souterrain ansaugt. Aus solchen Gründen ist es nicht möglich, unsere Wohnungen von üblen Gerüchen frei zu halten, wenn nicht besondere Sorgfalt auf die Unterbringung und schnelle Beseitigung des Mülls gelegt wird. Es kommt hinzu, daß man bei vorkommenden Krankheiten oft auch noch infektiöse Stoffe, wie mit Eiter besudelte Watte und andere Verbandstoffe, in den Mülleimer wirft. Die Haustiere durchsuchen diesen mit Vorliebe, um sich Knochen und Fleischreste herauszuholen, wodurch die Gefahr einer Verschleppung von faulenden und infektiösen Stoffen heraufbeschworen wird. Vor 1—2 Jahrzehnten wurde selbst in unseren Großstädten noch wenig Rücksicht auf diese Verhältnisse genommen. Das Müll wurde selbst während der Tageszeit in offenen Gefäßen, wie alten Kisten, zerbrochenem Porzellangeschirr usw., auf die Straße gesetzt, wo es durch den Wind zerstreut, von Hunden und Katzen durchwühlt und außerdem noch recht ausgiebig von den sog. „Naturforschern" untersucht wurde, die die Kasten oft umwarfen, um eine bessere Übersicht über den Inhalt zu bekommen. In Großstädten des Auslandes trifft man solche Zustände noch unerwartet häufig an, in den deutschen Großstädten ist die Müllaufbewahrung und -abfuhr heute durchweg den modernen Anforderungen entsprechend geregelt worden. Für kleinere Städte sind aber vielfach noch Müllgruben vorgeschrieben, die auf den Höfen oder in den Gärten untergebracht sind, in denen das Müll monatelang lagert und oft die ganze Umgebung verpestet. Das Müll sollte nie in offene Eimer, sondern in Gefäße mit dicht schließendem Deckel geworfen werden, die bei Einzelhäusern weder in der Küche noch überhaupt im Hause, sondern hinter dem Hause aufgestellt werden sollten. Auch in Etagenwohnungen sollte das Müllgefäß möglichst nicht in der warmen Küche stehen und, wenn irgend möglich, täglich entleert werden.

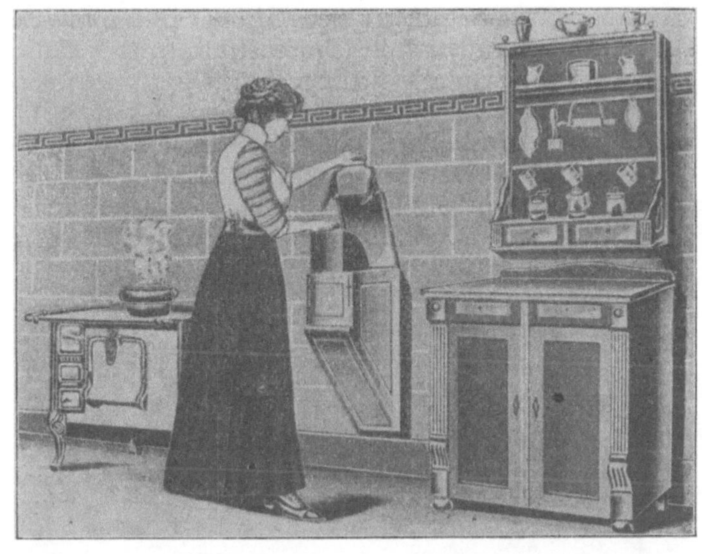

Abb. 106. Mülltrichteranlage nach Benver.

In modernen Wohnungen pflegt man Müllschächte vorzusehen, die auch Mülltrichter genannt werden (Abb. 106 u. 107).

Die Abfuhr des Mülls besorgt jetzt fast allgemein die Stadtverwaltung, entweder in eigener Regie oder durch Unternehmer. Noch vor wenigen Jahrzehnten geschah die Abfuhr allgemein höchstens einmal wöchentlich. Zurzeit aber lassen einzelne Städte, wie z. B. Bonn

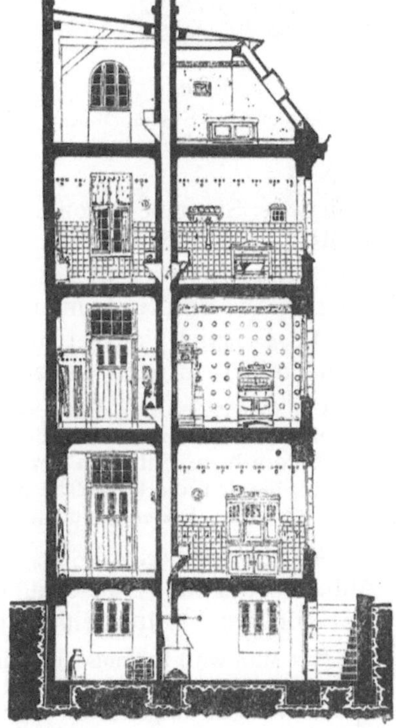

Abb. 107. Querschnitt einer Mülltrichteranlage nach Benver.

und Koblenz, das Müll alltäglich, also auch an Sonntagen, abfahren, andere Städte an allen sechs Wochentagen, z. B. Düsseldorf, Hannover, Stuttgart, Aachen usw. In vielen Städten geschieht die Abfuhr dreimal in der Woche, z. B. in Frankfurt a. M., Kassel, Karlsruhe usw. Manche Städte lassen nur in den stark belebten Straßen das Müll mehrfach in der Woche abholen, in den weniger verkehrsreichen Distrikten dagegen einmal in der Woche.

Von vielen Seiten wird die Auffassung vertreten, das Müll sollte nur nachts abgefahren werden, damit das Straßenbild durch den Verkehr mit unappetitlichen Stoffen nicht beeinträchtigt werde. Andere sind der Meinung, die Müllabfuhr müsse am Tage erfolgen, um Störungen der Nachtruhe zu vermeiden und auch deshalb, weil die Abfuhr sich am Tage erheblich billiger stellt. Sie verlangen aber, daß die Abfuhr so geschieht, daß das Müll nicht verstäubt wird und zu keinen Geruchsbelästigungen Anlaß gibt. Um dieser Forderung zu genügen, sind ver-

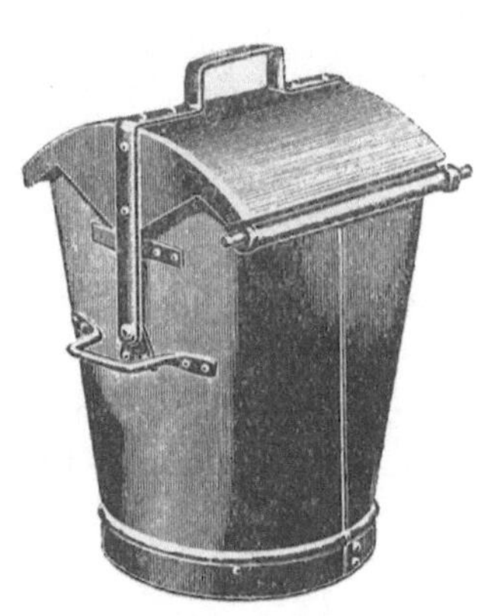

Abb. **108**. Mülleimer nach System Bauer. 25 bis 45 Liter Inhalt.

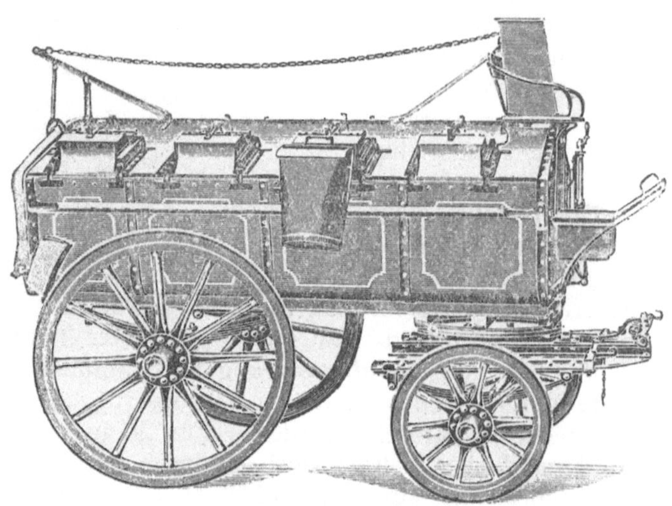

Abb. 109. Staubfreie Müllabfuhr, System Bauer (Colonia).

schiedene Systeme ersonnen worden, durch die man jegliche Verstäubung des Mülls zu verhindern sucht. Es kommen hier in Frage sog. staubverhütende und staubfreie Umleersysteme, ferner das Wechseltonnensystem, das Wechselbodensystem und schließlich das sog. Dreiteilungssystem.

Als Beispiel eines staubverhütenden Müllabfuhrwagens mag der in Barmen und Hamborn eingeführte Müllwagen nach System Schäfer dienen.

Der Wagen ist mit dicht schließenden Klappen versehen, die sich offnen, wenn man den Mulleimer auf das an der Seite des Wagens angebrachte Brett setzt. Um die seitliche Einwirkung des Windes beim Entleeren des Mullgefaßes einzuschranken, hat Schafer einen Wagen konstruiert, bei dem die Deckel an beiden Seiten mit facherformig zusammenlegbaren Flugeln ausgestattet sind. Dieser Abfuhrwagen ist in Kassel und anderen Stadten eingefuhrt.

Als Beispiel eines sog. staubfreien Müllabfuhrsystems ist das durch die Abb. 108 und 109 veranschaulichte System Bauer zu nennen, das in Essen, Celle und anderen Städten eingeführt worden ist.

Das Mull wird in konischen, unten runden, oben viereckigen Metallgefaßen gesammelt. Die Wagen fassen etwa 3 cbm Mull und wiegen nur etwa 1250 kg. Sie sind auf jeder Seite mit 4 Einschuttoffnungen ausgestattet. Der Eimer wird in seitlich angebrachte Lager eingehangt und umgestulpt. Dabei offnen sich gleichzeitig der Wagen- und der Eimerdeckel automatisch. Nach Zurucknehmen des Eimers schließen sie sich ebenso.

Die geschilderten Systeme sind herausgegriffen aus einer großen Zahl recht verschiedenartiger Konstruktionen, die alle das Ziel verfolgen, das Ausleeren der Müllgefäße möglichst geruch- und staubfrei zu gestalten.

Bei dem Wechselkasten- oder Wechseltonnensystem werden Müllsammelgefäße von etwa 100 l Inhalt auf den Hof gestellt. Die Bewohner müssen das Müll dorthin tragen. Das Gefäß wird zur Abfuhr des Inhalts nicht umgeschüttet, sondern fortgetragen und durch ein neues ersetzt.

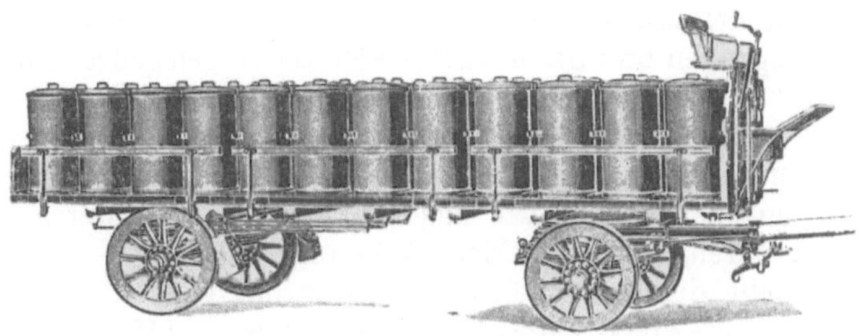

Abb. 110. Plateauwagen, Wechselkastensystem.

Da es nicht möglich ist, nach jedem Hause das dorthin gehörige Müllgefäß zurückzubringen, so werden die Müllgefäße bei diesem System von den Unternehmern oder der Stadtverwaltung angeschafft und den Bewohnern zur Verfügung gestellt. Die Gefäße werden auf sog. Plateauwagen (Abb. 110) gesetzt und erst außerhalb der Stadt entleert.

Gegen dieses Wechselkastensystem, das in einer Reihe von Großstädten eingeführt ist, wie Kiel, Solingen, Dortmund, Wien usw., wird mit Recht angeführt, daß es zur Verschleppung von Infektionsmaterial führen kann, wenn nicht die Gefäße nach jedesmaliger Entleerung sehr sorgfältig gereinigt und auch desinfiziert werden. In Kiel und Dortmund werden sie durch Spülmaschinen nach jedesmaliger Entleerung inwendig gereinigt und von außen in Spülbottichen abgewaschen, nötigenfalls auch desinfiziert.

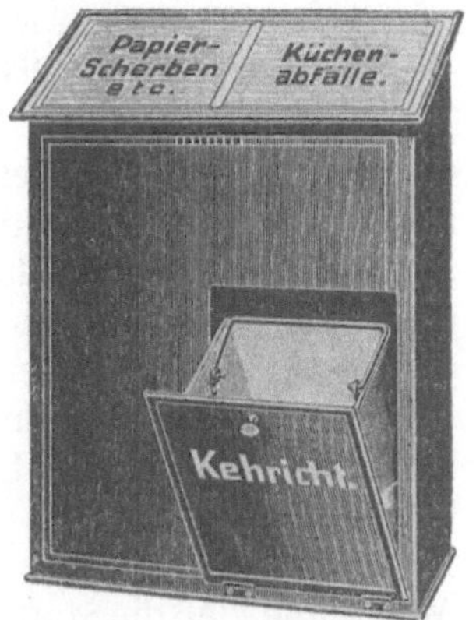

Abb. 111. Dreiteiliges Spind.

Das Wechselbodensystem oder das sog. Hannoversche Sacksystem wird dadurch charakterisiert, daß die konischen Metallbehalter mit abnehmbarem Boden versehen sind. Der Behalter wird in einen staubdichten Sack gestellt, der bis zur Hohe der Handgriffe heraufgezogen wird. Durch Losen eines Federbugels wird der Boden abgehoben. Er bleibt mit dem Mull im Sack und wird durch einen mitgebrachten neuen Deckel ersetzt. Die Sacke werden erst außerhalb der Stadt entleert.

In Charlottenburg begnügt man sich nicht mit der Aufstellung eines Müllgefäßes, sondern jeder Haushalt muß die festen Abfallstoffe in drei verschiedene Gefäße bringen (Dreiteilungssystem), weil man hoffte, auf diese Weise eine Verwertung des Mülls unter Berücksichtigung der hygienischen Forderungen durchführen zu können. Ein Gefäß ist für Asche und Kehricht bestimmt, das zweite Gefäß für alle Speisereste und sonstigen Küchenabfälle, das dritte Gefäß ist für Papier, Lumpen, Konservenbüchsen, Bekleidungsstücke usw. bestimmt und mit einem Sack ausgestattet, in dem alle diese Stoffe herausgehoben werden können.

Diese drei Gefäße sind auf dem Hof unterzubringen und werden von der Müllverwertungsgesellschaft geliefert. Für die einzelnen Etagenwohnungen sind dreiteilige Spinde vorgesehen, wie in Abb. 111 dargestellt. Diese müssen privatim gekauft werden.

Auch die Abfuhr gestaltet sich bei diesem Dreiteilungssystem insofern recht kompliziert, als Asche und Kehricht in einem Aschenwagen, die Küchenabfälle aber durch andere Spezialwagen, und die Säcke mit den Grobstoffen auf Plateauwagen abgefahren werden.

Unterbringung des Mülls. Das Müll wurde bis vor kurzem ganz allgemein benutzt, um Sandgruben und Steinbrüche oder tiefer gelegenes, sumpfiges Terrain aufzufüllen, oder aber es wurde über Äcker und Wiesen ausgebreitet zur Ausnutzung der darin enthaltenen Dungstoffe. Gegen dieses Verfahren sind oft sanitäre Bedenken erhoben worden. Deshalb sind manche Städte dazu übergegangen, das Müll zu vernichten. Einzelne Städte dagegen haben eine systematische Aussortierung der verwertbaren Stoffe aus dem Müll organisiert.

Die Zentralstelle des deutschen Städtetages hat feststellen können, daß von den Städten mit über 25000 Einwohnern zurzeit noch 115 das Müll in der oben beschriebenen Weise aufs Land bringen oder zu Auffüllungszwecken benutzen. Einzelne Städte, welche noch nicht zum Schwemmkanalisationssystem übergegangen sind, wie z. B. Antwerpen, vermengen das Müll in althergebrachter Weise noch mit Fäkalien und verkaufen den Kompost als Dunger.

Leipzig hat aus seinem Mull in dem schonen Park des Rosentals einen Hugel aufgefahren, den sog. Scherbelberg, und mit Aussichtsturm ausgestattet, von dem aus die Bevölkerung einen weiten Überblick uber das vollstandig flache Gelande genießen kann. Dieses Vorgehen hat eine ebenso scharfe wie unberechtigte Kritik erfahren, die ihren Ursprung in der vor 100 Jahren allgemein verbreiteten Auffassung hatte, als ob Infektionskrankheiten durch faulige Dunste verursacht wurden. In Leipzig sind die dem Publikum zuganglichen Stellen des Scherbelbergs mit Rasen und Buschwerk bewachsen, so daß von einer Infektionsgefahr wie auch von Geruchsbelastigungen keine Rede sein kann. Auch Mannheim hat aus seinem Mull einen Hugel, das sog. Schlickenloch, aufgefahren.

Wünschenswert ist es, daß man die Müllanhaufungen gleich mit Rasen oder sonst in geeigneter Weise bedeckt. Sonst bieten sie nicht nur ein höchst unappetitliches Bild, sondern es werden auch Flugasche, Papierfetzen und andere unappetitliche Stoffe durch den Wind über die ganze Umgebung verstreut. Bei flacher Ausbreitung des Mülls kommt es schnell zur Verwesung und Humifizierung der organischen Stoffe.

In größeren Städten ist die Menge des taglich anfallenden Mülls so bedeutend, daß man es in näherer Umgebung nicht mehr unterbringen kann, sondern in Eisenbahnwaggons abfahren muß. Berlin läßt seit einigen Jahren das Müll nach Spreenhagen abfahren. Dort entwickelten sich aber derartig üble Gerüche und sonstige Mißstände, daß die Stadt Fürstenwalde mit Erfolg dagegen Einspruch erhoben hat.

In englischen und amerikanischen Küstenstädten hat sich der Gebrauch vielfach eingebürgert, das Müll ins Meer abzufahren. Auch Amsterdam bedient sich seit vielen Jahren dieser Methode. Das nicht aussortierte Müll wird in Kähnen mit aufklappbarem Boden auf den Zuidersee abgefahren und dort versenkt. Bei solchem Vorgehen ist damit zu rechnen, daß die leichteren Teile ans Ufer zurückgeschwemmt werden, wenn man das Müll in zu großer Nahe der Küste abladet.

Verbrennung des Mülls. Das Müll enthält in der Regel glühende Asche, die an den Abladestellen oft weiterglimmt und dabei einen widerlich süßlichen Geruch entwickelt. Häufig wird dieser Verbrennungsprozeß absichtlich gefördert, und werden alle leicht verbrennbaren Stoffe auf diese Weise auf den Abladeplätzen vernichtet. In der Nähe bewohnter Gegenden führt das jedoch immer zu Unzuträglichkeiten. In England hat man vor etwa 30 Jahren angefangen, die Verbrennung des Mülls systematisch in dafür besonders konstruierten Öfen durchzuführen.

Abb. 112 zeigt den Fryerschen Müllverbrennungsofen, der eine der ältesten hierhergehörigen Konstruktionen darstellt.

Das Müll wird auf eine Plattform gekippt und von Hand durch einen Schacht in den Verbrennungsraum geworfen. Die Abgase gehen ohne weiteres in den Rauchkanal über. Bei dieser Verbrennungsform wirft der starke Zug, der erforderlich ist, große Mengen von Asche und sogar unverbrannte Papierstücke durch die Schornsteine aus, wodurch der Umgebung erhebliche Belästigungen erwachsen.

Abb. 113 zeigt eine verbesserte Ofenkonstruktion nach Horsfall.

Hierbei werden die Rauchgase gezwungen, durch die Flamme hindurch und dann durch eine Verbrennungskammer zu treten, ehe sie in den Rauchkanal gelangen. Anfänglich wurde der notwendige Zug durch Dampfstrahlgebläse erzeugt. Dabei wird aber zuviel Wärme verbraucht, und außerdem löschte es unter Umständen sogar das Feuer aus. Man ist deshalb später zur Anwendung von Luftgebläsen übergegangen. Die Roste sind in der Regel mit Schüttelvorrichtungen versehen, um den an und für sich nicht leicht aufrecht zu erhaltenden Verbrennungsprozeß zu unterstützen und die Schlacke zu lockern.

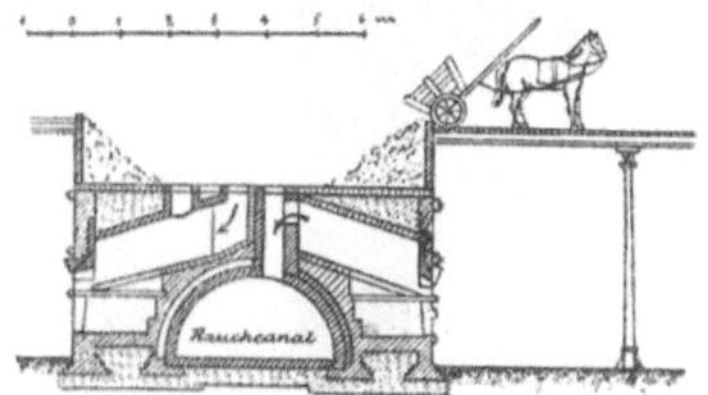

Abb. 112.
Fryers Müllverbrennungsofen, ältere Form.

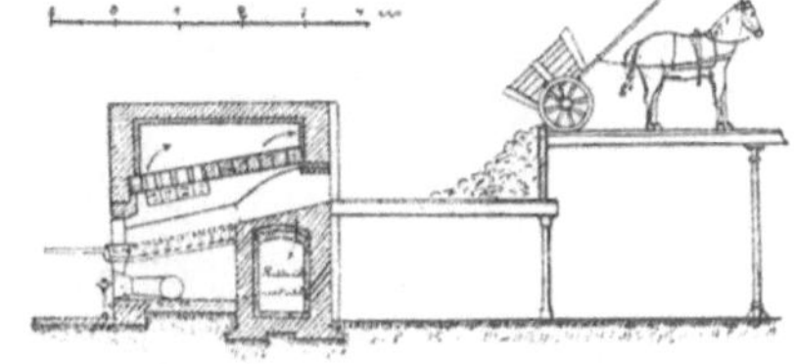

Abb. 113.
Horsfalls Müllverbrennungsofen.

In den einfacheren Ofenkonstruktionen konnte man je nach Art des Mülls in jeder Zelle etwa $1\frac{1}{2}$—$4\frac{1}{2}$ t ungesiebten Mülls verbrennen. Durch weitere Vervollkommnung der Ofenkonstruktionen, die namentlich auch durch die Hamburger Versuche gefördert worden ist, gelingt es jetzt in Hamburg, täglich durchschnittlich 9 t Müll, d. h. 17—18 cbm, in einer Zelle zu verbrennen. In England, namentlich in solchen Städten, wo die Kohle sehr billig ist und die Bevölkerung deshalb unwirtschaftlich mit ihr umgeht, vermag man das Müll ohne Heranziehung technischer Hilfsmittel nicht nur leicht zu verbrennen, sondern auch so große Wärmemengen daraus zu gewinnen, daß einzelne Städte damit ihre elektrische Beleuchtung, den Betrieb von Straßenbahnen unterhalten, die Pumpen ihrer Wasserwerke oder aber die Maschinen verschiedenartiger Fabriken damit betreiben können. In Deutschland hat sich die Einführung der Müllverbrennung zunächst in Hamburg im Jahre 1896 verhältnismäßig leicht vollzogen, da das Hamburger Müll sehr reich an verbrennbaren Stoffen ist und Braunkohle hier wenig zur Verwendung kommt. Hamburg hatte während der Choleraepidemie von 1892 große Schwierigkeiten, sein Müll unterzubringen und mußte sich deshalb zu seiner Vernichtung entschließen. Es gelang bald, das Müll ohne jeden künstlichen Zusatz von gutem Brennmaterial zu verbrennen und durch Verbesserung der Öfen die Leistungsfähigkeit der einzelnen Zellen fortgesetzt zu steigern. Die Ergebnisse waren so zufriedenstellend, daß man sich im Jahre 1911 entschließen konnte, eine zweite Müllverbrennungsanstalt zu errichten. In anderen deutschen Städten, insbesondere Berlin, ist die Verbrennung des Mülles auf Schwierigkeiten gestoßen. Das wird dort auf den starken Verbrauch von Braunkohlenbriketts zurückgeführt, deren Feinasche das Feuer erstickt. Durch langjährige Versuche ist es aber gelungen, Mittel und Wege zu finden, die Verbrennung zu ermöglichen. In erster Linie hat sich als notwendig herausgestellt, die Feinasche vorher auszusieben. Will man das vermeiden, so muß das Müll mit hochwertigem Brennmaterial gemischt werden. Zahlreiche deutsche Städte haben in der Hamburger und in anderen seither errichteten Müllverbrennungsanstalten mit ihrem Müll Verbrennungsversuche ausführen lassen, die zum großen Teil befriedigend ausgefallen sind.

C. Dörr hat auf wissenschaftlicher Grundlage eine Methode zur Müllanalyse ausgearbeitet, mit deren Hilfe man auch ohne vorherige Verbrennungsversuche sagen kann, ob ein Müll sich für die Verbrennung eignet oder nicht. Nach seinen Untersuchungsergebnissen enthält das

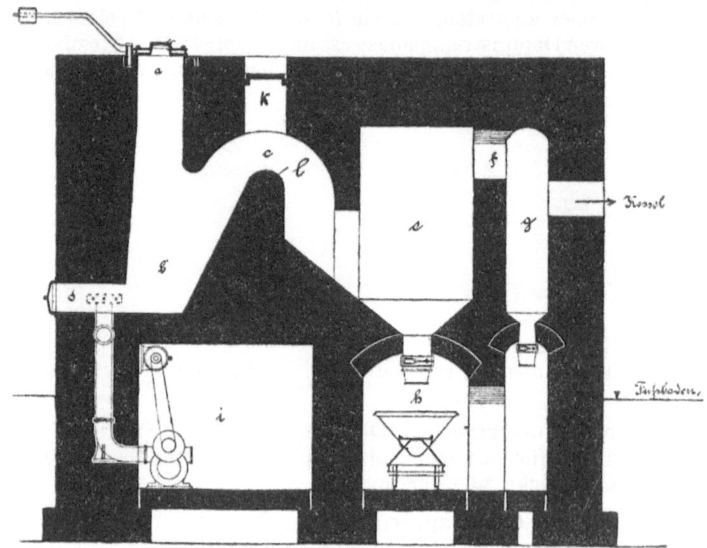

Abb. 114. Dörrscher Müllverbrennungsofen

Müll deutscher Städte durchschnittlich 15% Wasser, 20% brennbarer Stoffe und 65% nicht brennbarer Stoffe. Koschmieder hat durch Vergasungsversuche nach dem Ottermannschen Verfahren festgestellt, daß 1 kg solchen Mülls 75 Liter gereinigten Gases mit einem Heizwert von 2500—3000 WE. pro Kubikmeter ergibt.

Das schlechteste Müll weist nach Dörrs Feststellungen ungefähr $^1/_8$ und das beste ungefähr $^3/_8$ des Brennwertes guter Steinkohle auf. In den Müllverbrennungsöfen wird aber mit Temperaturen gearbeitet, die feuerungstechnisch als niedrig zu bezeichnen sind. Die Verbrennungstemperatur steigt selten über 800° C, während gutes Brennmaterial höhere Temperaturen (1360—2100° C) zu ergeben pflegt. Durch künstliche Zufuhr von Luft, namentlich bei Vorwärmung derselben, können aber auch bei der Müllverbrennung Temperaturen bis 1500° C und mehr erzielt werden.

Ein moderner, nach wissenschaftlichen Gesichtspunkten von Dörr konstruierter Müllverbrennungsofen wird durch Abb. 114 im Längsschnitt dargestellt.

Das Müll wird durch den Schacht a in den Verbrennungsraum b geschüttet. Durch den Entschlackungskanal d wird ihm künstlich Luft zugeführt. Die Verbrennungsgase streichen über die Brücke l, die von dem Schacht k aus gereinigt werden kann. In der Flugstaubkammer e setzt sich die Flugasche ab, die durch den Transportwagen h aufgenommen wird. Die aus e noch mitgerissene Flugasche soll sich in der Rauchkammer g absetzen. Die so gereinigten Rauchgase werden den Kesseln zugeführt.

Seit 1905 ist in Hamburg eine neuartige Konstruktion der Verbrennungsöfen eingeführt, die eine einwandfreiere Beschickungsart des Ofens gestattet, bei gleichzeitig stark erhöhter quantitativer Leistungsfähigkeit. Erreicht wird das dadurch, daß der Füllschacht durch eine Doppelglocke oben abgeschlossen wird. Nach Anheben der äußeren Glocke kann jedesmal 1,1 cbm Müll in den Ring geworfen werden, der zwischen den beiden Glocken liegt. Nach Schließen der äußeren Glocke wird die innere gehoben, das Müll fällt in den Verbrennungsraum, wo es einwandfrei verbrennt, ohne daß Schürarbeit nötig ist. Jeder einzelne Ofen ist mit einem Kolbengebläse versehen, das eine Individualisierung der Windpressung ermöglicht, und verbrennt täglich 24—27 t Müll, d. h. die dreifache Menge der früher verwendeten Horsfall-Zellen.

Der Heizwert des Mülls schwankt seiner Zusammensetzung entsprechend innerhalb sehr weiter Grenzen. In Berlin berechnet er sich nur auf 795 WE, in Wiesbaden dagegen auf 2596 WE pro Kilogramm. Durchschnittlich soll er 2000 WE pro Kilogramm betragen. In guten Verbrennungsöfen, z. B. dem Dörrschen, soll der Heizwert des Mülls bis zu 55% nutzbar gemacht werden können.

Die Verbrennungsrückstände betragen in Deutschland zwischen 50 und 60 Gewichtsprozent der Müllmenge, in Hamburg 55 %, in England durchschnittlich nur 30—35 % infolge des schon erwähnten weit höheren Gehalts an Kohle. Die Schlacke findet in Gegenden, wo ähnliches Material für Bauzwecke fehlt, stets leichten Absatz zu etwa 1,80 bis 2,25 M. pro Kubikmeter. Sie wird verwendet zur Straßenbeschotterung, Herstellung von Beton, Mörtelbereitung und Herstellung von Steinplatten, nach Zusatz von Teer zur Herstellung von Fußsteigen. Sie eignet sich auch sehr gut zur Herstellung von biologischen Körpern für die Abwasserreinigung.

In Deutschland ist die Müllverbrennung bisher außer in Hamburg eingeführt in Wiesbaden, Beuthen, Kiel, Frankfurt a. M., Barmen und Fürth. Weitere Anstalten sind im Bau.

Verwertung des Mülls. Vielfach strebt man noch eine Verwertung des Mülls in weniger einwandfreier Form an, als die Verbrennung sie darstellt. Am bekanntesten sind die hierhergehörigen Verfahren, die in Amsterdam, Budapest, München und Charlottenburg eingeführt sind. Das Müll setzt sich, wie weiter oben schon dargelegt wurde, zu etwa 5% zusammen aus Sperrstoffen, die zumeist einen gewissen Marktwert haben.

In Amsterdam werden 3,35 % solcher Stoffe, hauptsächlich verschiedenartige Metallteile, außerdem Glas, Knochen, Leder, Papier, Lumpen usw. aussortiert, wo nötig gereinigt, desinfiziert und zum Verkauf gebracht.

Das Müll von Budapest wird in den Müllkasten auf der Eisenbahn nach einer Sortieranstalt transportiert, in Kipploren entleert, die durch eine endlose Kette in das oberste Geschoß eines Gebäudes befördert werden, wo das Müll in eine rotierende Trommel fällt und das Feinmüll ausgesiebt wird, während die Sperrstoffe die Trommel passieren und auf ein endloses, 60 cm breites, gewebtes Transportband fallen, an dem Kinder aufgestellt sind, die die noch verwertbaren Bestandteile, wie Knochen, Brennmaterial, weißes Glas, Metalle aller Art usw., herauslesen. Leichtere Stoffe wie Stroh, Papier usw., werden durch ein Gebläse entfernt und verbrannt.

Ganz ähnlich verfährt man in München, wo täglich 700—800 cbm Müll nach Puchheim in 60—80 Eisenbahnwaggons befördert werden. Die gröberen Stoffe, welche beim Passieren des Mülls durch Trommeln und Siebe übrigbleiben, gelangen nach Entstäubung durch Exhaustoren und Befeuchtung durch Streu-

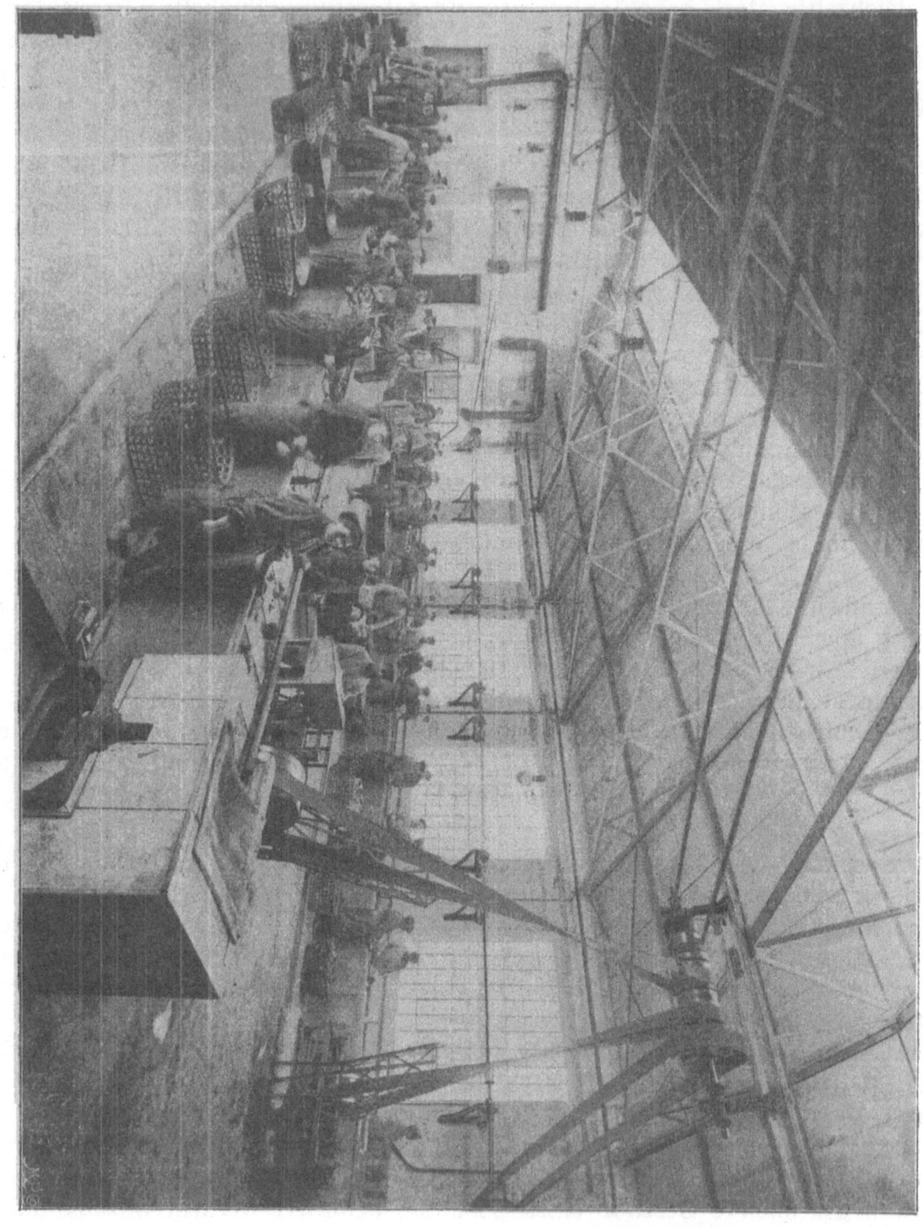

Abb. 115. Sortierung des Münchner Mülls.

düsen auf ein eisernes Transportband, von dem Kinder die verwertbaren Stoffe ablesen (Abb. 115).

Die Knochen werden an Ort und Stelle mit Benzin extrahiert und weiterbearbeitet, die Lumpen mit überhitztem Dampf desinfiziert, darauf gewaschen und getrocknet. Das Papier wird zur Pappenfabrikation benutzt, die Brennmaterialien an Ort und Stelle verwertet. Die Stadt München muß dem Unternehmer 1,50 M. pro Tonne Müll bezahlen. Von einer finanziellen Ausbeute, die den durchaus unhygienischen Betrieb rechtfertigen würde, kann deshalb ebensowenig die Rede sein wie in Budapest.

Auch das weiter oben schon erwähnte Charlottenburger Dreiteilungssystem darf als ein verfehltes Unternehmen gelten. Hier wird die Asche 30 km weit verfrachtet und auf Land geschüttet. Die Küchenabfälle und das Gerümpel dagegen werden nach dem 15 km entfernten Seegefeld gefahren, wo man zunächst mit den Küchenabfällen eine Schweinezüchterei einrichtete. 1910 wurden dort 1800 Schweine gehalten, deren Mästung sich aber nicht rentierte, weil Seuchen unter ihnen ausbrachen. Jetzt werden die Küchenabfälle gedörrt, mit Melasse vermischt und zu Kraftfutter verarbeitet. Das Gerümpel gelangt in eine Sortieranstalt, wo es nach Entstaubung durch Exhaustoren auf ein 60 cm breites Leseband fällt, von dem die verwertbaren Stoffe von Hand abgenommen werden. In Charlottenburg belaufen sich die Kosten der sog. Müllverwertung auf 1,80 M. pro Kopf und Jahr, während in Hamburg die Abfuhr inkl. Verbrennung nur einen kleinen Bruchteil dieser Ausgaben verursacht.

In den Vereinigten Staaten sind mehrere Städte dazu übergegangen, das Müll nach Aussiebung der Asche in sog. Digestoren zu bringen, wo durch Einwirkung überhitzten Dampfes alles Öl und Fett abgeschieden und verwertet wird. Der größte Teil dieses Fettes soll unter der Bezeichnung „Seifenfett" nach Deutschland geschickt werden. Außer diesem „Seifenfett" ergibt sich noch ein sog. „braunes Fett". Das Fett soll einen Marktwert von 25 M. für 100 kg haben. Die teilweise entfetteten Rückstände werden in Filterpressen entwässert, mit Naphtha noch weiter entfettet und darauf als Düngemittel verwertet. Die fortgesetzte Vergrößerung der Neuyorker Anlage und Einführung des Systems in anderen amerikanischen Städten deutet auf eine Rentabilität des Prozesses, die darin begründet ist, daß das amerikanische Müll viel reicher ist an animalischen und pflanzlichen Abfallstoffen als das deutsche.

Versuche zur Ausbeutung des Mülls durch Herstellung von Leucht- und Heizgasen oder von Briketts sind vorläufig als unrentabel wieder aufgegeben worden.

Straßenreinigung.

Die Reinigung der städtischen Straßen ist ebenso wie alle mit der Städtehygiene zusammenhängenden Aufgaben lange vernachlässigt worden. Ursprünglich war sie Aufgabe der Privatleute, dann wurde sie in der Regel Unternehmern überlassen. Erst im Laufe der letzten 15—20 Jahre haben sich zunächst die Großstädte, dann auch die mittleren und kleineren Städte durch die Mißstände, die sich bei dem früheren Reinigungssystem aus dem rapiden Anwachsen des städtischen Verkehrs ergaben, veranlaßt gesehen, den Betrieb der Straßenreinigung in eigene Regie zu übernehmen und ihn den modernen hygienischen Anforderungen anzupassen. An der Hand einiger Zahlen möchte ich zeigen, um eine wie große und bedeutende Aufgabe es sich hier handelt. In Berlin mußten im Jahre 1908 fast 11 Millionen Quadratmeter Straßenfläche gereinigt und in Stand gehalten werden, wovon fast $6^2/_3$ Millionen Quadratmeter auf die Fahrdämme, der Rest auf die Bürgersteige entfielen. Hamburg hatte rund $4\frac{1}{2}$ Millionen Quadratmeter Fahrdämme und $3\frac{1}{2}$ Millionen Quadratmeter Bürgersteige in Stand zu halten, München etwa 4 Millionen Quadratmeter Fahrdämme und rund $2\frac{1}{2}$ Millionen

Quadratmeter Bürgersteige. Entsprechend fallen diese Zahlen in anderen Städten aus. Je nach der Größe des Verkehrs müssen diese Straßenflächen 1—7 mal in der Woche gereinigt werden, d. h. in verkehrsreichen Zentren jede Nacht einschließlich des Sonntags. Außerdem müssen sie streckenweise auch noch am Tage durch Ablesen gesäubert werden. Für Berlin erwuchs aus dieser Aufgabe im Jahre 1908 ein Kostenaufwand von etwa $4^3/_4$ Millionen Mark, wozu fast 1 Million Mark für Fortschaffung von Schnee kamen. Hamburg hatte im selben Jahre rund $2^1/_2$ Millionen Mark für Straßenreinigung und reichlich 200000 M. für Schneebeseitigung aufzuwenden, in anderen Jahren erforderte die Schneebeseitigung bis zu 470000 M. jährlich. Entsprechend liegen die hierhergehörigen Aufgaben in den anderen deutschen Städten, wo die Straßen sorgfältig gepflegt werden. Während die Straßen bis vor etwa 20 Jahren noch fast überall von Hand durch einfache Besen gereinigt wurden, ist seither fast allgemein der maschinelle Betrieb eingeführt worden, anfänglich zögernd, bald aber ganz systematisch. In Hamburg z. B. waren im Jahre 1910 26 Kehrmaschinen in Betrieb, die allnächtlich etwa $1^1/_2$ Millionen Quadratmeter Fahrbahnfläche reinigten. Der auf diese Weise gesammelte Straßenkehricht hängt sowohl in seiner Zusammensetzung wie auch in seiner Menge nicht allein ab von dem Verkehr, sondern namentlich auch von der Befestigungsart der Straße (Steinpflaster, Holzpflaster, Makadam), schließlich aber auch von der Witterung. An Regentagen kann sich die Kehrichtmenge unter Umständen bei Makadam um das $1^1/_2$fache, bei Holz- und Steinpflaster um das 2—5fache vermehren. Ein nicht unerheblicher Teil dieser Stoffe muß an Regentagen aus den schon unter dem Kapitel Abwasser erwähnten Sieltrummen ausgehoben werden, von denen in Hamburg nicht weniger als 24000 vorhanden sind. Diese Sieltrummen werden neuerdings mit Gefäßen ausgestattet, die man mit einem Kran herausheben und in die Abfuhrwagen entleeren kann.

Im Jahresdurchschnitt ergibt sich in den deutschen Großstädten ziemlich gleichmäßig eine Straßenkehrichtmenge von $^1/_2$ kg pro Kopf und Tag, oder 25—30 l pro Quadratmeter und Jahr. Das macht für Hamburg täglich 450 cbm.

Der Straßenkehricht setzt sich zum großen Teil aus sog. Deckabfällen zusammen, d. h. Staub und Abfällen von dem Material, womit die Straßen befestigt sind, zum Teil aber aus sog. Verkehrsabfällen, hauptsächlich tierischen Abgängen, außerdem Lumpen, Papier, Glas, Holz, Stroh, Steinen usw. Man kann auch bei dem Straßenkehricht von Feingut und Grobgut sprechen. Ersteres stellt einschließlich der tierischen Abfälle in der Regel mehr als 50 % des Kehrichts dar. Selbst bei sehr sorgfältig gereinigten Straßen sind die Abflüsse an Regentagen wegen ihres bedeutenden Gehalts an Pferdedünger sehr reich an organischen Stoffen und stark fäulnisfähig. Der Straßenkehricht selbst ist aus demselben Grunde reich an organischen Stoffen, insbesondere auch an Stickstoff, und wird gern zur Verbesserung von Äckern benutzt, auf die er fast überall abgefahren wird. Wo Äcker nicht erreichbar sind, pflegt man den Straßenkehricht zu Aufhöhungszwecken zu verwenden. Das spezifische Gewicht des Straßenkehrichts ist fast doppelt so hoch als dasjenige des Mülls. 1 cbm wiegt durchschnittlich 1150 kg.

Der plötzlich erwachsene Bedarf an Straßenkehrmaschinen hat viele Maschinenfabriken zur Herstellung von Konstruktionen veranlaßt, die jede in ihrer besonderen Art den vielseitigen Ansprüchen zu genügen suchen, die gestellt werden müssen. Vor allem sollen die Maschinen geräuschlos arbeiten. Sie müssen sich den Steigungen und Krümmungen der mitunter engen Straßen möglichst anpassen und umstellbar sein, so daß der Kehricht sowohl nach rechts wie auch links abgelegt werden kann. Die schwer zu vermeidende Staubaufwirbelung und die sich dadurch ergebende Gefahr einer Verschmutzung der einzelnen Teile zwingt dazu, die Maschinen so einfach wie möglich zu gestalten. Die Umstellbarkeit der Kehrmaschinen ermöglicht es, auf der Rückfahrt den ersten Kehrstreifen mit aufzunehmen, und so den ganzen Kehricht allmählich nach einer Seite der Straße zu schaffen unter Vermeidung einer Leerfahrt.

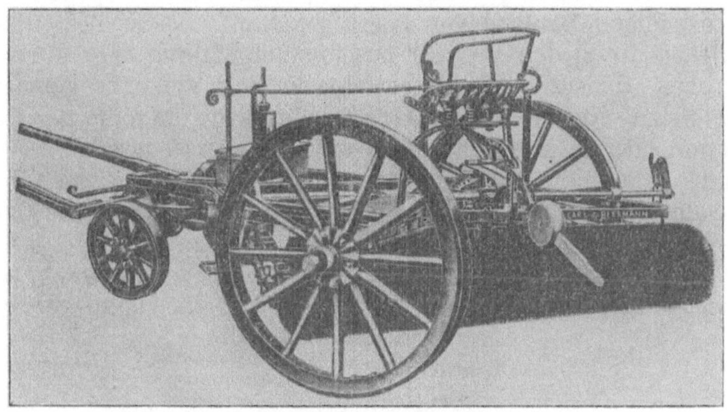

Abb. 116. Kehrmaschine, System Beermann.

Abb. 116 stellt eine derartige umstellbare Kehrmaschine dar. Durchweg sind die Kehrmaschinen mit Piassava-Walzenbürsten ausgestattet. Piassava sind Fasern des Deckblattes von südamerikanischen Palmen.

Eine gute Kehrmaschine soll mindestens 5000 qm pro Stunde reinigen.

Vor der Reinigung wurden die Straßen früher durchweg von Hand oder durch

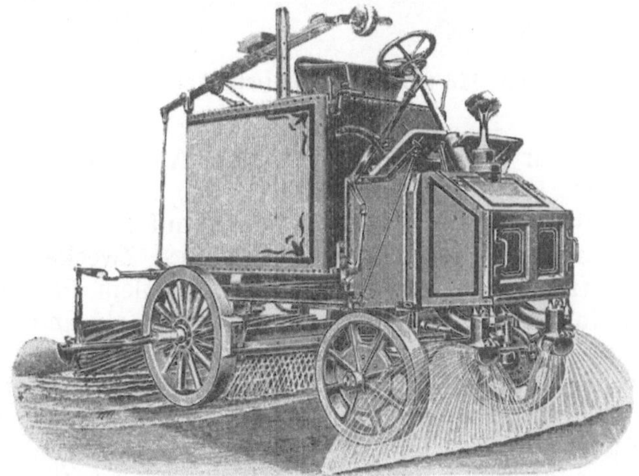

Abb. 117. Spreng-, Wasch- und Kehrmaschine.

Sprengwagen befeuchtet, um Staubaufwirbelung zu verhüten. Später ist man dazu übergegangen, die Kehrmaschinen selbst mit Sprengvorrichtungen auszustatten.

Neuerdings werden die Wasserbehälter erheblich größer hergestellt, und die Kehrmaschinen mit Automobilbetrieb ausgestattet. In Abb. 117 ist eine derartige Maschine veranschaulicht, bei der die Piassavabürste ausgeschaltet und durch eine Gummischnecke ersetzt ist.

Die Kehrmaschine kann auf diese Weise leicht in eine sog. Waschmaschine verwandelt werden, die nur auf Asphaltpflaster und gutem Holzpflaster Verwendung findet.

Die modernen Kehrmaschinen genügen allen technischen und sanitären Anforderungen in weitgehendstem Maße. Schwierigkeiten bereitet nur noch das Aufsammeln des von ihnen streifenförmig zusammengetragenen Kehrichts. Dieser wird fast allgemein noch von Hand gehäufelt. Dabei besteht die Gefahr, daß die Häufchen durch den Verkehr auseinandergefahren oder durch den Wind zerstreut werden. Es sind deshalb verschiedentlich Versuche gemacht worden, den Kehricht bis zur Abfuhr in Behälter zu bringen, die nahe der Bordschwelle entweder vertieft oder in der Höhe des Straßenpflasters angebracht wurden. Zufriedenstellende Ergebnisse sind aber auch auf diese Weise noch nicht erzielt worden. Deshalb besteht der Wunsch, die Kehrmaschinen gleich mit Einrichtungen zur Aufnahme und Abfuhr des Kehrichts auszustatten.

Sehr verkehrsreiche Zentren müssen, wie schon erwähnt, auch wahrend des Tages gesäubert werden. Früher geschah das von Hand mit Handfeger und Schaufel.

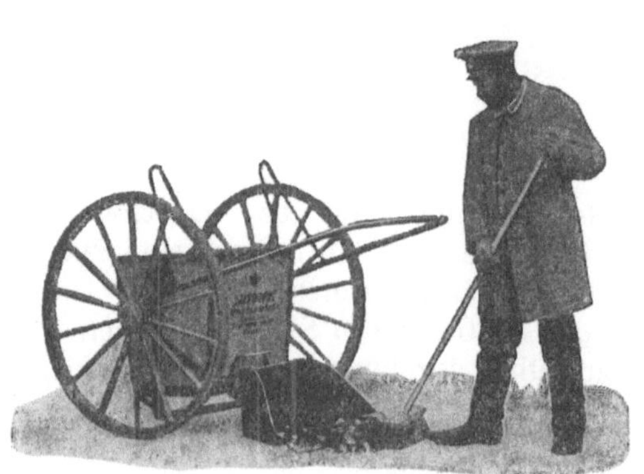

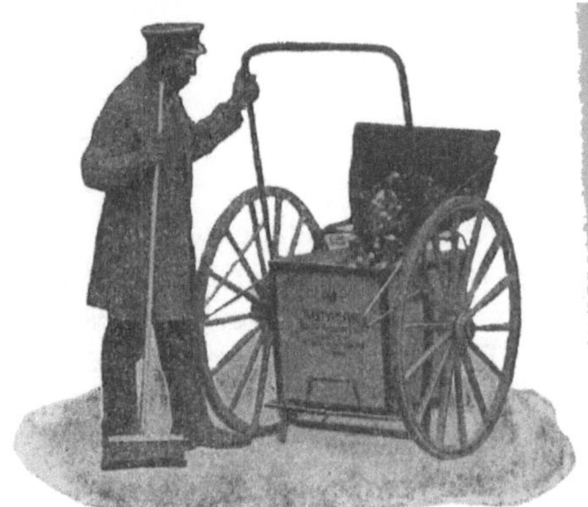

Abb 118 und 119. Kehricht-Apparat.

Neuerdings sind auch fur diese Zwecke besondere Apparate konstruiert worden, wie z. B. der in Abb. 118 und 119 abgebildete.

Bei diesem Apparat wird der Kehricht in dem auf dem Wagen angebrachten Kasten gleich abgefahren. Vielfach aber sind für diese Zwecke im Trottoir neben dem Kantstein Kehrichtgruben hergestellt, mit einem Fassungsraum bis zu etwa 2 cbm, deren Inhalt nachts mit ausgeräumt wird. In anderen Städten sind eiserne Behälter auf den Bürgersteigen befestigt.

Die Straßensprengwagen müssen sich ebenso wie die Kehrichtmaschinen den jeweiligen verschiedenartigsten Ansprüchen anpassen lassen. Namentlich gilt das für die Sprengbreite und die Intensität der Besprengung. Die früher allgemein gebräuchlichen Wagen mit hintergeschaltetem, perforiertem Rohr trifft man zurzeit nur noch selten an. Sie sind ersetzt worden durch Wagen mit Brausezylindern, die sich in der Regel leicht auf drei verschiedene Sprengbreiten einstellen lassen und auf verschiedene Intensitäten der Besprengung (Abb. 120).

Die modernen Wagen pflegen so eingerichtet zu sein, daß man sie mit ganzer oder halber Sprengvorrichtung arbeiten lassen kann. Letzteres ist nötig wegen der jahreszeitlichen Einflüsse und auch wegen der verschiedenartigen Straßenbefestigungen. Durch Einführung des Automobilbetriebes ist man jetzt in der

Lage, den Wasserbehälter viel größer zu bauen, und zwar bis zu 5 cbm. Mit der Füllung eines Wagens von 2500 l Inhalt können bis zu 8000 qm besprengt werden.

Die Bürgersteige werden in der Regel mit Handsprengwagen behandelt, die man neuerdings ebenfalls mit Brausezylindern auszustatten pflegt.

Die Besprengung der Straßen muß in der heißen Sommerperiode oft bis zu dreimal am Tage durchgeführt werden. Das verursacht erhebliche Kosten. So mußte Berlin im Jahre 1908 fast ½ Million Mark für Straßenbesprengung ausgeben, Hamburg rund 170000 M., Frankfurt a. M. fast 150000 M. usw. Die starke Befeuchtung der Straßen hat auch für den Verkehr mancherlei Nachteil. Man sucht deshalb schon seit langer Zeit nach Abhilfemitteln. Vielfach sind Versuche gemacht worden, dem Sprengwasser emulgierende Öle zuzusetzen, denen nachgesagt wurde, daß die Straßen dadurch wochenlang staubfrei gehalten werden könnten. Die Öle werden aber durch Regen schnell fortgewaschen. Neuerdings sind Versuche mit Chlormagnesiumlösungen angestellt worden, die als Endlaugen der Kalifabriken in großer Menge an den Produktionsstellen kostenlos zu

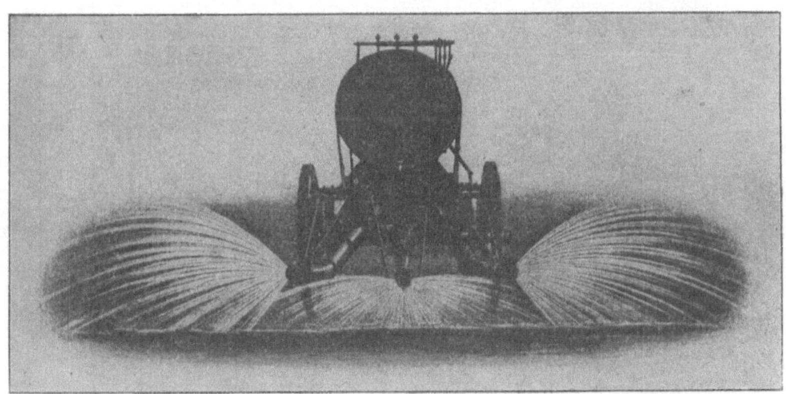

Abb. 120. Sprengwagen mit regulierbarem Brausezylinder.

haben sind. Diese Maßnahme hat sich bewahrt, namentlich auch bei trockenem Frostwetter, das für eine staubfreie Ausführung der Straßenkehrung die größten Schwierigkeiten bietet. Die neuerdings in großem Umfange eingeführte Staubbindung durch Teerung der Straßen s. Kap. II S. 19 u. 28.

Besonders hohe Anforderungen werden an die städtischen Verwaltungen zur Zeit starker Schneefälle gestellt. Die daraus erwachsenden Kosten habe ich oben schon angeführt. In Hamburg stehen für die Beseitigung des Schnees 48 eiserne Schneepflüge zur Verfügung. Bei modernen Schneepflügen hängt an einem eisernen Gestell eine Pflugschar, die sich aus einzelnen gegen einander beweglichen Blechschaufeln zusammensetzt (Abb. 121).

Die Schaufeln sind mit abschraubbaren und deshalb leicht ersetzbaren Stahlschneiden ausgestattet. Außer solchen modernen Apparaten müssen in Hamburg gleichzeitig 23 hölzerne Schneepflüge in Betrieb genommen werden und 47 Kehrmaschinen, die Tag und Nacht ununterbrochen in Betrieb gehalten werden, um den Verkehr überall aufrecht zu erhalten. Außer 850 ständigen städtischen Arbeitern müssen bei starkem Schneefall bis zu 2600 fremde Hilfsarbeiter eingestellt werden. 750 eiserne Kippkarren sind für solche Fälle über 120 Bezirke des Stadtgebietes verteilt, mit deren Hilfe der Schnee in geeignete Einsteigeschächte der Siele, in offene Wasserlaufe, auf Rasenflachen usw. geschafft wird. Bei eintretendem Tauwetter wird der Schlammrückstand abgefahren. Ein einziger Schneefall verursacht in Hamburg Kosten bis zu 30000 M. pro Tag. Um den Schlamm, der sich namentlich bei Tauwetter nach starkem Schneefall ergibt, von makadamisierten Straßen zu entfernen, sind sog. Schlammabzugsmaschinen konstruiert worden.

Die Abfuhr des Straßenkehrichts geschieht neuerdings in der Regel nicht mehr durch gewöhnliche Kastenwagen, sondern es sind auch hierfur geschlossene, eiserne, mit Kippvorrichtungen ausgestattete Wagen hergestellt worden.

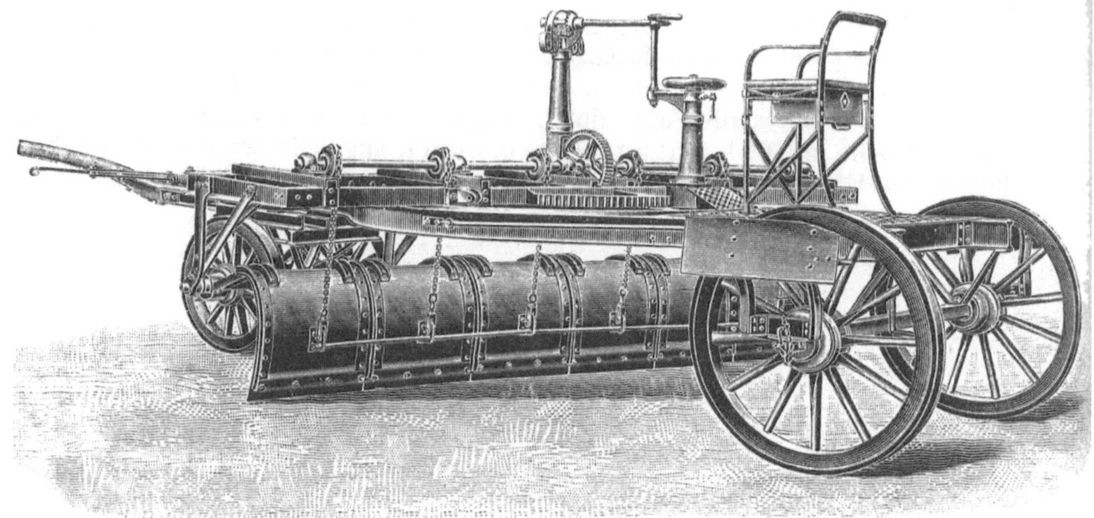

Abb 121 Schneepflug

Abdeckereiwesen.

Der Abdeckerei werden alle Nahrungsmitte tierischen Ursprungs zugewiesen, die für den Menschen nicht mehr verwendbar sind. In erster Linie gehören hierher die gefallenen, d. h. eines natürlichen Todes gestorbenen oder sonst zum menschlichen Gebrauch nicht verwendbaren Haussäugetiere, außerdem alle ungenießbaren Fleischteile geschlachteter Tiere, unbrauchbares Wild, Geflügel, Fische usw. Die Mengen solchen Materials, die sich alljährlich ergeben, sind recht bedeutend. Genaue Aufschlüsse darüber sind sehr schwer zu erhalten, weil es trotz aller gesetzlichen Regelungen und strenger Kontrolle auch heute noch nicht möglich ist, zu verhüten, daß ein großer Teil des Fleisches, das der Abdeckerei zufallen sollte, verschwindet, d. h. auf unlauterem Wege in den Verkehr gebracht wird. Die Zahl der Haustiere, welche eines natürlichen Todes sterben, ist statistisch schwer festzustellen, weil der früher sehr verbreitete Brauch sich auch heute noch nicht hat unterdrücken lassen, todkranke Tiere zu schlachten, so daß sie als gefallen nicht zur Zählung kommen.

Haefcke schatzt die Zahl der alljahrlich fallenden Pferde auf $1\frac{1}{2}\%$ der lebenden, diejenige der Rinder auf 1,2%, der Schweine auf 2%, der Schafe auf 4% usw. Goltz ist der Meinung, daß die tatsachliche Sterblichkeit der Haustiere etwa doppelt so hoch ist als nach den Haefckeschen Schatzungen.

Berücksichtigt man, daß der Rinderbestand des Deutschen Reiches vor dem Kriege auf $20\frac{1}{2}$ Millionen geschätzt wurde, der Schweinebestand auf reichlich ebensoviel, und auch die übrigen Haustiere nach Millionen zählen, so erhält man einen ungefähren Begriff von den tierischen Stoffen, die der Abdeckerei von Rechts wegen zugewiesen werden müßten. Tatsächlich sollen die Abdeckereien auf etwa 70—80 Pfund Fleischkonfiskate und -abfälle auf je 100 Einwohner rechnen können. Das würde für das Deutsche Reich rund 24 Millionen Kilogramm Konfiskate bedeuten. Der Hamburger Abdeckerei wurden im Jahre 1910 rund 1,7 Millionen Kilogramm Konfiskate zugewiesen, was ungefähr 365 Pfund pro Jahr und 100 Einwohnern gleichkommt. Diese hohe Zahl hängt damit zusammen, daß der Hamburger Viehmarkt und sein Schlachthaus nicht nur Hamburg, sondern weitere Gebiete versorgen. Bis vor etwa 25 Jahren noch wurden diese Unmengen fäulnisfähigen, zum Teil infektiösen Materials selbst in unseren Großstädten in der althergebrachten, primitiven Weise behandelt, d. h. sie wurden nach einem Platze gefahren, der ursprünglich möglichst weit vom Weichbilde der Stadt entfernt in wenig verkehrsreicher Gegend lag, dem aber die wachsende Stadt allmählich näher gerückt war. Hier wurden die Tiere gehäutet, entfettet, die wertvollsten Knochen und Sehnen ausgelöst und in offenen Gefäßen ausgeschmolzen oder ausgekocht. Ein Teil des Fleisches wurde als Hundefutter abgegeben, die Reste wurden oberflächlich verscharrt, oft in einem Boden, der dem Verwesungsprozeß nicht günstig war, so daß die Kadaver in stinkende Fäulnis übergingen und viele Jahre hindurch in diesem Zustande blieben. Die größte Gefahr war aber, daß nicht nur Hunde, Katzen und Ratten nach diesen Plätzen angelockt wurden und das gefährliche Material weithin verschleppten, sondern daß das Fleisch auch ausgegraben wurde, um für den menschlichen Genuß verwertet zu werden.

Der gesetzlichen Regelung des Abdeckereiwesens standen Privilegien erschwerend im Wege, die die Abdecker genossen. Ihre Ablösung erforderte nach Haefcke für Preußen allein etwa 8 Millionen Mark. Im Hinblick auf die große sanitäre Bedeutung einer einwandfreien Gestaltung des Abdeckereiwesens haben aber nicht nur die meisten Bundesstaaten einschlägige Landesgesetze erlassen, sondern es sind auch verschiedene neuere reichsgesetzliche Bestimmungen getroffen worden.

So ist die Errichtung einer Abdeckerei nach der Reichsgewerbeordnung vom 21. Juni 1869 von der Genehmigung der Verwaltungsbehörde abhängig. Nach dem Reichsgesetz über die Rinderpest vom 7. April 1869 und dem Viehseuchengesetz vom 26. Juni 1909 nebst den Ausführungsvorschriften des Bundesrats vom 7. Dezember 1911 müssen die von Rinderpest, Milzbrand, Rauschbrand, Rinderseuchen, Tollwut, Rotz und anderen Krankheiten befallenen oder dieser Krankheiten verdächtigen Tiere getötet und nebst Fellen und Abgängen sowie von diesen beschmutzten Gegenständen unschädlich beseitigt werden. Schließlich wird durch das Reichsgesetz betr. die Schlachtvieh- und Fleischbeschau vom 3. Juni 1900 und die dazu vom Bundesrat erlassenen Ausführungsbestimmungen sowie die Landesausführungsgesetze bestimmt, daß die Polizeibehörde für die unschädliche Beseitigung untauglichen Fleisches zu sorgen hat. Die Schlachtung solcher Tiere, die an ansteckenden Krankheiten leiden, wird durch dieses Gesetz verboten.

Als brauchbare Maßnahmen zur unschädlichen Beseitigung solcher Konfiskate werden anerkannt die Behandlung mit höherer Hitze (Kochen, Dämpfen, trockene Destillation, Verbrennen) und die chemische Behandlung bis zur Auflösung der Weichteile. Die durch solche Prozesse gewonnenen Produkte dürfen technisch verwertet werden. Wo solche Verfahren undurchführbar sind, müssen die Tiere an geeigneten Stellen vergraben werden, und zwar möglichst in sandigem Boden, nachdem vorher tiefe Einschnitte in das Fleisch gemacht und diese mit Kalk, Teer, Karbolsäure oder gleichwertigen Desinfektionsmitteln übergossen sind. Die Gruben sind so tief anzulegen, daß die Oberfläche des

Fleisches von einer mindestens 1 m starken Erdschicht bedeckt ist. Nachdem sich herausgestellt hatte, daß alle gesetzlichen Bestimmungen nicht genügten, um das Schlachten und den Verkauf des Fleisches todkranker Tiere zu verhindern, empfahl ein preußischer Ministerialerlaß vom 17. August 1907 — auf Drängen der Städte nach Schutz gegen heimliche Einfuhr des Fleisches von notgeschlachteten Tieren — die Ausdehnung des Beschauzwanges auf alle Hausschlachtungen von Rindern im Alter von 3 Monaten und darüber durch Polizeiverordnungen auf Grund des § 24 des Reichsfleischbeschaugesetzes. Dieser Hinweis, dem auch andere Bundesstaaten Folge gaben, soll zu einer wesentlichen Einschränkung des unlauteren Verkehrs mit gesundheitsgefährlichem Fleisch beigetragen haben. Im Jahre 1873 konnte noch behauptet werden, in der Umgebung von Berlin stürbe niemals ein Stück Vieh auf natürlichem Wege. Darin hat sich inzwischen zwar manches gebessert, doch wird allgemein angenommen, daß man auch jetzt noch mit zahlreichen Verstößen gegen die gesetzlichen Bestimmungen zu rechnen hat. Auch die noch häufigen Fleischvergiftungsepidemien weisen darauf hin. Sehr viele Städte verfügen heute über modern eingerichtete Abdeckereien mit Vernichtungsapparaten, wie sie weiter unten beschrieben werden sollen. Daneben existieren aber auch noch recht zahlreiche Abdeckereien, bei denen sowohl der Transport der verendeten Tiere allen hygienischen Forderungen Hohn spricht, wie auch der Betrieb in den Abdeckereien selbst. Dort werden große Mengen Häute, Sehnen und Flechsen (angeblich für Hunde- und Schweinefutter bestimmte Fleischstreifen) zum Trocknen aufgehängt. Hörner, Hufe und Klauen liegen in großen Haufen umher, die Kadaver und Fleischteile werden nur oberflächlich verscharrt, die stinkende Jauche der verscharrten Kadaver durchdringt das Erdreich. Die ganze Umgebung wird durch solchen Betrieb verpestet. Es ist nach obigem ohne weitere Begründung verständlich, wenn gefordert wird, daß jede Abdeckerei sowohl in der Neuanlage wie auch im Betrieb einer sanitären und veterinärpolizeilichen Begutachtung und Kontrolle unterworfen werden sollte, daß jeder Todesfall von Haustieren innerhalb 24 Stunden der Polizei angezeigt werden sollte, damit ihr Verbleib kontrolliert werden kann, daß ferner jeder Abdeckereibetrieb über den Verbleib der Konfiskate sorgfältig Buch führt, der Transport der Kadaver in dicht schließenden, undurchlässigen Wagenkasten bewerkstelligt wird, der Abdeckereiplatz so zu umfriedigen ist, daß er für die Menschen und Tiere nur durch die Pforte zugänglich ist, und daß die Kadaver innerhalb 24 Stunden nach der Abholung ordnungsmäßig beseitigt oder vernichtet sein müssen usw. Nach wiederholten Entscheidungen des preußischen Oberverwaltungsgerichts können die erforderlichen sanitätspolizeilichen Maßnahmen gegenüber privilegierten Abdeckereien durchgesetzt werden, jedoch besteht allgemein der Wunsch nach einer gesetzlichen Neuregelung des Abdeckereiwesens.

Abb. 122 stellt den Grundriß einer Abdeckereianlage dar, die als mustergültig bezeichnet werden darf. Das ganze Gelände ist dicht abgeschlossen, abgesehen von je einer Pforte fur die Zufuhr der Kadaver und fur die Abfuhr der Produkte. Der Kadaverwagen fährt vor eine Rampe, wo der Inhalt durch eine Laufkatze übernommen wird, die sie möglichst direkt uber das Mannloch der Vernichtungsapparate bringt. Zerlegungen werden, soweit erforderlich, in einem dafur bestimmten Schlachtraum ausgefuhrt. Fur kranke Tiere ist auf dieser Seite des Geländes ein besonderer Stall vorgesehen, neben den Zwingern, in denen polizeilich aufgefangene Hunde und Katzen untergebracht werden.

Bei Auswahl des Geländes muß Rücksicht darauf genommen werden, daß unangenehme Gerüche — wie sie übrigens eigentlich in einer modernen Abdeckerei in belästigender Weise nicht entstehen sollten — die nächstgelegenen Wohnungen keinesfalls erreichen können. Die Abdeckerei sollte mindestens $^1/_4$ km von solchen entfernt sein. Der Betrieb sollte so geleitet werden, daß das Gelände überhaupt nicht infiziert oder mit zersetzungsfähigem Material verunreinigt wird. Trotzdem ist es sorgfältig zu entwässern. Wo die Aufnahme der Schmutzwässer in ein Kanalsystem nicht möglich ist, sollten Sammelgruben so angelegt werden, daß der Inhalt erforderlichenfalls desinfiziert werden kann.

Die Anfuhr der großen Kadaver erfolgt am zweckmäßigsten in Kastenwagen,

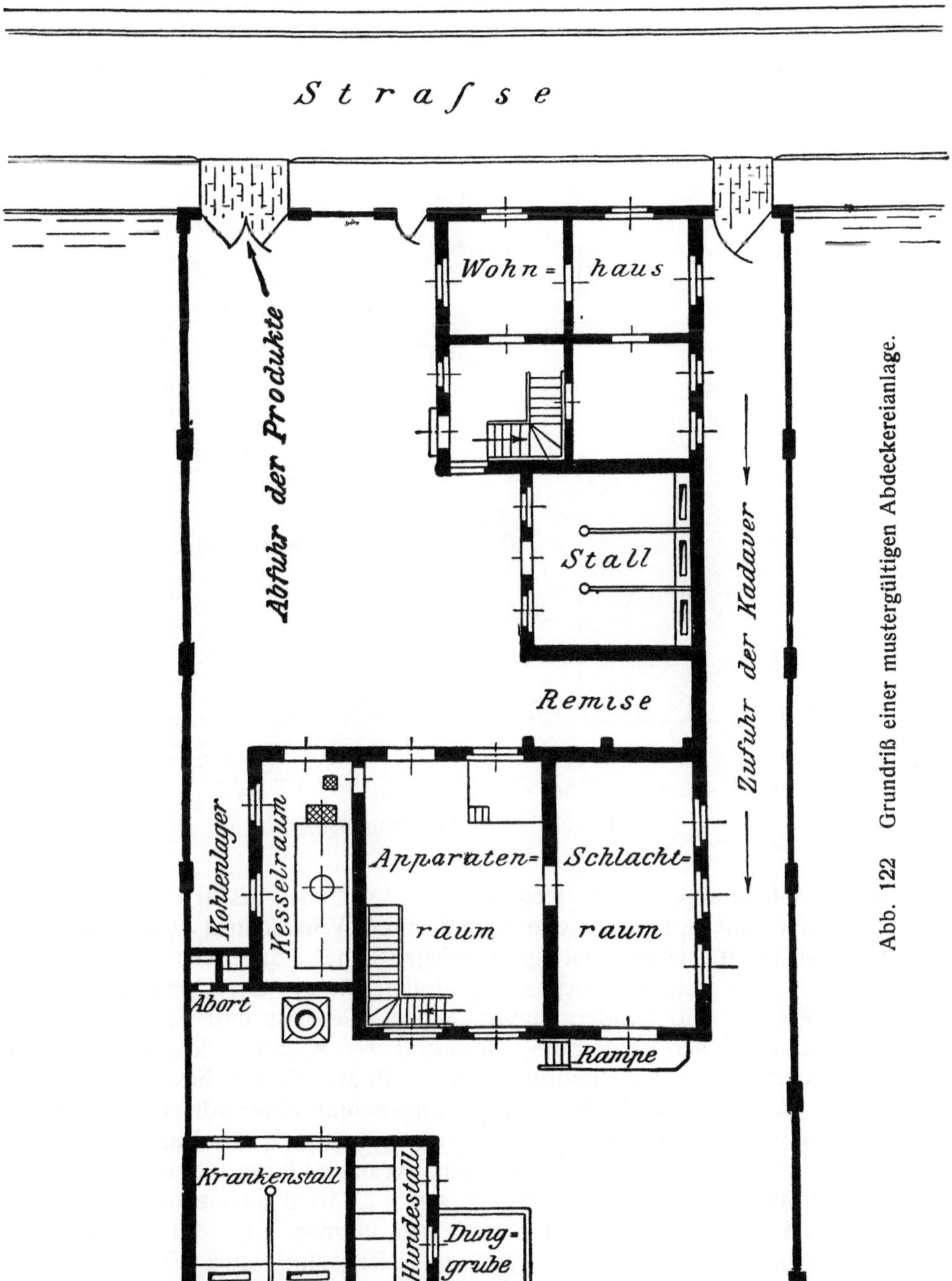

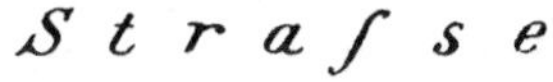

Abb. 122 Grundriß einer mustergültigen Abdeckereianlage.

die für diesen Zweck besonders eingerichtet, vor allem ringsum verschlossen, wasserundurchlässig und mit einer Steigleiter ausgestattet sind. Die Kadaver werden mit einer besonderen Windevorrichtung über die Leiter in den Wagen gezogen.

Zum Transport lebender Hunde und Katzen, die herrenlos aufgefangen und der Polizeibehörde überliefert sind, werden Kastenwagen mit Zelleneinrichtung benutzt. Die Anfuhr der Fleischkonfiskate von den Schlachthöfen muß in wasserdichten, verschließbaren Tankwagen geschehen. Ein Schlüssel zu diesem Tankwagen sollte sich nur in den Händen von verantwortlichen Beamten auf den Fleischämtern und der Abdeckerei befinden.

Die Verbrennung der Tierkadaver und tierischen Abfalle geschah früher vielfach, in verkehrsarmen Gegenden auch heute noch, auf freiem Felde, teilweise

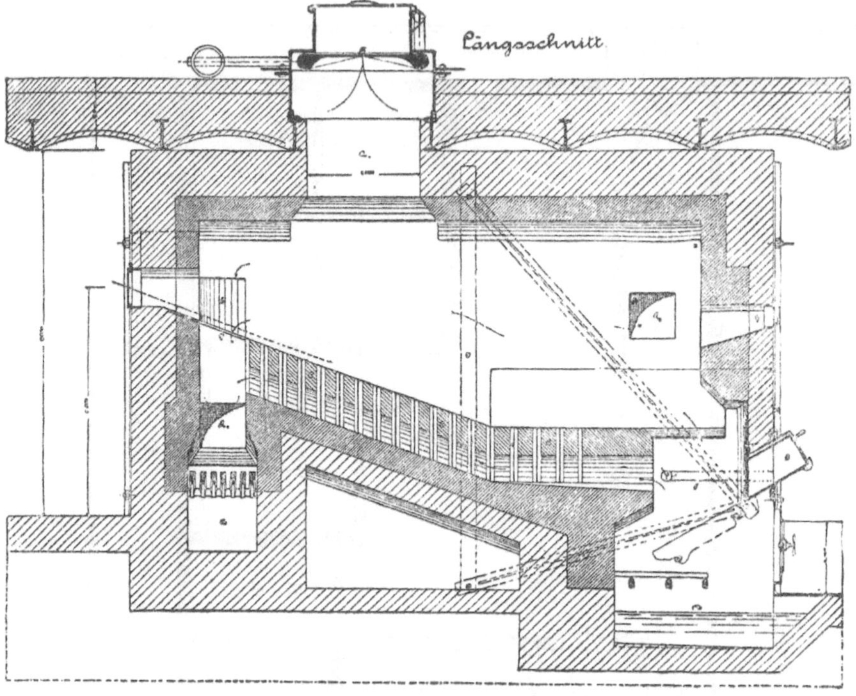

Abb. 123. Koris Verbrennungsofen.

in Gruben, welche eine bessere Regelung des Luftzuges gestatten und die Hitze mehr zusammenhalten, zumal wenn sie mit einem Windschirm bedeckt sind. Die Kadaver werden auf Holzstapel unter gelegentlicher Mitverwendung von Kohle gelegt, mit Teer oder Petroleum begossen und angezündet. Der Verbrennungsprozeß dauert für Pferde- und Rinderkadaver je nach Gewicht und Fettgehalt 10—20 Stunden. Diese Art der Vernichtung eines größeren Kadavers kostet, ungerechnet den Arbeitslohn, allein an Brennmaterial 6—10 M. Durch besondere Ofenkonstruktionen hat man die Verbrennung billiger und einwandfreier zu gestalten versucht. Neuerdings soll der Kori-Ofen die größte Verbreitung haben. Von ihm sollen in Schlachthöfen, Abdeckereien, Krankenhäusern und ähnlichen Anstalten etwa 500 Exemplare im Gebrauch sein. Er wird jetzt als Doppelofen hergestellt, deren jeder 1 cbm Fleisch zu fassen vermag. Großvieh kann nur in Vierteln eingebracht werden. Für 100 kg Fleisch sind etwa 50 kg Braunkohle erforderlich. Der Verbrennungsprozeß dauert etwa 7 Stunden. In Essen konnte man 1000 kg Abfälle innerhalb $7\frac{1}{2}$ Stunden unter Aufwendung von 160 kg Steinkohle, gleich 2,50 M., verbrennen. Der Kori-Ofen besteht aus einem langgestreckten, mit geneigtem Rost versehenen Schamottegewölbe (Abb. 123).

Die Abfälle werden durch den Fullschacht a hineingebracht und zunachst uber einer Nebenteuerung (links) getrocknet. Die Gase, welche sich aus dem eingebrachten Material entwickeln, durchstreichen den Ofen von vorn nach hinten und verbrennen hierbei. Das getrocknete Material wird durch Schureisen allmahlich nach vorne in das Feuer gestoßen und verbrannt. Die Ruckstande gelangen mit den Schlacken des Brennstoffs in den Aschenfall.

In Hamburg ist außer dem noch zu beschreibenden Podewilsschen Kadaver-Verwertungsapparat auch noch ein fahrbarer Verbrennungsapparat nach Boni eingeführt, der die Verbrennung größerer Kadaver, selbst von Pferden, in ungeteiltem Zustande innerhalb 5 Stunden unter Aufwendung von 200 kg Holz oder 100 kg Kohle gestattet, ohne daß sich dabei Geruchsbelästigungen ergeben. Bei der Verbrennung wird also auf eine Verwertung der Materialien verzichtet, abgesehen von der Asche, die wegen ihres Gehalts an Kali und Phosphorsäure

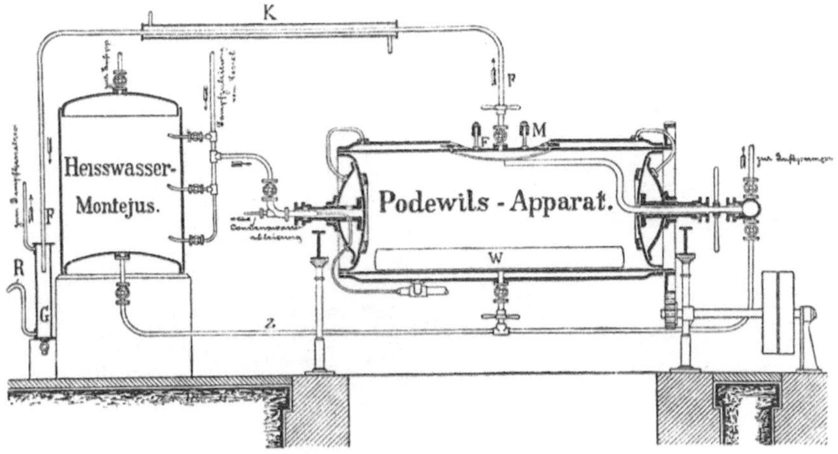

Abb. 124. Kadaver-Verwertungsverfahren nach Podewils.

für Düngezwecke benutzt werden kann. Vorwiegend kommen heute aber Prozesse zur Anwendung, bei denen man den wertvollen Stickstoff und das Fett zu erhalten und zu verwerten sucht. Daß ein solches Vorgehen sich verlohnen muß, geht schon aus der Tatsache hervor, daß im Deutschen Reiche in den Jahren 1904—1908 alljährlich durchschnittlich 1563 Pferde, 34170 Rinder, 13442 Kälber, 18549 Schweine, außerdem Schafe, Ziegen usw. bei der Schlachtvieh- und Fleischbeschau für untauglich erklärt werden mußten. Dabei sind nicht mitgerechnet die einzelnen Teile, wie Köpfe, Lungen, Lebern und andere Organe im Gesamtgewicht von vielen Millionen Kilogramm jährlich. In der Regel wird dieses Material neuerdings mit Dampf behandelt. Außerdem ist auch zur Gewinnung des Fettes das Auskochen unter Zusatz von Schwefelsäure angewendet worden. Es gibt mehr als 20 für die Dampfbehandlung der Fleischabfälle bestimmte Apparate. Ich kann hier nur zwei Systeme beschreiben, die eine verhältnismäßig große Verbreitung gefunden haben. Von den 78 thermo-chemischen Vernichtungsanstalten, die nach Haefcke im Jahre 1906 in Deutschland existierten, hatten nicht weniger als 35 das System Hartmann und 16 das System Podewils eingeführt.

Das Podewilssche Verfahren wird durch Abb. 124 schematisch veranschaulicht.

Es ist außer in Augsburg, Hamburg, Dresden, München, Mainz noch in zahlreichen anderen deutschen Städten eingeführt. Bis zu 3000 kg Rohmaterial können in den Apparat gebracht werden. Pferde- und Rinderkadaver müssen gevierteilt werden. Der Zylinder wird dann mit Dampf von 130° C 4—5 Stunden hindurch gefüllt gehalten. Hierdurch wird das ganze

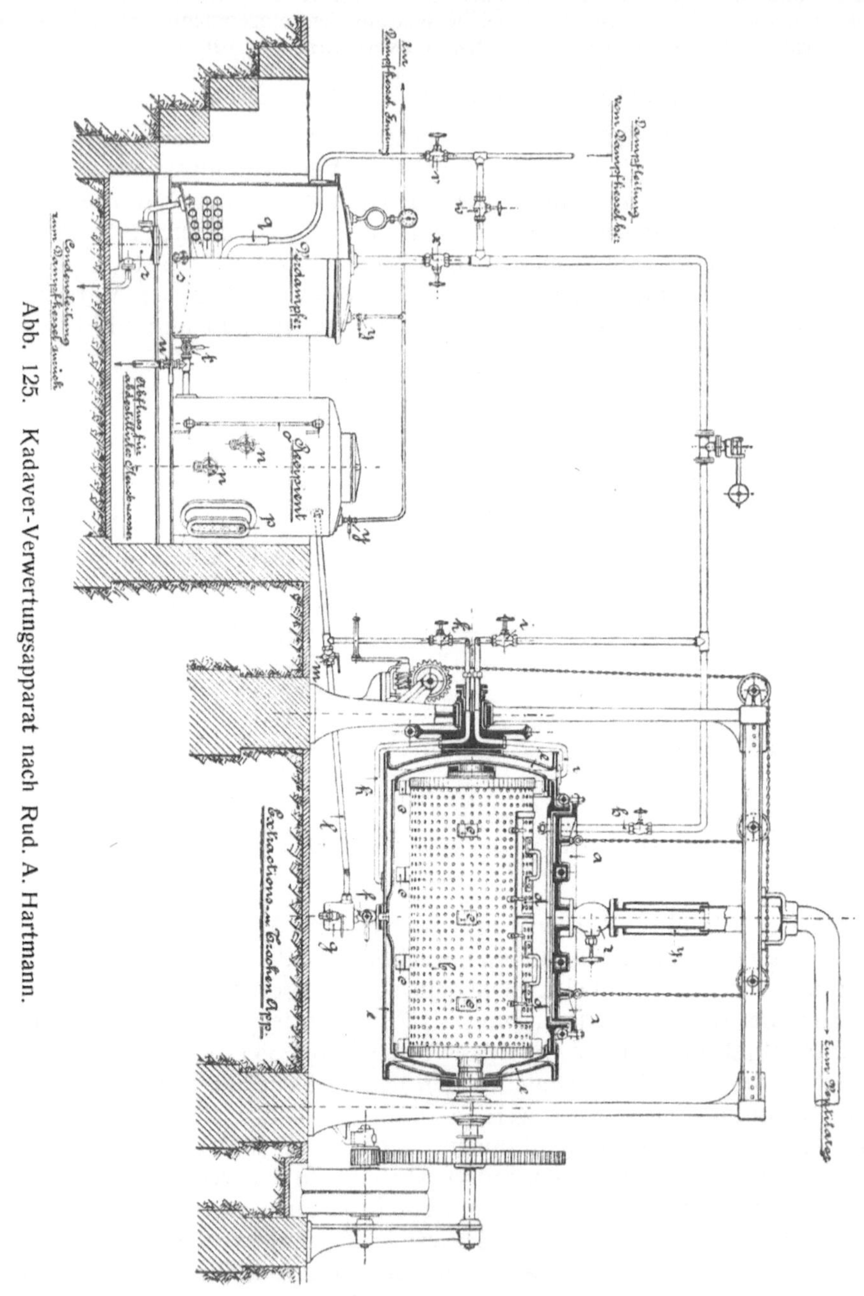

Abb. 125. Kadaver-Verwertungsapparat nach Rud. A. Hartmann.

Material von Fett und Leim befreit. Die Knochen, Sehnen und Hufe verlieren ihre Festigkeit, die ganze Masse bildet einen Brei. Nun wird die Trommel in rotierende Bewegung gesetzt. Dadurch wird dem Fett Gelegenheit gegeben, aus der Masse herauszutreten und sich oben abzuscheiden. Durch Einfuhrung von Flussigkeit aus dem Heißwassermontejus durch das Rohr Z wird das Fett durch das Rohr F in den Fettabscheider gedruckt, nachdem es vorher abgekühlt worden ist durch den Kühler K, der das Rohr F umgibt.. Nach Abscheidung des Fettes wird ein Teil der Leimbrühe in den Heißwassermontejus zurückgeleitet. Darauf wird Dampf in den Doppelmantel sowie die seitlichen Böden des Zylinders geleitet und dieser in rotierende Bewegung gesetzt. Unter Ableitung der Gase in ein Kondensgefäß wird die Masse so allmählich eingetrocknet. Die schwere Eisenwalze W zertrümmert die festen Bestandteile, und es ergibt sich schließlich ein gleichmäßiges, bräunliches, schwach nach Bouillon riechendes Fleisch- und Knochenpulver. Aus diesem Material werden die kleinen restierenden Knochenstückchen ausgesiebt. Im Jahre 1909 wurden in Hamburg 1,6 Mill. Kilogramm Material in dem Podewilsschen Apparate verarbeitet, welche reichlich 100000 kg Fett und reichlich 400000 kg Fleischmehl ergaben. Das Fett konnte für 46 M. pro 100 kg, das Fleischmehl für 10,10—14,10 M. pro 100 kg verkauft werden. Die Gesamteinnahmen betrugen rund 111000 M., die Ausgaben rund 81000 M., so daß sich ein Überschuß von rund 30000 M. ergab.

Der Hartmannsche Apparat hat, wie schon angeführt, eine noch weitere Verbreitung gefunden als der Podewilssche. Er wird durch Abb. 125 veranschaulicht.

Dieser Apparat arbeitet nicht mit direktem Dampf, sondern der Dampf wird von vornherein in den Mantel des liegenden Zylinders geleitet. Das Material wird also ohne Zuleitung fremder Flüssigkeit gekocht. Nach Beendigung des Kochprozesses wird das Leimwasser mit dem Fett unten abgelassen und nach dem Fettabscheider (Rezipienten) geleitet, von dem aus das Fett aus den Hähnen n in verschiedener Höhe abgelassen werden kann. Das Leimwasser wird zur Kondensation nach dem Verdampfer hinübergedrückt. Das im Zylinder zurückgebliebene Material wird unter rotierender Bewegung getrocknet und zu Fleischpulver verarbeitet.

Mit dem Fleischmehl sind vielseitige Versuche angestellt worden. Es ist als Fischfutter und als Kraftfutter für verschiedene Tiere benutzt worden. Zurzeit findet es vorwiegend als Fisch- und Schweinefutter Verwendung, der Rest wird für Düngezwecke verkauft.

Daß die in dem Fleisch ev. vorhandenen Gifte vernichtet werden, ist experimentell festgestellt worden.

Das Fett soll ausschließlich in der Seifenfabrikation Verwendung finden.

Kapitel V.

Leichenbestattung.

Von Prof. Dr. H. Selter, Königsberg i. Pr.

Die Leichenbestattung hat nur insoweit ein hygienisches Interesse, als vermieden werden muß, daß Gesundheitsschädigungen entstehen. Die herrschende Sitte, daß die Verstorbenen noch bis zum dritten Tage in den Wohnungen bleiben, und eine längere Zeit bis zur Einsargung und Abschließung der Leichen vergeht, birgt die Gefahr einer Übertragung von Krankheitskeimen von diesen auf Gesunde. Im Sommer kommt es durch die Zersetzung der Leichen leicht zu Geruchsbelästigungen. Die eigentliche Bestattung der Leichen, sei es im Erdgrab oder durch Einäscherung, hat weniger gesundheitliche Bedenken. Wünschenswert ist die allgemeine Einführung der obligatorischen Leichenschau auf einheitlicher Grundlage nach Möglichkeit durch einen Arzt, zum mindesten durch besonders vorgebildete Leichenschauer. Hierdurch wird einmal der Tod sicher festgestellt, wenn auch die Furcht vor dem Lebendigbegrabenwerden heute keine Berechtigung mehr hat. Wichtiger ist aber die Bestimmung der Todesursache, was zur Bekämpfung von ansteckenden Krankheiten (Ermittlung erster Fälle einer Seuche), Aufdeckung strafbarer Handlungen (Unterernährung, Mißhandlung von Ziehkindern u. a.) und Anlegen einer Todesursachenstatistik großen Wert hat. Bei Kindern im ersten Lebensjahre sollte auf dem Totenscheine die Art der Ernährung verzeichnet werden.

Die Versorgung der Leichen an ansteckenden Krankheiten Gestorbener (Reinigung und Einsargung) muß durch Personen geschehen, die mit der Desinfektion vertraut sind. Am besten wird man die Leichen in ein mit desinfizierender Lösung getauchtes Tuch einhüllen und sofort in einen Sarg legen, dessen Boden mit aufsaugenden Stoffen (Sägespäne, Torfmull) bedeckt ist. Diese Särge sollen sofort nach der Einsargung fest verschlossen werden. Im hygienischen Sinne ist die möglichst schnelle Entfernung der Leiche aus dem Hause und ihre weitere Aufbewahrung in einer besonderen Leichenhalle zu fordern, von wo aus die eigentliche Bestattung vor sich gehen kann. Die Leichen können entweder gemeinsam in einer großen Halle oder in Einzelzellen untergebracht werden. Die Lüftung muß so ausreichend wirken, daß ein Auftreten von Verwesungsgerüchen sich nicht bemerkbar machen kann. Im Winter ist Heizung dieser Hallen, im Sommer in heißen Gegenden Kühlung der Räume erwünscht. Die Leichenhallen werden in die Friedhofsgebäude eingebaut (s. Abb. 126), die außerdem noch Räume für Leichenfeiern, Geistliche, Sektionen, Arzt usw. enthalten. Für infektiöse Leichen wird zweckmäßig ein besonderer Aufbewahrungsort vorgesehen. Für den Transport der Leichen bei weiteren Entfernungen sind besondere Bestimmungen getroffen. Die Erlaubnis hierzu darf nur nach Anhörung eines beamteten Arztes und Ausstellung eines Leichenpasses erfolgen. Die Leiche ist in einen Holzsarg zu legen und dieser in einen Metallsarg luftdicht einzuschließen. Ein Transport von Leichen, die an gemeingefährlichen Krankheiten gestorben sind, ist erst nach Ablauf eines Jahres gestattet.

Erdbestattung. Die Zersetzung der Leiche beginnt sofort nach dem Tode durch die im Körper, namentlich im Darm, vorhandenen Bakterien (Coli, Proteus und anaerobe Arten). Je nach der Temperatur schreitet die Zersetzung schneller fort und kann im Sommer schon innerhalb dreier Tage einen solchen Grad erreichen, daß starker Fäulnisgeruch auftritt. Im Wasser wird die Zersetzung verzögert, noch weiter im Erdgrab, da hier die Temparatur auch im Sommer meist unter 14° C liegt. Eine Leiche hat etwa denselben Fäulnisgrad, wenn sie eine Woche an der Luft gestanden, zwei Wochen im Wasser oder acht Wochen in der Erde gelegen hat. Durch die Tätigkeit der Bakterien wird die Leiche in

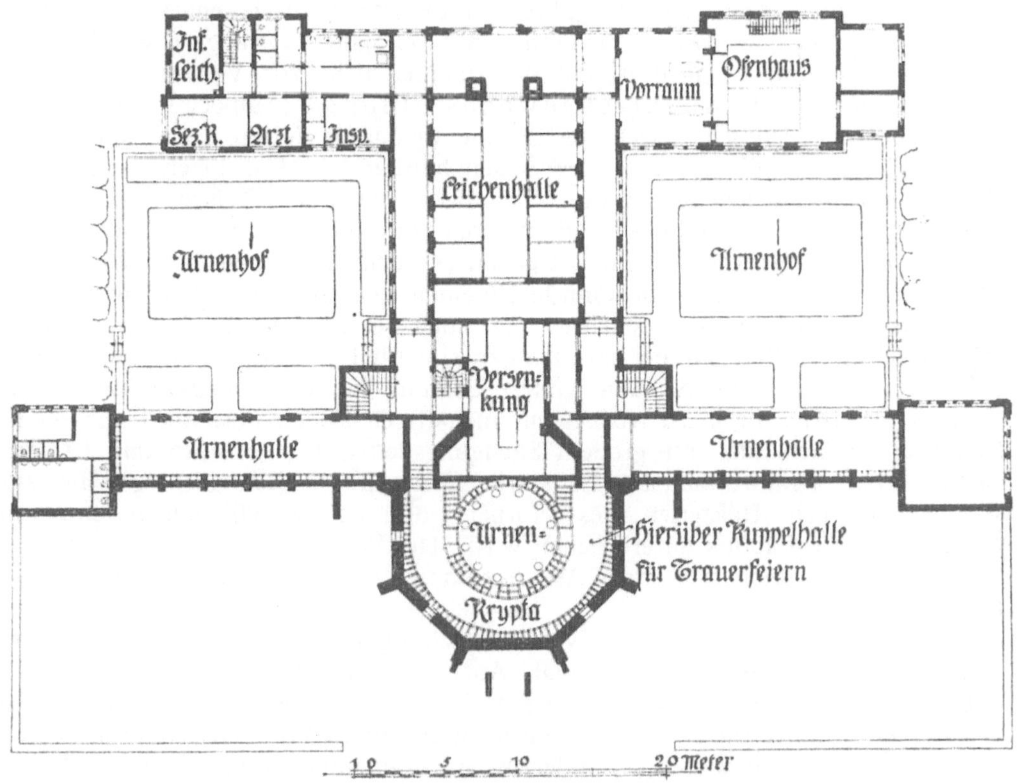

Abb 126. Krematorium Königsberg i. Pr. Grundriß Erdgeschoß.

stinkende Fäulnis versetzt, ein Reduktionsprozeß, wobei Schwefelwasserstoff, Sumpfgas, Ammoniak und Kohlensäure entstehen, und die Fette in Fettsäuren, die Eiweißstoffe in Aminosäuren zerlegt werden. Die entstehenden Gase heben die Haut ab und lockern das Gewebe, wodurch den Bakterien die Arbeit erleichtert wird. Die stinkende Fäulnis dauert im Boden 3—4 Monate und geht dann in Verwesung, einen Oxydationsprozeß, über. Hierdurch werden, nachdem der Sarg zerfallen ist und jetzt besser Luft aus dem Boden hinzutreten kann, die bei der Fäulnis zurückbleibenden Leichenteile vollständig zersetzt.

Die organischen Verbindungen werden hierbei in anorganische übergeführt. Bei der Verwesung wirken die im Boden vorhandenen Keime, Schimmelpilze, Fliegenmaden, vielleicht auch Würmer mit. Am längsten widerstehen dem Verwesungsprozeß Haut, Haare und Gehirn. Die Knochen zerfallen nur zum Teil.

Für die Verwesung kann man bei erwachsenen Leichen, je nach Art der Bodenbeschaffenheit, 5—20 Jahre rechnen. Am günstigsten ist ein poröser, nicht zu grober und nicht zu feiner Kiesboden; aber auch ein mit Kies und Sand durchsetzter Humus- oder Lehmboden ist gut geeignet, wenn er nicht zu feucht ist, damit die flüssigen Zersetzungsprodukte der Leichen rasch im Boden aufgesaugt werden. Schlecht geeignet ist ein undurchlässiger Lehm-, Ton- oder Mergelboden. Von dem Endpunkt der Verwesungsperiode hängt die Belegungsfrist eines Grabes ab, die in der Friedhofsordnung festgesetzt wird. Meist wird hier bestimmt, daß eine Wiederbelegung nicht vor 25 Jahren erfolgen dart. Es steht aber vom hygienischen Standpunkt aus nichts im Wege, diese Zeit bei guten Bodenverhältnissen auf 15—10 Jahre herabzusetzen. Bei schlechten Bodenverhältnissen muß sie unter Umständen auf 30 Jahre verlängert werden. Im Lehmboden kommt es nach Ablauf der Fäulnis nicht zur Verwesung, da hier der Sauerstoff fehlt. Es tritt Leichenwachsbildung — Adipocire — auf, wobei ausgedehnte Partien der Weichteile in eine weißgraue fettige harte Masse umgewandelt werden, die jahrelang im Boden haltbar ist. Das Leichenwachs entsteht zum Teil aus dem im Körper vorhandenen Fett, zum Teil aus den Eiweißsubstanzen durch Umbildung in Fettsäuren und fettsaure Salze. Der genaue Vorgang der Leichenwachsbildung ist chemisch noch nicht aufgeklärt. Die mikroskopische Struktur der Gewebe kann bis zu einem gewissen Grade bewahrt werden. Die Leichenwachsbildung beobachtet man auch bei Leichen, die längere Zeit im Wasser gelegen hatten; hierbei hat man experimentell die Entstehung des Leichenwachses verfolgen können. Eine andere Störung im Verwesungsverlauf ist die Mumifikation, die in zu trockenem lufthaltigen Boden oder noch leichter in trockener warmer Luft mit großem Sättigungsdefizit in Gewölben und Grüften eintritt. Hier kommt bald eine so starke Eintrocknung des Körpergewebes zustande, daß den Bakterien des Körpers die Lebensbedingungen entzogen werden, und die Fäulnis unterbrochen wird. Die Weichteile schrumpfen zu einer braunschwarzen käsig riechenden Masse zusammen, auf der die pergamentartige Haut liegt.

Die Gefahr einer Verbreitung von Ansteckungsstoffen von beerdigten, infektiösen Leichen aus besteht nicht. Die Ansteckungskeime gehen in den Leichen durch Überwucherung von anderen Bakterien in einigen Monaten zugrunde, also in einer Zeit, in der die Sargumhüllung noch erhalten ist und das Eindringen von Körperkeimen in den Boden verhindert wird. Aber selbst wenn Krankheitskeime in den Boden gelangen, werden sie keinen Schaden anrichten können, da sie hier schnell zugrunde gehen, falls nicht ganz besonders ungünstige Verhältnisse vorliegen, nämlich ein schnell sich bewegendes Grundwasser in durchlässigem Kiesboden, aus dem in nicht allzu großer Entfernung von den Gräbern Trinkwasser entnommen wird.

Anlage der Friedhöfe und Erdgräber. Für die Anlage der Friedhöfe sind verschiedene hygienische Gesichtspunkte mitbestimmend, Art der Trinkwasserversorgung in der Nähe, Stand und Stromrichtung des Grundwassers, Beschaffenheit des Bodens. Die Friedhöfe sollen außerhalb der Stadt angelegt werden, wobei auf die Erweiterung der Stadt Rücksicht zu nehmen ist. Nähert sich die Bebauung dem Friedhof, so ist die Anlage von Brunnen in einer Entfernung unter 50 m unterhalb des Grundwasserstroms zu verbieten. Der beste Boden ist Kiesboden, aber auch mit Sand durchsetzter Lehm ist brauchbar. Gänzlich undurchlässiger Boden kann durch Einbringen von Sand verbessert werden. Der höchste Grundwasser-

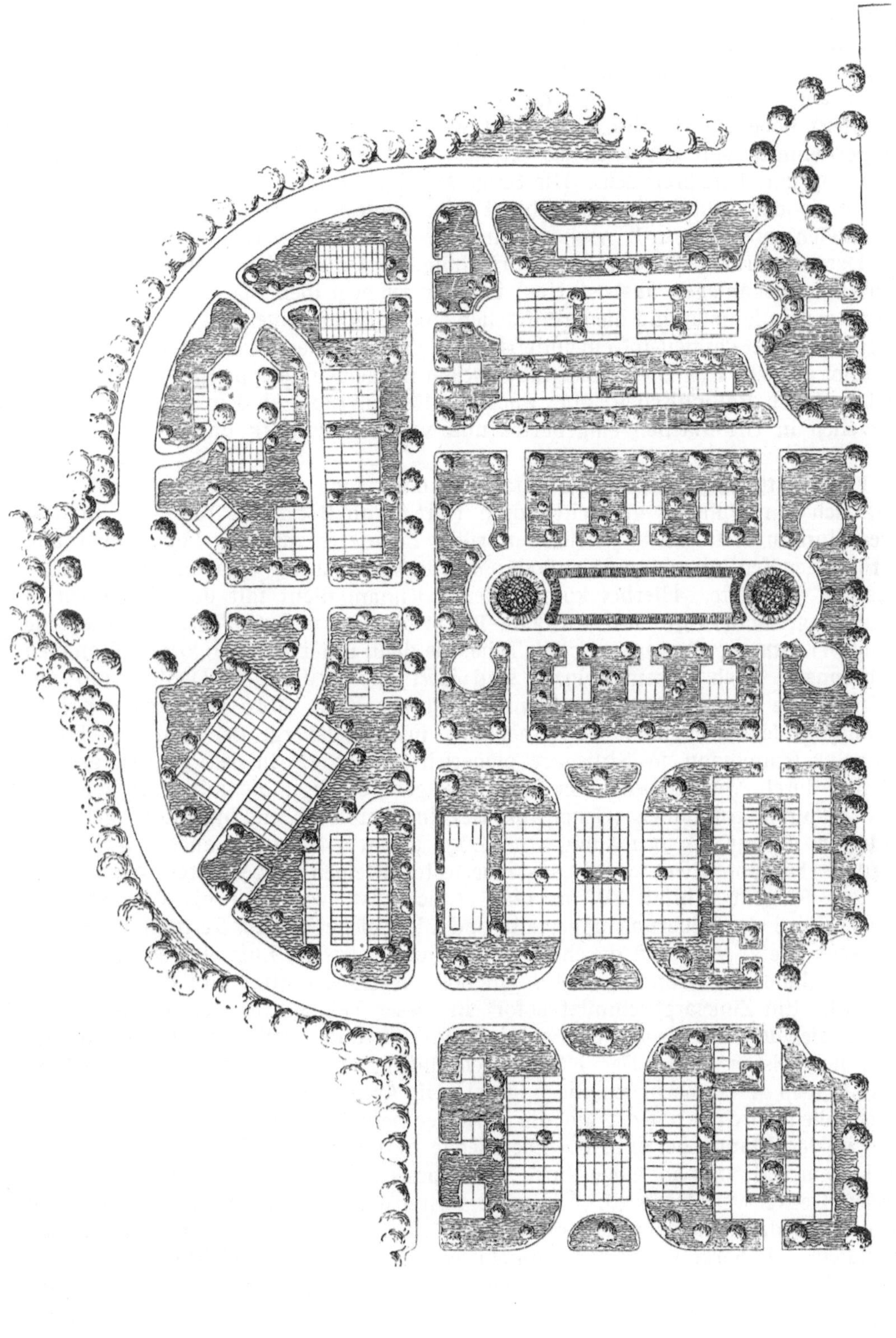

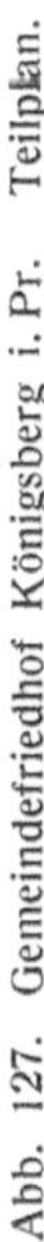

Abb. 127. Gemeindefriedhof Königsberg i. Pr. Teilplan.

stand soll mindestens 50 cm unter der Gräbersohle liegen; ist dies nicht der Fall, so ist das Grundwasser durch Drainage abzusenken. Für die Tiefe der Gräber werden bei Erwachsenen 2 m vorgeschrieben (für Kinder 1,60—1,20 m). Da die Sarghöhen sehr verschieden sind, wäre besser die Festsetzung einer Mindestentfernung des Sargdeckels von der Erdoberfläche, die 60—90 cm betragen soll. Da meist noch ein Grabhügel angelegt wird, genügt diese Erdschicht, um jedes Emporkommen von Gerüchen zu verhindern. Die Grabstellen sollen mindestens 2 m lang und 1 m breit sein. Die Särge sollen im Boden nicht dicht aneinander stehen, sondern durch eine Erdschicht von mindestens 30 cm getrennt sein, da der Boden sonst zu stark erschöpft und die Verwesung verzögert wird.

Das neuzeitliche Streben, die Friedhöfe als landschaftlich schöne parkähnliche Schmuckanlagen auszustatten, ist sehr zu begrüßen, da sie als Erholungsplätze dienen können und die Grünflächen einer Stadt vermehren. Abb. 127 zeigt einen Abschnitt des neuen Gemeindefriedhofs in Königsberg, welcher als sog. Waldfriedhof gedacht ist. Die Einzelgräber liegen in kleinen Gruppen zusammengefaßt in lauschigen Baumnischen; aber auch die Reihengräber sind in nicht zu großen Parzellen in Grünflächen eingebettet und von Strauchwerk umgeben.

Feuerbestattung. Die Feuerbestattung oder auch Einäscherung wurde erst praktisch durchführbar gemacht durch Friedrich Siemens 1874, der in dem Krematorium in Gotha an Stelle der früher benutzten direkten Feuereinwirkung in Flammenöfen, die eine nur unvollkommene Verbrennung ergaben, Regenerativfeuerung einführte. Hierbei kommt der Leichnam nicht mit den Heizgasen in Berührung, sondern nur mit auf 800—1000° C erhitzter Luft. Diese bewirkt eine völlige Trocknung aller organischen Teile, die dann unter Bildung kurzer Flammen verbrennen. Nach diesem Prinzip sind jetzt alle Systeme in Deutschland eingerichtet, die von verschiedenen Firmen gebaut werden. Abb. 128 zeigt den Einäscherungsofen in dem Friedhofsgebäude in Königsberg, der von der Firma Wilhelm Ruppmann in Stuttgart eingerichtet wurde. In dem Feuerungsraum werden durch Verbrennung von Koks Heizgase erzeugt, die mit Luft gemischt und dadurch entzündet (Generatorgase) in den Verbrennungsraum gelangen und von diesem durch mannigfache Züge abwärts in den Rauchfang geleitet werden. Hierdurch werden die aus feuerfesten Steinen hergestellten Wandungen bis zur Rotglut erhitzt. Wenn dies erreicht ist, was drei bis vier Stunden dauert, wird die Feuerung abgestellt und die Leiche in den Verbrennungsraum gebracht. Jetzt läßt man durch Gegenzüge unten frische Luft eintreten, die sich an den glühenden Wandungen bis auf 800—1000° C erhitzt und den Sarg umstreicht. Ein Zinksarg schmilzt sofort in dieser Temperatur, ein Holzsarg entzündet sich und verbrennt in etwa einer Viertelstunde, wobei die Asche mit der Luft mitgerissen wird. Der Körper verglüht in etwa $1^1/_4$ Stunden, so daß in $1\frac{1}{2}$ Stunden die Einäscherung beendet ist. Die Aschen- und kalzinierten Knochenreste fallen durch den Rost auf die darunter befindliche Platte und werden von hier in der Pfanne gesammelt. Die Menge beträgt etwa 1,5—2,5 kg und wird nach dem Erkalten in einen luft- und wasserdichten Metallbehälter gebracht, dessen Deckel verlötet wird. Über die Gestaltung des Sarges sind Vorschriften notwendig, damit keine unverbrennbaren Teile desselben mit in die Aschenreste gelangen. Die Särge sollen aus dünnem, weichem Holz oder Zinkblech von nicht mehr als $^3/_4$ cm Wandstärke hergestellt sein und dürfen weder ausgepicht noch angestrichen noch lackiert sein; auch dürfen sie keine Eisen- oder Bronzeteile weder zur Verbindung noch Verzierung enthalten.

Die Feuerbestattung hat vor der Erdbestattung vor allem den Vorzug, daß sie eine bedeutende Ersparnis an Friedhofsgelände mit sich bringt. Für ein Erdgrab sind mindestens 2 qm erforderlich. Nach der Königsberger Friedhofsordnung können aber auf 1 qm Bodenfläche bis zu sechs Aschenreste beigesetzt werden. Ein großer Teil der Aschenreste kann auch in den Wandfächern der Urnenhalle, mehrere übereinander, untergebracht werden. Die Feuerbestattung ist ferner aus ästhetischem Grunde vorzuziehen, denn statt der langsamen Fäulnis und Verwesung, die für jeden, der darüber nachdenkt, etwas Niederdrückendes hat, wird der Körper in 1—2 Stunden in Asche übergeführt. Ein gewisser, aber nicht

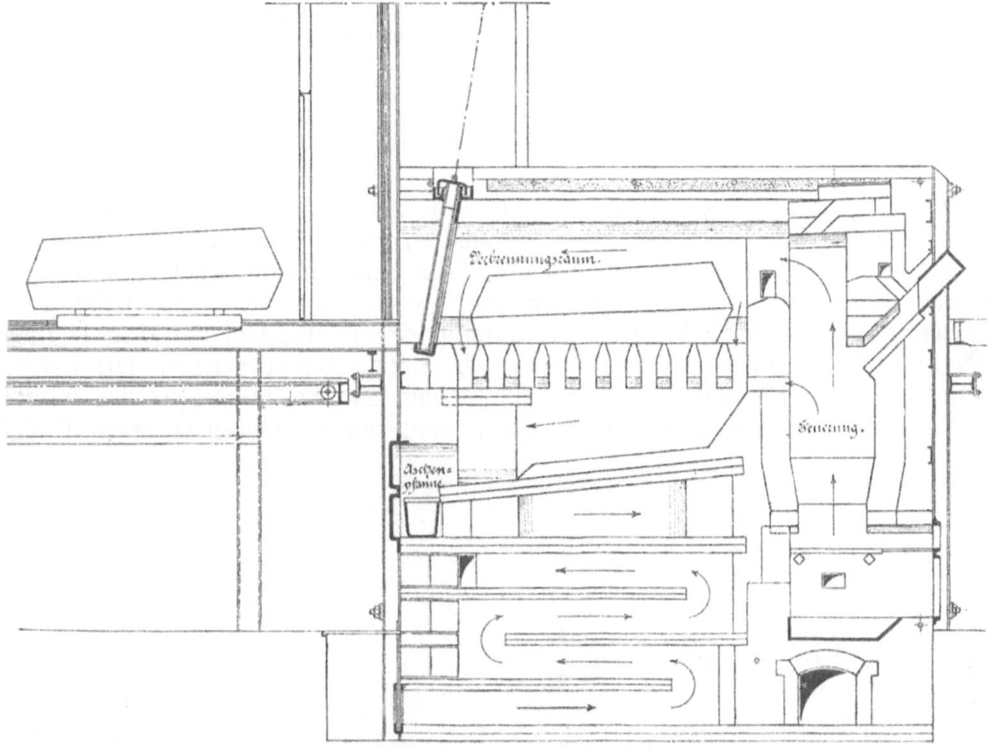

Abb. 128. Verbrennungsofen, Langsschnitt.

berechtigter Widerstand wird der Feuerbestattung durch religiöse Anschauungen und durch Vertreter der Rechtspflege entgegengebracht, die beide dazu beigetragen haben, daß die Feuerbestattungen durch gesetzliche Bestimmungen möglichst erschwert werden. Selbstverständlich muß darauf geachtet werden, daß die Aufdeckung eines Verbrechens (Gifttod durch Arsen u. a.) nicht unmöglich gemacht wird; deshalb ist die Leichenschau durch einen Arzt oder die Obduktion erforderlich. Weitergehende Bestimmungen aber, daß die Feuerbestattung nicht billiger sein darf als die Erdbestattung, ferner die Beschränkung, daß die Feuerbestattung bei Personen über 16 Jahre nur auf ausdrücklichen Wunsch des Verstorbenen geschehen darf, haben keine Berechtigung. Die auf Grund der gesetzlichen Bestimmungen aufgebauten Friedhofsordnungen schreiben für die Feuerbestattung vor:

1. Eine standesamtliche Sterbeurkunde,
2. eine amtsärztliche Bescheinigung über die Todesursache,
3. eine der Polizeibehörde des Verbrennungsortes vorgelegte und von ihr abgestempelte Bescheinigung des für den Einsargungsort zustandigen beamteten Arztes oder amtlich bestellten Leichenschauers darüber, daß die Einsargung der Leiche vorschriftsmäßig erfolgt ist,
4. den Nachweis, daß der Verstorbene die Feuerbestattung seiner Leiche angeordnet hat. Dieser Nachweis kann erbracht werden:
   a) durch letztwillige Verfügung des Verstorbenen,
   b) durch eine mündliche Erklärung des Verstorbenen, die von einer zur Führung eines öffentlichen Siegels berechtigten Person als in ihrer Gegenwart abgegebenen beurkundet ist. Die Anordnung ist nur wirksam, wenn der Verstorbene sie nach vollendetem 16. Lebensjahr getroffen hat, sie kann nicht durch einen Vertreter erfolgen. Stand jedoch der Verstorbene unter elterlicher Gewalt und hatte er nicht das 16. Lebensjahr vollendet, so tritt der Antrag des Inhabers der elterlichen Gewalt an die Stelle der Anordnung.
5. Die Bescheinigung der Ortspolizeibehörde des Sterbeortes oder des letzten Wohnortes des Verstorbenen, daß keine Bedenken gegen die Feuerbestattung bestehen, daß insbesondere ein Verdacht, der Tod sei durch eine strafbare Handlung herbeigefuhrt worden, nicht vorliegt.

Die Krematorien, von denen immer mehr gebaut werden, sind meist mit dem Friedhofsgebäude in der Weise verbunden, daß sich unter dem Versammlungsraum der Einäscherungsofen mit dem Ofen befindet. In den letzteren kann die Leiche aus dem Versammlungsraum sofort versenkt werden. Da hierbei aber oft Geräusche vom Ofen bis zum Versammlungsraum dringen, hat man in dem Krematorium in Königsberg den Ofen in ein Seitengebäude verlegt. Die Leiche kommt aus dem Versammlungsraum durch eine Sargversenkung in das untere Geschoß und wird von hier in den Verbrennungsraum gefahren (s. Abb. 129).

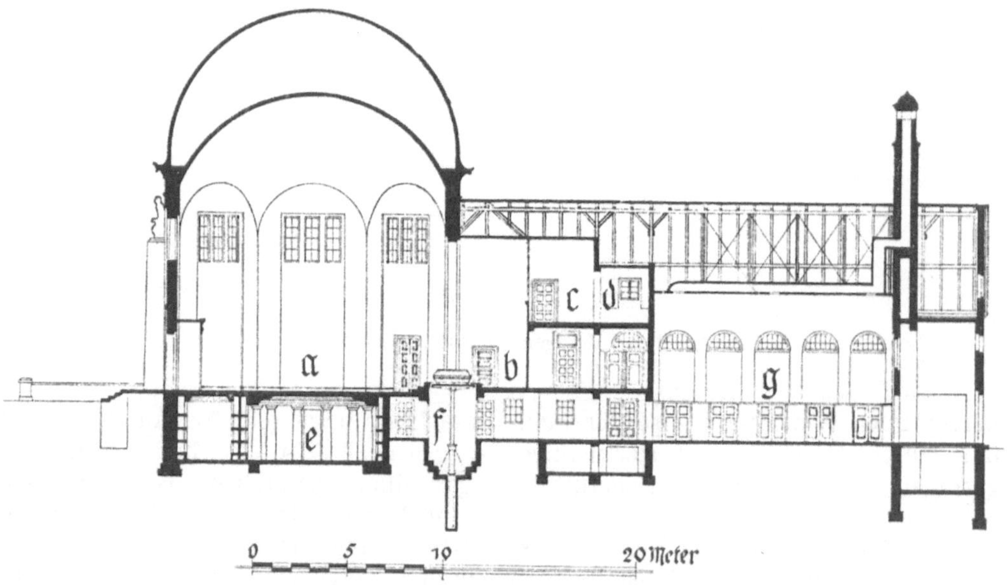

Abb. 129. Krematorium Königsberg i. Pr. Langsschnitt.

a Kuppelhalle fur Trauerfeiern; b Apsis; c Sängerempore; d Orgel; e Urnenkrypta; f Sargversenkung; g Leichenhalle.

Kapitel VI.

Hygiene des Wohnhauses.

Von Edmund Hennig, städt. Baudirektor in Dresden.

Baustoffe.

Hygienische Eigenschaften

Der gesundheitliche Zustand des Wohnhauses ist zunächst abhängig von seiner technischen Ausführung, sodann von seiner Lage, seiner inneren und äußeren Gestaltung und schließlich der Art seiner Benutzung.

Die technische Ausführung schließt die Wahl der Baumaterialien und die Art ihrer Verwendung in sich. Fehler in der einen oder anderen Beziehung sind gerade beim Wohnhausbau ungemein häufig und die Ursache für bauliche Mängel, welche das Behagen, wenn nicht gar die Gesundheit der Bewohner beeinträchtigen.

Bei der Auswahl der Baumaterialien kommt in ästhetischer Hinsicht Schönheit, in technischer hauptsächlich Festigkeit, Elastizität, Widerstandsfähigkeit gegen atmosphärische, chemische, organische oder mechanische Einflüsse, Feuerbeständigkeit in Betracht. Der Hygieniker hat insbesondere die Wasseraufnahme, die Durchlässigkeit für Luft, die Wärmeübertragung und die Schalleitung zu beachten.

Nicht immer finden sich technische und hygienische Vorzüge vereinigt, und noch weniger gleichzeitig auch wirtschaftliche und ästhetische. Die Praxis zwingt also oft zu Kompromissen.

Wasseraufnahme. Für die Wasseraufnahme der Baustoffe ist die Art ihres Gefüges maßgebend, insbesondere die Größe und Form ihrer Poren. Dichtes Gefüge mit geschlossenen Poren — Granit, Basalt, Klinker, Zementmörtel, poliertes Holz — läßt das Wasser nicht in das Innere des Materials eindringen, es bleibt an der Oberfläche haften. Lockeres Gefüge saugt das Wasser auf. Je enger die Poren, um so langsamer ist die Wasseraufnahme, um so vollständiger aber auch deren Ausfüllung und die Überleitung in das Innere. So vermag feinporiges Ziegelmauerwerk aufgenommene Grundfeuchtigkeit infolge Kapillarität bis in die Stockwerksmauern zu leiten. Großporige Schwemmsteine dagegen nehmen das Wasser zwar schnell auf, leiten es aber wenig. Auch die Wasserkapazität des Baugrundes steht im Verhältnis zu seinem Porenvolumen.

Ein Mittel, um hygroskopisches Material widerstandsfähiger gegen Wasseraufnahme zu machen, ist bei harten Steinen das Polieren, wodurch eine Schließung der Poren erreicht wird, bei Sandstein usw. Anstrich mit Leinöl, Wasserglas oder mit Keßlerschen Fluaten, wasserhellen Lösungen von Kieselfluorwasserstoffsalzen, welche sich, auf den Stein gestrichen, mit dem Kalk der Steine zu festen, dichten und wetterbeständigen Doppelsilikaten umsetzen.

Durchlässigkeit für Luft. Die Durchlässigkeit für Luft ist ebenfalls abhängig von der Zellstruktur und dem Porenvolumen des Baustoffes. Geringes Porenvolumen ist im allgemeinen ein Zeichen für geringe Luftdurchlässigkeit.

So haben — nach Untersuchungen von Lang — lockere Schlackensteine 69,60 %, Luftmörtel 26 %, Ziegel 12,72 %, dichter Sandstein 9,31 %, Granit 0,05 % Porenvolumen. Für die Luftdurchlässigkeit wurde, wenn die Luftdurchlässigkeit der Schlackensteine = 1 gesetzt wird, bei Luftmörtel $^1/_9$ und bei Ziegeln $^1/_{58}$ ermittelt. Ein gewisser Grad Luftdurchlässigkeit führt die mit Luftwechsel zusammenhängenden Vorteile, insbesondere Trockenheit und Anpassung an wechselnde Wärmegrade herbei.

Die Luftdurchlässigkeit wird herabgesetzt bzw. ganz aufgehoben durch Anfeuchtung des Materials, weil dadurch die in den Poren enthaltene Luft durch Wasser verdrängt und die Poren geschlossen werden. In dieser Hinsicht kann Schlagregen oder aufsteigende Grundfeuchtigkeit schädigend wirken.

Wärmeübertragung. Die Wärmeübertragung von der Innenluft geschlossener Räume an die Außenluft bzw. umgekehrt durch die umschließenden Wände beruht auf den physikalischen Eigenschaften der Wärmestrahlung, Wärmeleitung und Wärmekapazität der Baustoffe.

Die Wärmestrahlung wird von der Beschaffenheit der Oberfläche beeinflußt. Sie ist größer bei dunklen, rauhen Flächen, als bei glatten, hellen; auch besitzen die ersteren das größere Absorptionsvermögen. Einen Vergleich geben die Werte der Ausstrahlungskoeffizienten: Kupfer 0,16, Zink 0,24, Eisen 2,77, Glas 2,91, Bausteine 3,60, Holz 3,60, Sand 3,62, Wolle 3,68, Ölanstrich 3,71, Papier 3,77, Wasser (z. B. Schwitzwasser an Fensterflächen) 5,3.

Die Wärmeleitung — Wärmeüberführung von einem Körper mit höherer Temperatur auf einen anderen bzw. auf Luft von niederer Temperatur bei unmittelbarer Berührung — ist bei den Metallen am größten. Diese sind gute Wärmeleiter, ebenso dichte Gesteine, z. B. Granit, Basalt, Marmor. Sie fühlen sich kalt an, auf ihrer Oberfläche schlägt sich leicht Wasser nieder. Kalktuff, Sandstein, Ziegel, Mörtel sind mittlere, Holz, Stroh, Wolle, Wasser schlechte Wärmeleiter. Papier und ruhende Luft haben die schlechteste Wärmeleitung.

Auf diese Eigenschaft der Luft ist auch zurückzufuhren, daß das Warmeleitvermögen der Baustoffe vom Porengehalt bzw. vom Gehalt an Luft und der Art ihrer Verteilung abhängig ist. Gemenge mit gleichmäßig verteilten, kleinen, lufterfüllten Hohlraumen pflanzen die Warme schlechter fort als großzellige, bei denen die Luft sich schneller bewegen kann, oder als dichte, luftlose Gefüge. Auch in dieser Beziehung lassen sich die Materialien an Hand von Wärmeüberleitungs-Koeffizienten in Vergleich stellen. Es werden an Wärmekalorien überführt pro Stunde und pro Quadratmeter bei 1 cm Schichtdicke und 1° Temperaturdifferenz von:[1])

Kupfer	300	Torfmull	0,28—0,30	Schlackenwolle	0,101
Zink	110	Sand	0,27	Blatterholzkohle	0,086
Kalkstein	2	Kork	0,26	Bims	0,066
Sandstein	1,1—1,3	Eichenholz	0,21	Holzasche	0,06
Glas	0,47—0,75	Asbest	0,171	Sägespäne	0,045
Backstein	0,69	Tannenholz	0,17	Wolle	0,04
Zement	0,60	Pappe	0,16	Ruhende Luft	0,04
Schiefer	0,29	Kieselgur	0,136	Papier	0,034

Schlechte Leiter isolieren gut und dienen daher zur Um- bzw. Bekleidung von Materialien, welche gegen Wärmeverlust geschützt werden sollen (Verkleidung von Warmwasserröhren mit Kork oder Isolierung mit Luft und Asbest). Sofern gute Wärmeleiter als Raumumschließung zur Verwendung gelangen, müssen die mit ihnen verbundenen Nachteile durch Bekleidung mit schlechten aufgehoben werden (Bekleidung von Metalldächern mit Holz, Pappe, Kork usw.).

Die Wärmeaufnahme — Wärmekapazität, Wärmefassungsvermögen — ist namentlich bei den Materialien, die zur Herstellung von Raumumfassungen oder

[1]) Vgl. u. a. Die Kälteindustrie (Altona 1906) Nr. 2..

Heizkörpern dienen, von Wichtigkeit. Sie findet ihren Ausdruck in den spezifischen Wärmekoeffizienten und ist außer von der Beschaffenheit der Körperoberfläche insbesondere von der Dichtigkeit des Gefüges abhängig. Viele und große lufterfüllte Poren setzen das Aufspeicherungsvermögen herab. Der Größe der Wärmeaufnahme entspricht umgekehrt die nachherige Wärmeabgabe. Weiteres siehe unten. Seite 160 u. 176.

Naturgesteine Nur die wesentlichsten, zum Hausbau benutzten Gesteine seien kurz aufgeführt. Näheres findet sich u. a. in Prof. Dr. E. Glinzer, Lehrbuch der Baustoffe (Leipzig 1910).

a) Eruptivgesteine.

Von dem Eruptiv- oder Massengestein kommen zur Verwendung Granit, Porphyr, Syenit, samtlich von großer Druckfestigkeit, sehr geringer Durchlässigkeit und hoher Wetterfestigkeit, daher zu Treppen, Säulen, Sockelverblendungen sehr geeignet. Die Feuerfestigkeit des Granit ist geringer als man gewöhnlich annimmt. Granitplatten zerspringen bereits bei einer Hitze von ca. 400°.

Ferner Trachyt, aus Feldspat mit feinsten Hornblendekristallen bestehend, ein in seinen dichten Sorten fester Baustein von aschgrauer Farbe, der wie vor und zu Gesimsen, Fensterumrahmungen Verwendung findet. Basalt, ein äußerst hartes Augitgestein, und diesem verwandt, Basaltlava, ein graues schlackiges, vielfach poröses Gestein, ebenfalls vielfach zu Sockeln, Treppenstufen usw.

b) Sedimente.

Zu den Ausscheidungssedimenten gehören: Kalkstein. Kohlensaurer Kalk mit Beimengungen von Ton, Quarz, Eisenoxyden, kohligen und bituminösen Stoffen. Daher sehr verschiedenartig an Festigkeit, Farbe, Dichtigkeit. Er findet als Baustein, besonders aber zur Herstellung von Mörtel, Zement, Glas ausgiebig Verwendung: a) Körnig-kristallinischer Kalk, politurfähig und als Marmor zu Schmuckteilen der Gebäude, zu Estrichen, Wandverkleidungen, Treppen, Badewannen benutzt. Er wird von der Schwefelsäure der Luft in Industriestädten stark angegriffen. b) Dichter Kalkstein. Die schön gefärbten, harten und politurfähigen Sorten ebenfalls zu Marmorarbeiten; die weniger ansehnlichen Grobkalke zu Hau- und Bruchsteinen, zum Kalkbrennen usw. Hierzu gehört auch der Muschelkalkstein, ein aus Muschelversteinerung bestehendes, höchst dauerhaftes, festes und beliebtes Baumaterial. Ebenso der Kalk-Tuff, aus verkalkten Pflanzen und anderen Resten entstanden, grobzellig, daher wenig Wasser saugend, luftdurchlässig, wetterbeständig.

Dolomit. Aus kohlensaurem Kalk und kohlensaurer Magnesia zusammengesetzt, übertrifft den reinen Kalkstein an Härte und Wetterbeständigkeit. Verwendung wie bei diesem.

Gips, schwefelsaurer Kalk. Bei körnig-kristallinischem Gefüge als Alabaster zu Bildwerken. Bei dichtem Gefüge stark gebrannt zu Gipsmörtel, schwach gebrannt zu Decken- und Wandputz, Stuck usw.

Serpentin, nicht wetterbestandig, daher nur im Inneren zu Wänden, Türen, Heizkörperverkleidungen, aber feuerbeständig und wärmehaltend.

Asbest. Aus seidenglänzenden Fasern zu feuerfesten, Wärme nicht leitenden Bauartikeln: Asbestpappe, -schiefer, -zement.

Zu den Trümmersedimenten gehören:

a) Verkittete: Sandstein. Verkittung von Quarzkörnern durch verschiedene Bindemittel, welche auch die Farbe bestimmen, Kieselsäure, Eisenoxyd, Kalk. Für die Güte des Sandsteins ist die Natur und Menge des Bindemittels und die Körnergröße ausschlaggebend. Die kieseligen Sandsteine (schlesische, Kudova) sind hart und unverwüstlich. Viele kalkige verwittern leicht, namentlich in mit Schwefelsäure erfüllter Luft, indem die Karbonate des Steines zu Sulfaten umgewandelt werden. In großer Hitze schmilzt das kalkige Bindemittel. Die tonigen haben ebenfalls keine hohe Wetterbeständigkeit, aber sie sind verhältnismäßig feuerfest. Wenn feinporig, saugen sie stark Wasser und trocknen langsam aus, sie bedürfen also gegen Schlagregen, Grundfeuchtigkeit usw. stets eines besonderen Schutzes.

Tuff. Lockere, meist porige, aus verwitterten Gesteinstrümmern verkittete Gebilde. Einige als Baustein, andere als hydraulische Zuschläge zum Mörtel verwendbar. Hierzu auch Bimstein und Traß gehörig.

Tongesteine. Durch schichtenweise Ablagerung feinster Restteile von verwittertem Feldspat, kieselsaurer Tonerde, Glimmern, Quarzsand und zufälligen Beimengungen entstanden. Die in dünnen Platten brechenden Tonschiefer werden zur Dachdeckung, zu Wandverkleidungen, Tafeln usw. verwendet. Der zur Dachdeckung benutzte darf nur wenig Wasser saugen, die hellfarbigen haben den Vorteil geringerer Wärmestrahlung.

b) Lose: Kies und Sand. Lose Mengen kleinster Gesteinstrümmer jeder Art. Vom Entstehungsort losgelöst, fortgeschwemmt und dadurch abgerundet und von verschiedener Körnergröße. Grobkies mit mehr als 7 mm, Feinkies mit 2—4 mm Größe. Wenn aus reinem Quarz (Kieselsaure) bestehend, vorzüglich zu Beton usw. Quarzsand macht den Erdboden locker, also warm und wasserdurchlassig. Nur reiner Quarzsand ohne wesentliche Beimischungen von Ton, Eisen, Kohle ist fur Bauzwecke brauchbar.

Infusorienerde, Kieselgur. Eine fast ganz aus den Kieselpanzern von Diatomeen gebildete mehlartige Masse, im wesentlichen Kieselsäurehydrat. Sehr geringes Warmeleitungsvermögen, große Feuerfestigkeit, geringes Gewicht. Daher bestes Wärmeschutzmittel, z. B. für Dampfrohre, Heizkessel, ebenso aber auch für Wohnhauswände. Besser als Schlacke oder Torfmull, allerdings auch wesentlich teurer.

Tone. Durch Verwitterung feldspatreicher Naturgesteine entstanden. Meist vielfach fortgeschwemmt und anderwärts abgesetzt, haben sie starke, fremde Beimengungen mechanischer oder chemischer Natur, Tier- oder Pflanzenreste, Sand, Kalk, Magnesia, Gips, Eisenoxyd, Schwefelkies. Diese Zusätze verandern die Eigenschaft des Tones. Die reinen zu keramischen Produkten, die kalkhaltigen zu Portlandzement; die eisenhaltigen, stark mit Sand durchsetzten, mageren, weniger oder gar nicht bildsamen, werden mit Lehm, Letten, Ziegelerde bezeichnet und zur Herstellung von Ziegeln, Ausfüllung von Zwischendecken, Herstellung von Lehmsteinen usw. verwendet.

Mergel. Gemenge von Kalkstein oder Dolomit mit Ton und Sand. Zur Herstellung vorzüglichen Wassermörtels.

Damm, Acker- oder Gartenerde. Die lockere obere Erdschicht, mit Sand und Ton versetzter Humus. Ein Zersetzungsprodukt von pflanzlichen, organischen und tierischen Stoffen. Durch Verwesung dieser Stoffe bildet sich u. a. Kohlensaure und der stickstoffhaltige Ammoniak. Das Regenwasser nimmt die Kohlensäure auf (hartes Wasser), so kann dann Kalkstein und Kalkmörtel, wenn er, wie bei Grundmauern, in dauernder Berührung mit feuchter Erde steht, aufgelöst werden. Es entsteht doppeltkohlensaurer Kalk und vom Mörtel bleibt nur der Sand, er verliert also seine Festigkeit. Die Stickstoffe bilden in Verbindung mit dem Kalk Kalksalpeter, sog. Mauersalpeter, Mauerfraß, ein in Wasser sehr leicht lösliches, weißes Salz.

Kunststeine

Die künstlich hergestellten Bausteine eignen sich aus technischen und aus gesundheitlichen Gründen vorzugsweise zur Herstellung des Mauerkernes. Es gibt gebrannte und ungebrannte Kunststeine.

a) Gebrannte.

Ziegel, Backsteine. Der Rohstoff ist Lehm, also ein Gemenge von Ton mit mehr oder weniger Sand, nebst Beimengungen von Eisenverbindungen, kohlensaurem Kalk oder Magnesia u. a. m. Er wird durch Maschinen- oder Handarbeit in Steine von bestimmtem Format (das deutsche Normalformat ist 6 cm Höhe, 12 cm Breite, 25 cm Lange) gebracht, getrocknet und in Öfen gebrannt. Der Gehalt an Sand ist wesentlich, weil er dem Ton, welcher beim Brennen stark schwindet, eine Art Gerippe verleiht. Er verteilt das Schwinden gleichmäßig, so daß nur Poren, keine Risse entstehen. Dem verschiedenen Gehalt an Ton und dem mehr oder minder starken Brande entsprechend ergeben sich verschiedene Qualitäten. Schwach gebrannte sind nicht so druckfest und wetterbestandig als stark gebrannte. Die gewöhnlichen Ziegel sind feinporig und daher wassersaugend.

Durch Beigabe von Torfmull, Braunkohle u. dgl. zum Lehm kann man einen großporigen, leichten Ziegel herstellen, da diese Zusätze beim Brand zerstört werden und an ihrer Stelle Hohlraume übrigbleiben. Sie bieten höheren Wärmeschutz und lassen Feuchtigkeit (z. B. Schlagregen) nicht weit eindringen.

Hohlsteine. Ziegel, welche man beim Formen künstlich mit Hohlraumen versieht. Vorteil: Gewichtsverminderung, rascheres Austrocknen der Mauern. Die Übertragung des Schalles, der Warme, der Feuchtigkeit wird nicht herabgesetzt, wohl aber das Wärmefassungsvermögen.

Klinker. Bei starker, bis zur Bildung geschmolzenen kieselsauren Kalkes gesteigerter Brennhitze hergestellte „gesinterte“ Steine. Solche Klinker sind besonders druckfest, porenlos, wasserundurchlässig, säurebeständig.

Verblender. Aus geschlemmtem Ton sorgfältig geformte und gebrannte Steine verschiedener Farbe zur Herstellung von Außenflächen. Sie sind sehr feinporig, daher unempfindlich gegen Nässe. Den Ansichtsflächen kann man auch durch Aufstrich einer aus Metalloxyden bestehenden Flüssigkeit und nochmaliges Brennen einen porzellanartigen Überzug, „Glasur", geben. Glasierte Verblender sind wasserundurchlässig. Ihr starker Lichtreflex macht sie namentlich für Lichthöfe usw. empfehlenswert.

Steinzeugplatten. Mosaik- oder Sinterplatten. Sie werden aus feinsten Tonen unter hohem Druck hergestellt und bei Weißgluthitze bis zur Sinterung, d. h. bis sie einen vollkommen dichten glasartigen Bruch aufweisen, gebrannt. Daher von großer Widerstandsfähigkeit gegen Abnützung und gegen Säuren. Porosität und Flüssigkeitsaufnahme ist fast gleich Null.

b) Ungebrannte.

Lehmziegel, Luftziegel. Aus nassem Lehm geformt und an der Luft getrocknet. Sie übertragen Wärme und Schall in geringem Maße, halten also trocken und warm, aber haben geringe Festigkeit und saugen Wasser begierig auf.

Kalksandsteine. Aus Quarzsand mit Ätzkalk gepreßt und unter hohem Dampfdruck erhärtet. Es entsteht Kalkhydrosilikat. Ihre technischen und hygienischen Eigenschaften entsprechen denen hartgebrannter Ziegel, aber sie sind weniger porös als diese, und trocknen daher langsamer.

Schwemmsteine, Kunst-Tuffsteine. Bimsteinsand mit Dolomitkalk als Bindemittel. Die Festigkeit ist verhältnismäßig gering und reicht nur für wenig belastete Mauern, Fachwerk, Gewölbe aus. Ihr Vorzug ist ihre Großzelligkeit, also ihr hoher Luftgehalt und infolgedessen sehr geringe Wärme- und Schalleitung. Auch verdunstet aufgenommenes Wasser rasch, daher schnelle Austrocknung des Mauerwerks und keine Schwitzwasserbildung. Sie sind wenig wetterbeständig und bedürfen daher im Äußern des Schutzes durch Verputz, Verkleidung usw. Alles in allem hygienisch ein recht treffliches Material. Erzeugungsort Neuwied am Rhein.

Korksteine. Korkplatten. Aus Korkabfällen mit einer Mischung von Ton und Teer, unter Vergasung des letzteren, als Bindemittel gepreßt. Sehr leicht, sehr schlecht wärme- und schallleitend, daher vorzüglicher innerer Schutz für Wetterseiten. Die Platten mit Überzug von Magnesiazement vorzügliche Unterlage für Linoleum.

Zementsteine und -platten. Aus Portlandzement mit Sand oder Kies und Wasser angemacht und in Kästen eingestampft. Sehr tragfähiges, wasserfestes Fabrikat. Auch zu Treppenstufen, Platten, Röhren.

Asbestzementschiefer. Platten wie vor aus Zement und Asbest zur Dachdeckung oder als Tafeln zur Decken- und Wandverkleidung. Feuerbeständig, wasserundurchlässig, schlecht wärmeleitend.

Terrazzo. Gemenge von Marmorstückchen in Portlandzementmörtel, die nach dem Auftragen und Abbinden der Masse geschliffen und poliert werden. Fußbodenmaterial von guter Farbwirkung, aber hart, kalt und ziemlich glatt.

Die Bindemittel Den Zusammenhang der Steine untereinander vermittelt der Mörtel. Die Beschaffenheit des Mörtels ist für die Qualität des Mauerwerks ebenso wichtig wie die der Steine.

Weißkalk. Für aufgehendes — über Terrain befindliches — Mauerwerk ist das gebräuchlichste Verbindungsmaterial der Kalkmörtel. Durch Brennen von Kalkstein wird Kalziumoxyd — Ätzkalk — gewonnen. Dieser gebrannte Kalk wird mit Wasser gemengt, „gelöscht", wodurch unter Raumvergrößerung und starker Erhitzung Kalkhydrat, ein stark ätzender, weißer Brei, der Weißkalk entsteht.

Zur Mörtelbereitung wird diesem nun die 2—5fache Menge Sand und Wasser zugesetzt. Wenig Sandzusatz gibt „fetten", viel Sand „mageren" Mörtel. Der Sand lockert den Kalkbrei auf, so daß die Luft Zutritt ins Innere des Gemenges findet und das zugesetzte Wasser nach dem Vermauern wieder verdunsten kann. Durch Aufnahme von Kohlensäure aus der Luft geht nun eine Rückwandlung des Kalkhydrats in kohlensauren Kalk unter Abgabe von Wasser vor sich: der Mörtel „bindet ab", er erhärtet.

Mit diesem Abbinden und Erhärten ist eine bedeutende Verminderung des Volumens, das „Schwinden" des Mörtels verbunden, und hiermit das Setzen des Mauerwerks bzw. bei Putzmörtel Schwindrisse. Die Erhärtung geht nur langsam und unter Zutritt von Luft vor sich, dieser darf also nicht durch zu frühzeitige Aufbringung von Wandverkleidung, Tapeten, Ölanstrich unterbunden werden.

Hydraulischer Kalk. Er wird aus Kalken mit reichem Ton- und Kieselsauregehalt, Mergeln, erbrannt und zu Pulver gemahlen. Er löscht mit wenig Wasser ohne wesentliche Erwärmung und Volumenvergrößerung und ohne Kalkbrei zu bilden. Die hieraus erstellten Mörtel bedürfen, wie Zementmörtel, zu ihrer verhältnismäßig rasch vor sich gehenden Erhartung der Kohlensaure teils nicht, teils nur in untergeordnetem Maße. Sie erharten also auch unter Luftabschluß, unter Wasser bzw. in feuchtem Erdreich. Es entstehen kieselsaure Kalkverbindungen, Kalziumsilikate. Da sie reichlich Sand vertragen, geben sie einen porösen, wenig Warme leitenden und wenig Wasser saugenden, also sehr wertvollen Mörtel. Hierher gehören die Romanzemente, Braunsdorfer Dolomit-Zementkalk, Rudersdorfer Kalk, böhmischer Kalk, Meteorkalk von Gesecke in Westfalen, Viktoria-Puzzolanzement aus Thale am Harz, Traß.

Portlandzement. Mit Portlandzement bezeichnet man alle künstlichen, durch Brennen einer Mischung von Kalk und tonhaltigen Mineralien hergestellten, unter Wasser erhärtenden Bindemittel. Mit Wasser (8—10 %) angerührt, bindet Zement, ohne zu löschen, sehr rasch ab, die sog. schnellbindenden Zemente in 1—2 Stunden, die langsam bindenden in 2—6 Stunden. Die eigentliche Erhärtung erfolgt nach 7 Tagen und ist nach 28 Tagen im wesentlichen beendet. Die Höhe des Sandzusatzes richtet sich nach der gewünschten Druckfestigkeit. Für die beim Wohnhausbau vorkommenden höchsten Beanspruchungen genügt ein Gemenge von 1 Teil Zement und 3—4 Teilen Sand.

Zementmörtel erfordert zum Abbinden mehr Wasser als Luftmörtel. Dies Wasser kann infolge der geringeren Porigkeit namentlich fetter Zementmörtelmischungen schwer verdunsten. Mauerwerk in Zementmörtel trocknet also langsamer, es ist auch ungünstiger in bezug auf Wärme- und Schalleitung als solches in Kalkmörtel. Aus Rücksicht hierauf sollte Zementmörtelmauerwerk nur zur Verwendung gelangen, wenn aus statischen Rücksichten große Zug- oder Druckfestigkeit oder wenn Wasserdichtigkeit erforderlich ist.

Die Mischung — 1 Teil Zement, 2 Teile Sand — gibt nicht nur einen äußerst festen, sondern auch wasserundurchlässigen Mörtel. Wasserundurchlässige Mörtel lassen sich aber auch durch magerere, also billigere Mischungen mittels besonderer Zusätze, welche die Poren des Mörtels dichten, erzielen. Solche Mörtelzusätze, meist Bitumenpräparate, sind u. a.: Awa, Biber, Heimatol, Ceresit, Pixol, Preolit.

Hydraulische Zuschläge. Durch Zusatz von Silikaten kann man dem Kalkmörtel größere Festigkeit und Wasserbeständigkeit geben. Als solche Zusatze kommen Zemente in erster Linie in Betracht.

Zementkalkmörtel, verlängerter Zementmörtel. Ein Zementmörtel mit mehr als 4 Teilen Sandzusatz würde zwar eine für Wohnhausbauzwecke zureichende Festigkeit haben, er läßt sich aber schlecht verarbeiten. Man gibt daher einen Zusatz von fettem Kalk, z. B. ein Teil Zement, 1 Teil Kalk, 7 Teile Sand. Dieser „verlängerte Zementmörtel" hat dem reinen Zementmörtel gegenüber den Vorzug, daß er poriger erhärtet, also schlechter Wärme leitet und schneller trocknet. Ebenso entfallen auch die Nachteile des Kalkmörtels, das Schwinden, langsame Abbinden usw.

Andere Zusatze zum Kalkmörtel von ahnlicher Wirkung sind der, aus vulkanischem Tuffstein durch Mahlen gewonnene, Traß mit ca. 58 % Kieselsäure und künstliche Tonerde-Silikate, wie Ziegelmehl, Hochofenschlacke usw.

Gipsmörtel. Gips auf 130—150° erhitzt, gibt Stuckgips, der mit Wasser angemacht schnell erhärtet, aber keine große Festigkeit erlangt. Nahe bis zur Rotglut, 900—1000°, gebrannt und schwach gesintert erlangt der Gips hydraulische Eigenschaften. Es entsteht wasserfreies, schwefelsaures Kalzium. Mit Wasser, ohne Zusatz von Sand, angerührt, gibt dies eine harte, wasserfeste Masse, sog. Estrichgips. Er erhärtet schneller als Kalkmörtel und gibt einen festen, rissefreien Wandputz, der durch Tränken mit Leinöl und in Benzin aufgelöstem Paraffin abwaschbar gemacht werden kann. Auch ermöglicht er einen dauerhaften, wasserfesten und feuersicheren Estrich, der weniger schall- und wärmeleitend, auch billiger als Zementestrich ist und dem Bau nicht so viel Feuchtigkeit zuführt.

Lehmmörtel. Lehmmörtel wird aus nassem Lehm, mit Häcksel, Streu usw. gemengt. Die Erhartung geht allein durch Austrocknung vor sich, daher nur für Innen- oder geschützte Außenwände. Billig, leicht zu verarbeiten, gibt schnell bewohnbare, trockene, wärmehaltende und wenig schalleitende Wände. Auch zu Lehmputz.

Holz Wegen seiner technischen Eigenschaften ein wertvolles, durch keine künstlichen Stoffe ersetzbares Baumaterial, aber auch in hygienischer Hinsicht wegen seiner geringen Wärmeleitung zu Decken, Fußböden, äußeren und inneren Wandbekleidungen, Türen usw. unentbehrlich.

Seine Vorzüge sind: leichte Verarbeitung, Festigkeit und Dauerhaftigkeit unter günstigen Verhältnissen, geringes Gewicht, geringe Ausdehnung durch Wärme.

Seine Nachteile: Raumveränderung infolge Wasseraufnahme und -abgabe. Es quillt in feuchter und schwindet in trockener Luft; es „arbeitet" dauernd, und eine unangenehme Folgeerscheinung ist das Reißen und Werfen, ferner leichte Brennbarkeit, obschon es sich bei Bränden besser als ungeschütztes Eisen bewährt.

Einen gewissen Feuerschutz bietet Anstrich mit Wasserglas oder Tränken mit Ammoniumphosphat bzw. ähnlichen Salzlösungen, welche unter der Einwirkung der Hitze schmelzend das Holz mit einer unverbrennbaren Kruste überziehen und dem Sauerstoff der Luft den Zutritt verwehren. Fabrikate der Rütgers-Werke A.-G., der Firma Hülsmann (Berlin) u. a.

Schließlich geringe Widerstandsfähigkeit gegen Angriffe tierischer Schädlinge (Wurmfraß) und höherer Pilze verschiedener Art, insbesondere der Coniophoraarten (Trockenfäule) und des merulius lacrimans (Hausschwamm). Näheres Prof. A. Möller Hausschwammforschungen, Heft 6: Meruliusfäule des Bauholzes v. Dr. R. Falck (Verlag von Gustav Fischer in Jena 1912), ferner Merkblatt zur Hausschwammfrage, herausgegeben vom Innungsverband deutscher Baugewerksmeister 1910, und C. Metz.

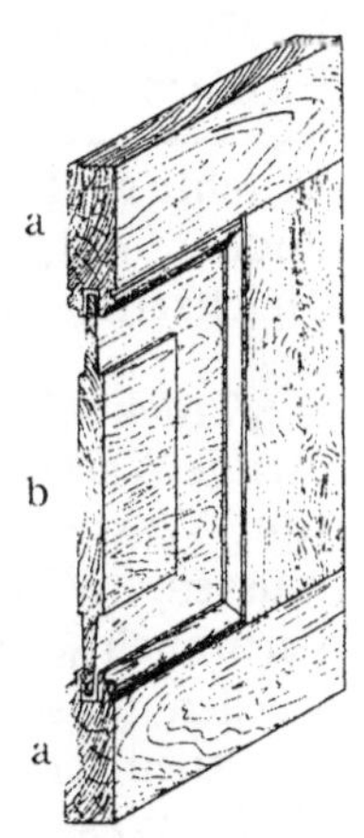

Abb. 130.

Die Vorbedingung für die Entwicklung aller Fäulniserreger ist Feuchtigkeit. Schon die Lagerung in annähernd dampfgesättigter Luft reicht für die Entstehung eines Schwammherdes aus, ohne daß es der Zufuhr flüssigen Wassers bedarf. Es stellt sich in der Regel eine Vorerkrankung des Holzes durch die weitverbreiteten Coniophora-Arten (erdbraune Fruchtkörper), die als Trockenfäule bekannt ist, ein. Durch sie wird das Holz angesäuert, und dieser Säuregehalt bildet die Grundlage für den Eintritt des Keimungsprozesses der Sporen des echten Hausschwammes. Die Infektion erfolgt ausschließlich auf den freien Oberflächen bzw. in größeren Trockenspalten des Holzes und geht von dem Sporenstaub der Fruchtkörper aus, die im Walde oder auf den Holzlagerplätzen an länger lagerndem Bauholz meist unbemerkbar fruchten. Der in seiner Entwicklung fortgeschrittene Hausschwamm geht auch auf gesundes Holz über. Zur Verhinderung der Erkrankung ist das Holz also nur in lufttrockenem Zustande und derart einzubauen, daß die Aufnahme neuer Feuchtigkeit ausgeschlossen ist. Soweit dies nicht mit Sicherheit durchführbar ist, z. B. bei Balkenköpfen in Außenmauern, Fußbodenlagern über Erdreich usw., ist das Holz durch Schutzanstriche zu sichern. Als billige Desinfektionsmittel von größter Wirksamkeit haben sich die Natrium- und Kaliumsalze des Dinitrophenols und Dinitrokresols erwiesen (Dr. R. Falck a. a. O.); unter dem Namen Mykantin im Handel. Auch Metalloxyde (Sublimat, Fluorzink, Kupfersulfat u. a.) und fettreiche Teeröldestillate (Karbolineum, Kreosotöl, Antinonin u. a.) haben sich bewährt.

Von der handwerksgerechten, dem Charakter des Holzes entsprechenden Bearbeitung hängt zum Teil der sanitäre Wert der hölzernen Bauteile ab, denn starke Fugen setzen den Wärmeschutz herab oder werden Ablagerungsstätten für Staub, Schmutz, Ungeziefer.

Die Bretter entstehen durch Längsschnitt aus dem Stamm, nur ein Schnitt kann radial durch den Kern genommen werden (Spiegelschnitt), alle anderen sind tangentiale Längsschnitte. Die so entstandenen Bohlen und Bretter haben also stets eine nach dem Kern zuliegende Seite (Kernseite) und eine von ihm abgewendete linke oder schlechte Seite (Splintseite).

Diese ist weniger widerstandsfähig und daher erfolgt beim Arbeiten des Holzes das Werfen auf Kosten dieser Seite. Fußbodendielen, deren Splintseite nach oben, bilden also Mulden mit scharfen Kanten. Wenn sich auch in diesen Mulden beim Reinigen des Fußbodens das Wasser sammelt, ohne in die Fugen einzudringen, und wenn auch die Splintseite weniger spänt, so bleibt es im allgemeinen doch richtig, die Kernseite nach oben zu nehmen.

Dem Nachteile des Schwindens, welches in der Längsrichtung der Fasern bedeutend geringer als in der Querrichtung ist, tritt das Konstruktionsprinzip der Herstellung großer Holzflächen auf Rahmen und Füllung entgegen (Abb. 130, a Rahmen, b Füllung).

Ein anderes Mittel, dem Arbeiten entgegenzuwirken, ist die Herstellung aus mehreren „Dickten". Dünne Bretter, ev. wie bei Furnieren nur von Papierstärke, werden mit entgegengesetzter Faserrichtung sorgfältig in drei und mehr Lagen aufeinander geleimt. Es gelingt so, große Flächen, z. B. ganze Türen, völlig ohne Fugen herzustellen, eine hygienisch vorteilhafte, für Krankenzimmer zu bevorzugende Methode.

Die aufgeführten Nachteile zeigen die harten, meist auch feinfaserigen und wertvolleren Hölzer weniger als die weichen. Als hartes Bauholz kommt hauptsächlich in Betracht: Eiche, Rotbuche, Ahorn; als mittelhartes: Kiefer oder Föhre, Lärche, Pitchpine oder amerikanische Pechkiefer bzw. Redpine, das Splintholz der Pitchpine; als weiches: Tanne, Fichte, Linde, Pappel.

Die bauliche Ausführung.

Hygienische Anforderungen

Die an das Baugefüge des Wohnhauses zu stellenden hygienischen Anforderungen sind Trockenheit, schlechte Wärme- und Schalleitung. So einfach diese Forderungen auch erscheinen, so fehlt es doch recht häufig an ihrer restlosen Erfüllung, weil vielerlei Momente anderer Art, die Kostenfrage, Dauerhaftigkeit, Schönheit, örtliche Verhältnisse gleichzeitig Berücksichtigung erheischen.

Trockenheit. Ursachen der Feuchtigkeit. Jedem Neubau wird eine erhebliche Menge Wasser zugeführt, da der Mörtel, insbesondere hydraulischer, zu seiner Erhärtung Wasser bedarf, und deshalb auch alle Steine stark angenäßt vermauert werden müssen. Viel Wasser wird auch zur Herstellung der Betondecken und Estriche verbraucht, zumal diese noch längere Zeit nach ihrer Herstellung feucht gehalten werden müssen.

Auch jeder Regen führt dem Bau, solange er ohne Dach ist, in beträchtlichem Maße Wasser zu und verhindert das Austrocknen der fertiggestellten Mauern. Oft genügen infolgedessen für Bauten, die während einer Regenzeit ausgeführt werden, die baupolizeilich gewöhnlich verlangten 6 Monate als Austrocknungsfrist noch nicht, während bei, in einem trocknen Sommer aufgeführten Neubauten bereits 4—5 Monate nach der Rohbauabnahme die Mörtelpartien bis auf ca. 5 cm Tiefe einschließlich Putz sich genügend trocken erweisen.

Auch das fertige Haus wird durch Schlagregen, wenn seine Mauern nicht mit undurchlässigem Putz oder sonstigem Wetterschutz versehen sind, stets von neuem durchfeuchtet. Insbesondere kann diesem. aber Bodenfeuchtigkeit gefährlich werden. Feinporige Sandsteine, Ziegel und Mörtel vermögen Bodenwasser infolge Kapillarität hoch in die Geschoßmauern zu leiten. Mit dem Wasser werden auch etwa darin aufgelöste Salze hochgeführt. Nach Verdunstung des Wassers setzen sich diese als Ausblühungen auf den Steinen ab, sog. „Mauersalpeter". Die Auswitterungen sind salpetersaure Salze, wenn das Erdreich, wie in der Nähe von Dungstätten, Abortgruben, Ställen, stickstoffhaltige Bestandteile enthält. Solche sind hygroskopisch und führen stets von neuem die Durchfeuchtung der Mauern herbei. Andernfalls liegen meist schwefelsaure Alkalien, Chloride der Alkalien, Karbonate usw. mit trockenen, verhältnismäßig unschädlichen Ausblühungen vor.[1]) Siehe auch S. 154 (unter Ackererde).

[1]) Prof. Dr. Rohland, Stuttgart: Die Auswitterung an alten Kirchen, Deutsche Bauztg. 1912 Nr. 70.

Nachteile. Das in den Bau gelangte Wasser muß, ehe das Haus in Benutzung genommen wird, verdunsten, soweit es nicht chemisch gebunden wird. Die Verdunstung steigert einerseits den Feuchtigkeitsgehalt der Raumluft, andererseits bringt sie eine erhebliche Temperaturherabsetzung mit sich. Da bei nassem Mauerwerk die Poren mit Wasser statt mit Luft gefüllt sind, ist auch sein Wärmeleitungsvermögen ein ungünstigeres, daher ein Kältegefühl beim Auflegen der Hand als Kennzeichen. Auf der Innenseite solcher Mauern zeigt sich leicht Kondensation von Wasserdampf, namentlich bei niedriger Außentemperatur in stark mit Menschen besetzten, ungenügend gelüfteten Räumen, in Kleinwohnungen, Schlafzimmern, Küchen usw. Sie macht sich daher besonders bei Beginn der Heizperiode bemerkbar, da dann weniger gelüftet zu werden pflegt und die Stubenluft ein großes Sättigungsdefizit aufweist, wodurch das in der Wand vorhandene Wasser direkt nach innen aufgesaugt wird.[1]) Die sich ergebende dauernde Wärmeentziehung ruft bei den Raumbewohnern Unbehagen hervor und disponiert für Erkältungskrankheiten. Über die Feststellung der durch feuchte Wohnungen verschuldeten Gesundheitsschäden siehe Flügge, Großstadtwohnung und Kleinhaussiedlung, Jena 1916 S. 118ff.

Die Feuchtigkeit wird vom Holz der Deckenbalken, der Fenster, Türen, Fußbodendielen und des Mobiliars aufgenommen. Es quillt zunächst und geht sodann beim späteren Trocknen in der Breite zurück. Dadurch entstehen Undichtigkeiten und Fugen, die bei den Fenstern und Türen zu Zugerscheinungen, bei dem Fußboden zu Schmutzansammlungen führen und für die dem Licht entzogenen Konstruktionshölzer die Vorbedingung zur Entwicklung der holzzerstörenden Pilze schaffen.

Feuchtigkeit in den Wänden läßt auch nicht das Aufbringen von Anstrichen (Kalk- und Silikatfarben zum Teil ausgenommen) und das Aufkleben von Tapeten zu. Ölfarbe wird durch Verdunsten des Wassers mechanisch in Form von Bläschen vom Untergrund abgelöst bzw. durch freiwerdende Alkalien chemisch zerstört. Die mit organischen Bindemitteln angemachten Leim- und Kaseinanstriche, die Farbstoffe der Tapeten und ebenso der zum Aufkleben verwendete Kleister zersetzen sich unter Schimmelbildung und Geruchsbelästigung. Auch Kleidungsstücke, Leder, Lebensmittel sind dem Verderben ausgesetzt.

Feststellung der Feuchtigkeit. Trockene Mauern enthalten im Fugenmörtel nicht mehr als 0,5—0,6 % freies Wasser. Beim Neubau ist 1—2 % die zulässige Grenze. Von 4—5 % zeigt sich die Feuchtigkeit schon für das Gefühl sehr deutlich. Zur Feststellung wird die Entnahme von Mörtelproben vorgeschlagen.[2])

Verhütungsmaßregeln bzw. Beseitigung. Die Austrocknung des Neubaues vollzieht sich rascher bei Verwendung grobzelligen, luftdurchlässigen Materials, also gut gebrannter Ziegel, mageren, starksandigen Mörtels, als bei feinporigen Werksteinen, tonigen Sandsteinen, Kunstsandsteinen usw. Auch die unter starkem Wasserzusatz angemachten zemententhaltenden Bauteile, Stampf- oder Eisenbetondecken, Estriche usw. trocknen langsam aus. Insbesondere wird das Austrocknen des Mauerwerks auch durch das Aufbringen dicken Putzes verhindert. Er soll höchstens 2 cm stark und nicht eher als etwa zwei Monate nach der Fertigstellung des Rohbaues aufgetragen werden. Auch das Einsetzen und Verglasen der Fenster und das Einbringen der Schüttung in die Balkenfache der

[1]) Dr. Stoll, Zeitschr. f. Medizinalbeamte, 1912.

[2]) K. B. Lehmann und Chr. Nußbaum, Studien über Kalkmörtel u. Mauerfeuchtigkeit, Arch. f. Hyg., Bd. 9.

Holzdecken darf nicht zu frühzeitig erfolgen, damit der kräftige Luftzug im Neubau nicht behindert wird. Langsam bauen ist also im allgemeinen die Voraussetzung für gesund bauen.

Sofern durch eine ausreichende, den jedesmaligen Verhältnissen entsprechende Trockenfrist genügende Trockenheit — 1—1½ % Feuchtigkeit in den Putzflächen — nicht erzielt wird, kann behufs Beschleunigung künstliche Austrocknung erfolgen. Die Aufstellung von offenen Koksöfen zu diesem Zwecke führt außer durch Wärme auch durch Entwicklung von Kohlensäure eine schnellere Erhärtung des Kalkputzes herbei. Besser aber ist Ofenheizung mit Abführung der Rauchgase und kräftiger Luftzuführung durch Öffnung der Fenster bei geringem Feuchtigkeitsgehalt der Außenluft. Auch besonders konstruierte Trockenapparate dienen dem Zweck (Koris-Patent-Schnelltrockner, Ventilationsaustrocknungsapparat Türck & Co., Charlottenburg, Luftzirkulations-Trockenofen von I. Schretzmeyer, München). Mittels dieser mit Koks geheizten Apparate wird trockene Außenluft dauernd zugeführt, stark erhitzt und in Umlauf gebracht. Die gesättigte Luft und die Koksgase werden abgeleitet und dadurch ein ständiger Luftwechsel erzielt. Dieser intensive Luftwechsel mit stetiger Kohlensäurezuführung ist für die Mörtelerhärtung durchaus günstig, während die üblichen Koksöfen eine strahlende, den Putzflächen oftmals schädliche Wärme leisten, überdies wegen starker Kohlenoxydansammlung gefährlich und daher in Räumen, in welchen gearbeitet wird, unzulässig sind. Weiteres uber Trockenlegung von Keller- und Geschoßmauern s. S. 167 u. 168.

Wärmeleitung. Die zweite an die raumumschließenden Bauteile, Wände, Decken, Dach, zu stellende Forderung ist schlechte Wärmeleitung, also Schutz gegen Wärmeverluste bei niedriger und gegen Überhitzung bei hoher Außentemperatur, sowie Ausgleich der Temperaturschwankungen.

Die durch die Umschließungswände eines Raumes stündlich von der Innen- an die Außenluft bzw. umgekehrt überführte Wärmemenge hängt zunächst, außer vom Wärmeleitungs- und Strahlungsvermögen der sie bildenden Baumaterialien, von der Schichtstärke ab, sodann aber auch von einer Reihe veränderlicher Faktoren, u. a. von der Stärke der Luftbewegung, von der Temperaturdifferenz zwischen Außen- und Innenluft und zwischen Luft und Baumaterial und schließlich von der gleichmäßigen Beschaffenheit des Materials, seinem zufälligen Feuchtigkeitsgehalt usw.

Die Feststellung der tatsächlich transmittierenden Wärmemengen wird in der Praxis vornehmlich zur Berechnung der Größe von Heizanlagen benötigt, und man hat zur Erleichterung dieser Berechnungen sog. Transmissions-Koeffizienten aufgestellt, welche es ermöglichen, die Größe der Wärmeübertragung nach der Größe der raumabschließenden Fläche und der Temperaturdifferenz zu berechnen. Da diese einen Vergleich für die verschiedene Leitungsfähigkeit der Außen- und Innenwände gestatten, seien hier die hauptsächlichsten zusammengestellt.[1]) Diejenigen für Decken und Dächer folgen unten.

Die Wärmeübertragung pro Quadratmeter und 1° C Differenz beträgt bei

A. Außenwänden:	Stärke cm	Kal. ständl.
Ziegelmauer ohne Putz oder Betonmauer	0,25	1,7
Desgl.	0,38	1,3
Desgl.	0,51	1,1
Desgl.	0,64	0,9
Ziegelrohbau innen mit Putz und Tapete	0,51	1,02
Ziegelmauer mit Luftschicht ohne Putz	0,25	1,4
Desgl.	0,51	0,9
Ziegelmauer mit innerer 0,10 cm starker Bretterverkleidung	0,25	1,5
Ziegelmauer mit einer 6 cm starken Isolierschicht aus Blätterholzkohle	0,25	0,908
Mauer aus Sandstein	0,30	2,1
Desgl.	0,50	1,7

[1]) H. Rietschel, Leitfaden zur Berechnung und Entw. von Heiz- und Lüftungsanlagen, 5. Aufl. (Berlin 1913).

	Stärke cm	Kal. stündl.
Mauer aus Kalkstein	0,30	2,5
Desgl.	0,50	2,0
Mauer aus Kalksandstein	0,25	1,9
Desgl.	0,51	1,3
Doppelwand aus je 2,5 cm starken Brettern mit 6 cm Isolierschicht aus Blätterholzkohle	0,11	1,4
Wand aus 10 cm starken Holzbalken	0,20	0,57
Desgl. mit Holzverkleidung innen und außen sowie einer geteerten Pappschicht	0,25	0,54
B. Innenwände:		
Rabitzwand	0,08	2,5
Desgl.	0,10	2,3
Korksteinwand	0,12	1,52
Desgl.	0,25	0,92
Gipsdielen	0,05	2,90
Scheldsche Isolier-Kunststeindielen (Neuwied)	0,10	0,83

Wenn die Umfassungswände nach Norden, Nordosten, Nordwesten oder Osten liegen, ist noch ein 10%iger Zuschlag zu geben.

Außer der beim Eintritt einer Temperaturdifferenz zwischen Außen- und Innenluft von der Umschließungswand geleisteten Wärmeübertragung findet aber durch sie auch eine Wärmeaufnahme zu ihrer eigenen Erwärmung statt. Diese Wärmeabsorption ist um so größer, je größer die Temperaturdifferenz zwischen Luft und Wand und je stärker die Wand ist, und bleibt im übrigen abhängig vom Wärmefassungsvermögen des Baumaterials. Sie währt so lange, bis die Innen- (bzw. Außen-)fläche der Mauer die Temperatur der Raum- (bzw. Außen-)luft erreicht hat, dann tritt der Beharrungszustand ein, bzw. beim Fallen der Raumtemperatur eine Wiederabgabe der aufgespeicherten Wärme an die Raumluft. Durch dieses wechselweise Einnehmen und Abgeben von Wärme führen die Wände also einen hygienisch vorteilhaften Ausgleich der Temperaturschwankungen der Raumluft herbei, und je zweckentsprechender die Mauerstärken und Materialien gewählt sind, um so leichter ist es, einen völligen Ausgleich, also eine konstante Raumtemperatur zu erzielen.

De Grahl hat nun durch Messungen für eine 50 cm starke Mauer — gleichgültig ob Ziegel- oder Kalkstein, ob trocken oder feucht — die Dauer der Wärmeabsorption auf 14 Stunden festgestellt, und Flügge den Wärmedurchgang auf 10—12 Stunden.[1])

Dieses Zeitintervall von ca. 12 Stunden kann für die Beheizung unserer Räume, auch bei der üblichen intermittierenden Heizung durch Öfen, als günstig bezeichnet werden, da sich in einem morgens angeheiztem Zimmer selbst bei Nachlassen des Heizkörpers tagsüber keine wesentlichen Wärmeverluste durch die Mauern ergeben würden, sofern auch Decken, Türen, Fenster genügen. Auch für die warme Jahreszeit ist es nicht unangemessen; denn eine, während einiger Tagesstunden von der Sonne bestrahlte 50 cm starke Wand vermag den Wärmedurchgang so lange zu hindern, bis die Nacht die Abkühlung herbeiführt.

Ziegelmauern von 50 cm und auch noch 38 cm (1½ Stein) Stärke, welche konstruktiv für Außenmauern am häufigsten zur Anwendung kommen, entsprechen also den Anforderungen an Wärmeschutz verhältnismäßig gut. Durch hellfarbige Behandlung der Außenflächen kann man noch weiter die durch Sonnen-

[1]) K. Flügge, III. Int. Kongreß für Wohnungshygiene (Dresden 1912).

strahlung zugeführten bzw. durch Ausstrahlung abfließenden Wärmemengen verringern.

Allerdings vermag die Wärmeaufspeicherung unter Umständen auch nachteilig zu wirken, indem bei einer ununterbrochenen Hitzeperiode die Raumtemperatur noch über die Außentemperatur gesteigert werden kann. Bei einer in den Nachmittagsstunden bestrahlten West-Wand setzt z. B. die Wärmeabgabe an die Raumluft nach Mitternacht ein und währt bis zum Morgen, der Zeit, in welcher die Steigerung der Außentemperatur wieder beginnt. Von Tag zu Tag erhöht sich also die Wohnungstemperatur — in Dresdener Kleinwohnungen wurden 33° und 36° gemessen —, es stellt sich allmählich Überhitzung der Räume ein, und zwar hauptsächlich in den oberen Stockwerken, zumal hier gewöhnlich auch von schlecht isolierenden Dächern weitere Wärme hinzugeführt wird.

Besondere Nachteile bringt dies den nur nach einer Himmelsrichtung gelegenen, Kleinwohnungen der Mietskasernen, bei denen die Möglichkeit einer ausgiebigen Durchluftung fehlt. Hier machen sich Wärmestauungen, Kopfdruck, Herzklopfen, Ermudung und Hitzschläge, letztere namentlich bei Kindern und Säuglingen, besonders bemerkbar, und ein weiterer Übelstand tritt hinzu, der nämlich, daß die in solchen Wohnungen aufbewahrten Nahrungsmittel, insbesondere die Milch, baldiger Zersetzung anheimfallen und ihr Genuß zu Darm- und Magenkatarrhen Anlaß gibt. In dieser Beziehung sind die unteren Stockwerke, bzw. die nur zwei Stock hohen Kleinhäuser hygienisch günstiger, weil bei diesen der kühlende Einfluß des Erdbodens mitspricht Näh. Flügge, Großstadtwohnung und Kleinhaussiedlung, S. 71 ff.

Abhilfe hiergegen kann, da die Anwendung stärkerer Mauern aus wirtschaftlichen Gründen undurchführbar, zum Teil die Anwendung der weiter unten erwähnten Isolierungen bringen, hauptsächlich aber muß sie durch Verbesserung der allgemeinen Disposition der Hausanlage erstrebt werden: Durch geöffnete Bauweise, teilweise Schattenlage des Hauses, Situierung der Wohnung nach zwei Himmelsrichtungen, Gelegenheit zur Durchlüftung, ferner durch gut isolierende Decken, isolierende Dachgestaltung, isolierte Schornsteinrohre,[1]) Doppelfenster, Fensterläden usw. und schließlich durch Ausscheidung aller vermeidbaren Wärmequellen, z. B. Aufstellen von Gaskochern außer den Kochherden, Anbringung von Sommer- und Winterheizung in diesen, Dunsthauben über dem Herd usw.

Mauern von geringerer Stärke, also von 1 oder ½ Stein, bzw. Fachwerk, sind, zumal sie der Luft oftmals einen direkten Durchgang durch ihre durchgehenden Fugen gestatten (Näheres s. unter Ausführung), nicht imstande, durch angemessene Wärmeaufnahme und -abgabe eine ausreichende Abgleichung der Temperaturschwankungen im Zimmer herbeizuführen. Sie eigenen sich daher selbst bei gutem, porösem Material als Umfassungen für Wohnungen nur in besonders geschützter Lage.

Ihr Nachteil besteht vornehmlich in empfindlichen Wärmeverlusten während der Heizperiode. Gewöhnlich werden diese durch um so größere Anspannung des Heizkörpers zu ersetzen gesucht und die Folge ist starke strahlende Wärme in unmittelbarer Nähe des Ofens, an den Fensterwänden dagegen verhältnismäßige Abkühlung. Die kalte Luft fließt hier energisch abwärts, am Fußboden entlang zum Ofen und steigt dort erwärmt zur Decke. Man hat also selbst bei dicht schließenden Fenstern sog. Zug an diesen und einen kalten Fußboden, der auch mit Decken und Teppichen nicht zu beseitigen ist. Diese ungünstige Bewegung der Raumluft wird noch gesteigert, wenn ungenügend isolierende Decken vorhanden sind, da dann die hier angesammelte Warmluft sehr bald nach oben in

[1]) Empfehlenswert in dieser Beziehung die Verbund-Rauch- und Lüftungskamine von Schofer, Velten (Mark), bei welchen das Rauchrohr von Luftkanälen umgeben ist.

die darüber befindlichen Stockwerke bzw. den Dachboden entweicht. Diese Wärmeverluste, diese Abkühlung der Fußbodenregion und die herabgesetzte Temperatur an der Fensterwand werden namentlich bei sitzender Arbeitsweise äußerst störend empfunden. (Weiteres s. auch unter Decken.)

Derartige Mauern bedürfen also stets noch einer besonderen Isolierung. Es genügt unter Umständen bei windgeschützten Wänden in Sonnenlage schon ein Spalier mit Efeu oder anderem Schlinggewächs, bzw. auch spanischer Kletterwein, dessen Ranken an jeder rauhen Fläche auch ohne Spalier genügend Halt finden. Die Blätter mildern im Sommer die Wirkung der Sonnenbestrahlung, während sie im Winter, wo sie willkommen ist, erhalten bleibt. Auch die zum Schutze gegen Windanfall und Schlagregen unten besprochenen Wettermäntel (Außenbekleidung mit Ziegeln, Schiefern, Brettern) führen eine Herabsetzung der Wärmedurchlässigkeit herbei. Speziell zu diesem Zwecke aber dient die Anbringung von innerer Brettverkleidung, von Korkplatten oder von Leichtwänden mit oder ohne Luftschicht, bzw. die Einfügung einer ruhenden Luftschicht in der Mauer oder einer Isolierschicht von Kieselgur, Blätterholzkohle usw. (Näh. s. S. 170 oben.)

Über die Wirkung solcher Isolierung vgl. auch die Transmissionskoeffizienten. Es erhellt aus ihnen: Eine 25 cm starke Mauer mit Luftschicht (1,4) oder eine solche Mauer mit Brettverkleidung (1,5) ist annahernd gleichwertig mit einer 38 cm oder 1½ Stein starken. Diese Ausführungen sind günstiger als eine 50 cm starke Werksteinmauer (Sand- oder Kalkstein). Noch wirksamer ist die Einfügung einer 6 cm starken Isolierschicht von Blätterholzkohle oder Kieselgur, da dann eine 25 cm starke Mauer den gleichen Schutz als eine 64 cm starke leistet. Am günstigsten aber stellt sich eine Holzbalkenwand mit äußerer und innerer Bretterverkleidung.

Stärkere Mauern als die besprochenen von 2½ Stein und darüber kommen mehr für Monumentalgebäude als für Wohnungen in Betracht. Wegen ihrer großen Schichtstärke kann selbst bei porigem Material ein Durchdringen der Luft von außen nach innen oder umgekehrt nicht erfolgen. Da außerdem ihre Wärmekapazität verhältnismäßig sehr groß ist, so bilden sie im Sommer zwar in vielen Fällen ein angenehmes Kältereservoir, für längeren Aufenthalt aber steht die Temperatur derartig umschlossener Räume oft in einem gesundheitsschädlichen Gegensatz zur äußeren. Im Winter sind sie schwer anzuheizen und zeigen auf ihrer kalten Oberfläche Neigung zur Kondenswasserbildung, sofern nicht durch Dauerheizung vorgebeugt wird.

Schalleitung. Geringe Schalleitung ist im Wohnhause um so wichtiger, je mehr der Straßenlärm der Großstadt das Verlangen nach Ruhe auslöst.

Die Schallübertragung erfolgt von der Straße in das Haus oder von Raum zu Raum bzw. von Geschoß zu Geschoß, und man hat zwischen direkter Schallübertragung zu unterscheiden und zwischen indirekter.

Für die direkte Schallübertragung ist die Luft der Vermittler, sie hat also ihren Grund in der Luftdurchlässigkeit der Mauern, Decken, Fenster, Türen. Diese kann auf der Porosität des verwendeten Baumaterials beruhen oder in der Undichtigkeit der Bauteile, in unausgefüllten Fugen der Mauern und mangelhaftem Zusammenschluß der aus Holz hergestellten Türen, Fenster, Decken.

Oft sind auch Schornsteinrohre, Lüftungskanäle oder die Mauerschlitze der Wasser- und Dampfleitungen die Veranlassung zur direkten Fortpflanzung des Schalles von Stockwerk zu Stockwerk. Bei ersteren sollte daher möglichst Einmündungen ein und desselben Kanals in verschiedenen Geschossen vermieden werden; bei letzteren sind namentlich die Durchführungen durch die Decken sorgfältig zu dichten.

Weniger übersichtlich liegen die Verhältnisse, wenn es sich um die Feststellung bzw. Beseitigung der Ursachen für indirekte Schallübertragung, die eine Folge von Schalleitung oder von Reflexion unserer Wände und Decken ist, handelt.

Der infolge Reflexion der Schallwellen durch die Raumumfassungen im Raum erzeugte Widerhall, die Raumakustik, ist für das Wohnhaus von nebensächlicher Bedeutung, jedenfalls kann er, wenn in störendem Maße vorhanden, durch Vorhänge, Teppiche, Möbel usw. leicht unterdrückt werden. Wesentlich dagegen ist die Schalleitung und ihre Beseitigung.

Sie hat zweierlei Ursachen: 1. mechanische Stoßwirkungen auf Decke oder Wand, z. B. Fußtritte, Hammerschläge, und 2. die durch die Luft sich fortpflanzenden, auf die Raumumschließungen sich übertragenden Schallwellen eines im Raume erzeugten Tones oder Geräusches.

Durch beide Einwirkungen werden Decken und Wände in Transversalschwingungen versetzt, welche sich auf die Raumluft der benachbart angeordneten Räume als Longitudinalwellen übertragen. Diese Schwingungen sind besonders stark, wenn Wand oder Decke von geringer Stärke und von einheitlich starrem und dichtem Material mit starkem Eigenton hergestellt ist. So leitet beispielsweise eine in Kalkmörtel, aus leicht gebrannten Ziegeln oder Schwemmsteinen aufgeführte Mauer bedeutend weniger als eine konstruktiv gleichwertige, schwächere Mauer aus harten Ziegeln in Zementmörtel.

Die Schallwirkung wird noch verstärkt, wenn Decke und Wand gegenseitig fest verbunden, verspannt sind, weil dann, wie beim Trommelfell, sich durch Interferenz der Schallwellen die Schwingungsweite noch bedeutend zu steigern vermag (vergrößerte Intensität), andererseits vermögen nicht eingespannte Wände oder Decken auf größere Entfernung zu leiten (vergrößerter Radius der Longitudinalwellen).

Besonders gut und weit leitend sind daher die durch mehrere Stockwerke reichenden, nur ½ oder 1 Stein starken Scheidewände und die Kommunmauern

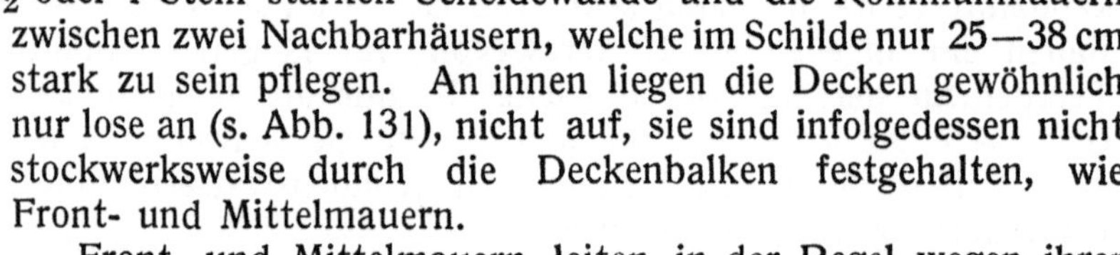

zwischen zwei Nachbarhäusern, welche im Schilde nur 25—38 cm stark zu sein pflegen. An ihnen liegen die Decken gewöhnlich nur lose an (s. Abb. 131), nicht auf, sie sind infolgedessen nicht stockwerksweise durch die Deckenbalken festgehalten, wie Front- und Mittelmauern.

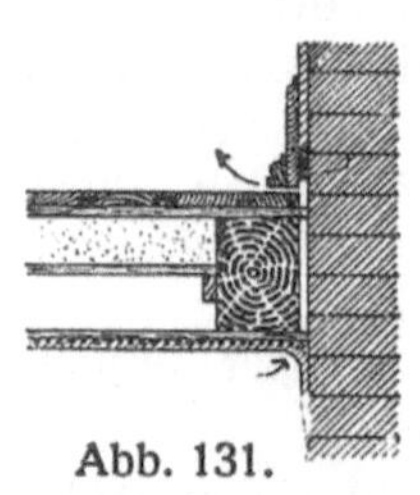

Abb. 131. Wandanschluß.

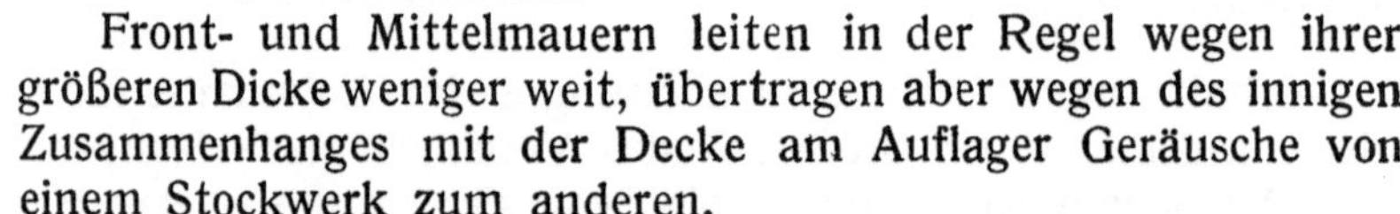

Front- und Mittelmauern leiten in der Regel wegen ihrer größeren Dicke weniger weit, übertragen aber wegen des innigen Zusammenhanges mit der Decke am Auflager Geräusche von einem Stockwerk zum anderen.

Die Maßregeln zur Verminderung der Schalleitung sind nun folgende:

A. Aufhebung der direkten Stoßwirkung oder der Einwirkung von Schallwellen auf Decke und Wand durch Aufbringung weicher Stoffe.[1]) Bei der Wand wirken schon Papiertapeten nach dieser Richtung, mehr noch Stofftapeten oder Stoffbehänge, Bekleidungen mit Holz, Korkplatten usw. Die Deckentragplatte muß durch weiches Fußbodenmaterial, also Linoleum auf Korkplatten, Korklinoleum usw., oder durch Auflegung von Teppichen geschützt werden. Das beste Mittel aber ist Trennung des Fußbodens von der tragenden Decke, durch eine dichte, aber un-

---

[1]) Vgl. auch Verh. d. Vereins fur offentl. Gesundheitspflege 1912. Bericht d. Obering. Dr. ing. Mautner und Stadtbaurat Greiß, Erfahrungen über die Herstellungen akustisch einwandfreier Decken- und Mauerkonstruktionen, Beton u. Eisen 1911, Heft VI u. VII.

verspannte 10—15 cm starke Zwischenschicht von Kies, Sand, Asche oder Korkschrot, auf welcher dann Estrich mit Linoleumbelag oder Holzfußboden auf Lagerhölzern bzw. Blindboden aufgebracht werden kann (Abb. 141 u. 142). Auch die Anordnung einer besonderen leichten Decke aus Rabitzkonstruktion unter der eigentlich tragenden Massivdecke wirkt der Schallübertragung von Geschoß zu Geschoß entgegen, sofern diese Decke nicht in zu geringem Abstande angebracht wird, da sie andernfalls als Resonanzboden die Schwingungen der oberen Decke aufnimmt. Das Aufbringen eines leichten Füllstoffes auf dieser Scheindecke (Torfmull, Sand, Asche) erhöht noch die Wirkung.

B. Die Verringerung der Schwingungsintensität durch Aufhebung des Spannungszustandes der Decke oder Wand. Dazu dient die Vergrößerung ihrer Masse, also reichliche Bemessung der Wand- und Deckenstärke und die Herstellung aus mehreren ungleichartigen, lose miteinander verbundenen, möglichst unelastischen Materialien. Die eben unter A geschilderte Einfügung einer Isolierschicht zwischen Decke und Fußboden erfüllt auch diese Bedingungen vorzüglich. Meist muß man sich jedoch mit der billigeren Aufbringung eines mageren Betons (Bimsbeton), eines Estrichs aus Terranova, Kork oder Steinholz, einer Zwischenlage von Teerpappe u. dgl. oder von Korkplatten mit Sorelzement, auf welchen dann der Linoleumbelag verlegt wird, begnügen. Doch verlieren diese Estriche an ihrer schalldämpfenden Eigenschaft in bemerkenswerter Weise, sobald sie mit der Steindecke in starre Verbindung durch Aufkleben usw. gebracht werden.

Auch durch Verwendung von Hohlsteinen für die Deckenbildung glaubte man Schalldämpfung zu erzielen, doch haben diese Hohlräume keinen verbessernden Einfluß, weil sie die Vibration des Umschließungskörpers nicht verändern und die eingeschlossene Luft selbst direkt überträgt. Die Hohlsteindecken (s. S. 174) wirken daher schallhemmend nur infolge größerer Stärke und der Zusammensetzung aus verschiedenartigem unelastischen Material.

Der gleiche Grund — verschiedene lose gefügte Materialien — macht auch Ziegelkappen aus porigem Stein und Kalkmörtel weniger hellhörig als solche in hartem Stein und Zementmörtel oder als Betonplatten. Das gleiche gilt von Mauern. Holzbalkendecken sind, sobald der Fußboden mit den Balken in unmittelbarer Verbindung steht (näheres unter Decken), trotz etwaiger Ausfülle gute Schalleiter.

C. Vermeidung der Schwingungsübertragung von einem Bauteil auf den andern. Durch die Verbindung der Decken mit den Wänden an den Auflagern findet eine erhebliche Fortleitung der von der Decke bzw. dem Fußboden herrührenden Schwingungen statt. Man muß also eine Unterbrechung zwischen Deckenbalken und Wand herzustellen suchen. Zu dem Zwecke werden unter die Trägerköpfe Kork- oder Filzplatten gelegt. Doch verlieren solche Zwischenlagen um so mehr an Wirkung, je größer der Druck ist, und man tut gut, die Verteilung der Schwingungen durch Vergrößerung der Auflagerfläche anzustreben, also statt einzelner Balken die ganze Decke aufzulagern.

Die Maßregeln der Schalldämpfung stehen oft im Widerspruch zu den aus wirtschaftlichen, technischen oder statischen Gründen zu stellenden Anforderungen. Sie bedürfen also von Fall zu Fall besonderer Überlegung und sollten namentlich im großstädtischen Stockwerkshause mehr als bisher Berücksichtigung finden.

Ausführung der Bauteile

Bauplatz. Die Durchführung der aufgestellten gesundheitlichen Forderungen soll schon bei der Wahl und der Art der Ausnutzung des Bauplatzes beginnen. Trockene, sonnige Lage ist vorteilhaft, also eine Anhöhe einer Mulde vorzuziehen, wenn das in dieser zusammenfließende Wasser nicht künstlich abgeleitet wird. Der Baugrund muß durchlässig sein, also Kies oder Sand enthalten. Auch Mergel ist gut und an und für sich trockener Fels. Schlecht ist Ton, Lehm, Moor, Humus. Aufgefüllter Boden, wie ihn die Umgebung der Großstadt häufig bietet, kann zwar wasserdurchlässig sein, wenn er aber aus mit Abfallstoffen durchsetztem Abraum besteht, ist er ungeeignet, da die von ihren Zersetzungsprodukten herrührenden Gase in die Untergeschosse treten können. Derartiger Boden ist, insbesondere unmittelbar unter Räumen, die zum dauernden Aufenthalt von Menschen dienen (Dauerräumen), durch Kies zu ersetzen.

Auch Grundwasser ist möglichst zu meiden, zumal alle Sicherungen hiergegen schwierig und kostspielig sind. Wenn irgend angängig ist die Sohle der Fundamentmauern, wenigstens aber die Kellersohle, etwa $\frac{1}{2}$ m über den höchsten Grundwasserstand zu legen.

Grund- und Kellermauern. Kellerfußboden. Sofern völlige Trockenheit des Baugrundes nicht gewährleistet ist, müssen gegen Bodenfeuchtigkeit mehr oder minder weitgehende Schutzmaßnahmen bei der Ausführung aller mit Erdreich in Berührung kommenden Grund- und Kellermauern getroffen werden. Solche sind

1. Trockenlegung des Baugrundes durch Anordnung von Entwässerungsröhren, Dränage;
2. Aufmauern der Fundamente und Kellermauern aus undurchlässigem Material, also aus festen Bruchsteinen, aus hartgebrannten Ziegeln in hydraulischem Kalk- oder Zementmörtel, aus Beton von geeigneter Mischung, z. B. 1 : 5 : 7, ev. unter Anwendung der unter Zementmörtel angeführten Dichtungsmittel;
3. Einlegen von horizontalen Isolierschichten aus Asphaltfilzpappe oder Gußasphalt in Höhe des Kellerfußbodens und des Terrains als Schutz gegen aufsteigende Feuchtigkeit und Ausführung von 2—3 Schichten der Kellermauern in Hartbrandsteinen mit Zementmörtel (Abb. 132a u. 132b).

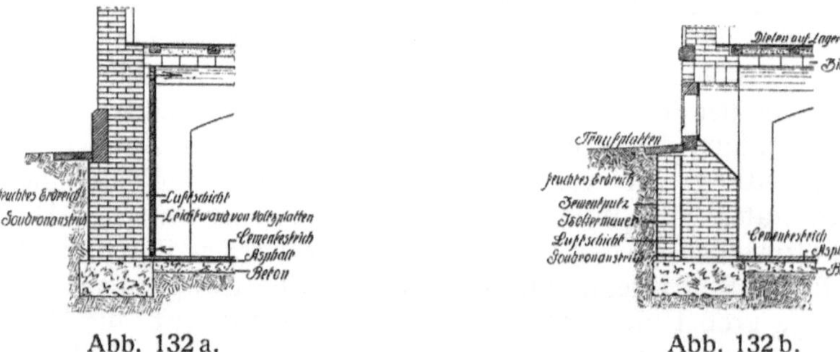

Abb. 132a. Abb. 132b.

4. Anstrich der Außenseiten mit Goudron, Asphaltlack, Inertol, Syderosthen, Preolith und ähnlichen Asphaltpräparaten zur Verhinderung des seitlichen Eindringens des Wassers;
5. Herstellen wasserdichten Zementputzes an der Wand und auf dem Fußboden;
6. Herstellung einer Traufschicht von etwa 75 cm breiten Platten rings um das Haus, soweit nicht Abpflasterung vorhanden ist, zur Abweisung des Niederschlagwassers;
7. Herstellung einer Luftschicht außen oder innen vor den Kellermauern von wenigstens 5 cm, besser aber 25 cm Breite.

Diese Maßregel kann wohl eine trockene, gegen Durchfeuchtung gesicherte Wand abgeben, infolge mangelnder Luftzirkulation aber bleibt sie kalt und neigt zu Schwitzwasserbildung auf der Innenseite und kann mit einer licht- und luftumspülten Außenwand keineswegs als gleichwertig erachtet werden.

Dauerräume d. s. zum dauernden Aufenthalt von Menschen bestimmte Räume im Untergeschosse sind daher stets gesundheitlich unvollkommen, und zwar um so unvollkommener, je weiter sie in das Erdreich versenkt sind. Je nach den örtlichen Verhältnissen (Klima, Himmelsrichtung, Bodenbeschaffenheit, Straßenbreite usw.) ist also die Tiefenlage von Dauerräumen möglichst einzuschränken, im übrigen aber für sie, soweit sie unter Terrain liegen, vor der ganzen Länge der Außenwand, nicht nur vor den Fenstern, die Anlage eines durchgehenden Lichtgrabens, der bis zum Fußboden herabreicht und wenigstens ebenso breit als tief ist, anzustreben. Er soll auch aus hellfarbigem, undurchlässigem Material, am besten weißglasierten Verblendern, hergestellt, leicht zu reinigen und mit Abwässerung versehen sein. Der Fenstersturz sollte wenigstens 1 m über dem Erdreich liegen (Abb. 133). Wesentlich ist auch eine nicht durch Gebäude, Strauchwerke usw. beeinträchtigte Sonnenlage solcher Räume.

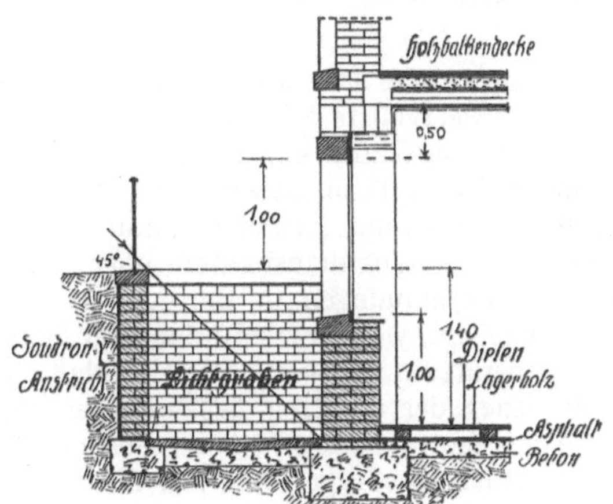

Abb. 133. Wohnraum im Keller.

Kellerwohnungen sind daher mit Recht vielfach durch die Bauordnungen verboten bzw. nur bedingt zugelassen. In Berlin dürfen sie im allgemeinen nicht tiefer als ½ m unter Erdboden liegen. Ist ein Lichtgraben vorhanden, der mindestens 1 m Breite hat und mindestens 15 cm unter Fußboden herabreicht, so darf 1 m in den Boden eingebaut werden. In Dresden ist der Einbau nur auf der Sonnenseite gestattet (Süden, Südosten, Südwesten). Die Einsenkung darf höchstens 1,40 m betragen und vor der Außenwand muß eine 25 cm breite, 15 cm unter Fußboden reichende Luftschicht angelegt werden. Die Fenster sollen mit einer Größe von $^1/_{10}$ der Fußbodenfläche über Terrain liegen. Zur Vergrößerung der Fenster sind Lichtgräben zulässig.

Der Fußboden muß ebenfalls sicheren Abschluß gegen Feuchtigkeit und gegen die oft stark kohlensäurehaltige Grundluft gewähren. Er wird daher am besten aus wasserundurchlässigem Untergrund (15 cm starke Betonschicht mit 2 cm Zementestrich) bestehen und bei relativ hohem Grundwasserstand oder schlechter Bodenbeschaffenheit möglichst noch Anstrich mit Goudron oder Asphalt erhalten. Ein derartiger Untergrund ist auch für alle Kellerräume, die zur Aufbewahrung von Holz, Hausinventar usw. dienen, zur Verhütung von Schwammgefahr empfehlenswert (Abb. 131 u. 132). Die üblichen Ziegelsteinpflaster sind meist durchaus ungenügend.

Bei Dauerräumen ist, sofern Holzfußboden zur Verwendung gelangt, dieser so aufzubringen, daß den Dielen und den Lagerhölzern ausreichender Luftzutritt gesichert ist. Schüttung zwischen den Lagerhölzern kann für diese von Nachteil sein (Abb. 133). Besser als Holzfußboden sind Asphaltkorkplatten mit Auflage von Linoleum.

Trockenlegung feuchter Mauern. Vorhandene Feuchtigkeit der Keller- oder Geschoßmauern ist schwer zu beseitigen, wenn die Ursache aufsteigende

Grundfeuchtigkeit ist. Am wirksamsten ist die Herstellung einer von den massiven Mauern durch eine Luftschicht getrennte innere Isolierwand in Leichtwandbauweise (s. Abb. 131). Die Luft zwischen beiden ist in Zirkulation mit der Zimmerluft zu bringen, damit ein die Außenmauern ständig trocknender Luftstrom entsteht.

Auch die Patentkosmostafeln von A. W. Andernach (Beuel a. Rh.) oder Falzbaupappen, Patent Fischer, verfolgen durch ihren eigenartigen Querschnitt dieses Prinzip. Sie haben den Vorteil, wenig Raum zu beanspruchen.

Das übliche Überkleben feuchter Mauern mit wasserdichten Pappen oder Geweben oder die Behandlung mit wasserdichten Anstrichen, z. B. Kautschukfluat, kann das Übel nur verdecken, nicht beseitigen und sollte nur Anwendung finden, wenn der Übelstand auf zurückgebliebene Baufeuchtigkeit oder auf gelegentliches Durchschlagen von Außenfeuchtigkeit zurückzuführen ist. Andernfalls stellt sich, da die Verdunstung ganz unterbunden wird, sogar eine Vermehrung des Wassergehaltes ein, der dann in den Mauern höher steigen und sich an anderer Stelle bemerkbar machen kann.

Aufgehendes Mauerwerk. Ausführung. Das weitaus verbreitetste und hygienisch wertvollste Material ist der gebrannte Ziegel. Nur vereinzelt, um örtliche Rohstoffe auszunützen, gelangen auch Lehmsteine, Gipssteine (Harz), Zementkunststeine, Kalksandsteine, Bruchsteine zur Verwendung. Werksteine (Sand- oder Kalksteine, Granit, Schiefer) kommen der wesentlich höheren Kosten wegen nur für reichere Wohnhausbauten oder nur für einzelne Teile, Sockel, Gesimse, Fensterumrahmungen in Betracht.

Die Ziegel werden zur Bildung der Mauern nach bestimmtem Schema schichtenweise derart im „Verband" verlegt, daß niemals die vertikalen Fugen einer Schicht mit denen der darunter liegenden zusammenfallen. Jeder Stein wird derart in Mörtel gebettet, daß nicht nur die horizontale Fuge, das „Lager", sondern auch die vertikale Stoßfuge völlig vom Mörtel ausgefüllt wird, damit nirgends Hohlräume entstehen. Bei der ½ und 1 Stein starken Mauer kann bei ungenügender Ausfüllung der Stoßfuge mit Mörtel anfallender Wind fast ungehindert von außen auf die Innenseite gelangen, und erst bei einer 1½ Stein starken Mauer ist Sicherheit für Windschutz gegeben (s. Abb. 134).

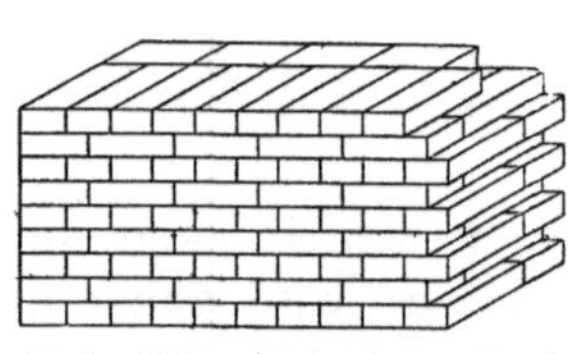

Abb. 134. 1½ Stein starke Wand.

Werksteinmauern werden derart gebildet, daß das wertvollere Material in geringer Stärke als „Verblendung" an der Außenseite der Mauer angebracht, der innere Teil der Mauer aber mit Ziegeln hintermauert wird. Die einzelnen Werksteinschichten werden, um einen innigen Verband mit der Mauer zu erzielen, abwechselnd aus stärkeren und schwächeren Schichten gebildet.

Mauerstärken. Die Aufgabe der Mauern ist zunächst statischer Natur. Sie haben, soweit nicht Zwischenmauern in Betracht kommen, das Gewicht der Decken, des Daches, in ihrem unteren Teile das Eigengewicht der oberen Mauerteile und schließlich das Gewicht der Menschen, Möbel usw., die sog. Nutzlast, aufzunehmen.

Diese statisch fur die einzelnen Geschosse notwendigen Mauerstarken sind durch die Baugesetze schematisch festgelegt. Fur die Außenmauern werden allgemein gefordert im Dachboden 25 cm, in den beiden oberen Geschossen 38 cm, im 3. und 4. Geschoß von oben 51 cm, im Erdgeschoß bei 5 Geschossen 64 cm und im Keller 13 cm mehr als im Erdgeschoß, also eine

Steigerung der Mauerstärken nach den unteren Geschossen. Diese Mindestmaße werden aus Sparsamkeitsrücksichten meist auch dann beibehalten, wenn aus Rücksicht auf größeren Wärme- oder Schallschutz eine Verstärkung angebracht wäre.

Trockenhaltung. Die im speziellen auch an das aufgehende Mauerwerk zu stellenden Forderungen dauernder Trockenheit, schlechter Wärme- und schlechter Schalleitung sind in den vorigen Abschnitten bereits behandelt. Es bleibt noch die Trockenhaltung des fertigen Hauses, also der Schutz gegen Eindringen von Niederschlagswasser zu beleuchten. Wenn auch ein völliges Durchschlagen von Außenfeuchtigkeit nur bei schlecht ausgeführten dünnen Mauern, bzw. solchen aus durchlässigem Mörtel oder Steinmaterial vorkommt, so bringt doch schon die Anreicherung mit Wasser die oben geschilderten Nachteile, Vermehrung der Wärmeleitung und Neigung zu Kondenswasserbildung auf der Innenseite mit sich.

Formale Ausbildung. Bis zu einem gewissen Grade kann bereits die sachgemäße Ausbildung der architektonischen Formen Schutz gegen Schlagregen gewähren. Ein weit ausladendes Dachgesims oder überhängendes Dach wird ihn von den oberen, ein aus undurchlässigen Steinen gebildeter Sockel von den unteren Teilen des Hauses abhalten. Horizontale Teilungsgesimse, die im übrigen beim einfachen Wohnhause entbehrlich sind, sind derart auszubilden, daß das aufschlagende Regenwasser abtropfen kann, ohne auf die darunter befindlichen Mauerteile zu gelangen. Die Gesimsausbildung der Gotik ist hierfür vorbildlich. Auch die überkragenden Geschosse, insbesondere der Fachwerksbauten, der Gotik und Renaissance wirken in diesem Sinne.

Der hierdurch gegen Durchfeuchtung gebotene Schutz kann aber nur ein, im Vergleich zur Gesamtfläche der Hausfront, beschränkter sein; es wird also für die ganze Außenseite des Hauses ein dichtes Material, eine wasserundurchlässige Haut notwendig, und zwar um so mehr, je mehr sie dem Wind und Wetter ausgesetzt ist.

Mauerputz. Das billigste Verfahren ist die Anbringung eines guten Putzes. Er sollte, da er nur eine Hülle sein kann, in flächiger Behandlung, nicht aber in Nachbildung von Werksteinen usw. aufgebracht werden, und zwar in zwei Schichten: Die untere Schicht muß die wasserundurchlässige sein und zur Erhöhung der Wasserundurchlässigkeit aus hydraulischem Mörtel bzw. solchem mit hydraulischen Zuschlägen bestehen. Der obere Putz soll luft- und wasserdurchlässig bleiben, damit das Regenwasser ohne abzufließen bald auftrocknen kann. Bei ihm ist die Schönheit der Oberfläche, also Gleichmäßigkeit des Kornes und der Farbe, die Hauptsache.

Die Färbung erfolgt am billigsten und zweckmäßigsten durch Aufbringen von Kalkfarbenanstrich unter geringem Zusatz von in Wasser gelöstem Alaun. Durch vorherige Behandlung der Putzfläche mit Fluat oder ähnlichen Mitteln (Silex, Flurasil usw.) kann man diese Anstriche bis zu einem gewissen Grade auch wasserabweisend machen. Am dauerhaftesten aber und von guter Wirkung ist die Beimengung von farbigen Gesteinen als Färbmittel, wie dies bei den neuerdings mit Recht beliebten farbigen Trockenmörteln — Kalkhydraten mit natürlichen, hydraulischen, farbigen Zuschlägen wie Muschelkalk, Marmor, Syenit, Porphyr, Granit usw. — der Fall ist. Als solche Stein- oder Edelputze sind zu nennen Terrasit, Terranova u. a.

Der vielfach übliche Ölfarbenanstrich ist anfangs zwar stark wasserabweisend, aber er schließt die Luft vom Putz und Mauerwerk völlig ab und verhindert die notwendige Ventilation, indes hat er in der rußerfüllten Luft der Industriestädte den Vorzug verhältnismäßig größter Sauberhaltung der Putzfläche für sich.

Backstein-Rohbau. Ein weiteres Schutzmittel gegen Durchfeuchtung des Mauerkernes ist der sog. Backstein-Rohbau. Er ist von großer Dauerhaftigkeit, obwohl er meist nur in der Weise ausgeführt wird, daß man eine schwache Schicht von besonders gefärbten Verblendsteinen dem aus gewöhnlichen Ziegeln hergestellten Mauerwerk anblendet. Konstruktiv und, wegen der besseren Oberflächenwirkung auch ästhetisch, vorzuziehen ist die Ausführung in naturfarbenen, dichten Handstrich- oder Maschinenvollsteinen.

Mauerbekleidungen. Bei ländlichen Wohnhäusern begnügt man sich aus Sparsamkeitsrücksichten vielfach mit verhältnismäßig dünnen Außenmauern, und hier wird es dann nötig, die dem Wetter und dem Wind besonders ausgesetzten Teile durch äußere Bekleidung zu schützen. Ein solcher Wettermantel besteht aus einer auf Lattenwerk angebrachten Überdeckung mit Schiefer, Schindeln, Ziegeln oder mit Brettern und gibt nicht nur einen vorzüglichen Schutz gegen Schlagregen, sondern auch eine merkliche Verbesserung der Wärmehaltung, da die darunter liegende Luftschicht ausgleichend wirkt und weder Sonne noch Wind mit voller Kraft auf die Mauer einwirken kann. Auch auf der Innenseite der Außenwand kann eine solche die Wärmewirtschaft wesentlich fördernde Isolierung und zwar durch Korkplatten oder eine der unten beschriebenen Leichtwand-Bauweisen vorgesehen werden.

Luftschichten. Auch durch die Einfügung einer Luftschicht (Abb. 132) in den Mauerkern kann das Durchschlagen der von außen an das Mauerwerk gelangenden Feuchtigkeit verhütet und die Wärmeübertragung herabgesetzt werden. Vorbedingung für die Wirkung einer solchen Luftschicht ist jedoch, daß sie ruhend, also völlig abgeschlossen ist. Außen- und Innenmauern dürfen außerdem nicht durch wasserleitende Teile in Verbindung stehen. Dies ist aber praktisch schwer durchführbar, da die technisch notwendigen Verbindungssteine, die Ecken, Fenster und Türgewände, hereinfallende Mörtelstücke usw. stets Anlaß zur Überleitung von Feuchtigkeit geben. Da ferner bei dünner äußerer Mauer ein Durchschlagen des Regens durch diese und bei Temperaturwechsel Schweißwasserbildung stattfindet, so ist starke Wassersättigung der eingeschlossenen Luft und Wassersammlung im Innern, also auch indirekte Übertragung an die Innenwand häufig.

Auch bezüglich der Wärmeübertragung zeigt ein Vergleich der Wärmeleitungskoeffizienten S. 160, daß eine Wand mit Luftschicht in dieser Beziehung nicht mehr leistet als eine ½ Stein stärkere, völlig massive. Dieser geringe Unterschied findet seine Erklärung in dem Umstand, daß die Isolierfähigkeit der Luftschicht durch die Wärmestrahlung der Außenmauern und durch direkte Verbindung mit der Außenluft infolge Porosität der Materialien, ungenügend ausgebildete Mörtelfugen oder absichtlich angeordnete Luftzuführungsöffnungen beeinträchtigt wird (vgl. auch H. Chr. Nußbaum, Das Wohnhaus und seine Hygiene, Lpz. 1909, S. 274 ff.).

Die Ausfüllung des Hohlraumes mit Isoliermaterialien, Blätter, Holzkohle, Kieselgur, Sand usw. würde zwar vorzüglichen Erfolg haben, kommt aber der hohen Kosten wegen nur im Einzelfalle bzw. für kleinere Flächen in Betracht.

Stampfbeton. Auch als Stampfwerk aus erdfeucht angemachtem Gemenge von Zement bzw. Kalk und Zement, Kies und Steinschlag, lassen sich Mauern, und zwar nicht nur Keller-, sondern auch aufgehende Mauern von beliebiger Festigkeit herstellen.

Das Verhaltnis des Zementzusatzes richtet sich nach der erforderlichen Festigkeit. Hiernach ist auch der Grad der Luft- und Wasserdurchlässigkeit verschieden. Um den Ansichtsflächen das monotone Zementgrau zu benehmen, kann dem Betonkern ein Vorsatz vorgelegt werden, sogenannter Vorsatzbeton, der ein feineres oder gröberes Korn erhält und dem, je nach der gewünschten Färbung, beliebige Steinsorten, z. B. Granit, Porphyr, Grünstein usw. beigemengt werden. Die Oberfläche wird dann steinmetzmäßig behandelt, eine vorzügliche Ausführungsart, da äußerst widerstandsfähig und wasserabweisend.

Eisenbeton. Stampfbeton ist zwar äußerst bruchfest, er kann aber nicht auf Zug oder Biegung beansprucht werden. Er eignet sich also weniger zu Decken, Balken, Pfeilern. Diese Zugfestigkeit läßt sich durch Einbetten von Eisenstangen erreichen (Abb. 143 S. 175).

Bereits 1880 hatte sich der Gärtner Monier ein Verfahren zur Herstellung von Gegenständen aus einem, der Wandung des Gegenstandes entsprechenden Drahtgerippe mit Zementumhüllung patentieren lassen. Dieses wurde zunächst rein empirisch auf die Herstellung von Decken übertragen, indem man ein Drahtgewebe in Zementbeton einstampfte. Heute ist die theoretische Erkenntnis der auftretenden Kräftewirkungen so weit, daß man durch systematische Anordnung dieser Eiseneinlagen auf Grund vorheriger Berechnung der zu erwartenden Zugbeanspruchungen Decken, Balken, Pfeiler von außerordentlich großer Tragfähigkeit, bei geringen Stärkeabmessungen, herzustellen in der Lage ist.

Leider ist bei diesen Eisenbetonkonstruktionen die Schalleitung sehr ausgeprägt. Zur Schallsicherung sind daher die bereits oben Seite 164 ff. geschilderten Maßnahmen erforderlich.

Leichtwände. Das Prinzip der Verbindung des Eisens mit Mörtel liegt auch den nach dem Erfinder benannten Rabitzwänden zugrunde.

Rabitz benutzte ein verzinktes Eisendrahtgeflecht, das zwischen starken Trageisen oder Mauern eingespannt und mit Mörtel aus Lehmwasser, Gips, Kalk und Sand umhüllt wurde zur Herstellung schnelltrocknender, feuersicherer Leichtwände. Sie können beliebig auf die Decken gestellt werden und bringen wegen ihrer geringen Stärke — nur 5—7 cm — eine wertvolle Raumersparnis mit sich. Insbesondere geben zwei derartige Leichtwände mit Hohlraum nebeneinander gestellt — dieser mit Asche, Sand, Kieselgur, Blätterholzkohle ausgefüllt — eine vorzügliche, besser als 1½ Stein starke, massive Wand gegen Wärmeverluste und Schallübertragung schützende Raumtrennung. Auch zur Isolierung dünner Außenmauern lassen sie sich verwenden, indem man sie auf der Innenseite mit Luftraum vorsetzt. Die Ausfüllung des Luftraumes mit Isoliermaterial hat zugleich den praktischen Nutzen, daß sich keine Schlupfwinkel für Ungeziefer bilden. Vgl. die Transmissionskoeffizienten Seite 160.

Ebenso sind diese Leichtwandkonstruktionen zu leichten Decken, Scheingewölben, feuersicheren Ummantelungen von Eisenträgern, Pfeilern und Säulen geeignet.

Dieselben Konstruktionsgedanken werden mit den verschiedensten Materialien zur Herstellung einer großen Reihe ähnlicher, je nach dem verwendeten Material mehr oder minder gut isolierender Leichtwandsysteme benutzt (z. B. von Schüchtermann und Kremer, Schneider, Graefe, Kockisch).

Eine sinnreiche Übertragung des Prinzips der Aufnahme der Zugkräfte durch Eisen auf die Ziegelmauer ist die Prüßwand. Ein zwischen Tragmauern eingespanntes, rechteckiges System von horizontalem und vertikalem Flacheisen wird mit Ziegeln ausgesetzt. Es ergeben sich Wände, die sich auf beträchtliche Länge, mehr als Zimmertiefe, frei tragen, also einer Trägerunterstützung nicht bedürfen, daher auch zu Garteneinfriedigungen, Grenzmauern zweckmäßig sind. Ebenso ist die Keßlerwand eine eisenarmierte Steinwand.

Auch fabrikmäßig aus leichten, isolierenden Materialien hergestellte Platten werden zur Ausführung von Wänden und Decken benutzt. Der Vorteil der Verwendung derartiger fertiger Platten besteht darin, daß keinerlei Feuchtigkeit in das Haus gelangt. Man erhält sofort eine trockene Wand. Sie sind also besonders geeignet, in Fällen, wo nachträglich Wände eingezogen werden sollen. Z. B. Zementdielen, Bims-Zement-Wanddielen, Gipsdielen von Mack, Sittigsche Gipsdielen mit Kokosfasereinlage, Duroplatten aus Gips, Kokosfaser, imprägnierten Holzspänen und Duromasse (Norddeutsches Duroplattenwerk, Berlin), Volzsche Faserplatten aus Gips, Kalk, Kokosasche, Alfafaser, 3—10 cm stark, Scheldsche Isolierkunststeindielen, Förster-Innenwand u. a. m., sämtlich mehr oder minder feuersicher, verhältnismäßig wenig wärme- und schalleitend, nagelbar, leicht.

Fachwerk. Eine völlig andere Art der Wandherstellung bietet das in Nord- wie in Süddeutschland seit alters heimische Holzfachwerk. Aus Schwellen, Pfosten, Rahmen und kleinen, zur Abstrebung dienenden Verbandhölzern, wird ein Holzgerüst hergestellt, dessen einzelnen Gefache bei ländlichen Gebäuden mit Lehm ausgestaakt, im übrigen aber mit Ziegeln ausgesetzt werden. Diese werden verfugt oder mit Putz überzogen.

Im ersteren Falle finden sich bei Bauernhäusern schöne Ziegelmuster. Das Holz bleibt außen sichtbar und gibt der Wand Zeichnung und Rhythmus. An der Außenfläche soll Holz und Stein bzw. Putz im Gegensatz zu vielen heutigen Ausführungen bundig sein, damit keine Regenwasseransammlung stattfinden kann. Die Pfostenstarke sollte mindestens 12—14 cm betragen. Die Ausmauerung pflegt 12 cm = ½ Stein zu sein.

Es ist klar, daß eine solche Wand nur einen bescheidenen Wetterschutz bietet. Man verstärkt sie daher im Innern meist durch eine Brettverkleidung oder durch eine Leichtwand, ev. unter Ausfüllung des Zwischenraums.

Der Wärmedurchgang bei einer auf solche Weise isolierten Fachwerkswand ist etwa gleich groß als bei einer 1½ Stein starken Steinwand.

Ein wesentlicher, gesundheitlicher Vorteil liegt in der schnelleren Trockenstellung.

Varianten. Statt der Ausmauerung kann das Fachwerksholzgerüst mit beiderseitiger Verschalung versehen werden. Ist dieses Verkleidungsmaterial schlecht wärmeleitend, so ergibt sich in Verbindung mit dem eingeschlossenen Luftraum eine trockene und von äußeren Temperatureinflüssen verhältnismäßig unabhängige Raumumschließung. Solche sind bei amerikanischen Landhäusern üblich; vgl. auch die günstigen Transmissionskoeffizienten Seite 161. Auf diesem Prinzip beruhen auch die zerlegbaren Barackenbauten usw.: Döcker-Baracken, Asbesthäuser, Holzhäuser nach System Siebel, Düsseldorf, bei welchen die Wände beiderseits aus Brettern auf Nut und Feder gebildet und die Hohlräume durch Isolierpappen, welche durch Holzleisten voneinander getrennt sind, in mehrere nebeneinander liegende Luftschichten geteilt werden u. a.

Innenmauern. Von den Innenmauern tragen die parallel zu den Fensterwänden verlaufenden Mauern in der Regel die Balkendecke. Diese und die Treppenhausmauern müssen daher aus statischen Gründen eine Stärke von 1½—2 Stein erhalten. Die übrigen, nur zur Raumscheidung dienenden werden möglichst dünn ausgeführt, also ½ Stein oder als Leichtwand etwa 6 cm. Dies hat den Vorteil der Kosten- und der Raumersparnis und des schnelleren Austrocknens, während der Nachteil verhältnismäßig großer Wärmeübertragung von Raum zu Raum innerhalb der Wohnung nicht sehr ins Gewicht fällt. Störender ist unter Umständen die Schallübertragung, zumal im Miethause gegenüber benachbarten Wohnungen. Zur Trennung zweier Wohnungen innerhalb eines Gebäudes sind also mindestens 1 Stein starke Scheidewände oder doppelte Leichtwände mit Zwischenfüllung zu fordern. Als Material sind Schwemmsteine, porige Ziegel in Kalk- oder auch Lehmmörtel bzw. die ohne Eiseneinlage hergestellten Leichtwandkonstruktionen vorteilhaft, weniger Fachwerk- oder Brettwände.

Decken. Die hygienischen Anforderungen sind schlechte Wärme- und Schallleitung, die übrigen genügende Tragfähigkeit, geringes Gewicht, Feuersicherheit, Undurchlässigkeit gegen Wasser, Schmutz usw., leichte Ausführbarkeit, geringe Kosten.

Holzbalkendecken. Die ursprünglichste Form der Holzbalkendecke war Balken an Balken. Das Bestreben, an Holz zu sparen, führte zunächst dazu, die Balken in größeren Ab-

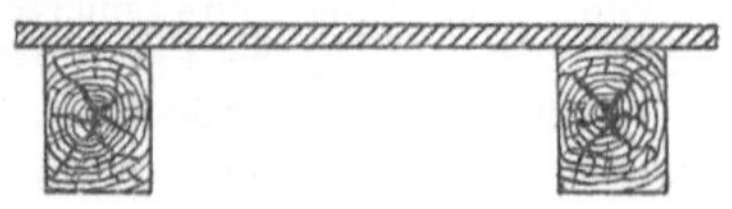

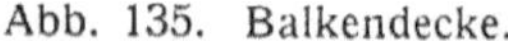

Abb. 135. Balkendecke.

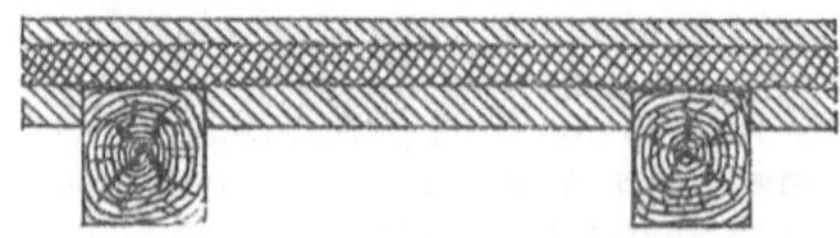

Abb. 136. Windelboden mit Lehmestrich.

ständen zu verlegen und mit Brettern zu uberdecken (Abb. 135). Eine solche Decke genügte, abgesehen von geringer Feuersicherheit, auch bescheidenen Ansprüchen an Wärme- und Schallschutz und Undurchlässigkeit nicht. Man fügte daher zwischen die Balken einen zweiten Boden, sogenannten Fehlboden, ein. Dieser wurde früher derart ausgeführt, daß sogenannte Wickel-, Windel- oder Staakhölzer mit in Lehmbrei getauchten Strohwülsten umwickelt und dicht nebeneinander gereiht zwischen (auch über) den Balken befestigt und mit Lehmestrich, Strohlehm, Sand usw. überdeckt wurden. Je nach der Höhenlage der Staakhölzer in halber Höhe oder am unteren Ende der Balken entstand so der ganze oder halbe Windelboden (Abb. 136).

Heut werden die Staakhölzer meist durch Bretter oder durch Gips- oder Zementdielen bzw. ahnliches Leichtwandmaterial ersetzt und eine Ausfülle von trockenem, reinem Sand usw. aufgebracht (Abb. 137 u. 138).

Die Beschaffenheit der Fehlbodenauffüllung ist wichtig. Sie darf nicht zu locker, muß unverbrennlich, frei und von Hohlräumen, in denen sich Ungeziefer ansammeln kann, frei von Verunreinigungen, auch von solchen, die wahrend des Baues seitens der Arbeiter durch organische Stoffe, Harn, Kot usw. hervorgerufen werden, sein. Diese erzeugen die Raumluft dauernd verschlechternde Gase. Daher ist auch Bauschutt namentlich aus alten Häusern zu vermeiden. Sie muß vor allem aber auch trocken sein. Feuchtigkeit ermöglicht an den von Luft und Licht abgeschnittenen Holzteilen die Entstehung der holzzerstörenden Pilze. Am gebräuchlichsten und, sofern er genügend ausgetrocknet wird, auch gut bewährt ist Lehm. Trockener Sand ist, weil weniger schalleitend, ein noch besseres Füllmaterial. Es empfiehlt sich, ihn vorher zu glühen und im warmen Zustande einzubringen, um das Austrocknen des Balkenholzes zu fördern. Auch Bimssand ist vorzüglich.

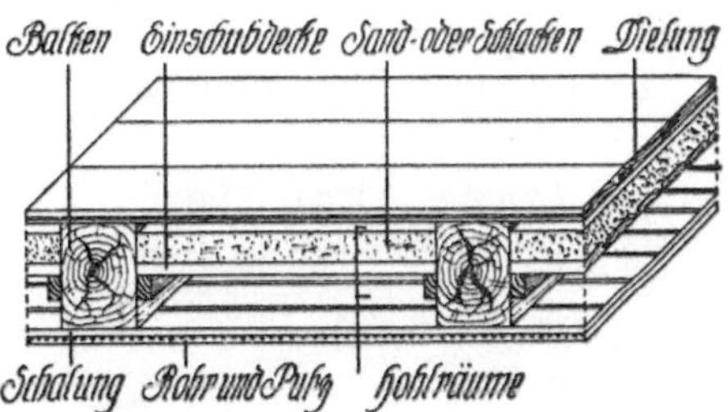

Abb. 137. Balkendecke mit Einschubdecke und Sandfüllung.

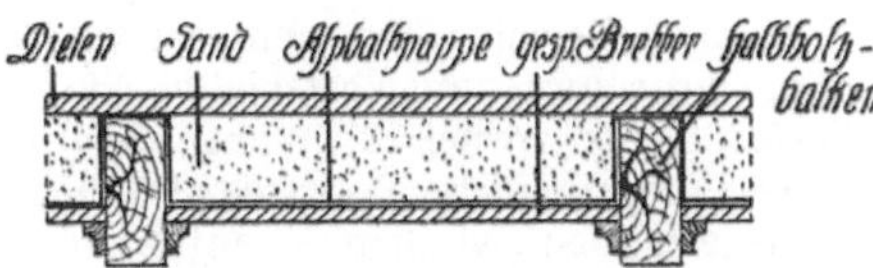

Abb. 138. Holländische Decke.

Andere Füllmaterialien sind:

Kohlenasche, möglichst aus Fabriken, nicht aus dem Haushalt, da hier oft durch Küchenabfälle verunreinigt.

Hochofenschlacke, in Form von Schlackensand oder Schlackenwolle, maßiges Gewicht, schlechter Wärme- und Schalleiter, hygroskopisch, daher vor Nässe zu schützen; also besser fur Stein- als Holzdecken. Wegen Gehalt an Schwefelkies, der anfangs zur Bildung von Schwefelwasserstoff unter dem Einfluß des Wasser- und Kohlensäuregehalts der Luft führt, ist sie vorher im Freien abzulagern. Alle hiermit in Berührung kommenden Eisenteile, walzeiserne Träger, Gasrohre usw. sind daher durch Einbettung in Zement oder Asphaltüberzug vor der Einwirkung der Schwefelsalze zu schützen.

Kieselgur, teuer, stark staubbildend, vermag stark Wasser aufzunehmen, so daß sich eingelagertes Holzwerk trocken hält. Nußbaum a. a. O. S. 305.

Korkschrot, leicht, guter Wärmeschutz.

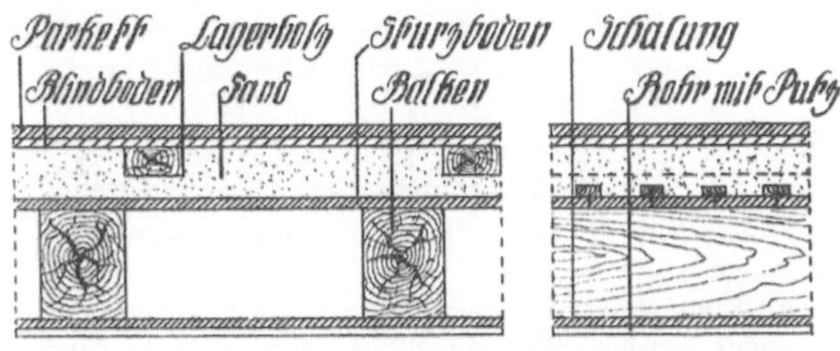

Abb. 139. Österreichische Balkendecke mit Sturzboden.

Holzbalkendecken bieten gegen die Weiterverbreitung eines Feuers von unten wenig Schutz. Zu diesem Zwecke wird an der Unterseite der Balken eine Lattung mit Berohrung aufgebracht und diese mit Kalk- bzw. mit Kalkgipsmörtel verputzt. Durch diese Putzdecke wird eine ebene, das Licht gut reflektierende Unteransicht erzielt, aber die für die Holzbalken wünschenswerte Luftumspülung stark beeinträchtigt. Wo es daher nicht auf besonderen Feuer- und Schallschutz, wohl aber auf Billigkeit, wie im bescheidenen Eigenheim ankommt, ist die in Abb. 138 dargestellte, in Holland übliche, leichte Ausführung angebracht.

Im vielstockigen Miethause sind dagegen Maßnahmen zur Einschränkung der Schallübertragung unvermeidbar und daher die schwereren und kostspieligeren Ausführungsarten, wie Abb. 139, welche die in Österreich übliche Art der Ausführung, völlige Überdeckung der Balken mit Ausfülle und Einbettung des Fußbodens in diese zeigt, vorzuziehen.

Massive Decken. Die Vorzüge der massiven Decken gegenüber den hölzernen bestehen neben konstruktiven Vorteilen in größerer Feuersicherheit, in dem gesundheitlich einwandfreien, organischen Zerstörungen nicht ausgesetzten Material, in größerem Widerstand gegen Durchfeuchtung oder sonstige Verunreinigungen, Ansammlung von Ungeziefer usw.

In Räumen, bei denen mit Feuchtigkeit zu rechnen ist, Keller, Bad, Waschküche, Werkstatt, oder bei denen der Ausbruch eines Feuers besonders folgenschwer wäre, wie im Treppenhaus, sind sie unentbehrlich. Ihre Nachteile bestehen u. a. in vermehrter Schalleitung und größerer Wärmedurchlässigkeit; vgl. die Transmissionskoeffizienten Seite 176, sofern man nicht zur Behebung dieser Übelstände die im Abschnitt Schalleitung geschilderten, die Kosten erhöhenden Maßnahmen ergreift.

Zu unterscheiden sind Gewolbe, Steineisen- und Eisenbetondecken.

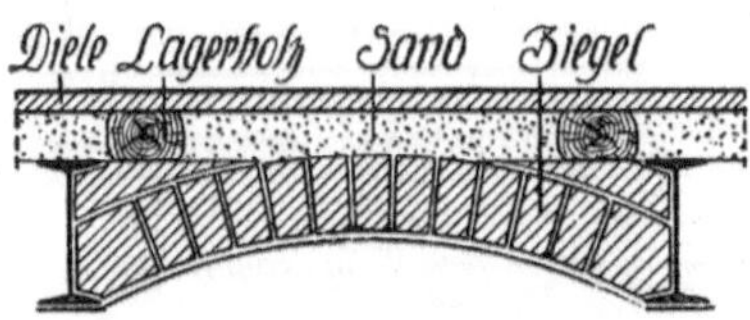

Abb. 140. Preuß. Kappe.

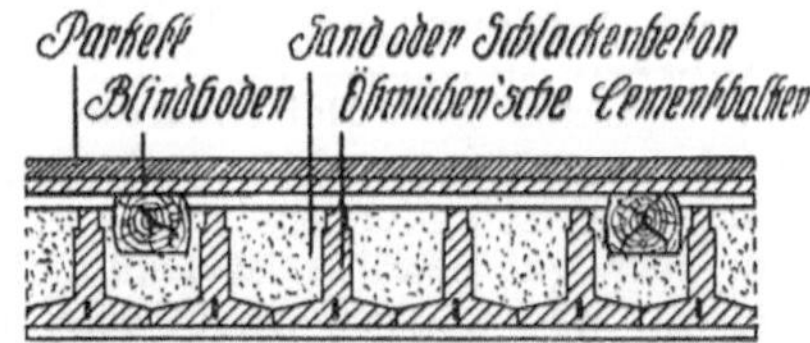

Abb. 141. Öhmichensche Betonbalkendecke.

Massive Gewolbe bedurfen starker Mauern als Wider- bzw. als Auflager, beanspruchen viel Hohe, sind schwer und kostspielig. Sie kommen daher fur den Wohnhausbau meist nur in einfachster Form, vornehmlich uber dem Keller in Betracht.

Die ursprungliche Form der Steineisendecke ist das flache, segmentbogenformige Gewölbe aus Ziegelsteinen zwischen Eisentragern, die sogenannte „preußische Kappe" (Abb. 140). Sie ist verhaltnismaßig schalldicht. Die Unteransicht zeigt den Wechsel zwischen Tragerflanschen und Flachbogen und ist daher von wenig wohnlichem Charakter. Die neueren, in großer Zahl vorhandenen Deckensysteme suchen durch besonders geformte Steine eine ebene Unteransicht und durch poroses, eventuell mit Hohlraumen versehenes Material eine Verminderung des Gewichts und der Schalleitung zu erreichen (vgl. hierzu S. 165). Als charakteristisches Beispiel sei angefuhrt das System Kleine (Abb. 142), eine flache Decke aus Ziegelhohl- oder Schwemmsteinen mit Bandeiseneinlage in jeder Fuge, wodurch der Seitenschub auf die Wande aufgehoben wird.

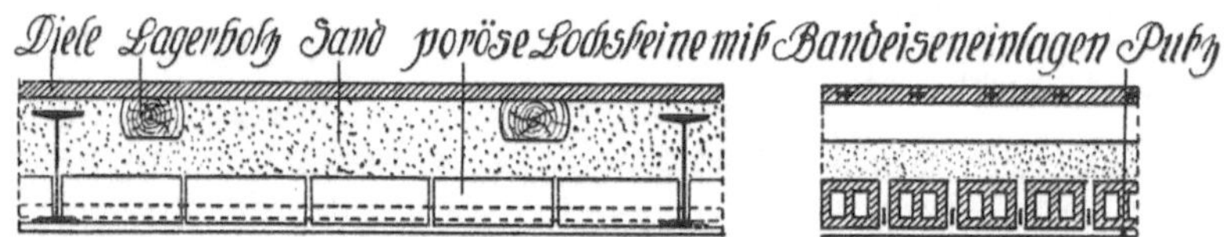

Abb. 142. Horizontale Massivdecke zwischen eisernen Trägern: System Kleine.

An Stelle einzelner Steine konnen auch fabrikmaßig hergestellte, eisenarmierte Steinbalken verwendet werden. Sie ermoglichen eine schnelle Ausfuhrung und bringen, da wenig Wasser zur Herstellung benotigt wird, wenig Feuchtigkeit in den Bau. Als solche sind zu nennen u. a. die Siegward-Balken mit Hohlraumen und die Stegzementdielen von Öhmichen (Abb. 141), welche eine ausgiebige Auffullung mit Isoliermaterial, ohne wesentliche Vermehrung der Deckenstarke gestatten.

Die konstruktiv am besten durchgebildete, fur alle Raumgestaltungen und jede Belastung anwendbare Massivdecke ist die aus Eisenbeton hergestellte. Auf einer Unterschalung von Brettern, die nach Vollendung der Decke wieder entfernt werden, wird in systematischer Anordnung ein Netz von Rundeisen verlegt, und dies in Beton eingestampft (Abb. 143 u. 144). Die ubliche Starke der Deckenplatte ist nur 10—15 cm. Je geringer ihre Starke, um so dichter muß die Betonmischung sein und um so mehr Eiseneinlagen sind zur Erzielung der Tragfahigkeit notig. Entsprechend nimmt aber der Nachteil der Schalleitung zu. Fur Mehrfamilienhauser ist also ein Hinausgehen uber das konstruktiv zulassige Mindestmaß der Deckenstarke bzw. die Aufbringung isolierender Fullmassen, siehe Abschnitt Schalleitung Seite 163 ff., stets angebracht.

Die Vorteile der Eisenbetonplatte und der aus porigen Leichtsteinen mit oder ohne Hohlraumen hergestellten Steineisendecke suchen andere Systeme durch Einstampfen solcher Leichtsteine in Eisenbetonrippen zu vereinigen, z. B. System Lehmann.

Fußboden. Gesundheitliche Anforderungen: Fugenlosigkeit und Dichtigkeit, damit nicht Wasser, Schmutz, Ungeziefer in das Füllmaterial dringen oder sich in den Fugen ansammeln kann. Schlechte Wärmeleitung, insbesondere bei Wohnräumen über Kellern, Durchfahrten, damit der Boden fußwarm bleibt, schlechte Schalleitung, insbesondere im Stockwerkshause, ebene, widerstandsfähige, aber nicht zu glatte Oberfläche, um sicheres Gehen und mühelose Reinigung ev. Desinfektion zu gestatten. Außerdem kommt Feuersicherheit, Billigkeit, Schönheit in Betracht.

Das Material ist Holz, Steinholz, Linoleum, Terrazzo, Steinplatten, Tonplatten, Asphalt. Die drei ersten Materialien können auf Holzbalken oder massiver Decke, die übrigen nur auf massiver Decke aufgebracht werden.

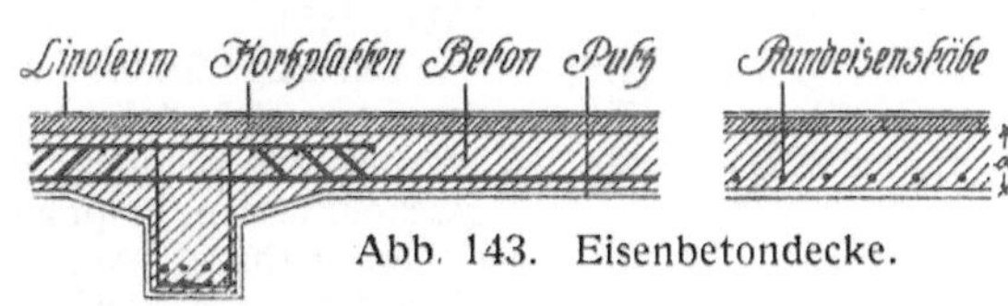

Abb. 143. Eisenbetondecke.

Holzfußboden. Er wird aus den weichen Hölzern, Fichte, Kiefer, Pitch-pine, oder den harten, Eiche, Buche, auch Ahorn hergestellt.

Weichholz ist zwar billig, weist aber, namentlich wenn nicht fehlerfreie, aus altem Stammholz geschnittene Bretter zur Verwendung gelangen, die unter Abschnitt „Baustoffe" geschilderten Mängel auf. Es schwindet und bildet Fugen, es wirft sich, es spänt, wenn die Kernseite nach oben, eine namentlich bei Kindern leicht zu Verletzungen führende Eigenschaft. Es wird uneben, wenn es Äste enthält, da diese widerstandsfähiger sind und bei eintretender Abnutzung als Buckel stehen bleiben. Diese erschweren das Begehen und die Reinigung.

Diese Nachteile zeigt namentlich die Fichte, weniger die langsam wachsende Gebirgsfichte, noch weniger die Kiefer oder das gleichmäßigere Pitch-pine-Holz.

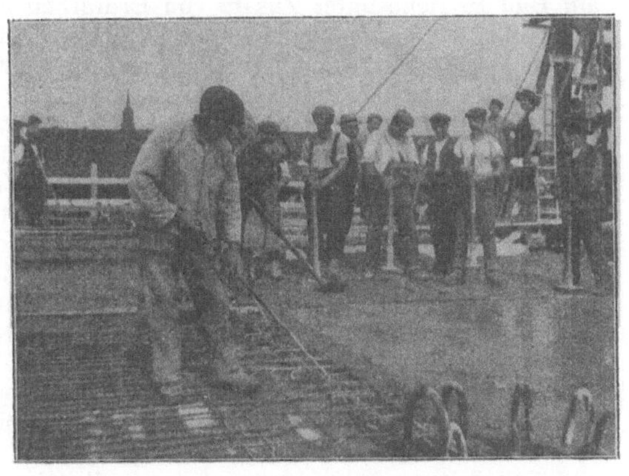

Die Harthölzer: Buche, die durch Dämpfen und Imprägnieren präpariert werden muß, und Eiche sind die dauerhaftesten Fußböden, ebenso verschiedenes amerikanisches und australisches Hartholz.

Zur Porendichtung, Erhöhung der Widerstandsfahigkeit des Fußbodens gegen Wasser ist mehrmaliges Tränken mit warmen Leinölfirnis, mit Terpentin verdünnt, nötig. Zur Reinigung genügt dann feuchtes Aufwischen, am besten mit feuchten Sägespänen. Die Behandlung mit fetter, roher Milch gibt schönen Glanz, Lack- oder Ölfarbenanstriche auf dem geölten Boden sehen zwar gut aus und sind hygienisch einwandfrei aber wenig haltbar. Eiche wird bei Ölbehandlung sehr bald schwarz und dunkel. Bei besseren Räumen ist daher das „Wachsen", Einreiben mit einer aus Wachs, Terpentinöl und Weingeist bestehenden Masse, vorzuziehen.

Die sogenannten staubbindenden Öle, aus Petroleumrückständen bestehend, schädigen namentlich das Weichholz, machen es unansehnlich und kommen auch ihres ausgeprägten Geruches wegen für den Haushalt nicht in Betracht.

Folgende Arten von Holzfußboden: Dielenfußboden aus 16—26 cm breiten, dem Raume entsprechend langen Brettern. Sie werden, ohne besondere Verbindung untereinander, nebeneinander mit je zwei Nägeln auf den einzelnen Deckenbalken befestigt. Nach völliger Austrocknung des Hauses pflegen sich breite Fugen zu zeigen, welche durch Einlegen von Leisten gedichtet, „ausgespänt" werden.

Riemenfußboden, heut meist ausgeführt, billig. Er besteht aus schmalen, 8—16 cm breiten Langholzriemen. Sie werden gespundet oder mit Nut und Feder verbunden, wodurch ein etwas zuverlässigerer Fugenverschluß als beim Dielenfußboden entsteht, da wenigstens das Durchsickern des Scheuerwassers in den Fehlböden verhindert wird. Die durch Schwinden des Holzes entstehenden schmäleren Fugen werden mit Käsekitt (Kalk und Milch) gedichtet.

Stabfußboden. Wesentlich besserer und dauernder Fugenverschluß wird durch Verwendung von 6—13 cm breiten, nur 30—60 cm langen Brettern, sogenannten Stäben erreicht. Sie werden meist in Fischgrätmuster auf besonderen Unterboden, den sogenannten Blindboden, aufgenagelt. Die Verbindung untereinander erfolgt ebenfalls mit Nut und Feder. Dieser Fußboden ist zwar etwas teuerer aber wesentlich haltbarer und daher nicht nur gesundheitlich, sondern auch wirtschaftlich vorzuziehen (Abb. 145).

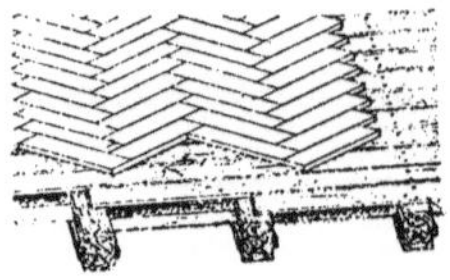

Abb. 145. Schrägriemenboden.

Derartige Stabriemen können auch in heißen Asphalt verlegt werden, was sich bei massiven Decken über Räumen, die erhebliche Wärmegrade nicht erwarten lassen, z. B. bei nichtunterkellerten Erdgeschoßräumen, empfiehlt. Er ist völlig undurchlässig und schwammsicher, verhütet Ausdünstungen und macht die Ansammlung von Ungeziefer unmöglich.

Tafelparkett. Es besteht aus einzelnen quadratischen Tafeln, bei denen kurze Bretter aus Eichenholz mit gekreuzter Faserrichtung auf Nut und Feder zusammengesetzt sind, so daß das Arbeiten des Holzes völlig unschädlich gemacht und eine fast vollkommene Fugendichtung erzielt wird. Ein teurer aber schöner und haltbarer Fußboden. Seine helle Farbe trägt durch Reflexwirkung wesentlich zur Erhellung des Zimmers bei.

Steinholz. Prof. Sorel beobachtete 1864, daß durch Mischen von gebrannter Magnesia mit einer konzentrierten, 80proz. Lösung von Chlormagnesium ein rasch erhärtender, dabei aber ziemlich elastischer Körper entsteht: Magnesiumoxychlorid, sogenannter Magnesiakitt oder Magnesiazement, auch Sorelzement. Dieser kann eine große Menge von Füllstoffen aufnehmen, ohne wesentlich an Festigkeit einzubüßen. Als solche — meist schlechte Wärmeleiter — kommen in Betracht: Holzmehl, Sägespäne, Korkabfälle, Faserstoffe, Asbest u. a. m. Aus diesen Materialien werden durch quantitativ genau bemessene Mischungen fabrikmäßig Fußbodenplatten oder am Bau Estriche unter Zusatz von Erdfarben unter den verschiedensten Namen, Torgament, Papyrolit, Xylolyth, Xyloment usw., hergestellt. Das richtige Mischungsverhältnis ist von großer Wichtigkeit, da andernfalls das stark hygroskopische Chlormagnesium dauernd Feuchtigkeit anzieht und zerstörend auf die Nachbarschaft, z. B. aufliegendes Linoleum, einwirkt. Auch im Estrich liegende Eisenteile, z. B. Gas- und Wasserrohre, können bei Überschuß von Chlormagnesium angegriffen werden. Die Estriche erhärten in 1—2 Tagen, werden dann abgezogen und geölt und können nach 4—5 Tagen in Benutzung genommen werden.

Hygienisch von Wert ist ihre Fugenlosigkeit. Auch sind sie elastischer, weniger glatt und wärmer als Platten- oder Terrazzofußböden. Doch stehen sie in bezug auf Aussehen und Farbwirkung dem Linoleum oder gutem Stabfußboden nach. Sie kommen also hauptsächlich für Nebenräume, für Vorräume, Küchen, Badezimmer, Fabriksäle in Betracht. Weiteres siehe III. Intern. Kongreß f. Wohnungshygiene 1911, Dr. E. Donath, Über die hygienische Bedeutung von Steinholzfußboden usw.

Linoleum. Es wird aus einer Mischung von Korkmehl, Leinöl und Farbstoff, welche auf einer Unterlage von Jute aufgetragen wird, in bis zu 2 m breiten Bahnen hergestellt (Methode v. Walton). Es ist wasserundurchlässig, staubfrei und von geringer Glätte. Die spezifische Wärme- und Schalleitung ist zwar gering, aber die absolute, da seine Stärke nur 3,6—4 mm beträgt, größer als bei Stabfußboden, siehe auch die Transmissionskoeffizienten Seite 177.[1]) Wo hierauf besonderer Wert gelegt werden muß, ist eine Unterlage von Korkplatten mit Sorelzementabgleich anzuordnen oder aber das 7 mm starke Korklinoleum vorzuziehen. Dieses ist auch elastischer und weicher zu begehen als Hartlinoleum. Ein vorzüglicher, leicht zu säubernder Fußboden.

Die Unterlage für Linoleum muß ein völlig ebener und trockener Estrich (Zement-, Gips-, Kork-, Asphaltestrich) sein. Auf ihn werden die Linoleumbahnen mittels Kopalharzkitt aufgeklebt.

Transmissionskoeffizienten für Decke und Fußboden zum Vergleich der Wärmedurchlässigkeit.

1. Balkenlage, Holzdielen, Ölanstrich (Abb. 135) . . . . k = 1,63
2. Desgleichen, Einschub mit Koksfüllung, Fichtenholzdielen mit Ölanstrich, unten geschalt, gerohrt, geputzt (Abb. 137) . . . . k = 0,49

[1]) Ferner: Prof. Dr. W. Hoffmann, Macht Linoleum einen warmen Fußboden? Arch. f. Hyg. Bd. LXVIII.

3. Desgleichen, jedoch Blendboden und Parkett . . . . k = 0,43
4. Ziegelsteingewölbe, 12 cm mit Fliesenbelag . . . . k = 1,66
5. Desgleichen mit Linoleumbelag . . . . k = 1,66
6. Desgleichen mit Stabfußboden in Asphalt . . . . k = 1,40
7. Preußische Kappe mit Sandauffüllung, Lagerhölzern, Dielenfußboden (Abb. 140) k = 0,75
8. Massivdecke aus porösen Lochsteinen mit Auffüllung, Lagerhölzern, Dielenfußboden (Abb. 142) . . . . k = 0,85
9. Massivdecke aus Betonbalken mit Sandauffüllung, Gipsestrich, Linoleum . k = 1,30
10. Eisenbetonplatte mit Korkestrich und Linoleum (Abb. 143). . wenn d = 10 k = 1,90
wenn d = 20 k = 1,45

Die übliche Balkendecke ist also günstiger als Massivdecke mit Linoleum. Bei dieser macht sich noch eine besondere Isolierung durch Korkplatten usw. empfehlenswert.

Fenster. Anordnung. Für das Wohnhaus kommt fast ausschließlich Seitenlicht, nur ausnahmsweise, z. B. für Treppenhäuser, untergeordnete Dachräume, Oberlicht in Frage. Das Fenster hat dem Raum Licht zuzuführen und soll eine ausgiebige, natürliche Lüftung ermöglichen. Die Menge und die Art des zugeführten Lichtes gibt dem Raum Charakter und übt einen merklichen Einfluß auf die Psyche des Bewohners aus.

Die Fenster schließen, wie die anderen raumumgebenden Bauteile, nicht nur von der Außenwelt ab, sie verbinden auch mit ihr: mehrere große Fenster öffnen den Raum der Umgebung und bringen mit ihrem zerstreuten Licht in den Raum unruhige Stimmung, Bewegung, Heiterkeit, wie es den für Geselligkeit bestimmten Räumen zukommt. Das für innere Sammlung, für Arbeit oder Erholung bestimmte Gemach aber bedarf einer gesammelten und gemäßigten Lichtquelle, wie sie ein einzelnes mittleres Fenster abgibt.

Im eigenen Hause läßt sich bei der Fensteranordnung die Eigenart des Raumes, die Lage zur Himmelsrichtung und zur Umgebung nach Belieben berücksichtigen. Nirgends geschieht dies besser und folgerichtiger als beim englischen Landhause; daher schon bei seiner Außenerscheinung der charakteristische Ausdruck der Behaglichkeit.

Im Miethause, das allen Menschen, allen Zwecken, Wünschen, Gewohnheiten zu Diensten sein muß, kann nur eine wenig variierte Fensterausbildung statthaben und die charakteristische, der Raumbestimmung entsprechende Abblendung des Lichtes nur durch Vorhänge, Gardinen usw. angestrebt werden.

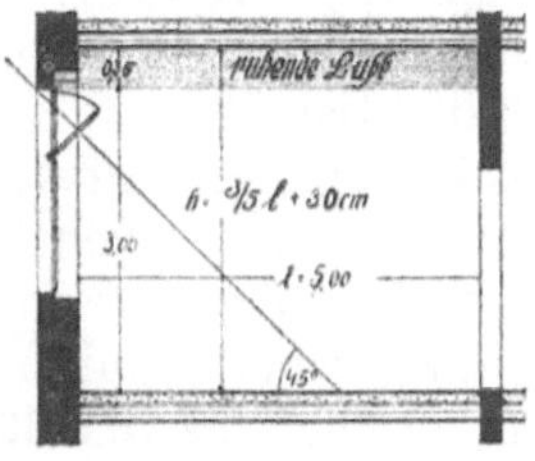
Abb. 146. Fensteranordnung.

Die Fenster müssen möglichst hoch unter die Decke reichen, weil dadurch der Lichteinfallswinkel größer wird und die Lichtstrahlen tiefer in das Zimmer eindringen. Auch ist der Lichteinfall von oben der natürliche, dem Auge nicht unangenehme, da es durch seine Bauart hiergegen geschützt ist. Nach Nußbaum, Das Wohnhaus und seine Hygiene, 1909, S. 343, empfiehlt es sich, die Höhe des Fenstersturzes über dem Fußboden mit etwa $^3/_5$ der Raumtiefe anzunehmen. Da für die Konstruktion und für die Anbringung von Gardinenstangen noch etwa 30 cm Wandfläche über dem Sturz benötigt werden, so würde also z. B. bei 5 m tiefen Räumen die lichte Höhe 3,0 + 0,30 = 3,30 m und bei 4 m tiefen Räumen 2,4 + 0,30 = 2,70 m betragen müssen (Abb. 146).

Ebenso ist auch die Möglichkeit der Durchlüftung der oberen Luftschichten allein beim hochsitzenden Fenster gegeben. Hierauf ist aber namentlich bei niedrigen Räumen, Wert zu legen, da die Luftschicht oberhalb des Fenstersturzes auch bei Öffnung von Tür und Fenster eine fast völlig ruhende bleibt und somit für die Erneuerung des Luftinhalts nur in Betracht kommt, wenn möglichst nahe der Decke Lufteinströmungsöffnungen gegeben sind. Aus diesem Grunde ist auch für bequemes Öffnen der oberen Fensterteile durch Anbringung guter Oberlichtverschlüsse (System Hesemann, Spengler, Regner) Sorge zu tragen.

Größe. Der Bedarf an lichtgebender Fläche hängt von der örtlichen Lichtintensität ab; ob Gebirge oder Niederung, ob Fabrikstadt oder Land, ob schmale oder breite Straße, ob Erdgeschoß oder höheres Stockwerk, ist von erheblichem Einfluß, ebenso auch das herrschende Wetter, die Himmelsrichtung und die Reflexwirkung der raumumschließenden Wand- und Deckenflächen.

Ein bestimmt begrenztes, für alle Fälle zutreffendes Maß der Fensterfläche läßt sich also nicht geben, zumal auch das Lichtbedürfnis recht verschieden ist. Vielfach wird durch die Bauordnungen für Wohnräume die lichtgebende Glasfläche auf rund $^1/_{10}$ der Fußbodenfläche festgelegt (s. a. Abschnitt Schulhygiene, Kap. VI Bd. I). Zum mindesten ist aber eine Abstufung nach Geschossen notwendig. Nußbaum schlägt z. B. auf Grund seiner Messungen in Hannover, die oben geforderte Hochlage der Fenster und völlige Freilage vorausgesetzt, folgende Abmessungen für die lichtgebende Glasfläche vor: $^1/_9$ der Fußbodenfläche für das Erdgeschoß, $^1/_{10}$ für den 1. Stock, $^1/_{11}$ für den 2. Stock, $^1/_{12}$ für den 3. Stock, $^1/_{15}$ für das Dachgeschoß. Für die Holzkonstruktion, Fensterteilung, Sprossen usw. ist ein Zuschlag von 25—30 % anzusetzen.

So notwendig des Lichteinfalls wegen eine gewisse Größe der Fensterfläche ist, so ist sie aus Rücksicht darauf zu beschränken, daß sie in bezug auf Wärme- und Kälteschutz den ungünstigsten Teil der Raumumschließung darstellt. Da das Glas sehr gut wärmeleitend ist, bildet das Fenster im Sommer einen unerwünschten Wärmesammler und im Winter eine Abkühlungsfläche, an welcher ständig eine kalte Luftströmung, die sich dem am Fenster Verweilenden als Zug bemerkbar macht, abfließt. Je größer die Abmessungen des Fensters, um so erheblicher ist diese Abkühlung, um so größer auch seine Undichtigkeit infolge Zusammentrocknens des Holzes. Um so mehr wird es dann direkt durchlässig für Luft, also auch für Staub und Schall.

Doppelfenster. Zur Behebung dieser Nachteile dient das Kasten- oder Doppelfenster. Bei ihm wirkt die eingeschlossene Luftschicht, sofern sie nicht durch Undichtigkeit des Fensters mit der Außenluft in Verbindung gebracht wird, als isolierendes Luftpolster. Außen- und Innenfenster werden in einer Entfernung von ca. 12 cm voneinander angebracht. Die Luftschicht verliert an Wirkung, wenn ihre Tiefe wesentlich beschränkt wird. Daher vermögen auch die, der Raum- und Kostenersparnis halber konstruierten einfachen Fenster mit doppelten Scheiben, bei welchen die Glasflächen nur eine ca. 1 cm breite Luftschicht einschließen, oder die Doppelrahmenfenster, bei welchen beide Flügel aufeinanderliegen, so daß sie gleichzeitig mit einem Griffe geschlossen oder geöffnet werden können, nicht in gleichem Grade zu isolieren.

Die Transmissionskoeffizienten sind für ein einfaches Fenster $k = 5$, fur ein doppeltes Fenster $k = 2{,}08$, für doppelt verglastes $k = 2{,}81$. Eine Bestätigung finden diese Zahlen auch durch die von Henri Dufour, Genf, angestellten Messungen. Nach diesen ergab sich bei ca. 4° äußerer Temperaturdifferenz bei einem Doppelfenster innerhalb des Zimmers nur etwa eine Temperaturschwankung von 1½°, bei Wegnahme eines Fensters entsprach das Fallen der Innentemperatur annähernd dem der äußeren, s. a. Abb. 185 S. 235.

Die Mehrkosten der Doppelfenster werden infolge des größeren Wärmeschutzes durch Ersparnis an Heizmaterial in wenig Jahren aufgewogen. Ein weiterer Vorteil, der besonders an lebhaften Straßen ins Gewicht fällt, ist die verminderte Schall- und Staubübertragung und schließlich der Fortfall der Licht- und Wärmeverluste herbeiführenden Schwitzwasserbildung.

Schiebefenster sind schwerer zu handhaben als Flügelfenster, auch schließen sie weniger dicht. Doch gibt es einige handliche neuere Konstruktionen, die eine bequeme Raumlüftung gestatten und daher für Veranden, Gartenzimmer usw. von Vorteil sind.

Schutzvorrichtungen. Für die der Einwirkung der Sonne oder des Windes besonders ausgesetzten Fenster sind Schutzvorrichtungen nicht zu entbehren. Sie müssen stets außen angebracht werden, andernfalls ihr Zweck, die Erhitzung der wärmeleitenden Glasflächen zu vermeiden, nicht erreicht wird. Stabvorhänge oder Rolläden sind an und für sich zweckmäßig, aber sie beeinträchtigen in aufgezogenem Zustande meist den oberen, aus den bereits entwickelten Gründen wertvollsten Teil der Fensterfläche. Es ist also besser, sie nicht wie üblich hinter einer Blechschürze unterhalb, sondern innerhalb des Fenstersturzes anzubringen. Bei Holzfensterläden, möglichst mit drehbaren Stäben und ausspreizbaren Flügeln, ist dies nicht der Fall. Sie schützen am besten vor sommerlicher Wärmezuführung und winterlicher Wärmeableitung und verdienen daher, ganz abgesehen von ihrer anheimelnden farbigen Wirkung, namentlich bei Kleinwohnungen Berücksichtigung.

Lüftung. Die Möglichkeit bequemen Öffnens zwecks Lüftung des Raumes muß gegeben sein. Fensterlüftung ist ausgiebiger als jede andere Methode. Mauern, Möbel usw. behalten ihren Wärmegehalt und geben ihn nach erfolgter Lüftung an die Raumluft wieder ab, so daß durch kurzes Öffnen der Fenster auch bei erheblicher Außenkälte die Abkühlung der Raumtemperatur nur eine vorübergehende ist. Auf sie muß bei Zentralheizungen, die nicht mit besonderer Lüftungsanlage verbunden sind, häufiger als bei Ofenheizungen, welche an und für sich schon eine gute Lüftung herbeiführen, zurückgegriffen werden.

Türen. Die Türen vermitteln die Verbindung der Räume untereinander. Ihre Stellung sollte stets so sein, daß ein Teil des Zimmers vom Durchgangsverkehr möglichst verschont bleibt, und daß die größeren Möbel, insbesondere die Betten, zweckmäßige Aufstellung finden können. Die Anordnung in der Mitte der Wand wird also meist weniger vorteilhaft sein als die einseitige. Vielfach werden auch die Türabmessungen zu groß gewählt. Nur im vornehmeren, geselligen Zwecken geweihten Hause bedarf es breiter Flügel- oder Schiebetüren. Für die eigentlichen Wohnräume ist stets die kleine, einflügelige Tür die zweckmäßigere. Eine Breite von 85 cm genügt zum Einbringen der größten Möbelstücke. Die kleine Tür ist leichter zu handhaben, sie trocknet nicht so stark zusammen und schließt daher dichter. Sie verhindert also auch die Schall- und Wärmeübertragung besser als eine große. Die kleine Tür läßt schließlich Wandfläche für die Möbelaufstellung übrig und hat den ästhetischen Vorteil, den Maßstab des Zimmers und der Möbel zu vergrößern. Glasflächen in der Tür vermindern den Abschluß. Man soll sich ihrer daher nur im Notfalle bedienen.

Wände. Die hygienischen Anforderungen sind Trockenheit, Widerstandsfähigkeit gegen mechanische Verletzungen und gegen Wasser behufs Reinigung oder Desinfektion, haltbare, lichtbeständige Farbe mit genügender Reflexwirkung, glatte und ebene Oberfläche zur Vermeidung von Staubablagerung.

Je nach dem Zweck des Raumes wird die eine oder andere Bedingung in den

Vordergrund gestellt werden, so bei Wirtschaftsräumen, Bädern, Aborten usw. die Abwaschbarkeit und helle, jede Verschmutzung zeigende Farbe. Hier wird also Bekleidung mit glasierten Ton- oder Steingutplatten am Platze sein. Bei Wohnräumen wird Bespannung mit Stoffen (Rupfen, Leinen, Seide) oder Holzvertäfelung, erstere ein besonders guter Schall-, dieser ein Wärmeschutz, zur Behaglichkeit beitragen.

In der Regel aber wird Decke und Wand mit Mörtel glatt geputzt und erstere auch der Reflexwirkung wegen am besten in neutralem Weiß, letztere aber farbig gestrichen oder mit Papiertapete beklebt.

Anstriche. Als eigentliche Farbstoffe kommen natürliche Erden oder chemische Farben in Betracht. Einige, z. B. Bleiweiß, Mennige, sind giftig und erfordern bei der Bearbeitung besondere Vorsicht (s. a. Kap. Gewerbehygiene Bd. I und Reichsgesetzblatt 1905 Nr. 28, Bekanntmachung betr. Betriebe, in denen Maler- usw. Arbeiten ausgeführt werden). Bleiweiß darf z. B. an den Decken von Küchen nicht angebracht werden, weil die Möglichkeit zu Vergiftungen durch abtropfenden Wrasen vorliegt. Besser ist in diesem Falle Zinkweiß. Andere Farben weisen giftige Bestandteile auf, ohne in ihrer Zusammensetzung gefährlich zu sein, z. B. Pariser und Berliner Blau, welches Zyankali und Eisenvitriol enthält.

Zur Herstellung des Anstriches müssen die Farbstoffe mit einem Bindemittel versetzt werden. Als solche kommen in Betracht 1. Kalk oder Wasserglas (flüssige Kieselsäure); 2. Tier- oder Pflanzenleim, Quark; 3. Leinöl, Harze.

Kalk- und Wasserglasfarben. Die unter 1 aufgefuhrten Bindemittel anorganischer Natur verdienen insbesondere für Wände und Decken bei Neubauten und überall, wo völlige Trockenheit nicht gewährleistet ist, den Vorzug vor den unter 2 angeführten. Sie gehen mit dem Kalkputz eine feste, chemische Verbindung ein: die Kalkfarben durch Bildung von kohlensaurem Kalk, die Wasserglasfarben durch Verkieselung. Beide sind daher auch für Außenanstriche gut geeignet, zumal die Putzoberfläche porös bleibt. Man kann beliebig viel Anstriche übereinander aufbringen, was ebenfalls einen Vorteil gegenuber den Leimfarben bezüglich der Erneuerung der Anstriche bedeutet.

Die Kalkfarbenanstriche sind die billigsten, aber sie gestatten nur in beschränktem Maße bis etwa 30% den Zusatz von Farbenpigmenten und ermöglichen daher nur helle und mittlere Farbtöne. Zusatz von wenig in Wasser gelöstem Alaun gibt noch etwas größere Festigkeit durch Bildung von schwefelsaurem Kalk und die Möglichkeit, mehr Farbe zuzusetzen. Derartige Kalkalaunanstriche können als besonders hygienisch angesehen werden, zumal auch Insekten, Fliegen, Mücken ihre Eier nicht einlegen.

Die etwas teureren Wasserglas- oder Silikatfarben (z. B. Silexmineralfarben) haben den Vorzug, noch unempfindlicher gegen Wasser zu sein, wenn auch ihre Abwaschbarkeit nicht so weit geht als die guter Ölfarbe.

Leim- und Kaseinfarben. Die Leimfarben werden mit Leimwasser aus Pflanzen-, besser aus tierischem Leim, die Kaseinfarben mit Weißquark und trocken gelöschtem Kalk, beide also ganz bzw. zum Teil mit organischen Bindemitteln angemacht. Diese Anstriche haften mechanisch auf dem Untergrund. Sie geben eine besondere Deckhaut auf dem Putz, bei der Erneuerung ist daher von Zeit zu Zeit ein völliges Abstoßen der älteren Anstriche nötig. Sie zersetzen sich auf feuchtem Untergrund leicht und weisen dann Fäulniserscheinungen, Schimmelbildungen und mehr oder minder merkliche Geruchsbelästigung auf. Sie lassen starken Farbzusatz zu, ergeben schöne, gleichmaßige Farbflächen, auch bei weniger gleichmäßigem Putzgrund, und sind daher für Innenanstrich sehr beliebt.

Durch Zusatz von Leinölfirnis zum Kasein wird seine Widerstandskraft gegen Feuchtigkeit erhöht, er wird unlöslich. Ebenso gewinnen diese Anstriche in dieser Beziehung und in antiseptischer wesentlich durch Aufbringen einer 4prozentigen Formaldehydlösung.

Öl- und Lackanstriche. Das Bindemittel ist bei ersteren Ölfirnis, Leinöl, bei letzteren die Lösung eines Harzes, Kopal, Schellack, Bernstein, Asphalt usw., in Terpentin oder Alkohol. Sie verschließen die Poren der Wandoberfläche vollständig und dürfen daher keinesfalls bei nichtausgetrocknetem Mauerwerk Verwendung finden; feuchte Mauern, frische Zementflächen sind zunächst zweimal mit Magnesiumfluat (10° Baumé) zu trocknen.

Sie ergeben den einzigen abwaschbaren Anstrich und kommen daher als billigste Behandlung der unteren Wandteile in Wirtschaftsraumen, Treppenhäusern, Flurgängen, Bädern, Krankenzimmern in Betracht.

Wachszusatz nimmt dem Ölanstrich den kalten Glanz und macht ihn elastischer, so daß er den Bewegungen der Oberfläche infolge Temperaturschwankungen folgt, rissefrei bleibt und wetterbeständig wird.

Die sogenannten Emaillelackfarben sind mit besonders reinem und reichlichem Leinöl oder Harz hergestellte Farben, daher dehnbar und wetterbeständig (Ripolin, Japan-Aspectol, Sundia-Weiß, Vitralin, Zonka und viele andere).

Über die bakteriziden Eigenschaften von Emaille-, Öl- und Leimfarben siehe die Untersuchungen unter Leitung des Oberarztes Dr. Hans Much am Krankenhaus Hamburg-Eppendorf. Sie ergaben auf Hochglanzfarben, Zonka, Vitralin, Glasurit, eine schnellere Abtötung von Keimen, Tuberkel, Staphylokokken, Typhusbazillen, Streptokokken usw., als auf Ölfarben; auf Leimfarben aber selbst nach sieben oder mehr Tagen noch keine.

Tapeten. Papiertapeten sind eine hygienisch verhältnismäßig vorteilhafte Wandbekleidung. Sie sind schalldämpfend (Seite 164) und geben wegen der geringen Wärmeleitung des Papiers (siehe die Leitungskoeffizienten Seite 152) auch einen beachtlichen Wärmeschutz. Dies gilt hauptsächlich von den teureren, starkeren Sorten und von den Velours- und Seidentapeten, die aus mit Firnis getränktem Papier, auf welches Velours (Abfälle von Scherwolle) oder Seidentuch aufgetragen wird, bestehen. Auch das Unterkleben von dünnem Papier (Makulatur) unterstutzt diese Wirkung. Dies Unterkleben ist notwendig, um ein gutes Anhaften der Tapete auf dem Wandputz zu erzielen, und sollte nie verabsäumt werden, da andernfalls Hohlräume, die zu Staub- und Ungezieferansammlungen führen, entstehen.

Der Klebestoff muß stets frisch verarbeitet werden und darf nicht verdorben sein. Auch darf nur auf völlig trockenem Putz aufgeklebt werden, damit keine Zersetzungen des Kleisters eintreten.

Ein weiterer Vorteil der Papiertapete ist ihre glatte Oberfläche, die keine wesentlichen Staubabsetzungen zuläßt, und die Möglichkeit, sie auf trockenem Wege mühelos zu reinigen oder aber sie zu erneuern. Die abwaschbaren Sorten (Tekko, Salubra) lassen sogar feuchtes Abwischen zu, ebenso die für die unteren, stärkerer Beanspruchung ausgesetzten Wandteile geeignete Linkrusta, die zur Hauptsache aus Holzstoff und Leinöl hergestellt wird.

Die als Wandbespannung verwendeten Stoffe, Rupfen, Leinen, Baumwolle, Seide, ubertreffen die Papiertapete in bezug auf Schall- und Wärmeschutz und Wohnlichkeit, sind aber Staubfänger und daher nur für bevorzugte Räume des Eigenheims geeignet.

Das Dach. Das Dach soll das Haus gegen die atmosphärischen Niederschläge, im Sommer gegen Überhitzung und im Winter gegen Wärmeverluste schützen. Dieser Aufgabe. wird im allgemeinen durch steile Dachflächen besser als durch weniger geneigte genügt: auf steilen Flächen vermag sich Wasser und Schnee nicht zu sammeln, sie sind daher leichter dicht zu halten; auch die Wasserverdunstung und somit die Wärmeentziehung ist geringer. Die steilen Dachflächen sind auch der Einwirkung der lästigen Sommersonnenstrahlen wegen des kleineren Anfallwinkels weniger ausgesetzt, und der von ihnen eingeschlossene größere Luftraum bildet eine gute Isolierung für die Wohnungen. Beim steilen Dach ergeben sich schließlich für die Essen größere Längen, wodurch der Zug in den Schornsteinen befördert, das Rückschlagen des Rauches und Rußbelästigung der oberen Stockwerke vermieden wird.

Von den drei Formen, dem flachen, dem Sattel- und dem Mansarddach, ist daher das Mansarddach zum Einbau von Wohnungen besonders geeignet, zumal der untere steilere Teil den Einbau senkrechter Wände ohne wesentlichen Raumverlust gestattet.

Dem Material nach ist zu unterscheiden zwischen Teerpappe, Holzzement, Stroh, Ziegel, Schiefer, Holzschindel, Metall.

Pappdach. Asphaltdachpappe wird einfach oder doppelt übereinander liegend auf einer Holzschalung aufgenagelt. Das fertige Dach erhält einen Überzug von Steinkohlenteer und wird sodann mit feinem Kies bestreut als Schutz gegen Beschädigung, zur Erhöhung der Feuersicherheit und um bei stärkerer Erwärmung ein Abfließen des Teers zu verhindern. Eine Reihe von

Ersatzstoffen, u. a. Ruberoid, Astralid, Lohsol-Dachpappe, haben weniger schmelzbare Überzüge, zum Teil mit einer Schicht von eingesiebten Kieseln in Erbsengröße, sie lassen sich daher steiler verlegen und mit Teerfarbe streichen. Das Pappdach ist eine für Wohnräume unzulängliche Eindeckungsart, da der Wärmeschutz ungenügend ist.

Holzzementdach. Holzzement ist Steinkohlenteer mit Zusatz von Schwefel. Es werden vier bis fünf Lagen starker Pappe mit der erhitzten Masse zusammengeklebt und darauf 1 cm stark Sand und 4 cm stark Kies aufgebracht. Das Holzzementdach ist schwer, erfordert eine kräftige Dachkonstruktion. Sofern Aufenthaltsräume unmittelbar unter dem Dach angeordnet werden, ist noch ein Fehlboden notwendig.

Ziegeldach. Die Dachziegel werden aus Ton bzw. Lehm gebrannt, sie sind also wie die Mauerziegel von Natur luftdurchlässig, wasseraufsaugend. Es gibt drei Formen, Biberschwänze Pfannenziegel und Falzziegel.

Die Biberschwänze werden auf Latten derart aufgehängt, daß die obere Reihe die untere überdeckt. Diese Überdeckung kann zur Hälfte oder zu zwei Drittel der Ziegellänge erfolgen; im ersteren Falle entsteht das einfache, im letzteren das Doppeldach (Abb. 147). Bei diesem liegen also an jeder Stelle drei Schichten übereinander, die eine recht gute Isolierung abgeben und daher für Dächer über Wohnungen vornehmlich in Betracht kommen.

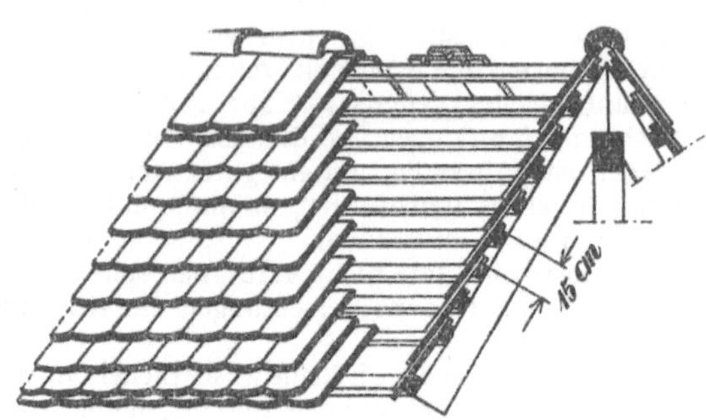

Abb. 147. Doppeldach.

Ähnlich verhält sich das Kronendach, bei welchem je zwei Ziegel übereinander an den Latten aufgehängt werden.

Die Fugen werden mit Mörtel verstrichen, um das Eindringen von Wasser, Staub und Ruß zu verhindern.

Die Pfannenziegel, eine aus Holland stammende Form, haben einen ∽förmigen Querschnitt und überdecken sich auch an den Längsseiten. Das Regenwasser sammelt sich in den tieferen Rinnen und fließt daher schneller ab, als bei den ebenen Biberschwänzen. Ähnlich das im Mittelalter meist verwendete, aus zwei Formen von Hohlziegeln bestehende Mönch- und Nonnendach.

Falzziegel. Um eine gute Dichtung der Fugen auch ohne besonderen Mörtelverstrich zu erzielen, hat man seitlich und quer an den Ziegeln Falze angebracht, in welche entsprechende Nasen der oberen Ziegel eingreifen. Sie können ebenso wie die Pfannen nur einfach, nicht doppelt verlegt werden. Infolgedessen ist die Wärmeleitung größer als beim Doppel- oder Kronendach, was sich durch Schwitzwasser, im Winter durch Reifbildung an der Unterseite der Ziegel erkennbar macht.

Schieferdach. Die in Deutschland verwendeten Schiefer stammen aus englischen oder aus deutschen Brüchen. Der englische bricht in dünnen, größeren Platten und kann daher auf Lattung verlegt werden; der deutsche bedarf einer Schalung, die meist, um völlige Dichtigkeit gegen Staub, Wind, Ruß zu erzielen, noch mit Asphaltpappe abgedeckt wird. Auf dieser werden die Schieferplatten mit Nägeln derart befestigt, daß sich die einzelnen Platten etwa 2—3 cm stark allseitig überdecken. Die Wärmeleitung ist ausgesprochener als beim Ziegeldoppeldach.

Asbestzementschiefer, Eternit. Aus Zement und Asbest in der Form der Naturschieferschablonen gepreßte Platten, wenn auch wasserundurchlässig und wetterbeständig, so doch in bezug auf Wärmeschutz, Oberflächen- und Farbwirkung guten Ziegeln oder Naturschieferplatten nicht ebenbürtig.

Stroh- oder Reddach. Es wird aus dünnen Lagen von Roggenstroh oder ungeschälten, d. h. mit Blättern versehenem Rohr auf 30—40 cm weiter Lattung hergestellt. Vorteile: Leichtigkeit, Billigkeit, geringe Unterhaltung, große Luftdurchlässigkeit und Widerstandsfähigkeit gegen Temperatureinflüsse. Nachteile: Zerstörung durch Stare, Mäuse, Ratten und Ungeziefer, Feuergefährlichkeit. Diese Nachteile sucht das nach dem Landwirt Gernentz, Freiburg i. Br., benannte Strohdach zu beheben. Bei ihm werden die Strohplatten mit einem Brei aus Lehm, Gips, Ammoniakwasser getränkt und in feuchtem Zustande aufgebracht. Brandproben haben seine große Widerstandsfähigkeit bewiesen, doch ist fraglich, ob diese bei längerer Einwirkung von Witterungseinflüssen erhalten bleibt. Die Luftdurchlässigkeit wird durch diese Behandlung herabgesetzt.

Holzschindeldach. Es ist leicht, aber feuergefährlich und gegen Witterungseinflüsse nicht widerstandsfähig. Auch wird es von Regen und Sonnenschein in steter Bewegung gehalten.

Metalldächer. Zur Verwendung kommen vornehmlich Zink und Kupfer, auch verzinktes oder verbleites Eisenblech. Das gute Leitungs- und Strahlungsvermögen der Metalle bringt für die unter solchen Dächern befindlichen Räume ungünstige Temperaturverhältnisse, starke Erwärmung bzw. Abkühlung mit sich. Vgl. hierüber die folgenden Transmissionskoeffizienten, insbesondere des zuweilen auch heute noch zu Baracken usw. verwendeten Wellblechs. Eine gute Isolierung dieser Dächer durch Korkplatten usw. ist also unerläßlich. Auch das durch auffallenden Regen entstehende Geräusch wird oft unangenehm empfunden.

Transmissionskoeffizienten:[1])

Wellblech ohne Schalung	k = 10,40
Zink- oder Kupferdach auf 2,5 cm starker Schalung	„ = 2,17
Teerpappdach auf Schalung	„ = 2,13
Holzzementdach	„ = 1,32
Schieferdach auf Schalung	„ = 2,10
Ziegeldach auf Lattung, mit Schalung und Putz	„ = 1,60
Oberfläche aus zwei Glasflächen, einer Glasfläche im Dach und einem Staublicht, bestehend	„ = 2,11

Die Raumanordnung.

Nächst der zweckmäßigen und soliden Ausführung des Baugefüges ist für den gesundheitlichen Wert der Wohnung die Anordnung der Räume, insbesondere ihre Lage, Größe und Höhe sowie ihre Ausstattung von Bedeutung. Im allgemeinen decken sich die gesundheitlichen Erfordernisse mit denen der Zweckmäßigkeit der Raumausbildung. Zweckmäßigkeit ist zwar meist an Einfachheit, Vermeidung unnötiger oder willkürlicher Zutat gebunden, schließt aber nicht ästhetisch einwandfreie Formengebung aus, und die Einkleidung der Zweckmäßigkeit in schöne Form muß auch vom hygienischen Standpunkt begrüßt werden, denn Schönheit hilft gewisse seelische Imponderabilien, Lebensfreude, Zufriedenheit, Stimmung usw. auslösen.

Die hygienischen Gesichtspunkte für die Raumanordnung sind nun folgende:

a) Zuführung von Licht und Luft zu allen Teilen,
b) Ausnutzung der Himmelsrichtungen in einer der Zweckbestimmung der Räume entsprechenden Weise und Schutz vor den Einflüssen der Witterung,
c) Abgeschlossenheit der Wohnung gegen die Außenwelt, die Straße und die Nachbarn,
d) Vollständigkeit aller Räume,
e) Geräumigkeit nach Fläche und Rauminhalt,
f) Trennung der drei Raumgruppen, der Wirtschaftsräume, der Wohn- und der Schlafräume,
g) Möglichkeit der Absonderung einzelner Zimmer für Kranke usw. von den übrigen durch eigenen Zugang vom Flur usw.,
h) Ausstattung mit allen die Körperpflege fördernden, die Reinhaltung der Wohnung und den Wirtschaftsbetrieb erleichternden technischen Einrichtungen.

Das Einfamilienhaus. All diesen Forderungen wird durch das freistehende Einfamilienhaus am besten entsprochen. Bei den übrigen Typen des Wohnhauses, dem eingebauten Einfamilienhaus, dem Reihenhaus, dem freistehenden Miethaus (Etagenvilla) und dem eingebauten Stockwerkshaus sind Einschränkungen nach dieser oder jener Richtung unvermeidlich.

[1]) Nach Rietschel, Leitf., 5. Aufl. 1913.

Das freistehende Einfamilienhaus ermöglicht insbesondere die vollige Isolierung der Familie von der Außenwelt in praktischer, hygienischer, moralischer Beziehung. Der Garten schützt es vor dem Larm und dem Staub der Straße, der Wärmerückstrahlung des Pflasters und vor der unmittelbaren Belästigung seitens der Nachbarn. Durch geeignete Situierung kann ausreichende Besonnung, welche die Zimmer hell und trocken macht, aber auch Beschattung durch Bäume gesichert werden. Die unmittelbare Verbindung mit dem Freien, die Möglichkeit

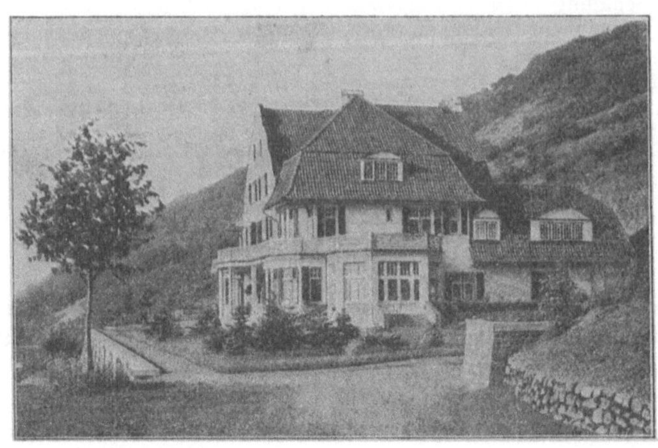

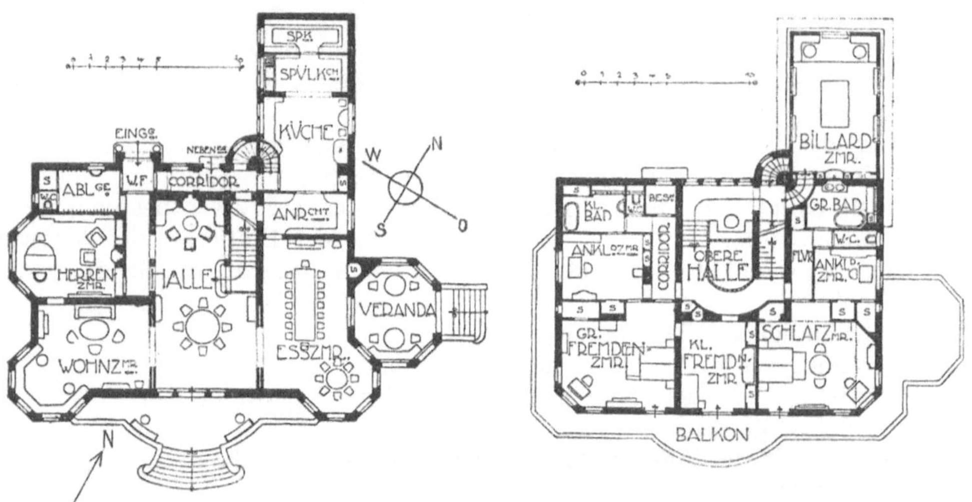

Erdgeschoß. Obergeschoß.

Abb 148 Haus Buttner Arch Hermann Muthesius (nach Dekorat. Kunst 1913)

der Ausbildung großer und gegen Einblick der Nachbarn geschutzter Veranden, Gartenterrassen usw. ist ebenfalls ein nur dem freistehenden Hause eigener hygienischer Vorzug (Abb. 148).

Andererseits hat es den Nachteil, daß es allseitig, also mehr als das Reihenhaus, den Angriffen der Witterung ausgesetzt ist und daher eines stärkeren Außenschutzes und stärkerer Beheizung bedarf. Es stellt somit auch wegen des größeren Landbedarfs die teuerste Wohnweise dar.

Bei den in Reihe gestellten Einfamilienhäusern ist die Abgeschlossenheit gemindert und die Ausnutzung der Himmelsrichtungen auf zwei Fronten beschränkt bzw. von der Richtung der Straße abhängig. Sofern man bei dieser, hauptsächlich im Norden und Nordwesten Deutschlands heimischen Bauweise aus Sparsamkeitsrücksichten mit möglichst geringen Frontbreiten auszukommen sucht, ist man zur Ausbildung verhältnismäßig tiefer Zimmer und zur Verteilung zusammengehöriger Raumgruppen auf verschiedene Geschosse gezwungen, ein Nachteil, der durch niedrige Stockwerkshöhen, Aufzüge usw. zwar gemildert aber nicht völlig behoben werden kann. Gute, breit gelagerte Räume, trotz der geringen Front von nur 10 m, zeigt Abb. 149.

Das Miethaus. Das mehrgeschossige Miethaus, ob freistehend oder eingebaut, erfordert ein dem gemeinsamen Verkehr dienendes Treppenhaus, gemeinsamen Zugang und diverse gemeinsame Nebenräumlichkeiten, wie Waschküche, Boden, Keller usw. Hierdurch und durch das Über- und Nebeneinander-

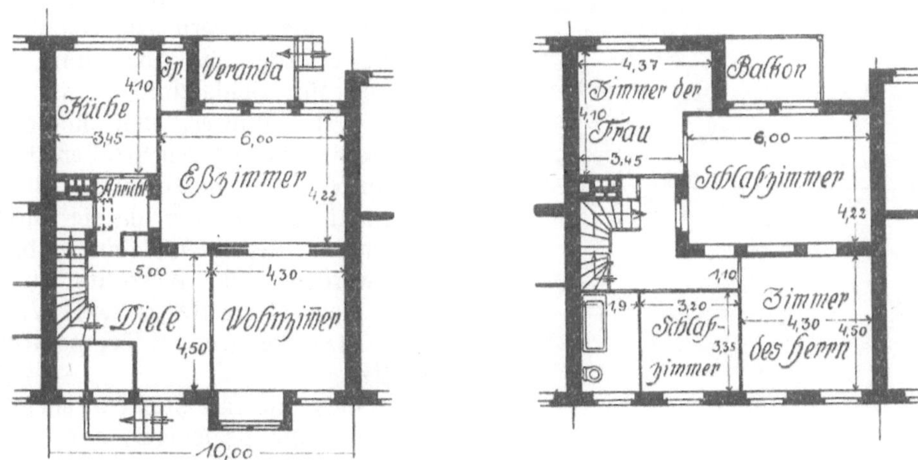

Erdgeschoß. Obergeschoß.

Abb. 149. Reihenhaus für eine Familie aus Wochenschrift d. Arch. u. Ing.-Vereins (Berlin 1913) 146.

wohnen verschiedener Parteien wird die Isolierung der einzelnen Familienwohnung je nach Umständen mehr oder weniger aufgehoben. Auch die Durchführung der oben unter a und b aufgestellten Forderungen ist, zumal beim eingebauten Stockwerkshaus, sehr erschwert.

Aber die Häufung der Behausungen neben- und übereinander hat den, namentlich bei rauherem Klima nicht zu unterschätzenden Vorteil des gegenseitigen Schutzes gegen die Unbilden der Witterung, und die Anordnung sämtlicher Räume in einer Etage bringt für die Benutzung mannigfache Bequemlichkeit mit sich. Auf jeden Fall wird aber diese Wohnungsform als billigste und, weil sie die stärkste Bodenausnutzung zuläßt, für den größten Teil der Stadtbevölkerung die übliche bzw. notwendige bleiben; ihre einwandfreie Ausbildung ist daher von weitgehender Bedeutung. Diese ist aber nicht allein durch Verbesserungen des Grundrißtypus oder der Ausstattung der einzelnen Wohnung zu erreichen, sie muß mehr noch durch rationelle Stadtbebauungspläne, durch Staffelung der Baudichtigkeit, einheitliche Blockbebauung mit gärtnerisch behandelten Straßen- oder Binnenhöfen überhaupt durch die Möglichkeit des Aufenthalts in frischer Luft gefördert werden. Näh. Kap. II Städtebau.

Grundriß. Bei der Aufteilung des Grundrisses ist die Anlage aller Räume so zu treffen, daß sie möglichst nach einer, ihrer Zweckbestimmung entsprechenden Himmelsrichtung situiert werden (Abb. 150).

Die Ost- und Westsonnenstrahlen fallen im flachen Winkel ein, sie vermögen senkrechte Mauerflächen stark zu erhitzen und dringen tief in das Zimmer ein. Sie geben daher für Schreibtischarbeit usw. ein unter Umständen störendes Licht. Die Annehmlichkeit der Morgensonne und ihr auf die Stimmung günstiger Einfluß machen die Ostseite aber für Schlafzimmer, Ankleideräume usw. geeignet. Die Westseite erhält im Sommer erst in den Spätnachmittagsstunden ihre Hauptbestrahlung; hier finden also die Mauern zur Nachtzeit nicht die erforderliche Abkühlung, sie ist daher für Schlafzimmer weniger geeignet. Im Winter aber kommen diese Strahlen in engeren Straßenzügen in den unteren Geschossen meist überhaupt nicht zur Geltung, da sie durch die gegenüber liegenden Häuser abgefangen werden. Die Westseite pflegt überdies die Wetterseite zu sein, Westlage hat also die größten Temperaturgegensätze.

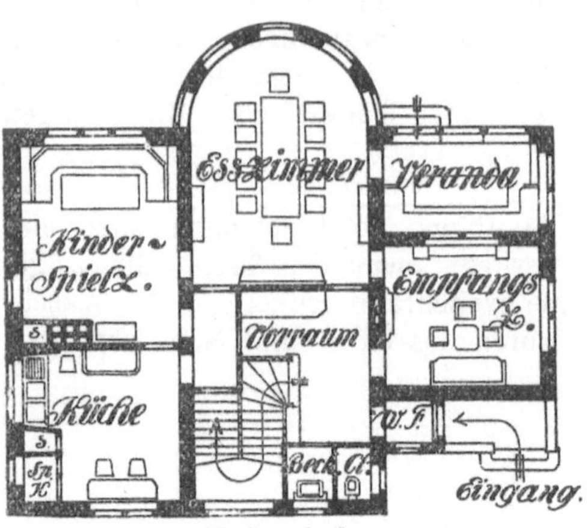

Erdgeschoß.

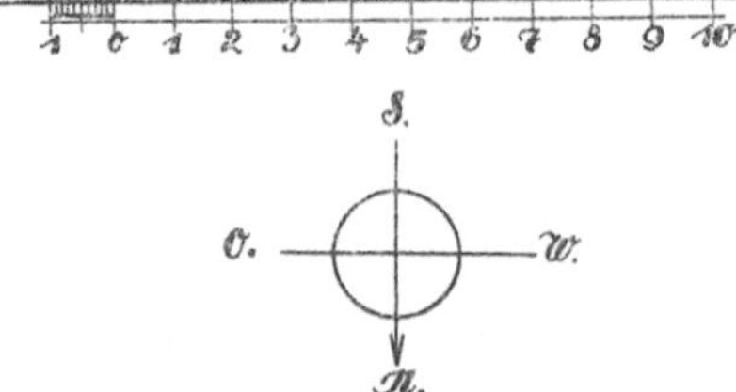

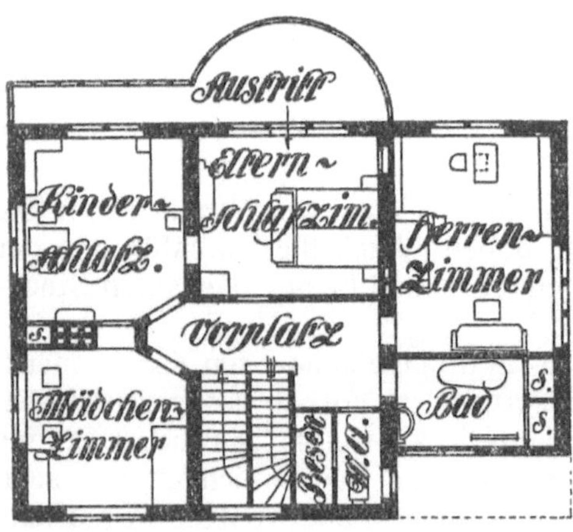

Obergeschoß.

Abb. 150. Haus Bloch in Nikolassee. (Arch. Herm. Muthesius, nach Dekorative Kunst 1910. Verl. F. Brockmann.)

Die Südsonne fällt steil ein, sie gibt daher stets ein ausgiebiges, aber dem Auge nicht lästiges Licht. Die Abblendung allzu starker Sommermittagssonne ist überdies leicht, es genügen Fensterverdachungen, vorspringende Dächer, Verdunklung der oberen Fensterteile. Auch die Erhitzung der Südfront ist aus diesem Grunde nicht so erheblich, sofern nicht Südost- und Südweststrahlen ebenfalls unbehindert einwirken.

Die Nordlage hat, weil jegliche Besonnung fehlt, geringste Helligkeit und geringste Erwärmung. Entsprechend gelegene Zimmer machen oft, zumal bei Nordwind, einen unfreundlichen Eindruck; auch pflegen sie bei unsachgemäßer Ausführung der Umfassung mehr zu Feuchtigkeit zu neigen als sonnenbestrahlte; aber die Gleichmäßigkeit des Lichtes und die Kühle im Sommer macht Nordlage besonders zur ruhigen Geistesarbeit geeignet, vorausgesetzt, daß eine gut angelegte, regulierbare Heizanlage vorhanden ist.

Hiernach empfiehlt sich vornehmlich: Nordlage für Arbeits-, Herren-, ev. Speisezimmer, Wirtschaftsräume, Küche, Bad, Abort, Südlage für Wohn-, Kinder- ev. Schlafzimmer, Frühstücks-, Speisezimmer, Westlage für das Treppenhaus.

Das Eigenhaus weist nun drei getrennte und doch zusammenhängende Raumgruppen auf: 1. die der Geselligkeit, dem Wohnen, der Arbeit dienenden Räume, 2. die Schlafzimmer mit zugehörigen Ankleide-, Bade- und Aborträumen und 3. die Wirtschaftsräume. In jeder Gruppe soll der Betrieb ohne Störung einer anderen vor sich gehen können.

Die Räume zu 1 und 3 werden am zweckmäßigsten gemeinsam im Erdgeschoß gelagert. Auf den Eingang mit einem als Windfang dienenden Vorraum nebst Kleiderablage und Abort folgt in der Regel ein innerer Flur oder eine Diele, um welche sich Empfangs-, Gesellschafts-, Wohn- und Speisezimmer gruppieren. An das Speisezimmer schließen sich, durch eine Anrichte oder einen Nebenflur zur Verhinderung von Geruch- und Geräuschübertragung getrennt, die Wirtschaftsräume. Ihre ausgiebige und praktische Anlage ist für das Wohlbefinden der Bewohner von großem Wert.

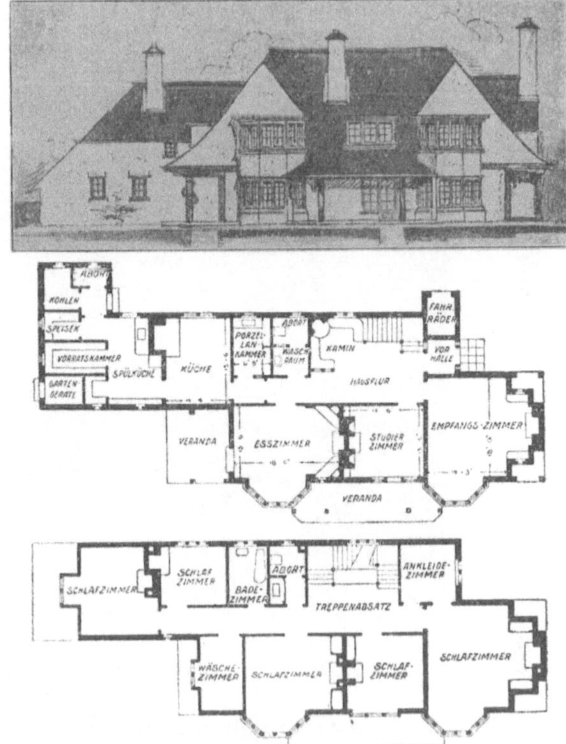

Abb. 151. Englisches Wohnhaus.
Arch. Sygvey Tugwell. (Aus dem „Studio“).

Die Küche soll allein der Zubereitung der Speisen vorbehalten sein. Für die anderen wirtschaftlichen Arbeiten, das Anrichten, das Aufwaschen, das Reinigen der Kleider, Stiefel usw. sollen also aus Gründen der Reinlichkeit besondere Räumlichkeiten oder wenigstens Abteile vorgesehen werden, ebenso auch für die Mahlzeiten der Dienstboten, ihren Aufenthalt und ihren Besuch. Desgleichen müssen bei der Küche Vorratskammern, möglichst mit abgesondertem Eingang, damit Küchendunst und -wärme nicht eindringen kann, liegen. Vorbildlich ist das englische Landhaus, in welchem sie einen unverhältnismäßig größeren Raum — auch beim bescheideneren Wohnhause — als bei uns einnehmen, und wo sie stets ebenerdig, also die Bewirtschaftung außerordentlich erleichternd, angeordnet sind. Der Küche fehlt niemals ein besonderer Aufwaschraum und selten ein Gesinderaum. Auch Vorratskammer, Kohlenraum, Porzellankammer und ein Reinigungsraum, Bügelzimmer usw. sind meist vorhanden (vgl. Abb. 151).

Die Verlegung der Wirtschaftsräume in das Untergeschoß erschwert den Betrieb und ist auch insofern nachteilig, als leicht die Küchengerüche durch Treppenhaus und Aufzug in die oberen Geschosse dringen.

Durch Unterbringung der Schlafgemächer in den oberen Geschossen wird die für diese wünschenswerte Ungestörtheit herbeigeführt, zugleich pflegt hier die sonnigere, staubfreiere, gesündere Lage zu sein. Damit die Verbindung mit dem Erdgeschoß nicht unnötig erschwert wird, sind mäßige Geschoßhöhen empfehlenswert. Auch hier ist eine Trennung in eigentliche Schlafräume, die häufig durch einen kleinen Nebenflur gegen das Treppenhaus gesichert werden, und solche für die Körperreinigung und das An- und Auskleiden von Wert, zumal jeder dann nach Wunsch besonders temperiert werden kann.

Bei reicheren Anlagen werden nach amerikanischem Vorbild mehrere Bade- und Ankleidezimmer angelegt, auch führt eine besondere Nebentreppe zu den Gesinderäumen im Dachgeschoß.

Die Ausbildung eines Luft- und Sonnenbades, das auf dem mit einer Pergola eingefaßten, flachen Dache des die Wirtschaftsraume enthaltenden Flügelanbaues untergebracht ist, zeigt Abb. 152.

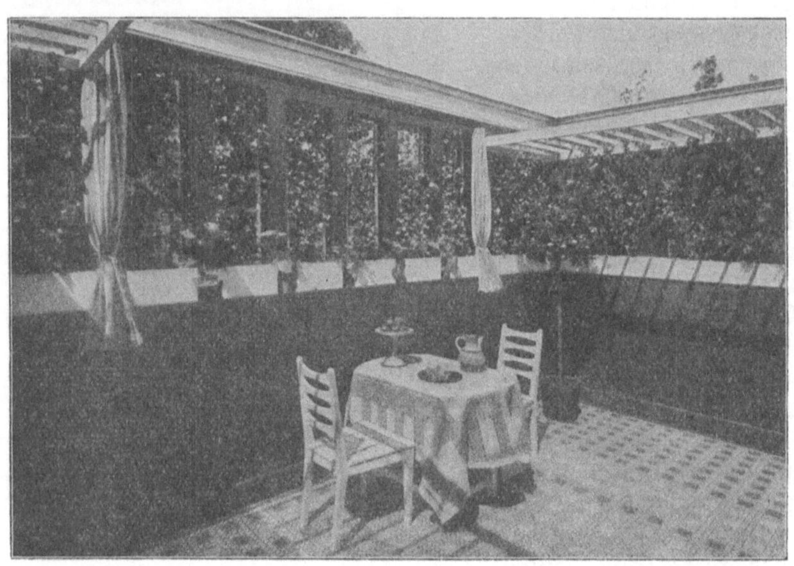

Abb. 152 Luft- und Sonnenbad. Arch. Albin Muller, Darmstadt.

Bei der Stockwerkswohnung im Miethaus, zumal im eingebauten, welches nur von zwei Fronten Lichtzuführung ermöglicht, ist die Trennung der Raumgruppen, die auskömmliche Unterbringung der Wirtschafts- und Nebenräume ungleich schwieriger und in praxi meist auch höchst unzulänglich durchgeführt.

Alle Räume werden in der Regel um einen Mittelflur, auf welchen sämtliche Türen führen, gelagert. Er ist ungenügend erhellt, aufs sparsamste bemessen und von übler Luft erfüllt, zumal auf ihm auch Kleiderschränke und sonstiger Hausrat untergebracht zu werden pflegt. Die Küche muß zu allen wirtschaftlichen Verrichtungen, zum Aufenthalt der Dienstboten, ev. sogar zu deren Schlafstätte herhalten. Als Schlafzimmer werden in der Regel die kleinsten und schlechtest, nach sonnenlosem Hofe belegenen Räume benützt. Abort und Bad haben oft kein oder ein ungenügend großes, nach dem Treppenhaus führendes Fenster. Die Vorderzimmer „Salons“ dagegen sind unverhältnismäßig groß und haben große, nur für Gesellschafts- und Durchgangsverkehr zugeschnittene Flügeltüren, die dem Zimmer die zur Aufstellung der Möbel, zur Bildung behaglicher ungestörter Nischen nötigen Wandflächen beschneiden und dem Ganzen die Wohnlichkeit rauben.

Die Abb. 153 u. 154[1]) zeigen die nötigen Verbesserungen: Anordnung eines direkt belichteten Vorflures oder Vorraumes, Absonderung der Wirtschaftsräume durch einen Wirtschaftsflur, direkte Belichtung der Nebenräume durch ins Freie oder wenigstens nach einem ausreichend, also mindestens 25 qm großen Nebenhofe führende Fenster, reichlichere Bemessung dieser Nebenräume, brauchbare Zimmerform, die Schlafzimmer luftig, groß und ungestört, die Türen kleiner und die Flügel- bzw. Schiebetüren auf das Empfangs- und Speisezimmer beschränkt bzw. bei den kleineren Anlagen ganz vermieden. Die Türen sind nicht nur in der Mitte der Wand, sondern auch einseitig so angeordnet, daß ein vom Durchgangsverkehr nicht berührter Raum im Zimmer verbleibt und die Abgeschlossenheit des Raumes erhöht wird. Unbrauchbare, zu kleine und dem Zugwind ausgesetzte Balkons

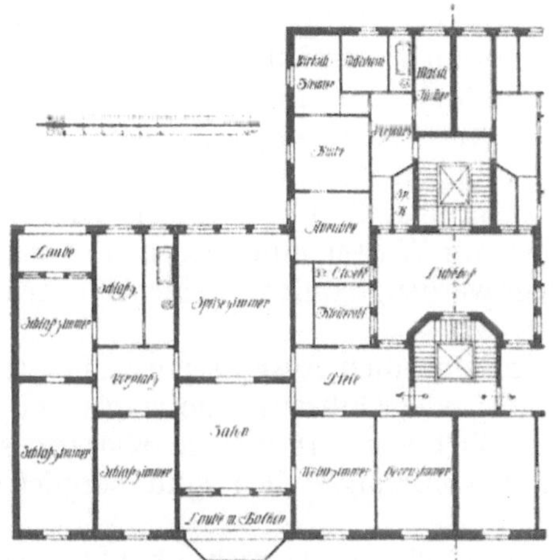

Abb. 153.
Eingebautes Mietswohnhaus in Berlin.

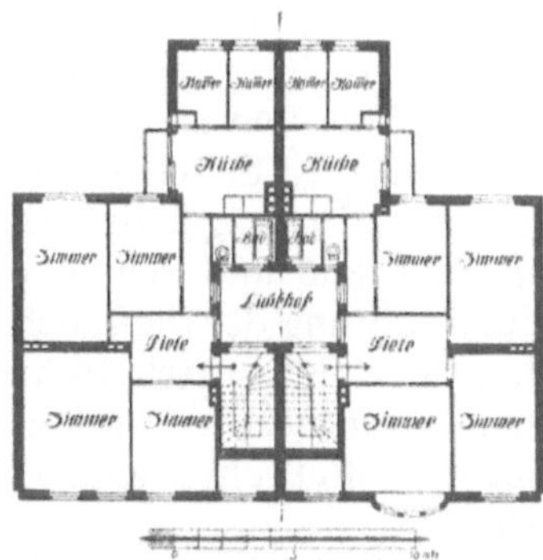

Abb. 154. Wohnhausgruppe in Coln-Sulz.
Arch. Georg Falck.

sind vermieden; statt dessen gegen Wind und Einblick geschützte Loggien, größere Erker, auskragende Fenster vorgesehen. Abb. 153 zeigt die Anordnung eines großen Lichthofes.

Ausstattung. Je beschränkter und unfreier die Raumaufteilung ist, um so notwendiger ist eine zweckmäßige, solide Ausbildung aller Einzelheiten und die Anwendung unserer modernen hygienischen Industrieerzeugnisse. Insbesondere sind alle Maßnahmen zu treffen, welche die Körperpflege begünstigen, die Wirtschaftsarbeiten erleichtern und eine peinliche Reinhaltung aller Teile der Wohnung ermöglichen.

Hierzu gehört in erster Linie die Kalt- und Warmwasserversorgung mit Entnahmestellen in Küche, Aufwaschraum, Bad, Schlafzimmer, Abort, Garderobe. Die Bereitung warmen Wassers und die Möglichkeit der Entnahme an beliebiger Stelle und zu jeder Zeit wird in dem für Haushaltungen erforderlichen Umfange am zweckmäßigsten durch mit Gas betriebene Heißwasserautomaten bewirkt. Man ist bei ihnen unabhängiger als bei Aufstellung besonderer Kessel oder bei, in den Kochherd eingebauten Spiralen. Ausschließlich für den Bedarf des Bade-

[1]) H. Hartung, Vom Wohnhaus der Gegenwart, Zeitschr. d. Verb. Dtsch. Arch. u. Ing.Vereine 1, Nr. 44 (1912).

zimmers eingerichtet sind die Gasbadeöfen, deren neuere Konstruktionen, wenn sie richtig, dem vorhandenen Gas- und Wasserdruck entsprechend, installiert sind, durchaus gefahrlos und mit geringem Gasverbrauch arbeiten. Vorbedingung ist die Abführung der Verbrennungsgase in ein Entlüftungsrohr.

Als Material für die Wasserzuleitungsrohre wird mit Vorliebe, namentlich in Norddeutschland, gepreßtes Bleirohr verwendet, weil es sich leicht biegen und anpassen läßt. Da jedoch viele Wässer, welche reich an freier Kohlensäure und freiem Sauerstoff sind oder organische Säuren enthalten, bleiauflösende Eigenschaften besitzen, so sind solche Bleirohre, soweit es sich um Zuleitung von Wasser für Genußzwecke handelt, vielerorts verboten. Als untere noch zulässige Schädlichkeitsgrenze des Bleies ist für die Fälle der Praxis 1 mg auf den Liter Wasser anzusehen, vgl. A. Gaertner, Vierteljahrsschrift f. gerichtl. Medizin u. öffentl. Sanitätswesen 1910, XL, 3. Folge, Heft 3 S. 111). Statt dessen sind Bleirohre mit innerem Zinnmantel (Mantelrohr) in Gebrauch, empfehlenswerter aber sind, da diese Verzinnung, namentlich an den Verbindungs- und Lötstellen, Verletzungen ausgesetzt ist, verzinkte schmiedeeiserne oder massive Zinkrohre, welche mechanischer Beanspruchung größeren Widerstand zu bieten vermögen. Über die hygienische Bedeutung von zinkhaltigem Wasser siehe u. a. C. Th. Mörner, Archiv für Hyg. 1898 Bd. 33 S. 160ff. Alle Zuleitungen für Wasser und ebenso für Gas und Elektrizität sollen möglichst unter Putz verlegt werden, damit sie keine Ablagerungsstätten für Staub und Schmutz abgeben.

Die Abführung der Gebrauchswässer an den einzelnen Ausgüssen usw. innerhalb des Hauses erfolgt mittels Röhren aus Hartblei oder Gußeisen, die etagenweis gemeinsamen senkrechten Abfallsträngen zugeführt werden; für die Klosetts sind besondere Abflußrohre anzuordnen. Alle Verbindungsstellen sind sorglich zu dichten.

Jede Einlaufstelle erhält einen Wasserverschluß, sog. Geruchverschluß, damit die Schleusengase, die, wenn auch nicht in gesundheitsgefährlicher Menge, Kohlensäure, Ammoniak und Schwefelwasserstoff enthalten, nicht in die Raumluft gelangen können. Ein solcher Wasserverschluß besteht im Prinzip aus einem wellenförmig gebogenen Rohre, in welchem eine ständig verbleibende Wassersäule von 5—10 cm Höhe, sog. Verschlußhöhe, der Leitungsluft den Ausweg versperrt. Die noch vielfach üblichen Glockenverschlüsse trocknen leicht aus und können durch Herausnehmen der Glocke unterbrochen werden. Sie sind also unzulässig.

Da infolge der Einführung mehrerer Einläufe in ein gemeinsames Abflußrohr bei starkem gleichzeitigem Wasserzusammenfluß (Bildung von Wasserpfropfen) ein starkes Nachströmen von Luft stattfindet — bei kleinen Fallröhren vermochten 15 l Wasser 60—90 l Luft anzusaugen; Versuche von Unna und Maniewski (Gesundheitsingenieur, Dez. 1895) — besteht die Gefahr des Leersaugens dieser Geruchverschlüsse. Zur Verhütung muß die Abflußleitung entlüftet, d. h. in möglichst senkrechtem Strange ohne Verengung ihres Querschnitts offen bis über Dach geführt werden. Außerdem müssen alle Abflußleitungen eine der zufließenden Wassermenge entsprechende lichte Weite (50—100 mm Durchmesser) erhalten. Dann entfällt auch die bei zu engen Rohren oft wahrnehmbare Geräuschbelästigung.

Auch durch Verdunsten des Wassers im Geruchverschluß — pro Tag ist mit etwa 1,4 mm Senkung des Wasserspiegels zu rechnen — kann dieser außer Wirksamkeit gesetzt werden. Bei Nichtgebrauch eines Ausgusses usw. ist also zeitweise Wasser nachzufüllen. Alle Teile der Entwässerungsleitungen müssen der Kontrolle und Reinigung wegen leicht zugänglich sein.

Die einzelnen Ausstattungsstücke: Waschtische, Ausgüsse, Spülsteine, Wannen, Abortbecken usw., müssen aus völlig unporosem, widerstandsfähigem Material und von einer Form sein, die keine Schmutzwinkel aufweist und leichte Reinigung in allen Teilen zuläßt. Hartsteingut (Fayence) oder

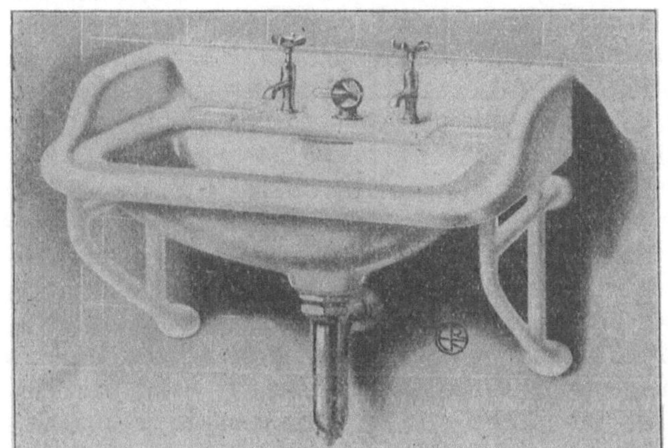

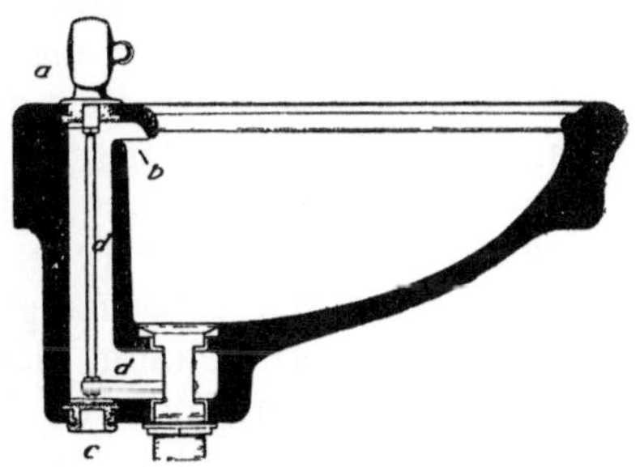

Abb. 155. Waschtisch.

Feuerton, beides Tonmassen mit aufgebrannter Glasur, sind daher, stark gebrannte, haarrißfreie Ware vorausgesetzt, das hygienisch beste Material. Sie gestatten die Herstellung aus einem Stück ohne Fuge. Bei dem zu Waschtischen, Badewannen viel verwendeten Marmor ist dies nicht möglich. Emailliertes Eisen, für Ausgüsse, Badewannen, Pißbecken gebräuchlich, ist vergänglicher.

Abb. 155 zeigt einen einwandfreien Waschtisch: Glatte, fugenlose Form ohne Ornamente und Vertiefungen, weiche Profilierung, Verringerung der Metallteile. Auch die Betätigung des Ablaufs durch einen Hebel d statt der üblichen, bald verschmutzten Kette mit Stopsel und die dem Anblick entzogene Anbringung des — zur Vermeidung von Überschwemmung des Beckens notwendigen — Überlaufs bei b ist bemerkenswert.

Der Abort. Das Becken muß eine solche Form haben, daß es durch Spülung in allen Teilen rein erhalten, und daß ein Aufspritzen von Wasser vermieden wird. Man hat zwei Arten, das sog. Niederspül- oder Absaugeklosett, bei welchem die Entleerung in das im unteren Teile des Beckens befindliche Wasser erfolgt (Abb. 156), und das Ausspülklosett, welches eine Kontrolle des Stuhlgangs ermöglicht (Abb. 157).[1]) Die Höhe des Wasserverschlusses muß mindestens 6 cm betragen.

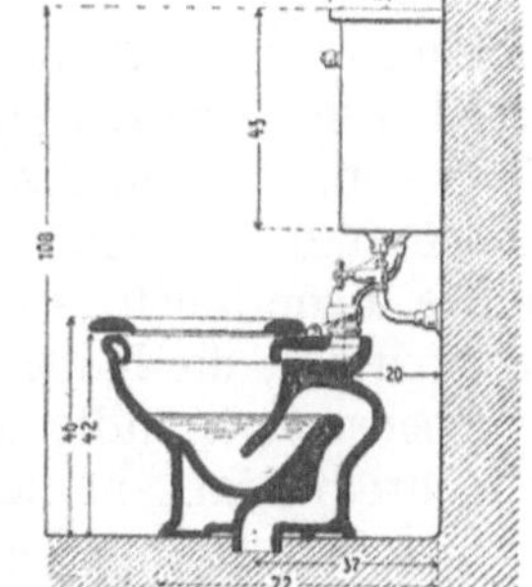

Abb. 156. Niederspulklosett.

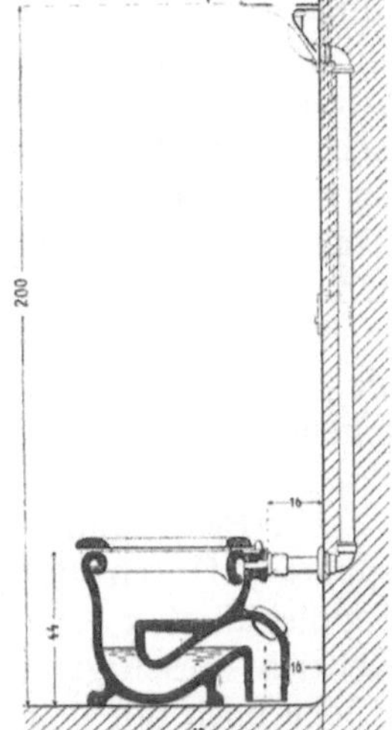

Abb. 157. Ausspülklosett.

[1]) Abb. 156 u. 157 sind dem Katalog der Firma Emil Katzenberger, Munchen, entnommen.

Die Spülung darf nicht durch unmittelbaren Anschluß an die Wasserleitung erfolgen, um jeglichen Rückstau auszuschließen. Es ist vielmehr ein Spülkasten oder dgl. mit genügender Wassermenge, 8 l, einzuschalten. Der Abortraum soll kühl liegen, damit in ihm Unterdruck herrscht und seine Luft nicht in die anliegenden Räume abfließt (s. auch S. 150). Außer direkter Fensterlüftung ist daher ein, möglichst mit Ventilator versehenes, Entlüftungsrohr zweckmäßig.

Das Badezimmer soll nicht in einem übriggebliebenen, dunklen Winkel des Hauses, sondern möglichst in einem hellen, ausreichend bemessenen Raum untergebracht werden. Für die Wanne hat als Material porzellanemailliertes Eisenblech gegenüber Feuerton oder Marmor den Vorzug, daß sich seine Eigenerwärmung schneller vollzieht. Äußere Verkleidung mit Fliesen, freistehende Ab- und Überlaufvorrichtung, Aufstellung in einer Nische oder in einer Ecke erleichtern die Reinhaltung aller Teile. Der Vereinigung von Bad- und Abortraum möchte, wenn hierdurch eine mangelhafte Ausbildung des einen oder anderen Raumes vermieden werden kann, nicht widersprochen werden. Besonderer Wert ist natürlich auf ein einwandfreies Becken und Entlüftung des Zimmers zu legen. Des weiteren gehört zum Inventar des neuzeitlichen Badezimmers Sitzbadewanne, Bidet mit Unterdusche, Wäschewärmer.

Die Ausstattung der Küche mit Fliesenverkleidung, mit gut beleuchtetem und möglichst mit Dunsthaube versehenem Herd, mit eingebauten Schränken, mit besonderem Abteil für die Aufwascharbeit, sowie mit besonderer Leutestube wird ebenfalls mehr und mehr durchgeführt.

Eine besondere Waschküche ist im Eigen- wie im Miethause unentbehrlich. Sie muß direkten Zugang von außen haben, damit das Eindringen des Wrasens, der giftige Ammoniaksalze in Gasform enthält, in andere Räume des Hauses sicher vermieden wird. Zweckmäßig ist daher ihre Verlegung ins Dachgeschoß, zumal dann auch der Trockenboden bequem erreichbar ist.

Zur Erleichterung der Reinhaltung aller Teile der Wohnung ist die Vermeidung aller unnötigen Mauervorsprünge, Ecken, Winkel, Nischen anzustreben. Aus gleichem Grunde ist der Einbau von, zur Verstauung allerlei Hausrats geeigneten, Wandschränken empfehlenswert; auch die Speisekammer kann bei beschränkten Verhältnissen in der Stadt unbedenklich durch einen, gut zu ventilierenden, Speiseschrank ersetzt werden.

Zur Verringerung der Schmutz- und Staubentwicklung trägt wesentlich auch die Verringerung der Feuerstellen bei; wie der Gasherd für die Küche, muß daher gegenüber den Öfen auch eine — mit besonderer Lüftung zu versehene — Zentralheizung für die Wohnung bevorzugt werden.

Zur Beseitigung des Staubes diene feuchtes Aufwischen bezw. der Staubsaugeapparat. Durch diesen wird auch das, die Ruhe des Hauses empfindlich störende, Teppichklopfen vermieden. Ebenso notwendig wie die Staub- ist die Asche- und Kehricht-Beseitigung. Der Kehricht darf, namentlich im Sommer, weder in der Küche noch auf dem Hofe lange lagern, um Geruchbelästigung, Fliegenplage und damit Übertragung von Giftkeimen hintanzuhalten. Daher ist namentlich für hohe Stockwerkshäuser der Einbau von Ascheentleerungsanlagen, sog. Kehrichtschluckern, ein gesundheitliches Erfordernis. Der Behälter wird möglichst in die Wand eingebaut, der gefüllte Eimer in den Hohlraum eingestellt und erst nachdem die Tür des Apparats wieder verschlossen, durch einen außen befindlichen Griff umgekehrt, so daß eine geruch- und staublose Entleerung stattfindet. Der Kehricht fällt dann durch ein im Mauerwerk eingebautes Tonrohr in einen im Hofe oder im Keller aufgestellten, luftdicht schließenden Sammelbehälter, s. Abb. 106 u. 107 S. 123.

Kleinwohnungen.

Die Behausungen von 2—4 Räumen zur Unterbringung von Arbeitern, Angestellten, Beamten, Handelstreibenden, Witwen usw. machen weitaus den größten Teil aller Wohnungen aus. In Berlin z. B. 1905 : 79,38 %, Breslau 75,95 %. Näheres s. Prof. Dr. Rud. Eberstadt, Handb. des Wohnungswesens u. d. Wohnungsfrage (Jena 1910), S. 142, die grundlegende Schrift auf dem Gebiete des Kleinwohnungswesens.

Die Beschaffenheit vieler Kleinwohnungen ist durchaus ungenügend. Ihre Mängel bestehen in schlechter Lage, an engen, sonnenlosen Höfen, in dumpfen Kellern oder ungenügend isolierten Dachgeschossen, ferner in ungenügender Raumanordnung, in Unvollständigkeit der Austattung und in falscher Benutzung. Insbesondere führt die Aufnahme von Schlafgängern Überfüllung herbei, so daß beispielsweise in Berlin mehr als ein Viertel aller bestehenden Kleinwohnungen mit mehr als 5 Personen pro Zimmer belegt sind. In den meisten Fällen trägt die Wohndichtigkeit und die Benutzungsart, nicht die Bauart der Wohnung die Schuld an den gesundheitswidrigen Zuständen, s. a. Flügge, Großstadtwohnung und Kleinhaussiedlung.

Die Nachteile dieser beschränkten Wohnverhältnisse machen sich in gesundheitlicher und sittlicher Beziehung fühlbar: Das Wohlbefinden des einzelnen wird herabgesetzt und die Übertragung bzw. Entwicklung einer Reihe von Krankheiten begünstigt. Tuberkulose, Skrofulose, auch Bleichsucht, Blutarmut, Rheumatismus und Herzkrankheiten sind in dumpfen, feuchten Wohnungen heimisch, Ernährungsstörungen der Säuglinge, Hitzschläge in den der Überhitzung ausgesetzten Wohnungen der Obergeschosse. Alle ansteckenden Krankheiten, Typhus, Cholera, Blattern usw. fordern ihre meisten Opfer in den engbewohnten Vierteln der Stadt.

Sittliche Schäden bringt insbesondere die mit der Untervermietung verbundene Unterbringung verschiedener Geschlechter in einem Raume. Durch das Schlafgängerwesen wird auch jede Häuslichkeit und jeder Familiensinn untergraben, Verwahrlosung der Kinder, Wirtshausbesuch, Alkoholismus sind die Folgen. Näheres Eberstadt S. 165.

Die Herstellung vieler Kleinwohnungen von hygienisch und technisch einwandfreier Ausbildung ist daher von weittragender Bedeutung. Ihre Gestaltung soll eine spezifische, den speziellen Bedürfnissen der Bewohner, ihren Lebensgewohnheiten und Wünschen angepaßte, nicht aber das verkleinerte Abbild einer Villa sein. Die wirtschaftliche Seite, die Billigkeit, darf dabei nach keiner Richtung hin außer acht gelassen werden.

Die Hausanlage. Auch für die Kleinwohnung kommt in Betracht:

a) das Einfamilienhaus als freistehendes Einzelwohnhaus oder als Gruppen- bzw. Reihenhaus;

b) das Mehrfamilienhaus als freistehendes oder eingebautes Stockwerkshaus.

Erstere haben die im vorigen Abschnitt bereits geschilderten ethischen und hygienischen Vorteile. Für die Kleinwohnung wird vornehmlich das Reihenhaus als der zweckmäßigste Typus Berücksichtigung verdienen, weil es am wenigsten Land erfordert und die Herstellungs- und Unterhaltungskosten, insbesondere auch die Betriebskosten der Heizung, geringer sind. Vorbedingung für derartige Einfamilienhäuser bleibt immerhin, daß die Arbeitsstätte der Bewohner in der Nähe liegt, da tägliche lange Fahrten zu teuer und zeitraubend sind. Im

Bannkreise der Stadt, wo es sich um eine sehr große Zahl von Quartieren handelt, ist daher das mehrstöckige Mietwohnhaus nicht zu entbehren. Aber auch bei diesem werden erträgliche sanitäre Verhältnisse durch — meist auf genossenschaftlicher Grundlage unter Gewinnverzicht oder mit behördlicher Unterstützung — nach einheitlichem Bauplan errichtete Gruppenbauten erzielt, wenn an Stelle beengter sonnenloser Hinterhöte gemeinsame, große, baumbepflanzte Binnen- oder Straßenhöfe angelegt werden, um welche sich die Baumassen, allseitig von Luft und Licht umspült, gruppieren.

Anforderungen. Die Anforderungen, die an die Kleinwohnung zu stellen sind, werden sich auf dem Lande und in der Stadt nicht genau decken. Auf dem Lande ist das Wärmebedürfnis in der Wohnung größer, das Lichtbedürfnis geringer. Die Räume können niedriger, die Fenster kleiner gehalten werden, aber die Aufbewahrungsräume für die Lebensmittel, für Holz, Kohlen und sonstige Vorräte müssen größer sein, ebenso kann auch meist ein Stall und eine Waschküche im Zusammenhang mit der Wohnung nicht entbehrt werden.

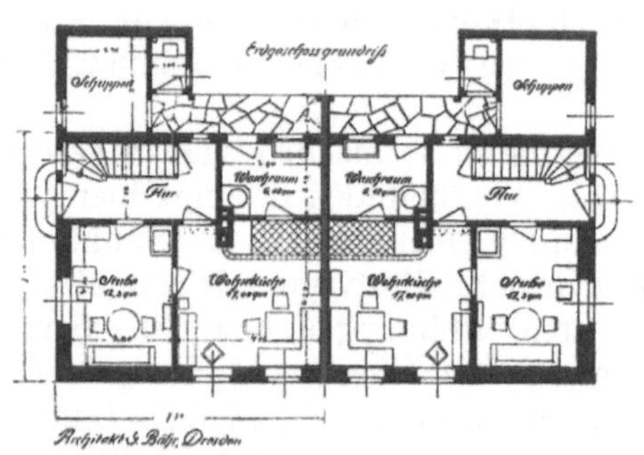

Abb. 158. Zweifamilienhaus aus Sachs. Heimatschutz Dresden. Der Kleinwohnungsbau des Verbandes sachs. Industrieller auf der Hyg.-Ausstellung 1911.

Unter Berücksichtigung dieser Verschiedenheiten sind nun im allgemeinen folgende Anforderungen zu stellen:

Abgeschlossenheit und Vollständigkeit in bezug auf alle zum Wohnen notwendigen Bestandteile. Jede Wohnung, auch im Mehrfamilienhause, muß ein in sich abgeschlossenes Ganze bilden, also außer den Aufenthaltsräumen und der Küche eigenen Eingang, Vorraum und möglichst innerhalb der Wohnung belegenen Abort haben. Der eigene Eingang sichert die Ungestörtheit des Familienlebens, der Vorraum schützt die Wohnung vor Einblick von außen und vor Zug, und nur wenn ein eigener Abort vorhanden, ist seine Reinhaltung gesichert, die Berührung des Treppenhauses durch den Transport der Exkremente in Krankheitsfällen usw., die Belästigung der Nachbarn und Ansteckungsgefahr vermieden. Mehrere Wohnungsordnungen begnügen sich indes mit je einem Abort für drei Familien oder zehn Personen.

Größe der Wohnung. Für die Zahl der Räume ist die Zahl der Familienmitglieder, insbesondere Zahl, Geschlecht und Alter der Kinder maßgebend. Die Eltern sollen einen besonderen Schlafraum haben, in welchem nur noch Kinder bis zu 12 Jahren (vgl. z. B. die badische Landesbauordnung) untergebracht werden dürfen. Für ältere Kinder sind nach Geschlecht getrennte Schlafräume und für jedes eigene Bettstatt vorzusehen. Die Möglichkeit der Absonderung Kranker möchte vorhanden sein.

Als kleinster Typus werden nun meist zwei Wohnräume von zusammen 30 qm Wohnfläche und kleine Küche zugelassen. Dieser Zweizimmer-Typus mit kleiner Küche reicht aber, sofern die oben aufgestellten Bedingungen — besonderer Wohnraum, Trennung der Geschlechter, Absonderung Kranker — durchführbar sein sollen, nur für Ehepaare mit jüngeren Kindern aus. Vgl. Verhandl. d. Wohnungskongresses 1912, S. 299. Für Familien mit halberwachsenen Kindern beiderlei Geschlechts werden zum mindesten drei Räume und Küche benötigt. Auch in diesem Falle fehlt es aber bereits an einem besonderen Wohnraum, bzw. ist die Möglichkeit der Trennung der Geschlechter oder der Absonderung Kranker nicht gegeben. Es empfiehlt sich also auch für diese die Vergrößerung der Küche und ihre Ausbildung als Wohnküche (Abb. 158).

Bei der Bemessung der Stuben und Kammern ist zunächst Rücksicht auf die Aufstellung möglichst vieler Betten zu nehmen. Ein Zimmer, von der schmalen, tiefen Form, zu der das eingebaute Stadthaus mit beschränkter Frontbreite meistens zwingt, muß also, wie aus Abb. 162 ersichtlich, mindestens 5 m Tiefe und 2,8—3 m Breite haben, um 4 Betten, 1 Waschtisch, 1 Schrank, 1 Ofen außer Tür, Fenster und Raum für Sitzplätze unterzubringen. Die breit an die Front gelagerten Räume des freistehenden oder Gruppenhauses (s. Abb. 158) geben namentlich auch in bezug auf Belichtung wesentlich günstigere Verhältnisse. Bei 2,8 m lichter Höhe ergibt sich für ein solches Zimmer 42 cbm Luftraum, für jeden Insassen also rund 10 cbm. Das ist das hygienisch zulässige Mindestmaß an Luftraum bei Schlafräumen, u. a. auch Vorschrift der badischen Landesbauordnung, der Wohnungsordnung für Dresden usw.

Die Unterschreitung der Höhe von 2,80 m empfiehlt sich außer wegen der Verringerung des Luftraumes auch aus Rücksicht auf die Lichtverhältnisse nicht, namentlich nicht in den unteren Geschossen städtischer Stockwerkshäuser, da selbst in dem günstigen Falle, daß die Straßenbreite der Haushöhe entspricht, in den Erdgeschossen die direkten Lichtstrahlen nur auf etwa die vordere Hälfte der Bodenfläche auftreffen, während der hintere Teil des Zimmers ganz auf Reflexlicht angewiesen ist. Das Höhenmaß von 2,50 ist also nur für die obersten Stockwerke bzw. ländliche Gebäude ausreichend, wenn auch beispielsweise in England, wo die Zimmerhöhen sogar in reicheren Landhäusern wesentlich niedriger zu sein pflegen als in Deutschland, die Raumhöhe wenigstens für die Dachgeschosse bis auf 2,30 m herabgedrückt wird.

Die Einschränkung der Zimmerhöhen ist zunächst von wirtschaftlicher Bedeutung, indem die Bauherstellung verbilligt, die Erwärmung der Wohnung erleichtert und, da die Treppen kürzere Abmessungen erfordern, auch ein Gewinn an Grundfläche erzielt wird. Werden diese Vorteile zugunsten der Vergrößerung der Grundfläche ausgenutzt, so kann man vom hygienischen Standpunkte der Zulassung einer geringeren Stockwerkshöhe das Wort reden.

Raumanordnung. Für die Gruppierung der Räume ist die Zuführung von Luft und Licht in alle Teile gemäß den oben bereits erörterten Gesichtspunkten das wichtigste Moment; wenigstens ist daran festzuhalten, daß jede mehrräumige Wohnung nach zwei Himmelsrichtungen angeordnet wird, damit eine energische Durchlüftung statthaben kann, und die Nachteile alleiniger Sonnen- oder Schattenlage vermieden werden. Abb. 160 zeigt eine in dieser Beziehung höchst günstige Gruppierung der Wohnungen trotz ungünstiger dreieckiger Form des Bauplatzes. Aus diesem Grunde sollten im eingebauten Stockwerkshause nur zwei Wohnungen vom Treppenpodest zugängig gemacht werden; denn die dritte Wohnung kann nur nach dem Treppenhaus durchlüften (Abb. 161). Bei der Anordnung von vier Wohnungen an einer Treppe kann keine Wohnung Fenster nach zwei Himmelsrichtungen erhalten, also auch keine Querlüftung stattfinden.

In Widerspruch hiermit steht auch die häufige Anordnung von Küchenfenstern nach dem Treppenhaus, die Anlage von Alkoven usw.

Auch die Fenster der Nebenräume, des Abortes, möglichst auch des Vorflurs sollen direkt ins Freie führen. Die Unterbringung des Abortes erfordert infolgedessen Raum an der Außenfront, und um an diesem zu sparen, wird er vielfach hinter

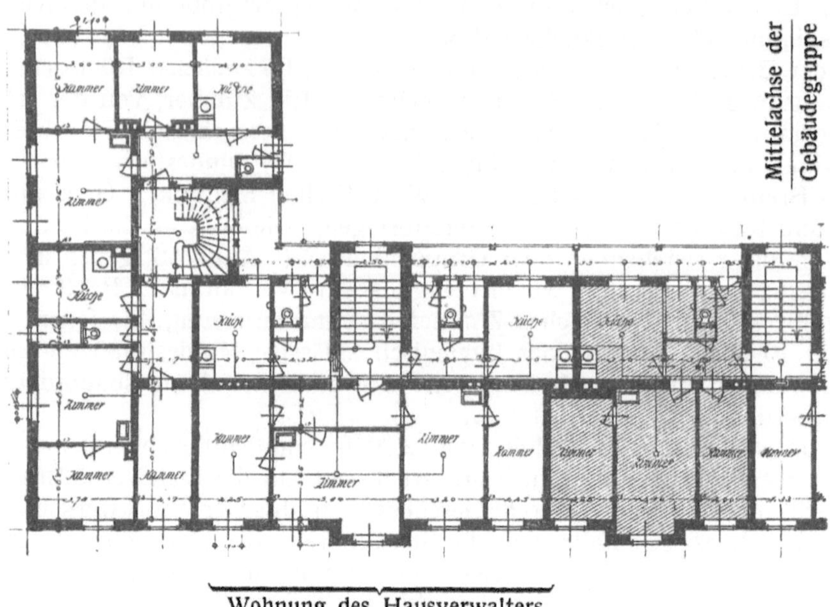

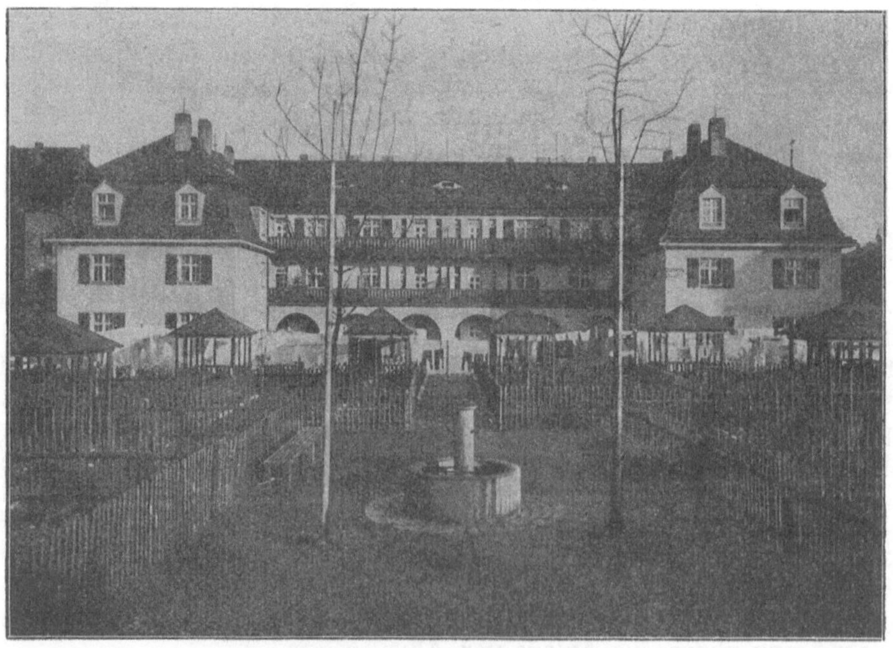

Abb. 159. Krenkelstiftungs-Hauser (Gartenseite). Arch. Prof. Erlwein-Dresden.

einer Nische der Kuche derart angeordnet, daß er uber diese hinweg sein Licht empfängt (Abb. 161). Doch ist diese Anordnung nur bei großen Stockwerkshöhen angängig; bei den geringen der Kleinwohnung hat die Praxis diese Anordnung bezüglich der Lüftung vielfach als ungenügend erwiesen. Etwas günstiger ist die aus Abb. 162 ersichtliche Anordnung, bei welcher der Abort an der Außenwand quergelegt und dem Flur vorgelagert wird, so daß der Flur über den Abort hin-

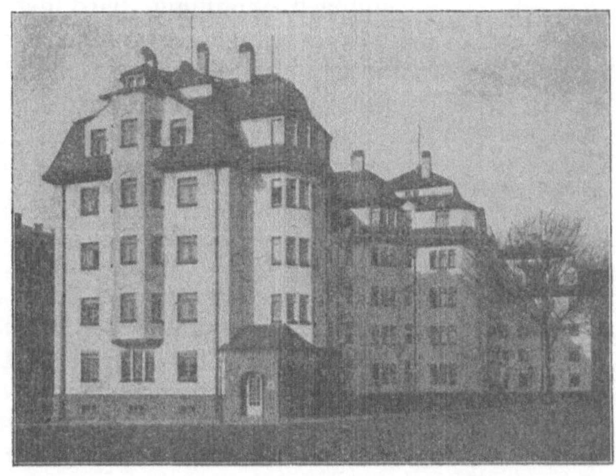

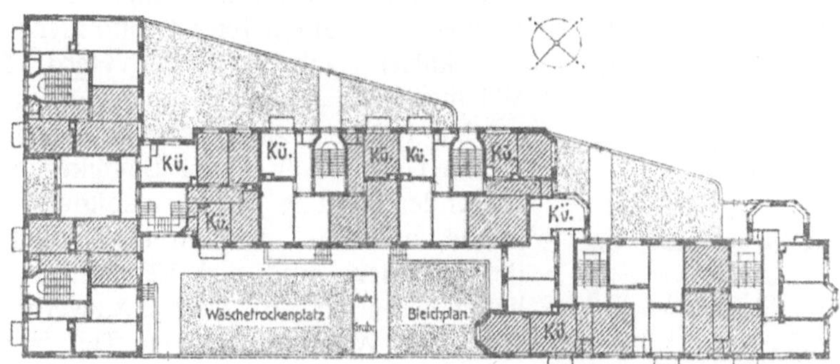

Abb. 160 Gruppenbau in Dresden-Neustadt, an der Gehestraße. Architekt Th. Richter, Loschwitz.

weg erhellt wird. Aber auch hier wird die beabsichtigte Wirkung durch Verstellen der Flurfenster mit Utensilien usw. vielfach illusorisch gemacht. Völlig einwandfrei ist also nur die Anordnung nach Abb. 163 mit eigenem Fenster für Abort und Flur.[1])

Beim Vorflur ist das Fenster entbehrlich, wenn er sehr klein, also nur als Windfang ausgebildet wird; andernfalls ist die Möglichkeit guter Durchlüftung und Belichtung um so nötiger, weil er gerade in den stark besetzten Kleinwohnungen ausgiebigst zur Aufbewahrung von Kleidern, und zwar stark benutzten, und von allerhand Utensilien benutzt wird.

Vom Vorplatz oder der Küche sollen möglichst alle Zimmer direkt zugängig sein, damit jedes jederzeit vom Durchgangsverkehr frei bleibt. Verbindung unter

[1]) Naheres: Mitteilungen des Landesvereins Sachsischer Heimatschutz Bd II H. 8.

sich kann zugunsten des Gewinns an Wandfläche gespart werden, doch ist sie meist in Kammern ohne Ofen erwünscht, um eine gelinde Anwärmung vom Nebenzimmer aus eintreten lassen zu können.

Für freistehende bzw. ländliche Wohnhäuser gibt Abb. 158 u. 164 eine vorzügliche Grundrißanordnung.

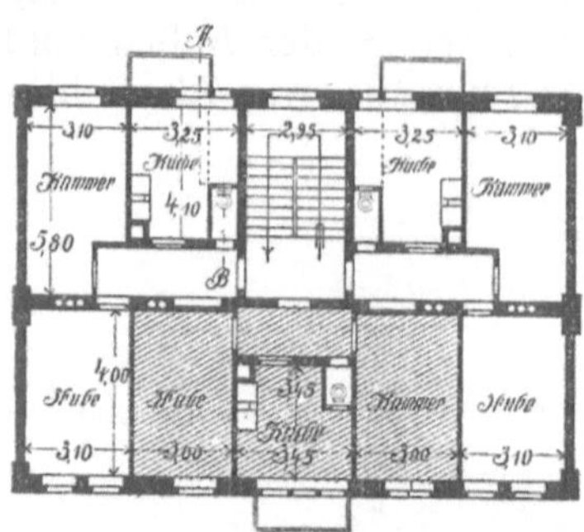

Abb. 161. Einbau des Abortes in die Küche.

Die Küche. Beim kleinsten Typus der dreiräumigen Wohnung, wird der Bewohner, wenn irgend angängig, einen Raum zum Schlafen, den anderen aber als Reserve, als Empfangsraum für Gäste und zur eigenen Abschließung benutzen, sofern nicht Zahl und Alter der Kinder zur Ingebrauchnahme beider Zimmer als Schlafraum zwingt. Im ersteren Falle würde der dritte Raum allein für Kochzwecke eingerichtet werden können und mit 12 qm Größe genügen. Der zweite Fall, reicher Kindersegen, ist aber der häufigere; er führt zur Benutzung der Küche als Wohnraum.

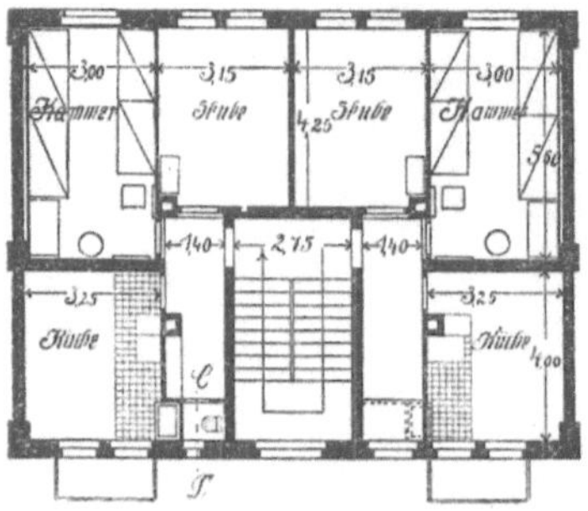

Abb. 162. Abort zwischen Außenwand und Flur.

Im allgemeinen bringen die Lebensverhältnisse des Arbeiters schon von selbst diese Verwendung der Küche mit sich. Hier arbeitet die Frau, und während ihrer Arbeit müssen auch hier die kleineren, ihrer Obhut bedürftigen Kinder verweilen. Hier werden die Mahlzeiten eingenommen, da dies am bequemsten ist, und hier gibt während der kalten Jahreszeit der Herd die billigste Wärmequelle.

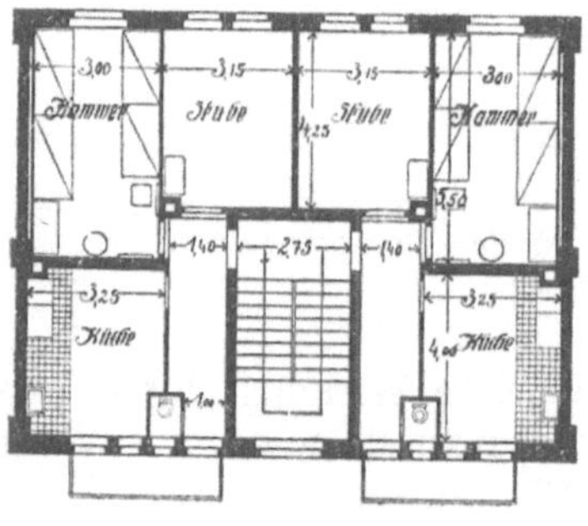

Abb. 163. Richtige Lage des Aborts.

Die Küche bedarf daher im allgemeinen einer diesen Gewohnheiten der Bevölkerung Rechnung tragenden Größe und Ausbildung als Wohnküche, und sie muß ihrem Doppelzweck, dem des Wohnens und der Verrichtung aller häuslichen Arbeiten, entsprechend zweiteilig ausgebildet sein. Während der eine Teil Herd und Aufwaschstelle enthält, soll der andere zur Aufstellung eines Familientisches mit Bank und zum behaglichen Zusammensein geeignet sein. Die Größe ist also mit mindestens 15 qm, besser aber mit 20—25 qm zu bemessen. Damit die Reinhaltung befördert wird, ist es zweckmäßig, einen besonderen in einer Nische oder einem kleinen Nebenraum untergebrachten Planschraum, in welchem die Wasserentnahmestelle, der Aufwaschtisch und das Ausgußbecken Platz finden, anzuordnen, wie Abb. 164 zeigt, woselbst der Planschraum auch eine Badewanne, einen Kessel für Leibwäsche und den Zugang zum Garten (Trockenplatz) enthält. Er muß wasserdichten Fußboden, Steinholz oder Fliesen, und wenigstens am unteren Teil abwaschbare Wandflächen besitzen.

Der Herd soll gut beleuchtet, auch für Heizung geeignet und so eingerichtet sein, daß durch Absperrung mittels Schiebers die Heizgase auf kürzestem Wege, ohne die Ofenzüge zu passieren, in den Schornstein gelangen, damit im Sommer jede unerwünschte Erwärmung vermieden werden kann. Zweckmäßig wäre zur Ableitung der Küchengerüche eine Dunsthaube über dem Herd, wenigstens aber soll die Küche einen eigenen Abluftkanal haben. Ein Gaskocher ist natürlich auch in der Kleinwohnung von Vorteil. Auch ein ausreichend großer Wirtschaftsbalkon oder noch besser ein bedeckter Altan ist eine wertvolle Bereicherung zur Vornahme allerhand häuslicher Verrichtungen, zum Sonnen der Betten, Lüften der Kleider, Unterbringung schlafender Kinder usw.

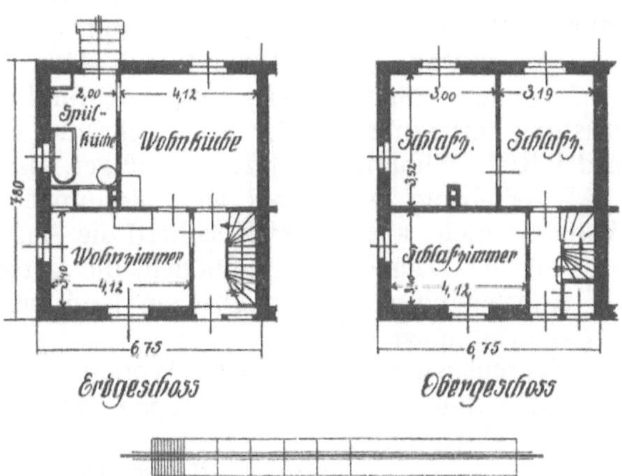

Abb. 164. Doppelhaus der Margaretenhöhe zu Essen a. R.[1])

Die Küche soll nicht zum Waschen und die Zimmer nicht zum Trocknen der Wäsche benutzt werden. Für das Einfamilienhaus ist daher eine von der Wohnung abgeschlossene, aber bequem erreichbare Waschküche, ein Trockenboden oder die Ausbildung der Spülküche nach Abb. 165 empfehlenswert. Im Stockwerkshause wird auf vier Familien je eine Waschküche zu rechnen sein. Bei größeren Gruppen von Kleinwohnungen haben sich Dampfwaschzentralen mit Badeanstalt verbunden bewährt.

Ausstattung. Da gerade in der stark besetzten Kleinwohnung, in der Wohnung des körperlich tätigen Mannes, die Hautpflege von besonderer Bedeutung ist, so sollte stets die Möglichkeit zum Baden gegeben sein, namentlich wenn billige öffentliche Badeanstalten in der Nähe nicht vorhanden sind. Bei Blockbauten können besondere Zentralen, bei Gruppenhäusern bzw. Mehrfamilienhäusern je ein oder mehrere Baderäume im Untergeschoß vorgesehen werden. Viel Annehmlichkeit bringt aber das in der Wohnung selbst angeordnete Bad. Doch wird sich ein besonderer Raum mit fester Wanne meist nicht erübrigen lassen. Es genügt dann eine leichte transportable Zinkbadewanne, welche zum Gebrauch in der Küche bzw. im Spülraum Aufstellung findet. Ihre Entleerung erfolgt entweder in einen zu diesem Zwecke vorzusehenden Sinkkasten, besser aber in das Ausgußbecken, welches zu diesem Zwecke nur etwa in Kniehöhe anzubringen ist. Außer Benutzung wird die Wanne aufrecht an die Wand gestellt bzw. in einem zu diesem Zwecke zu schaffenden Wandschrank untergebracht. In den Häusern der Margarethe-Krupp-Stiftung (Essen) ist die Wanne im Spülraum untergebracht und dient durch Überdecken mit einem

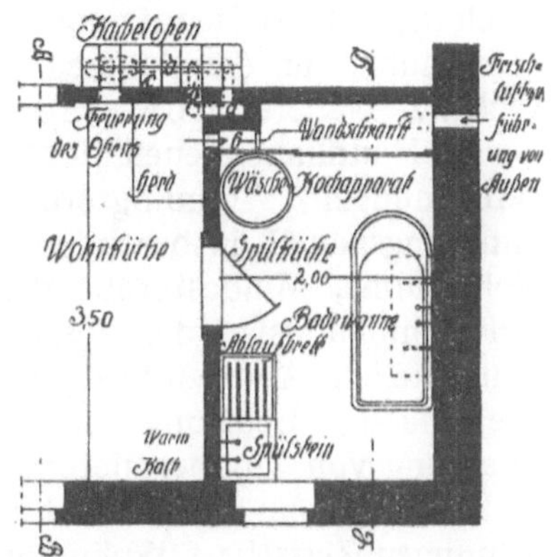

Abb. 165. Schema fur Errichtung von Spulküchen.
a Rauchkanal, b Ventilation, c Warmluftkanal, d Abzug der Rauchgase.

[1]) Nach J. Metzendorf, Margaretenhöhe b. Essen. (A. Roch, Darmstadt).

Brett als Geschirrtisch (Abb. 165). Bemerkenswert ist ebenda auch der Kachelherd mit Warmwasserbereitung und der Möglichkeit, das anliegende Wohnzimmer und die Räume des oberen Stocks zu beheizen.

Wie im Miethause überhaupt, so tragen namentlich in der Kleinwohnung aus Leichtwandbauweise hergestellte Wandschränke zur Benutzbarkeit und Sauberhaltung bei und bilden willkommenen Ersatz für die vielfach nur in beschränktem Maße vorhandenen Möbel (Abb. 159).

Auch ein kühl gelegener, mit Luftdurchzug versehener ev. in der Fensterbrüstung unterzubringender Speiseschrank darf nicht vergessen werden; er ist in der Kleinwohnung meist zweckmäßiger, als eine beengte Speisekammer.

Als Beheizung genügt bei der dreiräumigen, einigermaßen geschützt gelegenen Wohnung meist außer dem Kochherd die Aufstellung eines Ofens. Über die Ausstattung der Decken, der Fußböden, die Versorgung mit fließendem Wasser und die Anbringung von Ausgußbecken kann auf das im vorhergehenden Gesagte Bezug genommen werden.

Wünschenswert ist für jede Wohnung ein kleiner Garten mit Laube (vgl. Abb. 159) und bei Wohnhausgruppen Spielplätze für Kinder, möglichst mit bedecktem Unterstand.

Wohnungsbenutzung. Unverstand, Gleichgültigkeit, Anspruchslosigkeit im Verein mit Mittellosigkeit führt vielfach zu mißbräuchlicher Benutzung von ausreichend gesunden Wohnstätten.

Außer der den Baupolizeiorganen zustehenden Aufsicht über die einwandfreie Errichtung der Wohnhäuser ist daher eine Beaufsichtigung der in Benutzung befindlichen Wohnungen erforderlich. Zu diesem Zwecke sind neuerdings besondere Aufsichtsbehörden, Wohnungsinspektionen, ins Leben gerufen worden. Ihre Aufgabe ist die Feststellung der tatsächlichen Wohnverhältnisse, die Beseitigung von Mißständen, die Aufsicht darüber, daß nicht eine an und für sich gute Wohnung durch die Art der Benutzung in eine schlechte verwandelt wird und schließlich, das Verständnis für den Nutzen einer guten und ordnungsgemäßen Wohnweise zu wecken. Näheres Eberstadt a. a. O. S. 282 f.

Als Handhabe dienen die staatlichen Baugesetze, die örtlichen und provinziellen Verordnungen, Wohnungsordnungen, Landesbauordnungen usw. Sie regeln bestimmungsgemäß insbesondere die bauliche Beschaffenheit, die Mindestanzahl der Wohnräume, Mindestgröße der Schlafräume, der Schlafstellen für Dienstboten und Gehilfen usw., die Ausstattung der Wohnung mit Kochherden, Wasserentnahmestellen, Aborten usw., ferner die in gesundheitlichem und sittlichem Interesse zulässige Belegung der Wohn- und Schlafräume, auch der Küchen und die Zulassung von Zimmermietern, Einliegern, Schlafgängern. Näheres W. v. Kalkstein, Die Wohnungsaufsicht nach den im Deutschen Reiche erlassenen Wohnungsordnungen, Zeitschr. f. Wohnungswesen (1907) **6**, 73. Für Preußen sind entsprechende Anordnungen in dem Wohnungsgesetz v. 28. 3. 1918 gegeben.

Ledigenheime.

Die Erkenntnis, daß das Schlafgängerwesen die Hauptursache des Wohnungselends ist, hat in Großstädten zur Errichtung von Unterkunftshäusern für männliche und weibliche Ledige geführt. Die Anlage solcher Herbergen erfolgt entweder nach dem Vorbild der englischen, nach Lord Rowton benannten Volkshotels, oder nach deutschem System mit kleinen Einbettzimmern.

In den Rowton-Häusern, die vornehmlich in Österreich, Italien, Frankreich

Eingang gefunden und sich bewährt haben, werden die oberen Stockwerke in gemeinsame Schlafsäle zur Unterbringung einer großen Zahl Personen während der Nachtzeit aufgeteilt, während das Untergeschoß dem gemeinsamen Tagesaufenthalt vorbehalten bleibt. Die Schlafsäle erhalten bis zu 25 Schlafkabinen, meistens in zweireihiger Anordnung. Die Abmessung der Kabinen sind äußerst bescheiden, z. B. in Wien 2,25 m lang, 1,55 m breit bei 2,85 m Saalhöhe. In dem 1913 in Budapest fertiggestellten Volkshotel sind diese Maße bereits auf 2,53 und 1,75 m bei 3 m Höhe gesteigert.[1]) Die Scheidewände werden massiv aus Leichtwandbauweise hergestellt, sind 2 m hoch und haben oberhalb bis zur Decke reichend ein Drahtgitter. Jede Kabine enthält also 12 cbm Luft bzw. einschließlich des Mittelganges bis zu 18 cbm. Die Ausstattung besteht in eisernem Bett, Stuhl, Kleiderrechen, Nachtgeschirr.

In der Nähe der Saalausgänge liegen Aborte und gemeinsame Waschräume, die mit Hartsteingutbecken, fließendem Wasser, Handtüchern und Spiegeln versehen sind. Auch einige Wärterzimmer sind nötig.

Die Möglichkeit bei der Zuteilung von Schlafkabinen bis zu einem gewissen Grade zu individualisieren, ist durch die größere Anzahl der Säle und durch einige, vollkommener ausgestattete, zahlungskräftigeren oder im Nachtbetriebe beschäftigten Hausgästen vorbehaltene Kabinen gegeben.

Die Benutzung der Schlafsäle ist auf die Nachtzeit (7 Uhr abends bis 8 Uhr morgens) beschränkt, unter tags stehen den Gästen nur die großen Gemeinschaftsräume des Erdgeschosses zur Verfügung.

Der Ankömmling betritt zunächst einen großen Schalterraum, in welchem die Aufnahme erfolgt, und an welchen sich die Verwaltungskanzlei und die Wohnung des Hausverwalters anschließt. In unmittelbarer Verbindung mit diesem Aufnahmeraum stehen folgende im Untergeschoß untergebrachte Hilfsräume: Ein Gepäckmagazin mit Regalen, ein Schrankraum, bei dem jedes Abteil mit Ventilationseinrichtung und Sicherheitsschloß versehen ist, zwei Umkleideräume für Kleider- oder Wäschewechsel am Tage, ein Putzraum zur Reinigung der Kleider und Schuhe seitens der Schlafgäste, einige vermietbare Arbeitsstuben für Friseur, Schneider, Schuhmacher, eine Badeanlage mit 25 Fußbademulden aus Feuerton mit Warm- und Kaltwasser und mit 25 Brausen nebst Ankleideraum, sowie 10 Wannenbädern.

An den Aufnahmeraum schließt sich ein großes Vestibül, von dem aus die Tagesaufenthaltsräume zugänglich sind, und zwar: Sale für Raucher und Nichtraucher, ein Lesesaal, ein Schreibzimmer, ein Besuchszimmer und ein Speisesaal für zirka 350 Personen. Neben dem Speisesaal ist ein Raum mit Kochgelegenheiten für Leute, die sich ihr Essen selbst zubereiten wollen, angeordnet, dann folgt die Kantinenabteilung, die an besonderem Durchfahrtshof gelegen ist. Praktisch verteilt sind einzelne Aborte und Waschräume.

Die Hygiene ist nicht nur durch die sachgemäße Raumausstattung, die vornehmlich eine leichte Reinigung aller Teile, zumal der Wände und Fußboden, ermöglicht, und durch die bereits angeführte Badeanlage berücksichtigt, sondern auch durch eine Desinfektionsanlage, die in sehr zweckmäßiger Weise den Baderäumen unmittelbar angegliedert ist. Der Betrieb geht so vor sich, daß der Ankömmling sich in einem Auskleideraum zunächst seiner Kleider entledigt und dann die Baderäume betritt. Die Kleider werden unterdessen dem Desinfektionsraum zugeführt. Dieser ist in zwei Unterräume, der eine zur Beschickung des Desinfektors, der andere zur Entnahme der desinfizierten Stücke dienend, gegliedert. Zwischen beiden Unterräumen befindet sich ein Brausebad für den Wärter. Nach dem Bade erhält der Schlafgast an einem Schalter die inzwischen gebrauchsfertig gemachten Kleidungsstücke wieder zurück.

Auch die wichtige Frage der Behandlung der Hauswäsche ist praktisch gelöst. Es ist ein Annahmeraum für die auswärts gewaschene Wäsche vorgesehen, von welchem aus mittels Aufzug die Wäsche den Wäschekammern jeden Stockwerks zugeführt wird. Neben den Wäschekammern befindet sich ein Abwurfsschacht für die gebrauchte Wäsche. Dieser mündet in einem Erdgeschoßraum, von wo sie wieder abgefahren wird.

---

[1]) Dr. Ferenczi, Das Volkshotel im VI. Bez. der Stadt Budapest, Kommunale Revue **4**, Heft 12.

Die Reinhaltung der Stockwerke und die Beseitigung der von den Schlafgästen zurückgelassenen, unbrauchbaren Gegenstande wird durch Kehrichtschlucker unterstützt.

Schließlich ist auch für unentgeltlichen ärztlichen Beistand gesorgt. Im Erdgeschoß liegt ein Zimmer für einen Arzt, der abends Sprechstunde abhalt und gegebenenfalls unpäßliche Gäste in die ebenda befindlichen zwei Krankenzimmer, die mit besonderem Bad und Abort ausgestattet sind, uberweist.

Die Beheizung des Gebaudes ist zentral, die Beleuchtung elektrisch. Weitere Einzelheiten, auch die Hausordnung s. Prof. Dr. H. Albrecht, Zeitschr. f. Wohnungswesen 9 Heft 2 u. 3.

Diese Rowton-Häuser haben den Vorzug, eine große Zahl Betten aufnehmen zu können und infolge ihres Großbetriebes eine Herabsetzung der Preise für den einzelnen zu ermöglichen. In der Größe dieser Häuser dürfte aber zugleich auch ihre Schwäche in hygienischer Hinsicht liegen. Auch muß das zwangsweise mit diesem System verbundene Geselligkeitsleben jede individuelle Betätigung unterbinden.

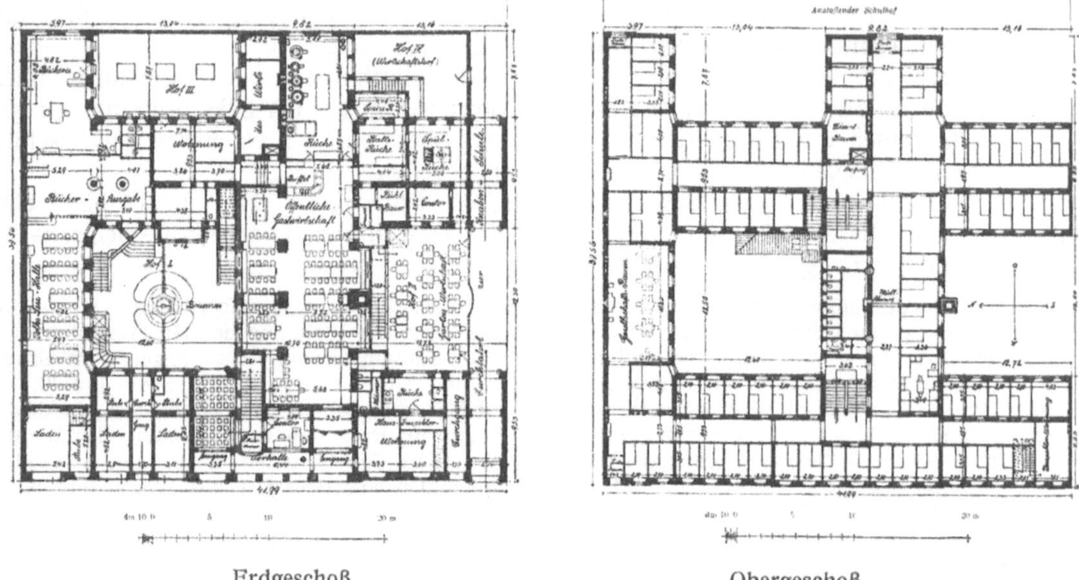

Abb. 166. Aus „Das Charlottenburger Ledigenheim“ v. Rud. Walter (Berlin 1911).

Es sind daher mit Recht in Deutschland, dem Charakter des deutschen Arbeiters mehr entsprechend, Ledigenheime mit Einbettzimmern bevorzugt worden. Schon 1852 hatte Domvikar Adolf Kolping in Köln zur Bekämpfung des Herbergswesens ein Heim für zureisende Handwerker, ein Gesellenhospiz, gegründet. Ihm folgte 1865 ein weiteres Heim mit 120 Betten für unverheiratete, in festem Arbeitsverhältnisse stehende Handwerker, um diesen eine passende Schlafstelle zu schaffen. Dies ist das erste Ledigenheim auf deutschem Boden.[1]) Jetzt bestehen nicht nur in Köln, sondern auch in anderen Großstädten bereits eine größere Reihe solcher Heime, z. B. das Ledigenheim des Vereins für die arbeitenden Klassen in Stuttgart, das Logierhaus Konkordia in Hamburg 1891, das Gesellenheim der Volks-Kaffee- und Speisehallen-Gesellschaft in Berlin, ferner Logierhäuser in Straßburg, Düsseldorf, Frankfurt a. M., Charlottenburg, Alt-Moabit.

Auch für Arbeiterinnen, für welche die Sorge für angemessene Unterkunft

[1]) A. Zurhorst, Die Kölner Ledigenheime, Städte-Zeitung Jahrg. 10, Heft 10.

mindestens ebenso wichtig ist, sind solche Heime u. a. in München, Ulm, Köln, Aachen, Bremen erbaut.

Die Einrichtung solcher Heime ist ersichtlich aus Abb. 166, den Grundrissen des Charlottenburger Ledigenheims.[1])

In diesem Heim sind die oberen Geschosse in 285 Einzelzimmer, jedes möglichst in Sonnenlage, und in 24 Zimmer mit 2—3 Betten aufgeteilt. Die Abmessungen der Einzelzimmer sind 2 m Breite, 3 m Tiefe und 3 m Höhe, so daß also 18 cbm Luft zur Verfügung stehen. Die Ausstattung ist in allen Einzelheiten wohl überlegt. Gegenüber der Kabine ist sie durch einen Kleiderschrank und ein Waschbecken vervollständigt. Die Beheizung erfolgt ausreichend durch einen senkrechten Rohrstrang der Warmwasserheizung. Die Trennwände sind aus schalldämpfenden Luginoschlackensteinen hergestellt. Die Beleuchtung ist elektrisch. Das Zimmer steht den Mietern für den Preis von 9—12 Mark monatlich, einschließlich Heizung, Beleuchtung, Zimmerreinigung, Bettmachen und Fürsorge für das Waschwasser dauernd zur Verfügung.

In der Nähe der Treppen liegen die Aborträume, sie haben Nordlage und sind praktisch entlüftet, so daß jede Geruchsbelästigung der anschließenden Räume vermieden ist. Außer Wasch- und Ausgußbecken ist ebenda auch ein Abwurfsschacht für Müll und sonstige Abfallstoffe vorgesehen.

Zwecks Reinigung der Kleidung sind den Korridoren Loggien vorgelagert. Im übrigen ist, außer einigen Kammern für Reinemachefrauen, noch ein bescheidener Gesellschafts- und Lesesaal und eine kleine Bibliothek im I. Stock vorgesehen.

Zur notwendigen Vervollständigung des hotelmäßig und so frei als möglich durchgeführten Betriebes treten noch hinzu: Im Erdgeschoß die Aufnahmekanzlei mit der Wohnung des Hausinspektors, im Untergeschoß ein Fahrradraum und ein Raum für unentgeltlich zur Verfügung stehende Fußbäder, im Dachboden eine Wäscherei und Lagerräume für die Utensilien der Schlafgäste, beides durch Aufzüge aus dem Erdgeschoß verbunden, und schließlich ein, gegen Einblick der Nachbarn geschützter, zu Luft- und Sonnenbädern geeigneter Dachgarten.

So kann der Logiergast für sich je nach Neigung ein abgesondertes Einzelleben führen, aber ihm ist auch die Möglichkeit zur Körperpflege, zu geistiger Anregung, zu geselligem Beisammensein gegeben, da die, bei den Rowton-Häusern einen notwendigen Bestandteil bildenden, Tagesaufenthaltsräume usw. auch hier, wenn auch in etwas anderer Form, vorhanden sind. Es sind dem Heim nämlich eine öffentliche, dem freien Verkehr vorbehaltene und daher zur Rentabilität des Unternehmens beitragende Speisewirtschaft, eine Volksbibliothek nebst Lesehalle und ein Volksbad mit Brausen, Wannen- und Fußbädern angegliedert (s. Abb. 166 Erdgeschoß).

Sie sind vom Heim aus unmittelbar erreichbar und werden vorzugsweise von den Heimgästen benutzt. So unterscheidet sich das Leben und Treiben in ihnen nur wenig von den entsprechenden Räumen der englischen Volkshotels, da diese wegen ihrer Größe auch einen mehr oder minder öffentlichen Charakter tragen. Die Einrichtung dieser Heime mit Einbettzimmern hat bis jetzt nach jeder Richtung den Anforderungen entsprochen.

---

[1]) Entnommen aus R. Walter, Das Charlottenburger Ledigenheim (Berlin 1911).

Kapitel VII.

Hygiene der Krankenanstalten.

Von Edmund Hennig, städt. Baudirektor in Dresden.

Man unterscheidet:

1. Öffentliche allgemeine Krankenhäuser. Diese nehmen jede Krankheitsart auf und haben außer den allgemeinen Abteilungen für innere und für äußere Krankheiten meist Sonderabteilungen für Gynäkologie, Kinderorthopädie, Augen- und Ohrenkrankheiten, Nerven-, Haut-, Krebs- und Infektionskrankheiten. Auch wird häufig noch eine pathologisch-anatomische Abteilung nebst bakteriologischer Untersuchungsanstalt beigefügt. Nicht unzweckmäßig ist ferner behufs Entlastung der Hauptanstalt die Angliederung eines Ambulatoriums, in welchem Kranke behandelt werden, die ihrem Berufe ganz oder teilweise nachgehen können, oder einer klinischen Nebenabteilung zur Nachbehandlung entlassener Kranker.
2. Öffentliche Spezialkrankenhäuser z. B. für übertragbare Krankheiten, insbesondere für Tuberkulose, ferner Anstalten für Geisteskranke, Epileptische und Schwachsinnige, für Nervenkranke, für Sieche, Entbindungsanstalten, Säuglingsheime usw.
3. Privatkrankenanstalten. Sie nehmen nur gewisse Krankheiten auf und haben das Recht, andere (meist ansteckende oder Geschlechtskrankheiten) auszuschließen. Über die Konzessionsbedingungen siehe Ergebnisse und Fortschritte des Krankenhauswesens von E. Dietrich und J. Grober (1912) S. 246 ff.

Wahl des Bauplatzes, Lage. Das Krankenhaus muß ruhige, windgeschützte, sonnige Lage haben. In Großstädten wird geeignetes, wegen der niedrigeren Erwerbskosten auch billiges Areal, mehr an der Peripherie der Stadt, weniger in den überfüllten Zentren oder in den Fabrikvierteln mit ihrer durch Staub und Ruß geschwängerten Luft zu finden sein. Anderseits fordert die Rücksicht auf die Zufuhr von Schwerkranken die Vermeidung allzu weiter Wege; aber die modernen Verkehrsmittel (Krankenkraftwagen) lassen diese Rücksicht mehr und mehr in den Hintergrund treten, insbesondere können also Anstalten mit beschränktem Krankenzugang, z. B. Siechenhäuser, Irrenanstalten, Lungenheilstätten usw., ländliche oder Vorortslage erhalten.

Größe. Die Größe der Krankenhäuser wird nach der Anzahl der Krankenbetten bemessen, und es ist üblich, auch die Baukosten — meist einschließlich Ausstattung, aber ohne Grunderwerb — auf das Bett als Einheit zu beziehen. Die Betten für das Pflegepersonal (auf 5,77 Kranke ist 1 Person zu rechnen; Krankenhauslexikon für das Deutsche Reich 1900) bleiben unberücksichtigt. Die Kosten pro Bett schwanken bei einfachen Krankenhäusern, Heilanstalten usw. zwischen 4000—7000 M., z. B. Heil- und Pflegeanstalt Homburg 6000 M., bei vollständig mit Operationssälen usw. ausgestatteten Krankenanstalten (Pavillon-

[1]) Vgl. hierzu auch Deutscher Verein f. öffentl. Gesundheitspflege 1910, Prof. Dr. Grober, Errichtung einfacher Krankenhäuser.

system) zwischen 7—11000 M., z. B. Krankenhaus München-Schwabing 10700 M. einschließlich Einrichtung.[1]) Auch die Betriebskosten pflegen bei diesen höhere (8—10 M. pro Bett und Tag) zu sein. Indes sind sowohl Bau- als auch Betriebskosten so sehr von mancherlei örtlichen Umständen, insbesondere von der Ausstattung abhängig, daß die Größe der Anstalt nicht den Gradmesser für ihre relative Höhe abgibt. Vgl. Über die zweckmäßige Größe der Anstalten für Geisteskranke von Reg.-Rat Dr. Starlinger, Psychiatr. Neurol. Wochenschrift Nr. 12/13 (1913) und Über die Verteuerung der Krankenhäuser von Geh. Med.-Rat Dr. Krohne, Jahrb. f. d. Krankenhauswesen (1913).

Der Bedarf an Krankenbetten wird in Industriebezirken mit 4—6 aufs Tausend der Einwohner, und auf dem Lande mit 3 pro Tausend der Einwohner angenommen (v. Eßmarch, Hyg. Taschenbuch 1908), z. B. besitzt München auf 217 Einwohner 1 Krankenbett (München u. seine Bauten; Verl. F. Bruckmann). In Dresden genügen 3 pro 1000 Einwohner, aus Rücksicht auf die große Zahl vorhandener Privatkliniken. Für das Bett sind 100 qm bei kleineren Korridorbauten, im übrigen 120—150 qm Bauland zu rechnen (z. B. München-Schwabing 137 qm pro Bett bei 1300 Kranken).

Man hat in Deutschland in einer Anstalt 2000 und mehr Betten vereinigt, z. B. im Krankenhaus Hamburg-Eppendorf, im Rudolf Virchow-Krankenhaus Berlin, auch in der neuen Heil- und Pflegeanstalt bei Rastatt und in der bei Bedburg (Kreis Kleve im Rheinland) [Mammutanstalten], während in Frankreich, England, Amerika 5—600 Betten als oberste Grenze gilt. Mit der Ausdehnung der Anstalt nimmt aber die Einheitlichkeit der ärztlichen Oberleitung ab und die Behandlung der Kranken muß mehr als wünschenswert jüngeren Assistenten überlassen werden. Auch in bezug auf die Zuführung schmackhafter Kost zu den Einzelhäusern und auf die Individualisierung der Diät steigern sich die Schwierigkeiten. Man muß also entweder bei großen Anstalten die Küchenanlagen teilen und ev. besondere Diätküchen einführen oder, was auch aus Rücksicht auf die zu erzielenden Ersparungen erwägenswert wäre, die in subtiler Weise ausgestatteten und daher kostspieligen allgemeinen Krankenhäuser zu entlasten suchen, indem man längere Leicht- und alle chronisch Kranke, Sieche, Krüppel usw. einfacher ausgestatteten und auf billigem Bauland errichteten Volks- oder Mittelstandssanatorien bzw. den Landkrankenhäusern zuweist.

Bei der Größenbemessung soll stets Vorsorge für einige unbenutzte Säle getroffen werden, um bei Instandsetzungen, Desinfektionen und sonstigen Gelegenheiten zur Verfügung zu sein. —

Allgemeine Krankenanstalten

Bauart, Lageplan. In bezug auf die bauliche Gestaltung sind zu unterscheiden das Korridorhaus und der Pavillon.

Im Korridorhaus liegen die Krankenräume zu beiden Seiten oder besser einseitig längs eines Flurganges und haben meist nur auf einer Seite Fenster. Infolgedessen ist die Luftzuführung beschränkt, wenigstens kann keine ausgiebige Durchlüftung stattfinden, da Luftentnahme vom Korridor unzulässig ist. Den Mittelkorridoren ist nicht nur durch Fenster an beiden Kopfenden, sondern auch durch Querkorridore Licht und Luft zuzuführen. Auch längere Gebäudeflügel sind zu meiden, da sich in den Ecken Luftstagnation einstellt.

Im Korridorhaus lassen sich eine größere Anzahl kleinerer Zimmer oder Säle

[1]) Diese Kosten gelten für 1914.

aneinanderreihen, es ist daher vorzugsweise für alle Fälle, in denen die Art der Krankheit intensive Pflege oder Absonderung des einzelnen verlangt, geeignet, also z. B. für ansteckende Krankheiten, für Lungenheilstätten, für Siechenhäuser, für Irrenanstalten, desgleichen für Säuglingsheime usw.

Das Charakteristische der Grundrißausbildung des Pavillons ist der zweiseitig belichtete, große Krankensaal, dem an den Schmalseiten der Tagesraum und die für die Bedürfnisse der Krankenpflege nötigen Zubehörräume angegliedert sind (Abb. 167). Alle größeren Krankenanstalten werden aus Einzelhäusern zusammengesetzt, die je nach dem speziellen Zweck als Pavillon oder als Korridorhaus gestaltet werden können.

Jedes Einzelhaus nimmt eine oder mehrere Krankenabteilungen auf und stellt in jedem Geschoß ein kleines Krankenhaus für sich, eine Krankenhauseinheit, dar.

Bei der Planung der Gesamtanlage ist zunächst günstigste Verteilung der Sonnenbestrahlung, also Richtung der Längsachse der Einzelhäuser annähernd von

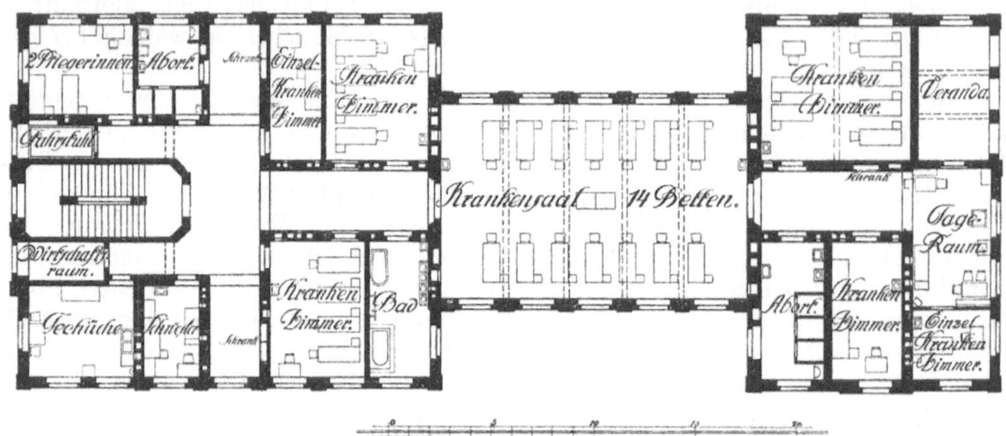

Abb. 167. Krankenhaus Dresden-Johannstadt. Einzelhaus für innere Kranke.

Nord nach Süd, anzustreben. Der Abstand der Einzelhäuser voneinander muß etwa ihrer doppelten Höhe entsprechen, damit ausgiebige Luftumspülung gesichert bleibt und nicht eines im Schatten des andern liegt. Da infolgedessen die Ausdehnung größerer Anstalten unzulässige Dimensionen annehmen würde, ist man zur Anordnung von mehrgeschossigen Einzelhäusern, von Doppelpavillons und von Korridorpavillons, einer Vereinigung des Saaltypus mit Einzelzimmern an einem Flurgange (Abb. 168) gezwungen.

Auch die Trennung nach Geschlechtern und nach Krankheitsformen ist möglichst durch entsprechende Anordnung der Einzelhäuser (vgl. Abb. 169: Lageplan Stadtkrankenhaus Dresden, bei welchem diese Sonderung zu beiden Seiten der Mittelachse erzielt ist), durchzuführen. Ferner ist eine Beobachtungsabteilung mit besonderem Eingang von außen und eine gesonderte Gruppe für infektiöse Kranke zu schaffen.

Die Vorteile der Auflösung einer Krankenanstalt in Abteilungshäuser sind also: ausgiebige Zufuhr von Licht und Luft in die Krankensäle, Trennung der Krankenbehandlung von der mit Unruhe verbundenen Verwaltungstätigkeit, Möglichkeit ausgiebiger Sonderung der verschiedenen Krankheitsarten, also geringe Übertragungsgefahr, ferner die Möglichkeit einer späteren Erweiterung ohne Veränderung der Zentralverwaltung.

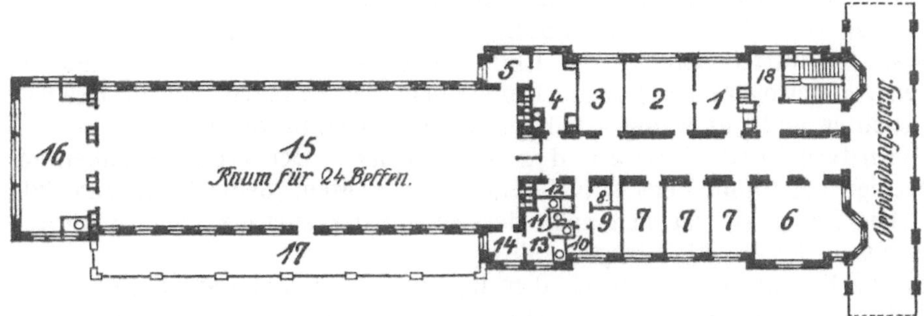

Abb. 168. Krankenhaus in Cincinnati. Korridorpavillon nach International Hospital Record Juni 1911.

1. Anrichte. 2. Speiseraum. 3. Bad. 4. Ausgußraum. 5. Dienstraum der Pflegerinnen. 6. Operationszimmer, ev. ein Vorbereitungszimmer abtrennbar. 7. Sonderzimmer. 8. Trockenkammer für Badetücher usw. 9. Wäschekammer. 10. Abstellkammer. 11. Abort des Personals. 12. Besenraum. 13. Abort. 14. Vorraum mit Ärztewaschtisch. 15. Krankensaal. 16. Tagesraum. 17. Terrasse. 18. Aufzug.

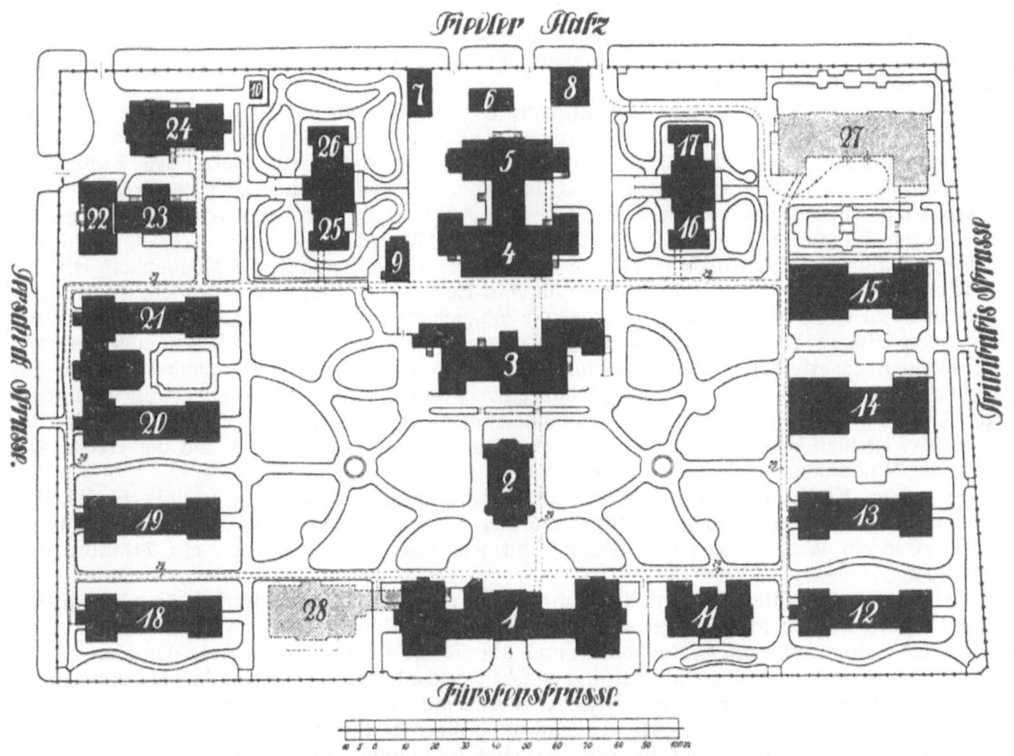

Abb. 169. Stadtkrankenhaus Dresden-Johannstadt.

1. Verwaltungsgebäude. 2. Kapelle. 3. Küchengebäude. 4. Kesselhaus. 5. Wäscherei. 6. Schuppen. 7. Stall. 8. Desinfektionsgebäude. 9. Eiskeller. 10. Explosivstoffe. 11. Haus für Sonderkranke. 12. u. 13. Haus für innere Kranke (Frauen). 14. Haus für Ohren- und Sonderkranke, innere Kranke und Kinderstation. 15. Haus für innere Kranke. 16. u. 17. Absonderungshaus. 18. u. 19. Haus für innere Kranke (Männer). 20. u. 21. Chirurgischer Doppelpavillon. 22. Quarantänestation. 23. Haus für Unruhige. 24. Anatomie. 25. u. 26. Absonderungshaus. 27. Geplantes Haus für Sonderkranke. 28. Geplantes Haus für Augenkranke. 29. Unterirdische Verbindungsgänge.

Nachteile sind die höheren Bau- und Betriebskosten und die mit der Größe der Anlage sich steigernde Weitläufigkeit. Für kleine Krankenhäuser und bei beschränkten Mitteln ist also der Einheitsbau vorzuziehen, weil bei diesem, abgesehen von geringerem Landbedarf, die Pflege der Kranken und die Bewirtschaftung leichter und mit weniger Hilfspersonal durchzuführen ist.

Grundriß und Aufbau des Pavillons. Der große Krankensaal hat rechteckige Form und Fenster auf beiden Längsseiten. Seine Breite beträgt rund 9 m. Die Länge richtet sich nach der Anzahl der aufzunehmenden Betten, die keinesfalls mehr als 30 betragen soll.

Da die Betten in ca. 1,40—1,70 m und mehr Achsweite stehen, erfordert also z. B. ein Saal von 24 Betten, einschließlich freien Raumes an beiden Kopfenden für Waschbecken, Trinkbrunnen usw., eine Länge von rund 24 m, das ergibt 9 qm Grundfläche pro Bett. An Luftraum werden 30 cbm pro Bett verlangt.[1]) Für die Saalhöhe sind also 4—4,5 m anzusetzen. Diese Maße sind um so mehr ausreichend, wenn durch rationelle künstliche Lüftung ein mehrmaliger (technisch leicht durchführbar ist ein vier- bis fünfmaliger) Luftwechsel pro Stunde herbeigeführt werden kann.

Die Stellung der Betten erfolgt so, daß zwischen Fensterwand und Bett ein Abstand von 75 cm verbleibt, damit der Pflegerin das Herumgehen ermöglicht wird und dem Kranken die Abkühlungsfläche der Außenwand und des Fensters nicht lästig wird. Auch sollte jedes Bett vor dem Pfeiler zwischen zwei Fenstern stehen, ein Umstand, der in deutschen Krankenhäusern allerdings wenig beachtet wird.

Die Fenster werden, möglichst bis unter die Decke reichend, als Doppelfenster angeordnet und mit oberen Kippflügeln versehen, damit die künstliche Lüftung namentlich im Sommer unterstützt werden kann. Die Gesamtfensterfläche soll möglichst ein Viertel der Fußbodenfläche betragen, bei einseitig belichteten Krankenräumen, bei welchen sich dieses Maß nicht voll erreichen läßt, mindestens ein Siebentel. Die Abblendung der Sonnenstrahlen erfolgt am besten durch äußere Jalousien. Näheres siehe Kapitel Wohnhaus.

Für die übrige Saalausbildung hat als wichtigster Gesichtspunkt die Möglichkeit leichter und gründlicher Reinigung zu gelten. Deshalb sind Ecken und Winkel abzurunden, Vorsprünge und Gesimse zu vermeiden, Türen und Schränke möglichst glatt zu arbeiten. Die Türen erhalten abgerundete eiserne Umrahmungen ohne Bekleidung, die Fensterbänke Fliesen oder Marmor, die Fußböden abgerundeten Wandanschluß. Für letztere eignet sich besonders Linoleum auf Korkplatten mit Sorrel-Zement-Estrich, wodurch Abkühlung und Schallübertragung verhindert wird. Letztere kommt für die oberen Geschosse mehrgeschoßiger Gebäude besonders in Betracht. Ev. ist hier Isolierung durch Sandschüttung, losen Korkschrot usw. auf der Decke, wie in Kapitel Wohnhaus beschrieben, vorzusehen.

Die beiden Kopfenden des Saales werden durch zweiflügelige Türen von einer Breite, daß Betten und Speisewagen bequem hindurchgefahren werden können, abgeschlossen. Ebenda ist für den Arzt ein Waschbecken mit Warm- und Kaltwasserzufluß und ev. ein Trinkbrunnen vorzusehen.

Als Anstrich der unteren Wandteile kommen Öl- und Wachsfarben, weil sie ziemlich gründliche Reinigung auf feuchtem Wege zulassen, in Betracht. Für die oberen Wandflächen sind sie wegen ihres kalten, oft seifigen Aussehens und, da sie die Luftdurchlässigkeit der Mauer ganz aufheben, wenig zufriedenstellend. Hier und zu den Decken haben sich Mineralfarben (Keimsche) bewährt. Sie lassen Reinigung in der Weise zu, daß sie mit Brot abgerieben und mit reinem Wasser nachgespült werden. Am zweckmäßigsten sind die billigen Kalkfarben (vgl. Kapitel Wohnhaus), da sie der geringen Kosten wegen bei erforderlicher Reinigung neu aufgebracht werden können und zugleich eine gründliche Desinfektion bewirken. Der Untergrund für die Anstriche, der Putz, soll möglichst glatte Oberfläche haben, also womöglich gespachtelt sein. Für alle besonderer

---

[1]) Vgl. hierüber und über die weiteren, auch an kleinere Anstalten zu stellenden Mindestforderungen: Verord. d. Preuß. Min. d. Inn. v. 8. Juli, betr. Vorschriften über Anlage, Bau und Einrichtung von Kranken-, Heil- und Pflegeanstalten sowie von Entbindungsanstalten und Säuglingsheimen, erläutert in Ergebnisse und Fortschritte des Krankenhauswesens von E. Dietrich und J. Grober (1912), 221 ff.

Inanspruchnahme ausgesetzten Wände ist Fliesenverkleidung trotz hoher Anlagekosten am empfehlenswertesten.

Die künstliche Beleuchtung erfolgt zweckmäßig durch elektrisches Licht in Mattglasglocken. Indirektes Licht ist, zumal für Bettlägrige, höchst angenehm, doch geben die Reflektorschalen schlecht kontrollierbare Staubfänger ab, sie müssen daher oben mit Glasdeckel versehen werden. Als Nachtbeleuchtung dient meist eine blaue Lampe.

Signaleinrichtung: Den mit Geräuschbelästigung verbundenen Glocken sind optische Signale, z. B. rote elektrische Lampen, vorzuziehen. Eine kleine Lampe über dem Bett, eine größere über der Tür des Sonderzimmers und eine auf dem Tableau im Zimmer der Pflegerin wird durch Druck auf einen Knopf am Bett des Kranken zum Aufflammen und von der Wärterin als Zeichen, daß sie das Signal bemerkt hat, zum Verlöschen gebracht. Dieses allerdings etwas teurere System hat den Vorteil, Tag und Nacht gleichmäßig benutzt werden zu können.

Heizung und Ventilation: Als System kommt Niederdruckdampf oder Warmwasser in Frage. Näheres Kapitel Heizung. Besonders geeignet erscheint die u. a. im Stadtkrankenhaus Dresden-Johannstadt eingeführte Erwärmung der Krankensäle usw. mittels Druckluftheizung. Hierbei wird im Untergeschoß die zugeführte, durch Filter gereinigte Frischluft durch von der Zentrale hergeleiteten Niederdruckdampf zunächst auf $+15^{0}$ C vorgewärmt und durch Flüssigkeitszerstäuber befeuchtet. Nachdem sodann ihre Temperatur in Nachwärmzellen so weit erforderlich gesteigert bzw. zentral reguliert ist, wird sie mittels Elektroventilatoren durch Warmluftkanäle, deren Einströmungsöffnungen im Saal 25 cm unter der Decke liegen, den Sälen zugeführt. Die verbrauchte Luft entweicht durch Abluftkanäle mit Öffnungen in der Nähe des Fußbodens. Es kann ein 4—5facher Luftwechsel erzielt werden, und der spezifische Vorteil dieses Systems besteht darin, daß in den Krankenräumen die örtlichen Heizkörper wegfallen, daß die auf diesen besonders nachteilige Staubablagerung vermieden wird, und daß, weil die Räume unter Druck stehen, ein unbeabsichtigtes Einströmen der kalten Luft durch Fenster oder Türen ausgeschlossen ist.

Die übrigen Räume. Zur Vermeidung einer Lichtbeeinträchtigung sind auf den Seiten des Saales Vorbauten, Veranden usw., unzulässig. Alle Zubehörräume werden also auf den Kopfseiten angeordnet, und zwar unter dem Gesichtspunkt, daß im Krankensaal jegliche unnötige Verkehrskreuzung (z. B. der Transport der Stechbecken und der Speisewagen, der Kranken und der Besuchenden) vermieden wird. Auf der einen Kopfseite — möglichst auf der Südseite — wird nur der Tagesraum und ev. außer einigen Einzelzimmern nur noch ein Abort und ein Bad untergebracht, während alle anderen Räume, insbesondere diejenigen für die Aufnahme der Kranken und die Verwaltung benötigten auf der entgegengesetzten Seite ihren Platz finden.

Der Tagesraum. Er dient dem Aufenthalt der nicht an das Bett gefesselten Kranken am Tage und kann direkt oder durch Vermittlung eines Korridors vom Krankensaale zugänglich gemacht werden. Bei erdgeschossigen Pavillons erhält er vielfach direkten Zugang nach dem Garten, andernfalls ist eine offene Loggia von Vorteil.

Das Bad. Es muß mittels breiter, für ein Bett passierbarer Tür zugängig und außer mit einer festen auch mit einer fahrbaren Wanne ausgestattet sein. Die Aufstellung ersterer erfolgt so, daß sie von drei Seiten zugänglich ist. Als Material empfiehlt sich Feuerton, für die fahrbare porzellanemailliertes Eisenblech oder nickelplattiertes Kupfer. Duschen sind in den Frauenabteilungen nicht und im übrigen nur nötig, wenn kein Zentralbad vorhanden ist. Die Öffnungen der Zu- und Abflußrohre müssen große Durchmesser haben, damit das Einfüllen und Leeren der Wannen schnell vonstatten geht. Auch Waschbecken sind hier (nicht im Krankensaal) vorzusehen, sofern nicht ein besonderer Waschraum benutzt werden kann. Im Baderaum vollzieht sich meist auch die eigentliche Aufnahme des Kranken und seine Einkleidung. Ein Wäschetrockner, eine Personenwage, elektrische Anschlüsse für örtliche Behandlung gehören zur ferneren Ausstattung des Bades.

Der Abort soll möglichst durch einen lüftbaren Vorraum von den anderen Räumen getrennt und so temperiert sein, daß daselbst Unterdruck herrscht, um ein Abfließen der Luft nach den anstoßenden Zimmern zu verhindern. Hier ist ein Entleerer für die Urinals, Bettschüsseln usw. mit Spülbrause und ev. auch ein eingebauter Wandschrank mit direktem Entlüftungsrohr zur Bereitstellung von Stuhl- oder Auswurfsproben behufs ärztlicher Untersuchung vorzusehen.

Die Teeküche. In dieser werden die mittels geeigneter Wagen[1]) von der Zentralküche zugeführten Speisen in Empfang genommen, nachgewärmt, angerichtet, verteilt. Hier wird auch die Bereitung von Tee, von Umschlägen usw. und die Reinigung des Geschirrs vorgenommen.

Wirtschaftsräume. Für geordneten Dienstbetrieb ist ferner die gesundheitlich einwandfreie und sparsame Behandlung der Wäsche von Wichtigkeit. Zur Aufbewahrung der frischen Wäsche dient eine möglichst mit Heizung versehene kleine Kammer oder wenigstens ausreichend große, in die Wand eingebaute Schränke auf dem Korridor (Abb. 167). Die schmutzige Wäsche ist in verschließbaren Wäschetrommeln zu sammeln, durch den Aufzug nach unten bzw. dem Keller zu befördern und von da mittels Handwagen nach dem Wäschehaus zu fahren. Weniger gut ist ein Wäscheschacht, der vom Stockwerk in den Keller führt, da selbst, wenn im Innern eine Spülvorrichtung vorgesehen ist, seine Reinigung und Desinfektion schwer durchführbar bleibt, und überdies die infizierten Wäschestücke beim Einwerfen oben und bei der Empfangnahme unten mehrmals auseinander genommen werden.

Des ferneren ist erwünscht eine Kammer zur Aufbewahrung von Besen, Leitern und sonstigem Reinigungsmaterial, zur Aufstellung des Eisschrankes, der Stellage für Bettschüsseln usw.

Personalräume. Zur Unterbringung des Hilfspersonals, der Schwestern und Pflegerinnen oder Wärter, welche zum Teil im Pavillon wohnen, sind entsprechend ausgestattete Dienst- bzw. Wohnräume, diese ev. im Dachgeschoß, und besondere Aborte vorzusehen. Bei größeren Pavillons ist auch eine Hilfsarztwohnung erwünscht.

Operationssaal. Für die spezielle Krankenbehandlung ist in der Nähe des Eingangs ein Raum, in welchem vom Arzt Untersuchungen vorgenommen, Verbände angelegt oder die Kranken klassifiziert werden können, nötig. Er ist mit Warm- und Kaltwasserzufluß, Gas- und elektrischen Lichtanschlüssen, eingebauten Geräteschränken mit Glasregal, schieferbedecktem Tisch usw. auszustatten. Bei chirurgischen, gynäkologischen, laryngologischen usw. Abteilungen ist statt dessen ein Operationssaal anzulegen. Seine Ausbildung muß in allen Teilen die Möglichkeit gründlicher Reinigung und Desinfektion gewährleisten. Die spezielle Ausstattung hängt von seiner spezifischen Bestimmung ab. Anzugliedern ist unter Umständen ein Raum zum Sterilisieren der Verbände und Verbandstoffe, ein Vorbereitungsraum, ein Umkleideraum für Ärzte und ev. ein Ruheraum für die Kranken nach der Operation.

Der Korridor, an dem diese Räume angeordnet sind, ist möglichst durch einen Querkorridor zu unterbrechen, damit ein energischer Luftdurchzug möglich ist. Er ist zu beheizen, und am Eingang empfiehlt sich die Aufstellung einer Bank, wo die Rekonvaleszenten Besuche empfangen, so daß die übrigen Kranken nicht belästigt werden. Ebenda ist der Aufzug für die oberen Stockwerke anzulegen.

---

[1]) In Frankfurt-Sachsenhausen sind Elektromobile mit elektrischer Wärmvorrichtung in Gebrauch.

In amerikanischen Krankenhäusern (Abb. 168) sind für die einzelnen bei der Krankenpflege erforderlichen Verrichtungen noch in viel weitgehenderem Maße Einzelräume vorgesehen. Der besonders sorgfältig durchgearbeitete Grundriß des Krankenhauses in Cincinnati weist einen besonderen Ausgußraum, der mit Sterilisatoren und Verbrennungsapparaten für infiziertes Verbandzeug usw. ausgestattet ist, einen als Dienstraum der Pflegerin dienenden Verbindungsraum zwischen diesem und dem Krankensaal, eine besondere Wäschekammer, Trockenräume für Bade- und Handtücher, Decken usw., ein Speisezimmer mit Anrichte usw. auf. Auch für Terrassen und Dachgärten wird in ausgiebiger Weise gesorgt.

Doppelpavillons bieten den Vorteil, daß für zwei große Säle Verwaltungs- und Dienstzimmer gemeinsam angeordnet werden können, daß also eine größere Anzahl Betten sich auf verhältnismäßig kleinerem Raum vereinigen läßt.

Korridorpavillon. Da die großen Krankensäle sich für die individuelle Krankenbehandlung nicht immer als zweckmäßig erwiesen haben, hat man sie neuerdings vielfach, z. B. im Krankenhaus München-Schwabing, durch mehrere kleine Säle von 12—16 Betten und durch Einzelzimmer ersetzt. Hierbei sind Korridore zur Verbindung nötig und es ergibt sich eine Kombination von Pavillon und Korridorhaus, welche die Vorteile beider zu vereinen und ihre Nachteile zu vermeiden sucht.

Verbindungsgang. Die Einzelhäuser werden für den Transport der Kranken, den Verkehr der Ärzte und des Pflegepersonals, den Transport der Speisen usw. meist unter sich und mit den Verwaltungsgebäuden durch gegen Wind und Regen schützende Gänge, welche unterirdisch (Krankenhaus Dresden) oder ebenerdig, ev. in mehreren Stockwerken angelegt werden, verbunden. Die, allerdings kostspieligen, unterirdischen gestatten zugleich die Verlegung und Zugängigmachung der vielen, oftmaliger Kontrolle bedürftigen Rohrleitungen und den unauffälligen Transport der Leichen, auch beeinträchtigen sie nicht die freie Lage der Krankenpavillons.

Weitere Baulichkeiten. Außer den Krankenpavillons sind, wie aus Abb. 169 zu ersehen, noch erforderlich: Das Verwaltungsgebäude am Haupteingange. Es dient zur Aufnahme und Sonderung der Kranken, Feststellung ihrer Personalien, und wird mit Apotheke und Laboratorium, mit Ärztezimmern, mit Bibliothek für Ärzte und Kranke und ev. mit Saal für Vorträge, Demonstrationen usw. ausgestattet.

Das Zentralbad. In den Einzelhäusern können nur gewöhnliche Bäder, ev. Dauerbäder, verabfolgt werden, daher vereinigt man hier diejenigen Räume und Apparate, die zur modernen Hydrotherapie gehören, also Dampf- und Heißluftbäder, Duschen und Bassins, kohlensäurehaltige Bäder, Sandbäder, ferner Räume für Lichtbehandlung, für Massage, für Heilgymnastik und für Freiübungen. Auch ein Inhalatorium und ein Licht- und Sonnenbad werden vielfach angegliedert. Zentrale Lage des Bades ist erwünscht.

Das Wirtschaftsgebäude. Es enthält die Zentralküche mit abgesonderter Diätküche.[1]) Es ist daher besonderer Wert darauf zu legen, daß von hier aus alle Einzelhäuser leicht und auf kürzestem Wege zugängig sind. Auch die Wäscherei mit Räumen für das Einweichen, das Waschen, die künstliche und natürliche Trocknung der Wäsche, für die Annahme, Ausgabe und Aufbewahrung der Wäsche ist hier einzubauen und, sofern nicht ein besonderes Desinfektionsgebäude vorhanden, auch ein Desinfektionsraum für die Vorbehandlung der aus den Isolier-

[1]) Näheres über die Beköstigung der Kranken s. Krankenhausjahrbuch 1912, 290 ff., und über die Einrichtung neuzeitiger Kochküchen in Heilanstalten in „Die Heilanstalt" (1913) von Obering. K. J. Klinger.

pavillons eingelieferten Wäsche, Kleider, Matratzen usw. Die Desinfektion erfolgt meist in Trommeln mittels überhitztem Wasserdampf. Besondere Zugänge auf der reinen und unreinen Seite sind nötig.

Das Kesselhaus, das zur Erzeugung des für die Heizung, die Kochanlage, das Desinfektionshaus, die Wäscherei und ev. die Beleuchtung benötigten Dampfes dient.

Leichenhaus und Anatomie. Es soll an der Umfassungsmauer liegen und besonders zugänglich sein. Es enthält: einen temperierbaren Leichenaufbewahrungsraum meist im Untergeschoß, möglichst einige Leichenkühlzellen, ein bis zwei Sektionssäle, eine Parentationshalle, einen Aufbewahrungsraum und einen Raum für Leidtragende nebst Aborten. Ferner sind Arbeitszimmer für den Prosektor und Laboratorien für mikroskopische und bakteriologische Untersuchungen nebst Sammlungsräumen, Dunkelkammer usw., ev. auch Stallungen für Versuchstiere und eine Wohnung für den Leichendiener vonnöten. Auf die sorgfältige und reichliche Ausstattung der Laboratorien ist Wert zu legen, da die Untersuchung der krankhaften Körperteile die wichtigste Grundlage für die ärztliche Diagnose ist.

Eine Kapelle ist, sofern nicht ein Andachtsraum im Verwaltungsgebäude vorhanden dem Leichenhause anzufügen. Weiteres über die Bauausführung allgemeiner Krankenanstalten in Das deutsche Krankenhaus, Handb. f. Bau, Einrichtung u. Betrieb der Krankenanstalten von Prof. Dr. Grober (Verl. Gust. Fischer, Jena, 1911).

Besondere Anstalten

Bei Sonderkrankenhäusern macht sich aus Rücksicht auf die Eigenart der Krankheit in bezug auf die Anlage und Ausstattung vielfach eine Änderung, Minderung oder Verschärfung der hygienischen Anforderungen nötig.

Anstalten für Geisteskranke. In Anstalten für Geisteskranke, Epileptische, Schwachsinnige und Nervenkranke jeder Art wird, soweit es sich um die Unterbringung von bettlägerigen, unruhigen, hilflosen oder unsauberen Kranken handelt, die Rücksicht auf sichere Bewahrung dieser Kranken und auf Übersichtlichkeit der Räume zur Lagerung von Einzelzimmern an Korridoren, ev. sogar an Mittelkorridoren veranlassen.

Die Art der Zimmerausstattung ist so zu gestalten, daß Zerstorungen und Verletzungen der Insassen verhindert werden. Deshalb werden die Fenster hoch gelegt und aus unzerschlagbarem Spiegelglas hergestellt, Fenstergriffe und Fensterbretter kommen in Wegfall, die Turen erhalten glatten Eisenrahmen, alle Kanten werden stark abgerundet, die Leitungen unter Putz verlegt, die Beleuchtungskorper nicht erreichbar angebracht usw.

Die Aborte müssen in unmittelbarer Nahe der Zimmer, unter Umstanden bei Selbstmordverdachtigen sogar im Zimmer selbst untergebracht werden. Auch die Bader mussen bequem erreichbar und fur Dauerbader eingerichtet sein.

Für körperlich rüstige, nicht störende und völlig saubere Kranke, die am Tage den Schlafräumen fernbleiben, ist die Verminderung des Luftraumes in den Schlafsälen auf 20 cbm und der Grundfläche im Tageraum auf 2 qm zulässig. Für sie sind Arbeitsräume, ev. in einem luftigen Untergeschoß, vorzusehen. Auch wird die Möglichkeit zu ausgiebiger Betätigung im Freien zu geben sein.

Für ruhige, körperlich rüstige und regelmäßig beschäftigte Kranke bleiben die Vorschriften der preußischen Ministerialverordnung vom 8. Juli 1911 (§§ 1—19) über Krankenanstalten außer Anwendung, ebenso für Nervenheilstätten, Anstalten für Alkoholiker usw. Doch muß für Heizung, Lüftung, Belichtung in allen Aufenthaltsräumen der Kranken, ferner für Trinkwasser und Beseitigung der Abfälle derart gesorgt sein, daß jeder ungünstige Einfluß auf die Gesundheit ausgeschlossen

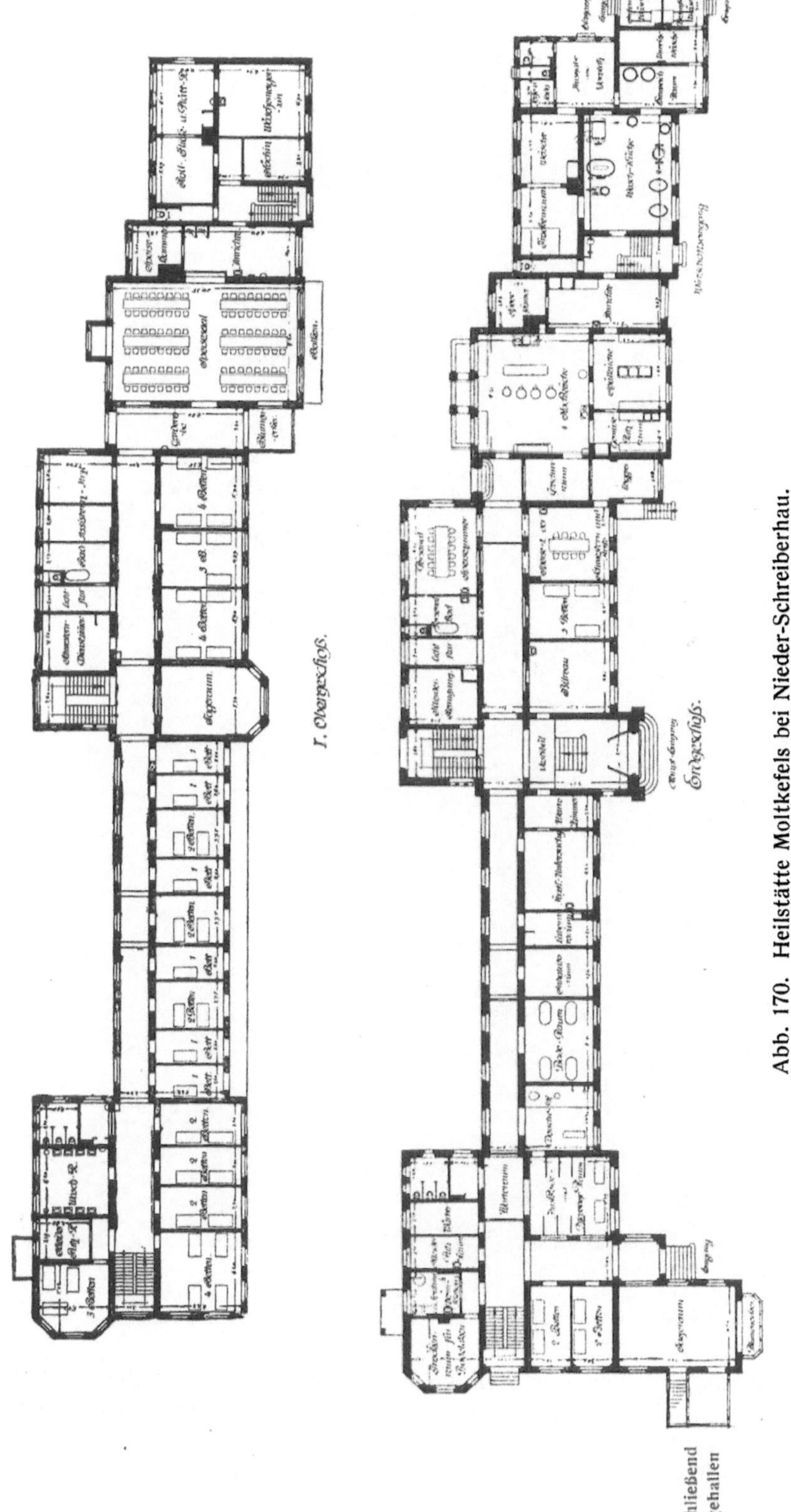

Abb. 170. Heilstätte Moltkefels bei Nieder-Schreiberhau.

bleibt. Näheres s. Ergebn. und Fortschr. des Krankenhauswesens von Dietrich und Grober (1912), 229 ff.

Lungenheilstätten. Die Lungenkranken des ersten und zweiten Stadiums werden besonderen Heilstätten zugeführt, den Spezialabteilungen der allgemeinen Krankenhauser bleiben nur Kranke zur Beobachtung und die rasch fortschreitenden Fälle vorbehalten. Die Grundsätze für das Heilverfahren sind langdauernde Freiluftatmung, Wechsel zwischen Ruhe und Bewegung, besondere Haut- und Muskelpflege, Verhütung von Ansteckung, von Schädlichkeiten, von Exzessen etc., sowie reichliche Ernährung.

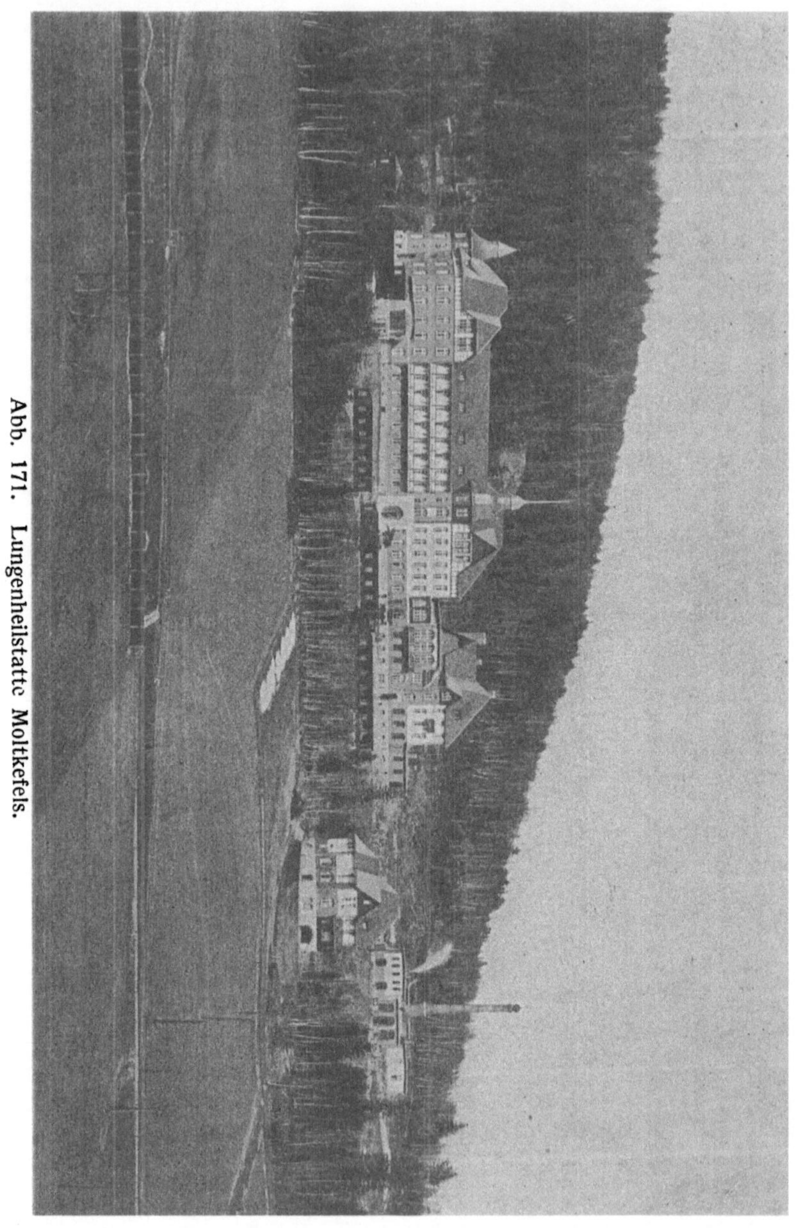

Abb. 171. Lungenheilstatte Moltkefels.

Dementsprechend erfolgt die Ausgestaltung der Lungenheilstätten. Für das Baugelände ist trockener Boden, Reinheit der Luft und Windschutz gegen NO und NW durch Anlehnung an Wald- oder Bergabhang Vorbedingung, und zwar wird in Deutschland Lage im Mittelgebirge bevorzugt. Das meist langgestreckte Hauptgebäude in Korridorform wird mit der Zimmerfront nach Süden gestellt und — möglichst auch in Volksheilstätten — in kleinere Zimmer mit ein, zwei, vier bis höchstens acht Betten geteilt, da in größeren Sälen das unvermeidliche Husten der Kranken zur gegenseitigen Belästigung führt, auch viele Kranke durch Schweißbildung, übelriechenden Auswurf usw. die Luft verderben. Die Trennung nach Geschlechtern ist streng durchzuführen, da es sich meist um jugendliche Kranke ohne besondere Schmerzen handelt. Der Luftraum pro Bett kann für die Kranken, welche tagsüber den Zimmern fernbleiben, also in den nur zum Schlafen benützten Räumen auf 20, bei Kindern auf 12 cbm herabgesetzt werden. Für diese Kranke sind gemeinsame Speisesäle, Gesellschafts- und Beschäftigungsräume vorzusehen. Am Haupteingange ist eine Kleiderablage und Gelegenheit, die Stiefel mit Hausschuhen zu vertauschen, erwünscht, damit nicht unnötig Staub und Schmutz in das Innere des Hauses getragen wird. Gemeinsame Waschräume, wobei auf 2—3 Kranke ein an die Wasserleitung angeschlossenes Waschbecken zu rechnen ist, sind zulässig, doch müssen dann besondere Mundspülbecken vorgesehen werden. Für hydrotherapeutische Behandlung sind Wannen- und Duschenräume notwendig, auch Gelegenheit zu Sonnenbädern möchte gegeben sein. Dem Arzt sind ein Warteraum, ein Sprechzimmer, ein Untersuchungszimmer, ein Laboratorium und ein Inhalatorium zur Verfügung zu stellen.

Die Unschädlichmachung des Auswurfs ist unerläßlich und erfolgt am zweckmäßigsten durch Sterilisieren des Sputums und der Spuckflaschen in Dampfapparaten. Näheres Erg. u. Fortschr. d. Krankenhauswesens (1912); Prof. Dr. Clemens, Die Sputumdesinfektion im Krankenhause, S. 199 ff.

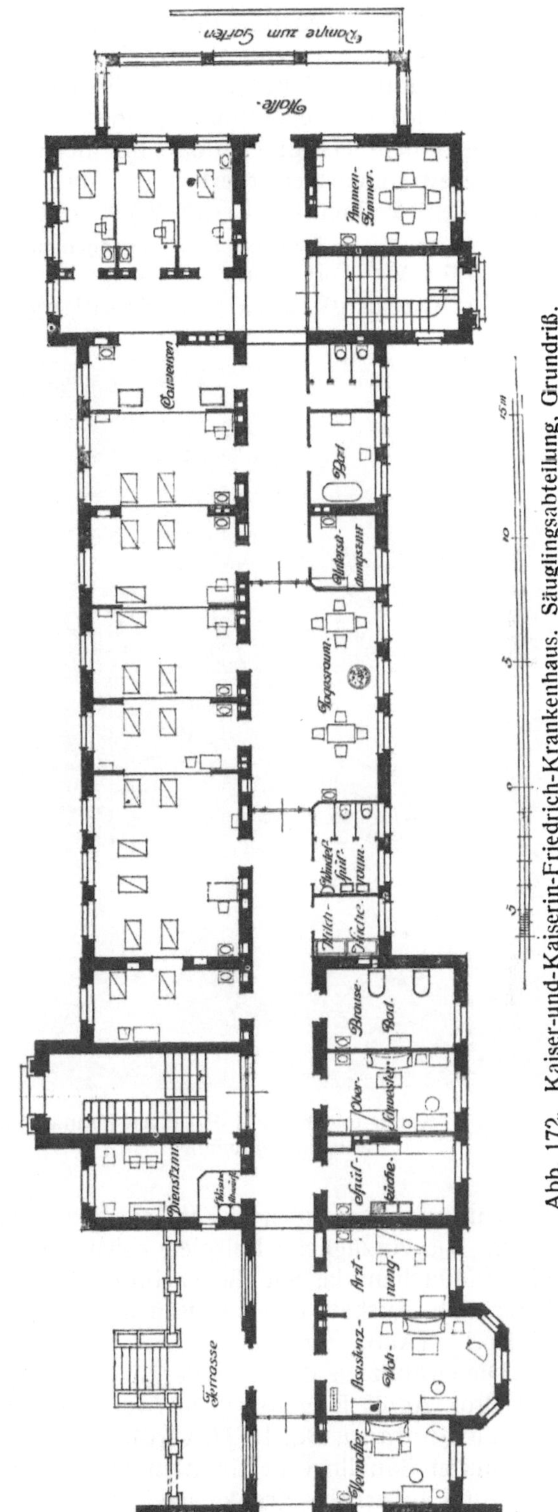

Abb. 172. Kaiser-und-Kaiserin-Friedrich-Krankenhaus. Säuglingsabteilung, Grundriß.

Ein wichtiges Erfordernis sind die Liegehallen (Abb. 170). Sie werden entweder dem Hauptgebäude, und zwar seitlich in der Längsachse, nicht vor der Südfront des Hauses angebaut, oder freistehend mit ca. 3 m hohem Dach errichtet und mit Schutzvorrichtung gegen direkte Sonnenstrahlen, Regen und Wind sowie mit künstlicher Beleuchtung versehen.

Außer dem Hauptgebäude sind meist noch Kessel- und Maschinenhaus und ein Ärztewohnhaus erforderlich (s. Abb. 171, Heilstätte Moltkefels, Architekten Schmieden & Boethke, Berlin W).

Weiteres u. a. in Die deutschen Lungenheilstatten in Wort und Bild von Prof. Dr Nietner, Berlin 1913, Verl. Carl Meinhold.

Entbindungsanstalten, Sauglingsheime und -krankenhauser. Fur Entbindungsanstalten gelten, soweit es sich um die Räume für kreißende Wöchnerinnen und erkrankte Säuglinge handelt, ebenfalls die für die Gestaltung normaler Krankenhäuser gültigen Vorschriften der preußischen Ministerialverordnung vom 8. Juli 1911 §§ 1—19. An Luftraum ist für eine Wöchnerin mit Kind 35 cbm, bei einem Einbettzimmer für Wöchnerin und Kind wenigstens 45 cbm anzusetzen. Ein besonderes Entbindungszimmer ist vorzusehen, desgleichen ein Operationsraum. In kleineren Anstalten unter zehn Betten können beide vereinigt werden. In den Räumen für Säuglinge soll auf ein Bett mindestens 12 cbm, bei erkrankten mindestens 20 cbm entfallen.

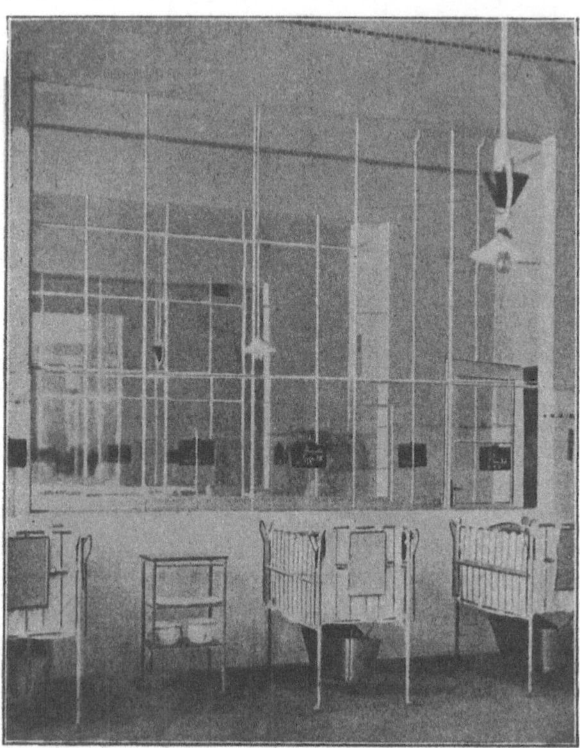

Abb. 173. Kaiser-und-Kaiserin-Friedrich-Krankenhaus. Sauglingsabteilung.

Die Säuglingsfürsorge ist mehr und mehr in den Vordergrund sozialer und hygienischer Fürsorge getreten und hat zur Errichtung einer größeren Zahl speziell diesem Zweck gewidmeter Anstalten geführt. Als vorzügliche Beispiele seien genannt: die Bauten der Kgl. Universitätsklinik München, das Säuglingsheim in Weißensee bei Berlin und der auf 325 Betten berechnete Ausbau des städtischen Kaiser-und-Kaiserin-Friedrich-Krankenhauses in Berlin (Abb. 172).

Die Grundzüge der Anforderungen für die Ausgestaltung von Säuglingsheimen hat Prof. Adolf Baginsky im Arch. f. Kinderheilkunde von A. Baginsky und A. Schloßmann, Bd. LVII, veröffentlicht. Auch hier sind bei den zur Aufnahme erkrankter Säuglinge bestimmten Häusern nichtinfektiöse Abteilungen für innerliche und äußerliche Kranke sowie Infektionsabteilungen einzurichten. Außerdem ist Poliklinik, Laboratorium, Leichenhaus, Kesselhaus mit Wäscherei und Desinfektion nötig und, wie z. B. in Weißensee, ein besonderes Stallgebäude für Milchkühe mit den erforderlichen Einrichtungen zur Gewinnung einwandfreier Milch, Herstellung von Joghurt usw. erwünscht.

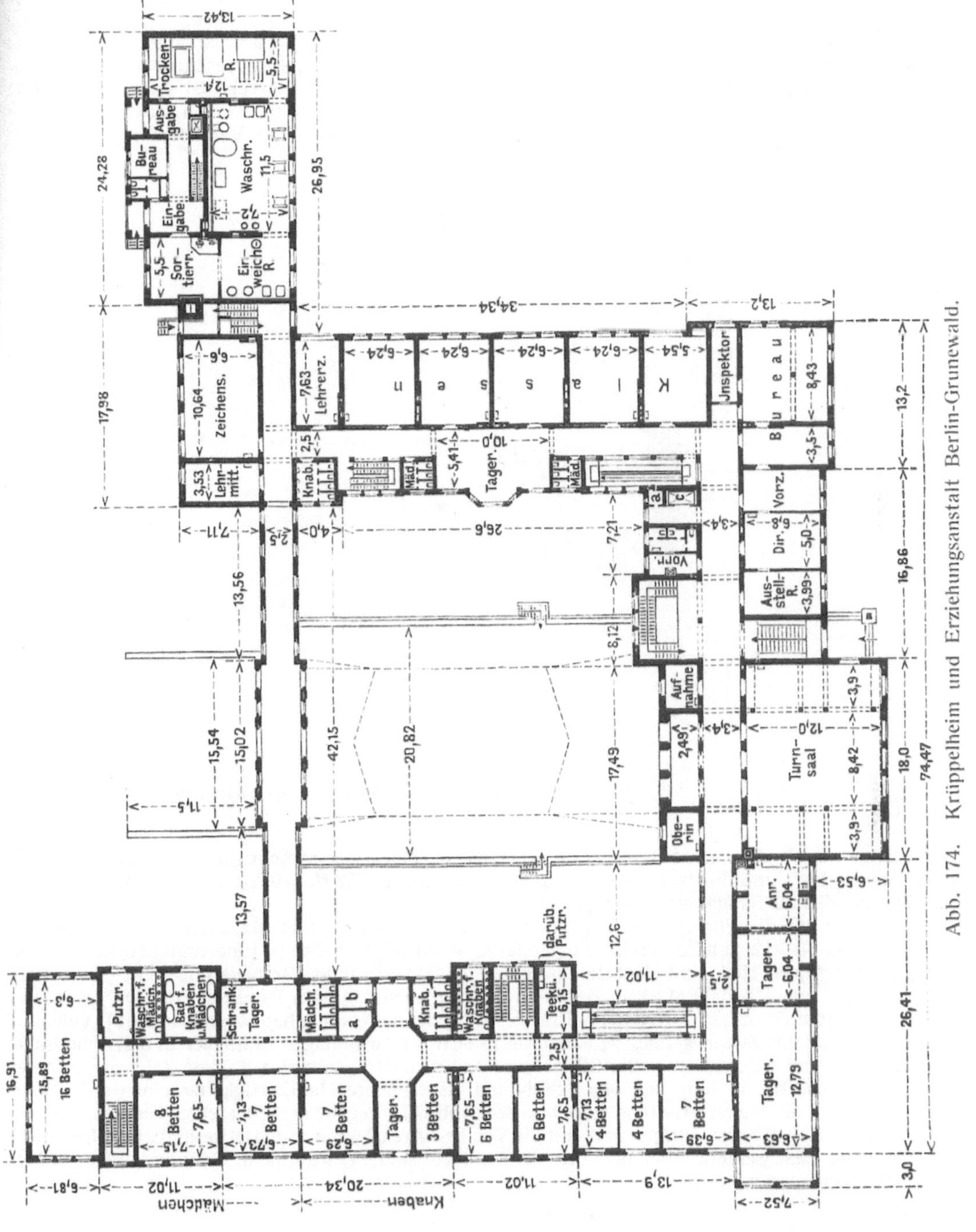

Abb. 174. Krüppelheim und Erziehungsanstalt Berlin-Grunewald.

Da jeder eingebrachte Säugling nach der Aufnahme für einige Tage besonderer Beobachtung (Quarantäne) bedarf, und da auch besondere Wärmeschutzvorrichtungen in Form von Einzelwarmbetten oder Wärmezimmern nicht entbehrt werden können, ist die Aufteilung der Säuglingsabteilung in Einzelräume mit 4—6 Betten angebracht. Um trotzdem die Übersicht nicht zu verlieren und die Pflege nicht unnötig zu verteuern, hat man im Kaiser-und-Kaiserin-Friedrich-Krankenhause mit sehr günstigem Ergebnis die Trennwände durch große Fenster aus Spiegelglas durchbrochen (s. Abb. 173).

Charakteristisch sind ferner die Stillzimmer, die Brutkammern und der Brauseraum, der nicht nur für therapeutische Zwecke, sondern auch zur raschen Reinigung der Säuglinge zu dienen hat, und daher mit einer kleinen in Tischhöhe angebrachten Fayencewanne nebst darüber befindlicher Schlauchbrause, deren Mischhahn eine genaue Temperaturregelung des zuströmenden Wassers ermöglicht, ausgestattet wird. Für eigentliche Badezwecke ist unter jedem Bett eine Nickelwanne vorzusehen. Damit die Säuglinge mit Leichtigkeit (in Körben, welche auf Wagen gestellt werden) an die frische Luft gebracht werden können, sind Veranden, möglichst mit

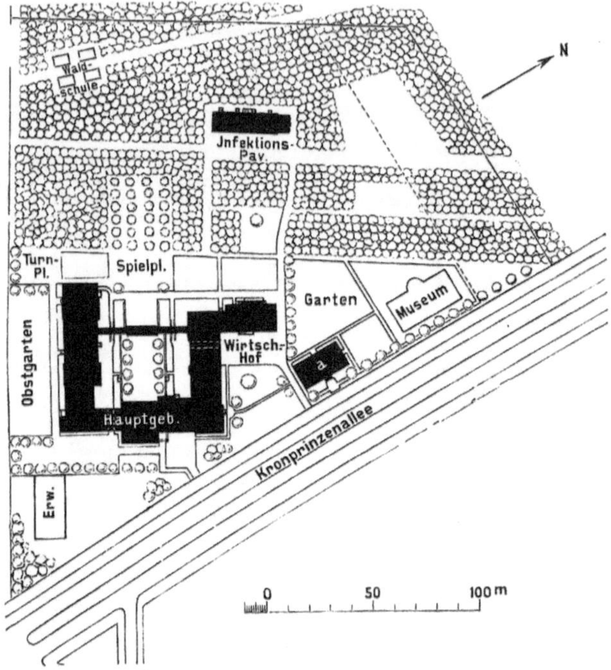

Abb. 175. Krüppel-Heil- und Erziehungsanstalt Berlin-Grunewald.

Rampen nach dem Garten an einer die Fenster nicht beeinträchtigenden Stelle anzulegen. Näheres Erg. und Fortschr. des Krankenhauswesens **1**, 302 ff. (1912); Baurat Böthke, Säuglingsheime und Säuglingskrankenhäuser.

Auch auf die Fürsorge für jugendliche Krüppel, Knaben und Mädchen im Durchschnittsalter von 10—12 Jahren, greift die moderne Wohltätigkeit über. Eine umfängliche, mustergültige Krüppel-Heil- und -Erziehungsanstalt für 250 Pfleglinge ist neuerdings mit einem Bauaufwande von 1200000 Mark in Berlin-Grunewald nach den vom Direktor Prof. Dr. Bisalsky aufgestellten Grundsätzen (Näheres Erg. u. Fortschr. d. Krankenhauswesens I [1912]) vollendet worden. Ihrem Zweck gemäß vereinigt sie in sich die Grundlagen ärztlicher und erzieherischer Tätigkeit und weist daher außer Schlaf- und Aufenthaltsräumen eine größere Zahl von Räumen für klinische Behandlung und von Schul- und insbesondere Handfertigkeitsräumen auf. Einen Einblick in die Raumverteilung gewährt der Abb. 174 gegebene Erdgeschoßgrundriß und der Lageplan Abb. 175. Im übrigen muß auf die von den Architekten J. Böthke und H. Schmieden gegebene Beschreibung, der die Abb. entnommen sind, Zentralbl. d. Bauverw. 1913, 613 ff., verwiesen werden.

Kapitel VIII.

Lüftung und Heizung.

Von Prof. Dr. H. Selter, Königsberg.

Lüftung.

Die Luft in geschlossenen Räumen kann durch den Aufenthalt von Menschen derart verändert und verschlechtert werden, daß sie, wenn die Verschlechterung einen hohen Grad erreicht, Gesundheitsstörungen verursacht. Solche Störungen, welche z. B. in überfüllten Versammlungsräumen bei empfindlichen Personen eintreten, sind Kopfschmerzen, Übelkeitsgefühl mit Erbrechen, Ohnmacht. In Schulen will man Ermüdungserscheinungen, Unaufmerksamkeit, Schläfrigkeit, bei längerer Einwirkung auch Bleichsucht (Anämie), auf verdorbene Luft zurückführen. Die Veränderung der Luft braucht nicht immer allein durch die Menschen bedingt zu sein, sondern kann auch von dem Raum selbst stammen, Tapeten, Einrichtungsgegenstände usw. (der muffige Geruch in nicht gelüfteten Räumen); ferner tragen Beleuchtung und Heizung dazu bei. Die in gewerblichen Betrieben eintretende Luftverschlechterung s. Bd. I Kap. Gewerbehygiene.

Die menschliche Ausatmungsluft enthält etwa 100mal mehr Kohlensäure als die atmosphärische Luft, etwas weniger Sauerstoff und ist mit Wasserdampf

	Einatmungsluft	Ausatmungsluft
Sauerstoff	20,7	15,4
Stickstoff	78,8	79,2
Kohlensäure. . . .	0,03	4,4
Wasserdampf . . .	0,57	gesättigt

gesättigt; der menschliche Körper gibt stündlich etwa 100 W. E. und 80 g Wasser als Wasserdampf ab. Befindet sich ein Mensch in einem geschlossenen Behälter, so muß deshalb eine Verminderung des Sauerstoffgehaltes, eine Erhöhung des Kohlensäuregehaltes, der Temperatur und Feuchtigkeit eintreten. Der Kohlensäuregehalt kann aber schon beträchtlich zunehmen, ohne Störungen zu veranlassen; bis 1% wird sehr gut vertragen, erst bei 4% wurden Schädigungen beobachtet. Unter gewöhnlichen Verhältnissen wird auch eine gesundheitsschädliche Kohlensäureanhäufung kaum möglich sein, da in menschlichen Aufenthaltsräumen durch die natürlichen Öffnungen der Fenster und Türen und durch die Poren des Mauerwerks stets soviel Luft von außen eintreten wird, daß der Kohlensäuregehalt unter 1% bleibt. Wichtiger als die Kohlensäurezunahme ist das Auftreten von ekelerregenden Riechstoffen in menschlichen Aufenthaltsräumen, die durch Schweißsekretion der Haut, schlechte Zähne, Ausdünstungen aus Magen, Darm, Kleidern usw. verursacht werden. Bekannt sind ja die typischen Gerüche in Kasernenstuben, Schulen, Handwerkerräumen und Proletarierwohnungen. Die Riechstoffe sind chemisch noch nicht erkannt, auch steht noch nicht fest, in welcher Weise sie schädlich auf den Körper einwirken. Ihre Wirkung ist vielleicht eine ähnliche, wie die durch die Bukettstoffe des Weines oder durch die Gerüche mancher Blumen hervorgerufene, durch die bei empfindlichen Personen leicht Kopfschmerzen entstehen.

Man hat auch angenommen, daß der menschlichen Ausatmungsluft aus der Lunge giftige Substanzen beigemengt seien. Die diesbezüglichen Beobachtungen von Brown-Secquard und D'Arsonval, die Tiere zugrunde gehen sahen, wenn sie die Ausatmungsluft anderer Tiere einatmeten oder wenn ihnen das Kondenswasser menschlicher Atemluft einverleibt wurde, konnten von anderen Forschern auf den hohen Kohlensäuregehalt der benutzten Medien zurückgeführt werden. Die Wirkung bleibt aus, wenn für eine einwandfreie Beseitigung der Kohlensäure gesorgt wurde. Auch die von Peters nachgewiesene giftige Wirkung des Kondenswassers menschlicher Ausatemluft auf das isolierte Froschherz ließ sich nach Lange durch die erhöhte Kohlensäurespannung erklären. Wolpert glaubt, daß die Beimengung der Ausatemluft die Kohlensäureabgabe des Körpers herabsetze; er kann nicht entscheiden, ob diese Verminderung ihren Grund hat in Stoffen, welche durch die Atmung der Luft beigemengt werden, oder ob sie als ein rein psychisch-reflektorischer Vorgang aufzufassen sei. Da die Kohlensäure als solche und die geringfügige Sauerstoffverminderung den Gaswechsel nicht beeinflussen kann, soll die depressorische Wirkung auf eine nervöse Beeinflussung zurückgeführt werden. Heymann wies jedoch nach, daß diese Kohlensäureabnahme so gering ist, daß sie als belanglos bezeichnet werden kann. Bei längerem Aufenthalt in einem geschlossenen Raum und der dabei zustande kommenden Häufung der Expirationsprodukte, sah Schuster bei Prüfung mittels des Ergographen keine ungünstige Beeinflussung des körperlichen Verhaltens. Weichardt glaubte die Anschauung über die Giftigkeit der Ausatemluft durch seine Kenotoxintheorie stützen zu können. Das von ihm im Muskelpreßsaft ermüdeter Tiere gefundene Ermüdungsgift Kenotoxin soll auch in der Ausatemluft vorkommen und die Ermüdungserscheinungen in verbrauchter Luft hervorrufen. Die Grundlagen der Weichardtschen Theorie in allen daraus gezogenen Folgerungen sind von Inaba, Konrich, Korff-Petersen[1]) widerlegt worden.

Man hat also bisher noch keinen sicheren Beweis für die Giftigkeit der Ausatemluft erbringen können. Es wäre aber doch möglich, daß den Riechstoffen, deren Wirkung bisher noch nicht geprüft worden ist, eine höhere Bedeutung zugemessen werden muß. Auch wenn die Insassen bewohnter Räume selbst nichts davon merken, da die Riechstoffe so allmählich auftreten, daß die Geruchsnerven abgestumpft werden, ist eine Schädigung der Gesundheit doch möglich, wie man es ja bei der Einwirkung der Bukettstoffe des Weins oder der Riechstoffe der Blumen sieht.

Der Einfluß der Wärme und Feuchtigkeit in geschlossenen Räumen ist von Flügge[2]) und seinen Schülern genau untersucht worden. Bei Versuchspersonen stellten sich in einem nicht gelüfteten Kasten Gesundheitsstörungen ein, sobald die Temperatur über 22° C und die Feuchtigkeit über 60% betrug. Die Symptome blieben aus bei geringerer Temperatur und Feuchtigkeit, auch wenn keine Zufuhr frischer Luft erfolgte und der Kohlensäuregehalt auf 1—1,6% stieg. Flügge will deshalb die Gesundheitsstörungen nicht auf eine chemische Änderung

[1]) Die Literatur s. in den Arbeiten von Konrich, Korff-Petersen, Lange, Schuster, Zeitschrift f. Hygiene **78**.

[2]) K. Flügge, Über Luftverunreinigung, Wärmestauung und Lüftung in geschlossenen Räumen. Zeitschrift f. Hygiene **49**, 363.

der Luft zurückführen, sondern auf mangelnde Entwärmung. Die durch schlechte Luft bedingten Störungen sollen also im wesentlichen Symptome der Wärmestauung im Körper sein, die auftreten, sobald dem Körper die Abgabe von Wärme und Feuchtigkeit an die umgebende Luft, die zur Erhaltung des Wohlbefindens unbedingt notwendig ist, erschwert wird. Zu andern Resultaten kam allerdings Hintze,[1]) der Versuchspersonen in einem Raum mit 30—40° Temperatur und 50—60% Feuchtigkeit ließ. In einzelnen Versuchen bewegte sich die Temperatur zwischen 20 und 30° bei einer Feuchtigkeit bis zur Sättigung. Hintze beobachtete nur sehr selten geringe Gesundheitsstörungen und glaubt, daß die Überempfindlichkeit gegen Hitze bei Temperatur und Feuchtigkeitsgraden, wie sie in überfüllten menschlichen Aufenthaltsräumen gelegentlich vorkommen, eine seltene Erscheinung darstellt.

Man hat auch an den Einfluß luftelektrischer Faktoren gedacht, die vielleicht auf das Wohlbefinden der Menschen einwirken können. Nach Untersuchungen von Korff-Petersen[2]) scheinen Unterschiede in der Ionisation keine akuten Störungen des Wohlbefindens zu veranlassen. Das Verhalten der elektrischen Leitfähigkeit in den Wohnräumen und der Einfluß gesteigerter Potenzialdifferenz auf den Menschen muß noch weiter untersucht werden.

Aus dem Vorstehenden geht hervor, daß die Frage, worauf die schädliche Einwirkung der schlechten Zimmerluft auf den menschlichen Organismus zurückzuführen ist, noch nicht geklärt ist. Zweifellos ist die Luft im Zimmer für den Körper zuträglicher, wenn sie in ihrer chemischen Beschaffenheit der atmosphärischen Luft möglichst gleichkommt. Sie soll ferner eine angemessene Wärme, nicht über 20° C und einen nicht zu hohen Feuchtigkeitsgehalt haben, der sich nach der Temperatur richten muß. Nach Nußbaum[3]) würde bei einer Temperatur von 20° eine Feuchtigkeit bis 60%, bei 21—23° bis 50%, bei 24° und mehr 40% erträglich sein.

Die Lüftung hat also die Aufgabe, die Zunahme der Riechstoffe über ein gewisses Maß hinaus zu verhindern und Temperatur und Feuchtigkeit in normalen Grenzen zu halten, soweit sich dies nicht durch die Regelung der Heizung erreichen läßt. Lüftung und Heizung können, wie wir weiter unten sehen werden, miteinander verbunden werden. Zugleich muß danach gestrebt werden, durch Erziehung zur Reinlichkeit das Auftreten der Riechstoffe überhaupt zu vermeiden oder auf ein möglichst geringes Maß zu beschränken. So sind z. B. in Volksschulen durch Einführung der Schulbäder und Einrichtung von Schulzahnkliniken die Riechstoffe erheblich vermindert worden. In gewerblichen Räumen muß die Lüftung eine schädliche Konzentration der beim Betrieb entstehenden Dämpfe und Gase zu verhindern suchen und den auftretenden Staub beseitigen. Hierzu sind aber große, mit erheblicher Geschwindigkeit eingeführte Luftmengen erforderlich, wie sie in Wohn- und Versammlungsräumen nicht angewandt werden können. Deshalb kann man in den letzteren auch nicht die Entfernung des Staubes durch die Lüftung verlangen. Dieser muß durch die Reinigung der Räume beseitigt werden. Die hygienisch einwandfreiste Beseitigung des Staubes geschieht durch Entstaubungseinrichtungen, die entweder als Zentralanlagen eingerichtet werden, mit

---

[1]) K. Hintze, Versuche über den Einfluß von Temperatur und Feuchtigkeit im geschlossenen Raum auf den menschlichen Organismus. Zeitschrift f. Hygiene **80**, 171.

[2]) H. Korff-Petersen, Untersuchungen über den Einfluß luftelektrischer Faktoren, insbesondere der Ionisation, auf das Wohlbefinden des Menschen, Zeitschrift f. Hygiene **80**, 505.

[3]) H. Chr. Nußbaum, Die Bestimmung der Größe des stündl. Luftwechsels usw., Gesundheitsingenieur **1913**, 7.

welcher die einzelnen Räume durch in die Wände verlegte Rohrleitungen verbunden sind, oder indem man transportable Apparate benutzt, die von Zimmer zu Zimmer gebracht und durch Steckkontakt mit der elektrischen Leitung verbunden werden.

Lüftungsbedarf. Die zur Reinhaltung der Luft erforderliche Luftmenge kann man in verschiedener Weise bestimmen, je nachdem man den chemischen oder physikalischen Faktoren höhere Bedeutung zumißt. Von der Annahme ausgehend, daß die schädigenden Substanzen in der Luft und die Riechstoffe in der gleichen Weise zunehmen wie der Kohlensäuregehalt (falls keine anderen Kohlensäurequellen außer dem Menschen dazu beitragen, wie Beleuchtung oder Heizung), schlug Pettenkofer vor, den Luftbedarf mit Rücksicht auf einen nicht zu überschreitenden Kohlensäuregehalt zu berechnen. Pettenkofer hatte gefunden, daß sich die Raumluft durch den Geruch als schlecht erwies, sobald der Kohlensäuregehalt über 1‰ stieg und folgerte daraus, daß eine Steigerung bis 1‰ durch Zuführung frischer atmosphärischer Luft ausgeglichen werden müßte. Die Berechnung geschieht nach der Formel

$$L = \frac{K}{r - a}.$$

Hierin bedeutet L die zur Lüftung notwendige Luftmenge in Kubikmeter pro Stunde, K die Kohlensäureproduktion durch die Insassen pro Kubikmeter und Stunde, r den zulässigen Kohlensäuregehalt in 1 cbm Raumluft, a den Kohlensäuregehalt der atmosphärischen Luft. Letzterer wird mit 0,3‰ (0,0003 l CO_2 in ein Liter Luft) angenommen. Der erwachsene Mensch produziert pro Stunde 22,6 l Kohlensäure, ein Schulkind etwa die Hälfte. Würde sich in einem Raum von 1 cbm Inhalt ein Mensch befinden, so würde

$$L = \frac{22{,}6}{0{,}001 - 0{,}0003} = 32286 \text{ l Luft}$$

sein; es müßten also etwa 32 cbm Luft in der Stunde dem Raum zugeführt werden, um zu verhindern, daß der Kohlensäuregehalt über 1‰ steigt. Je größer der einem Menschen zur Verfügung stehende Luftraum — Luftkubus — ist, um so geringer braucht der Luftwechsel zu sein. Würde dieser z. B. 10 cbm betragen (das kleinste für einen Schlafraum des Erwachsenen zulässige Maß), so müßte ein etwa dreimaliger Luftwechsel während einer Stunde erfolgen. Gewöhnlich wird in Wohnräumen aber nur ein- bis zweifacher Luftwechsel erreicht; der Luftkubus müßte dementsprechend dann größer bemessen werden. Ein mehr als fünfmaliger Luftwechsel ist nicht angebracht, da die Luft dann mit einer solchen Geschwindigkeit zuströmt, daß sich Zugerscheinungen nicht vermeiden lassen.

Legt man dem Ventilationsbedarf eine nicht zu überschreitende Raumtemperatur zugrunde, so läßt sich derselbe nach der von Rietschel[1]) angegebenen Formel berechnen.

$$L = \frac{W(1 + \alpha t)}{8{,}309\ (t - t_1)},$$

L der stündliche Luftwechsel in Kubikmeter, t die zulässige Temperatur, t_1 die Temperatur der eingeführten Luft, α der Ausdehnungskoeffizient der Luft

[1]) H. Rietschel, Die Bestimmung der Größe des stündl. Luftwechsels usw. Gesundheitsingenieur 1913, 3.

(0,00367), W die Wärmezufuhr (W kann zerlegt werden in Wärmeabgabe des Menschen, der Beleuchtung, Heizkörper, Wärmezufuhr oder -verlust durch die Begrenzung).

Diese Berechnungsart ist aber sehr wenig zuverlässig, da die Wärmeverluste durch Absorbierung der Umfassungswände und Einrichtungsgegenstände nur schwer zu fassen sind. Der erwachsene Mensch gibt in der Stunde etwa 100 W. E., ein Schulkind 50 W. E. ab. In einer Schulstube müßte nach einer Berechnung von H. Recknagel[1]) die Raumtemperatur von 16,9° C auf 23,9° steigen. In Wirklichkeit ist diese Steigerung bei weitem nicht so hoch. In praktischen Versuchen sahen wir, daß die Schulzimmertemperatur während des Unterrichts bei abgestellter Lüftung höchstens um 3° stieg. Nach Rietschel kommt von der von den Menschen abgegebenen Wärme nur etwa die Hälfte für die Erwärmung der Zimmerluft in Betracht; in vollbesetzten Räumen wird die Wärmeabgabe durch Strahlung verhindert und ein Teil der Wärme zur Erwärmung der Atemluft und Verdunstung des Wassers von der Hautoberfläche verwandt.

Zur Bestimmung des stündlichen Luftbedarfs für vollbesetzte Räume nach Maßgabe eines nicht zu überschreitenden Feuchtigkeitsgehaltes benutzt man die Formel

$$L = \frac{G}{g_2 - g_1},$$

G die produzierte Gesamtwassermenge in Gramm pro Stunde, g_1 Wassergehalt in 1 cbm Zuluft in Gramm, g_2 zulässiger Wassergehalt in 1 cbm Raumluft in Gramm. Der erwachsene Mensch gibt pro Stunde etwa 80 g Wasser als Wasserdampf an die umgebende Luft ab. Verlangt man, daß eine Temperatur von 20° C und ein Feuchtigkeitsgehalt von 60 % nicht überschritten werden, so müßten nach Recknagel bei 15° Temperatur und 70 % relativer Feuchtigkeit der Außenluft schon 80 cbm Zuluft pro Person eingeführt werden, was sich aber kaum ermöglichen läßt.

Die beste Berechnung geschieht vorläufig noch nach dem Kohlensäuremaßstab, wobei man aber als weitere Forderung aufstellen sollte, daß eine Raumtemperatur von 20° C nicht überschritten wird. Im Winter läßt sich dies durch Regelung der Heizung leicht erreichen. Hier wird man dann in vollbesetzten Räumen bei einer ausreichenden Lüftung selten Feuchtigkeitswerte über 70 % erhalten. Im Sommer werden sich bei höheren Außentemperaturen höhere Feuchtigkeitsgrade nicht vermeiden lassen. Wird die Feuchtigkeit zu hoch, so daß sich nachweislich bei den Insassen Gesundheitsstörungen bemerkbar machen, wie man es z. B. in gewerblichen Betrieben (Spinnereien u. a.) beobachtet hat, so muß man entweder die eingeführte Luft trocknen (s. Bd. I Kap. VIII S. 319) oder eine lebhafte Bewegung der Luft herbeiführen. Letztere wirkt nach Untersuchungen Flügges entwärmend und wie eine Lufterneuerung.

Die Arten der Lüftung

Natürliche Lüftung. In einem geschlossenen Raum beobachtet man auch ohne besondere Lüftungseinrichtungen einen Luftwechsel, der auf der Durchlässigkeit des Mauerwerks und auf den vorhandenen natürlichen Öffnungen an Fenstern und Türen beruht. Die Luftdurchlässigkeit des Mauerwerks ist nach dem Material verschieden, am größten bei Schlacken- oder Kalktuffsteinen (s. Kap. VI S. 151). Sie spielt aber keine große Rolle, zumal sie durch Anstrich der Wände oder Bekleidung mit

[1]) H. Recknagel, Lüftung und Heizung in Handbuch der Hygiene von Rubner, Gruber, Ficker (Leipzig 1915).

Tapeten und Holz fast ganz aufgehoben wird. Eine größere Bedeutung haben die Tür- und Fensterritzen, durch die es bei kalten Außentemperaturen leicht zu unangenehmen Zugerscheinungen kommen kann. Die Wirkung der Selbstlüftung geschlossener Räume ist im allgemeinen ziemlich gering, sie erreicht im Winter bei einem Temperaturunterschied von 20° zwischen Innen- und Außentemperatur vielleicht eine einmalige Lufterneuerung in zwei Stunden.

Über die Bedingungen der natürlichen Lüftung haben die Untersuchungen G. Recknagels[1]) Aufschluß gegeben. Wird die Luft in einem hohlen Würfel (Abb. 176), dessen Umwandungen gleiche Durchlässigkeit haben, erwärmt, so wird die Luft leichter, steigt nach oben und sucht durch die Decke und den oberen Teil der seitlichen Wände nach außen zu entweichen. Im unteren Teil des Würfels wird dementsprechend die Luft verdünnt, und als Ersatz dringt kältere Luft von

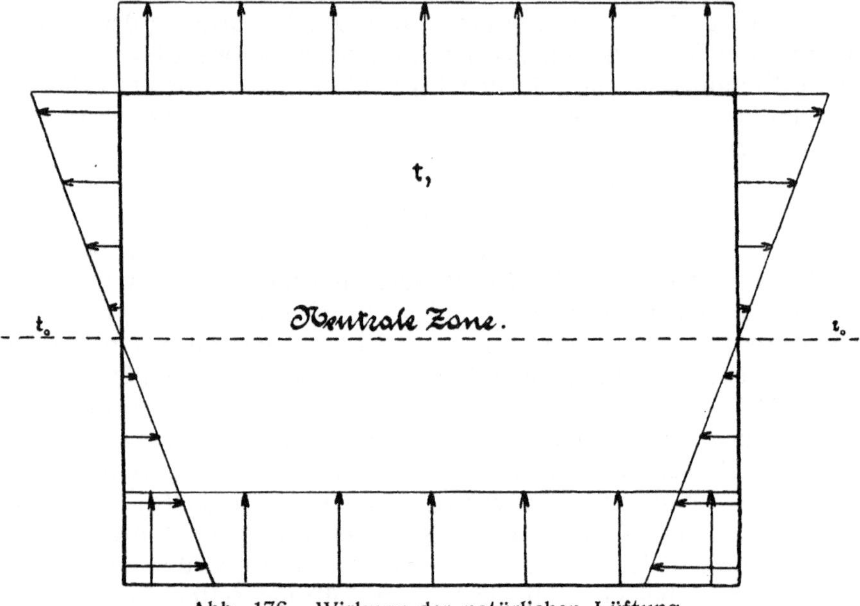

Abb. 176. Wirkung der natürlichen Lüftung.

außen durch den Fußboden und den unteren Teil der Wände nach innen, und zwar in gleicher Weise und mit der gleichen Kraft wie die warme Luft nach außen. Der Druck nimmt von der Mitte nach oben und unten zu. Oben nach außen, unten nach innen, in der Mitte selbst befindet sich ein Gleichgewichtszustand, den Recknagel neutrale Zone nennt. Verstärkt man die Durchlässigkeit oben oder unten, z. B. durch Anbringen von Öffnungen, so rückt die neutrale Zone nach dort. Ist die Außenluft wärmer als die Innenluft, so werden die ganzen Verhältnisse umgedreht, es wird im oberen Teil die Luft von außen nach innen und im unteren von innen nach außen gedrückt. Auf die hygienische und wirtschaftliche Bedeutung der Höhenlage der neutralen Zone weist H. Recknagel mit Recht hin. Im Winter drückt unterhalb der neutralen Zone die kalte Außenluft nach innen und kühlt das Mauerwerk dauernd aus. Hierdurch wird die Wärmeabgabe der Insassen durch Strahlung gesteigert, was durch Verstärkung der Heizung ausgeglichen werden muß. Legt man die neutrale Zone tief, z. B. durch Einrichtung

[1]) G. Recknagel, Handbuch der Hygiene v. Pettenkofer und v. Ziemssen **1894**, I, 2. Abt., 4. Heft.

einer Drucklüftung s. unten) mit erwärmter Luft unter den Fußboden, so vermeidet man einmal jeglichen Zug durch Fenster- und Türritzen und erreicht statt einer Abkühlung des unteren Mauerwerks eine Erwärmung desselben, wodurch auch nach Abstellung der Ventilation und Heizung die in den Mauern aufgespeicherte Wärme an die Innenluft abgegeben werden kann. Auf diese Weise soll man in Schulen und Kirchen der Stadt Basel bedeutende wirtschaftliche Erfolge gehabt haben.

Die treibenden Kräfte der natürlichen Lüftung sind Druckunterschiede der Luft, hervorgerufen durch Verschiedenheit der Temperatur oder durch Einfluß von Winden. Der Wind kann entweder durch Druck Luft von außen nach innen befördern oder durch Sauger im Innern einen Unterdruck verursachen. Beides wird für die Ventilation ausgenutzt. Ähnlich wie die Temperaturdifferenzen wirken auch verschiedene Feuchtigkeitsgrade, da feuchte Luft leichter ist.

Die beste und wirksamste Art der natürlichen Lüftung geschieht durch Öffnen von Fenstern und Türen. Liegen diese an verschiedenen Wandseiten, so bewirkt man durch Offenhalten dieser beiden einen starken Durchzug, durch welchen man selbst unter ungünstigen Bedingungen, d. h. Temperaturgleichheit, zwischen Innen- und Außenluft eine vollständige Lufterneuerung in kurzer Zeit erreicht. Während der Benutzung der Räume ist diese Lüftung aber nicht möglich, hier ist nur das Öffnen der Fenster an einer Seite gestattet. Nach einer Berechnung von Berlowitz[3]) erzielt man bei einem Raum von 80 cbm Inhalt durch ein Fenster mit 1,8 qm Fläche unter möglichst ungünstigen Umständen, d. h. Fehlen jeglichen Windes, eine einmalige Durchlüftung bei einer Temperaturdifferenz von 20° C in 9,6 Minuten; bei 15° in 11,1 Minuten; bei 10° in 13,5 Minuten. Meist wird die Durchlüftung schneller eintreten, die Zahlen stellen nur eine obere Grenze dar, über die hinaus zu lüften überflüssig und unökonomisch ist, da dann eine zu starke Abkühlung der Wände eintritt.

Eine dauernde Fensterlüftung eines Raumes während des Gebrauchs ist im Winter nur durch verstellbare Oberlichter möglich, bei denen durch Anbringung seitlicher Wangen ein direktes Herabfallen der kalten Luft vermieden werden muß. Stehen die Heizkörper einer Zentralheizung unter dem Fenster, so können diese die herabfallende kalte Luft abfangen und erwärmen. Aber auch an warmen Tagen, ja selbst bei Temperaturgleichheit und sogar höheren Außentemperaturen, kann in vollbesetzten Räumen, z. B. Schulen, die Fensterlüftung nützlich sein, da durch die von den Insassen abgegebene Feuchtigkeit eine, wenn auch nur leichte Bewegung der Luft und damit ein Austausch mit der atmosphärischen Luft herbeigeführt wird. Hierzu sind allerdings größere Berührungsflächen notwendig, also Öffnen sämtlicher Fensterflächen. Die Fensterlüftung ist mit Unrecht in den Schulen und Krankenhäusern in den letzten Jahren in den Hintergrund gedrängt worden; bei sachverständiger Bedienung derselben wird man in der Lage sein, auf andere Lüftungseinrichtungen verzichten zu können.

Besondere Lüftungseinrichtungen. Will man unabhängig von den Fenstern eine Lüftung erreichen, so muß man besondere Kanäle für Zuführung frischer und Abführung verbrauchter Luft einrichten. Je nach Zweck kann man beide oder nur einen von ihnen vorsehen. Bei Zuluftkanälen benutzt man als treibende Kraft die aufsteigende Bewegung der erwärmten Luft,

[3]) Berlowitz und Hottinger, Lüftung und Heizung. Weyl's Handbuch d. Hygiene 2. Aufl. 4, 3. Abt. 1914.

bei Abluftkanälen außer diesen auch noch die Saugwirkung des Windes. Abluftkanäle allein sind zweckmäßig, wenn es sich um die Abführung unangenehmer Gerüche handelt, wie z. B. in Aborten, Küchen usw. Man stellt dadurch in dem Raum einen Unterdruck her, so daß die Luft von außen und den nebenanliegenden Räumen nachdrängt und dadurch vermieden wird, daß Gerüche in diese Räume gelangen. Daß bei Aborten eine Lüftung durch Fenster allein gerade das Hineinbringen von Gerüchen in die anliegenden Räume fördert, wird von Uber[1]) mit Recht hervorgehoben. Dieser schlägt vor, zwischen Abort und Flur einen Vorraum anzulegen und diesen durch einen wagerechten, an der Decke liegenden Luftkanal mit der Außenluft zu verbinden (Abb. 177). Besitzt der Abortraum dann einen warm in einer Innenwand liegenden Abluftkanal, so erzielt man bei festgeschlossenem Abortfenster im Vorraum einen Überdruck gegen den Abortraum und verhindert dadurch das Übertreten von Dünsten in den Flur. Bringt man im unteren Teil der Aborttür Öffnungen an, so drückt die kalte Luft aus dem Vorraum in den

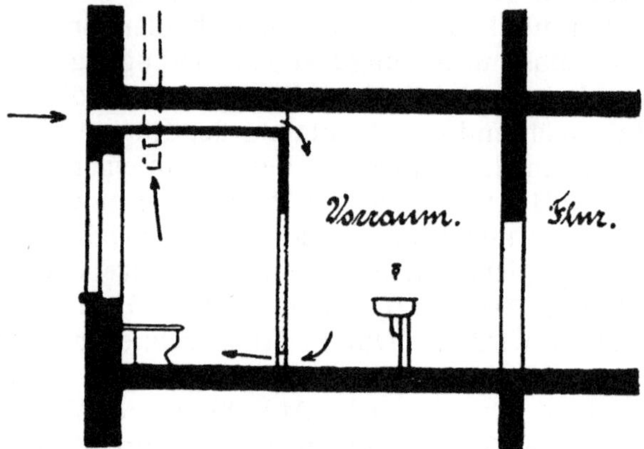

Abb. 177. Abortluftung.

Abort und zwingt die Abortluft durch den Abluftkanal zu entweichen. Ist die Anlegung eines Vorraumes nicht möglich, so kann man am Fußboden einen Frischluftkanal bis in die Nähe der Tür führen.

Jeder Raum soll seinen eigenen Abluftkanal haben, da bei Anschluß mehrerer Räume an einen Abluftkanal schlechte, mit Gerüchen behaftete Luft aus einem Raum in den anderen gebracht werden kann.

Die Abluftkanäle wirken umso besser, je größer die Temperaturunterschiede sind. Ist die Innenluft nur noch 5° wärmer als die Außenluft, so ist nach Rubner[2]) eine Wirkung nicht mehr zu erwarten, falls nicht die saugende Kraft des Windes hinzutritt. Um diese auszunützen, müssen die Abluftkanäle (am besten in den Innenwänden, da diese stets wärmer sind) bis über das Dach hinausgeführt werden. Man versieht sie mit Saugköpfen (unbewegliche und bewegliche, die sich mit Hilfe einer Wetterfahne nach dem Winde stellen), Abb. 178, oder Deflektoren, von denen der Wolpertsche (Abb. 179) sehr zweckmaßig ist. Diese verhindern das Eindringen von Schnee und Regen, halten auffallende Winde ab und nutzen bei jedem Wind die saugende Kraft aus. Stellt man die Saugköpfe in die Richtung des Windes, so wirken sie als Preßköpfe, durch welche der Wind in die

[1]) R. Uber, Luftung von Abortraumen. Gesundheitsingenieur **1918**, 7.
[2]) M. Rubner, Lehrbuch der Hygiene. 8. Aufl. Wien 1907.

Räume gedrückt wird, wie sie z. B. auf Schiffen zur Lüftung von Heizkesselräumen benutzt werden. Die Wirkung der Abluftkanäle kann auch durch eine künstliche Vorwärmung der darin befindlichen Luftsäule verstärkt werden (Aspirationsheizkörper oder Lockflamme). In diesem Falle können die Abluftkanäle aus mehreren Räumen in einem Hauptabluftkanal, der den Aspirationsheizkörper enthält, zusammengefaßt werden, da der Auftrieb stets so stark ist, daß ein Zurückfließen der verbrauchten Luft unmöglich ist. Bei vorhandener Zentralheizung kann man auch den Abzugschlot mit einem besonderen Kanal umgeben, in den die Abzugskanäle aus den Räumen geführt werden. Die Abluftkanäle haben gewöhnlich zwei Öffnungen, eine am Fußboden für die Winterlüftung, die andere an der Decke, auch Entwärmungsklappe genannt, für die Sommerlüftung. Man stellt sich vor, daß im Winter die meist vorgewärmte Frischluft allmählich sich abkühlend zu Boden sinkt und in der Nähe des Bodens dann abgeführt wird, während im Sommer die eintretende kühlere Frischluft zuerst zu Boden sinkt, dann sich erwärmend in die Höhe steigt und in der Nähe der Decke entweicht.

Abluftkanäle allein sind nicht vorteilhaft, da dann die nachdrängende Luft aus den Korridoren genommen wird, wo sie selten rein ist. In Räumen, die zum längeren Aufenthalt vieler Menschen bestimmt sind, wie Schulen, Krankenhäusern usw. sollten deshalb niemals Abluftkanäle ohne besondere Frischluftzuführungen eingerichtet werden. Eher kann man nur Frischluftkanäle verwenden und auf die Abluftkanäle verzichten. Die Zuluftkanäle sollen Frischluft von außen in den Raum führen, die aber, um Zuglufterscheinungen zu vermeiden, angewärmt sein muß. Zu diesem Zweck bringt man die Kanäle mit den Heizvorrichtungen in Verbindung, was sowohl bei Öfen wie Heizkörpern der Zentralheizung leicht möglich ist. Bei Stellung der Heizkörper an der Außenwand in Fensternischen bedarf es nur eines kurzen Kanals (Abb. 180), in welchem eine Klappe zur Regelung der Frischluftzuführung angebracht wird. Bei Warmwasserheizung muß an die Einfrierungsgefahr der Heizkörper bei Abstellung der Heizung gedacht werden. Öfen an den Innenwänden können durch einen in den Fußboden verlegten Kanal mit der Außenluft verbunden werden. Der Ofen muß mit einem Mantel umgeben sein, um die Luft an dem Ofen zu erwärmen und in die Höhe zu führen; der Mantel soll so an den Frischluftkanal angeschlossen sein, daß eine Regulierung der Frischluftzuführung und eine Durchmischung mit der zirkulierenden Zimmerluft erreicht werden kann (s. Abb. 187 S. 232). Für größere

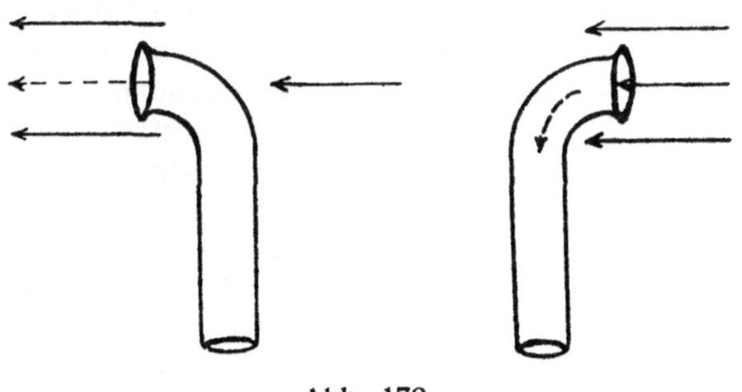

Abb. 178.
Saug- und Druckkopf.

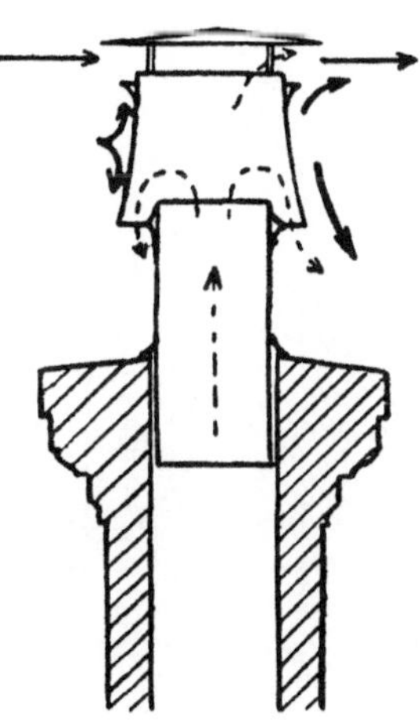

Abb. 179.
Wolpertscher Lufssauger.

Gebäude ist die Zuführung der frischen Luft von einer Stelle aus vorzuziehen, da sie eine bessere Regulierung zuläßt. Die Frischluft wird an einer möglichst staubfreien Stelle entnommen und im Keller durch einen besonderen Gang den senkrecht aufsteigenden Frischluftkanälen zugeführt. Jeder Raum muß einen eigenen Frischluftkanal haben, dessen Einmündung in den Raum über Kopfhöhe angelegt wird. Durch schräggestellte Bretter kann die Frischluft an die Decke geleitet werden. Die aufsteigenden Zuluftkanäle sind möglichst glatt herzustellen, am besten aus glasierten Tonröhren oder verbleitem Eisenblech, um ein Ablagern des Staubes zu vermeiden; auch müssen sie, wie die horizontalen Gänge im Keller, zugänglich und leicht zu reinigen sein. Zu- und Abluftkanäle werden am besten in dieselbe Wand (Innenwand, um Wärmeverluste zu vermeiden) verlegt, wodurch eine wirkliche Durchmischung der Luft ermöglicht wird. Die Erwärmung der Frischluft geschieht entweder in einer gemeinsamen Heizkammer, in der die Luft an Heizkörpern der Zentralanlage vorbeigeführt wird, oder an Heizkörpern, die in den aufsteigenden Kanälen aufgestellt sind. Die Luft soll nicht über 16° C erwärmt werden, wodurch sie ihre Frische behält. Bei höheren Temperaturen der zugeführten Frischluft liegt in vollbesetzten Räumen die Gefahr einer Überwärmung durch die von den Insassen abgegebene Wärme nahe. Zu einer Erwärmung der Luft auf 16° bedarf es keiner großen Heizflächen; sie reicht aus, um einen genügend schnellen Auftrieb zu bekommen, so daß im Winter ein dreimaliger Luftwechsel gesichert wird. Letzterer wird aber nicht erreicht, sobald die Heizung abgestellt ist; im Sommer, bei geringen Temperaturunterschieden zwischen Innen- und Außenluft, wird die Luftzuführung gänzlich versagen.

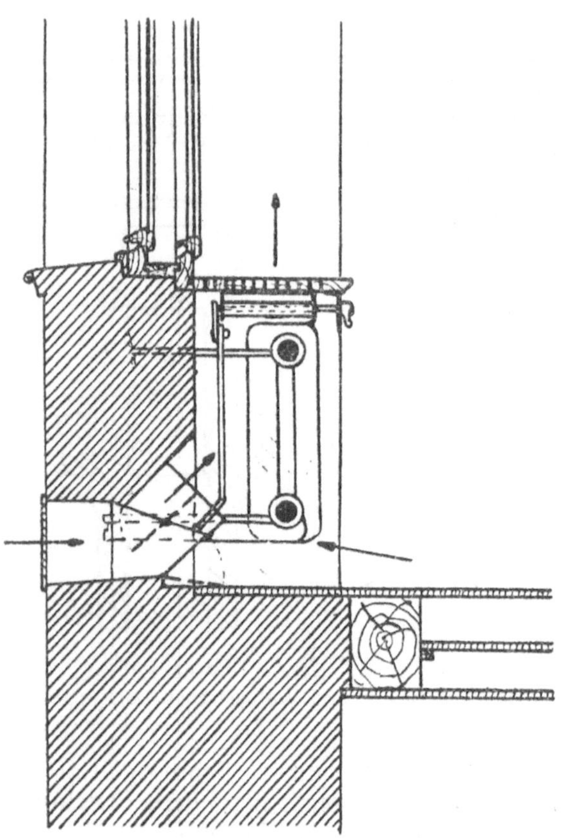

Abb. 180. Luftzufuhr durch Mauerkanal.

Lüftung durch mechanische Kraft. Will man unabhängig von der Temperatur der Außen- und Innenluft zu jeder Zeit einen ausreichenden Luftwechsel haben, so muß man die Luft durch Ventilatoren in die Räume drücken. Im Gebrauch sind heute fast nur noch durch elektrische Kraft getriebene Ventilatoren, die so aufgestellt sein müssen, daß das Geräusch nicht bis zu den zu lüftenden Räumen dringt. Wird die Luft auf 16° vorgewärmt in den Raum gedrückt, so kann man einen fünf- bis sechsmaligen Luftwechsel herbeiführen, ohne Zugerscheinungen hervorzurufen. Auf richtige Einführung der Luft in die Zimmer ist zu achten; am besten geschieht dies durch eine Anzahl kleiner Öffnungen in der Nähe der Decke, wodurch die eingeführte Luft in kleine Luftströme zerlegt wird. Günstig wirkt ein leichter Überdruck in dem Raum, indem man mehr Luft zuführt, als entweichen kann. Zu diesem Zweck verzichtet man ganz auf Abluftkanäle und läßt die Luft durch Fenster- und Türritzen ihren Ausweg suchen. Durch diesen Überdruck wird die neutrale Zone tief, auf oder unter den Fußboden verlegt, wodurch jeder Zug durch Fenster oder Türen vermieden werden kann. Es ist deshalb auch nicht nötig, die Heizkörper unter die Fenster zu stellen, was die Heizanlage erheblich verbilligt. Die Zuführung der erwärmten Luft soll aber nicht die Heizung ersetzen, sondern nur zur Lüftung dienen. Infolgedessen kann bei einer Überdrucklüftungsanlage auch nicht auf die lokalen Heizkörper in den

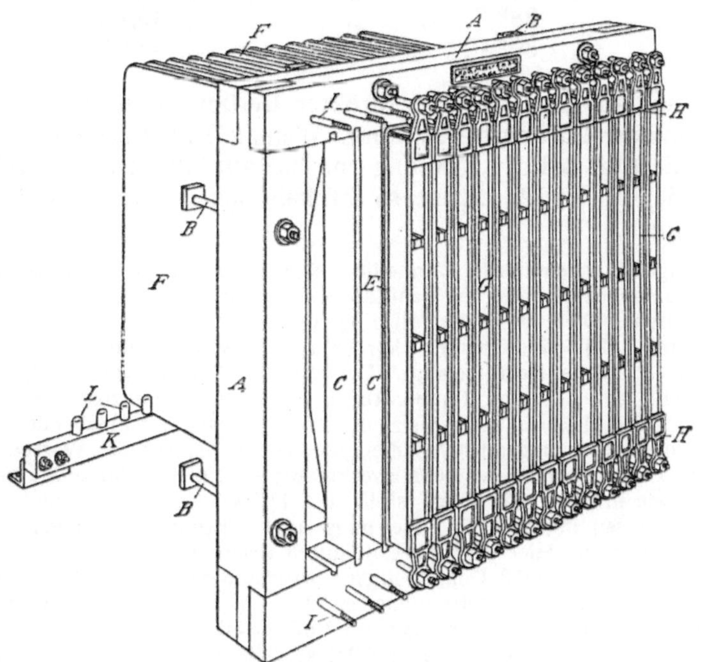

Abb. 181. Möllers Taschenfilter.

Räumen verzichtet werden, welche die Aufgabe der Erwärmung der Zimmerluft haben.

Bei den großen Mengen der zugeführten Luft tritt leicht eine Staubanreicherung der Zimmerluft ein, was nur mit Sicherheit vermieden werden kann, wenn die von außen entnommene Frischluft von ihrem Staubgehalt befreit wird. Meist in Gebrauch sind Tuchfilter, durch welche die Luft hindurchgesogen wird, oder an denen sie vorbeistreicht. Die Filter verschmutzen sehr bald und bedürfen sorgsamer Wartung und öfterer Reinigung und Erneuerung. Das Möllersche Taschenfilter (Abb. 181) ist aus einzelnen Taschen zusammengesetzt, die das Filtertuch über Rahmen gespannt enthalten, von denen jeder leicht ausgewechselt werden kann. Die Tuchfilter setzen der Luft einen ziemlich erheblichen Widerstand entgegen, der mit zunehmender Verschmutzung wächst. Weniger Kraft bedürfen die Einrichtungen zum Waschen der Luft, wobei die Luft durch einen dichten Wasserregen hindurchgeführt wird. Die mitgerissenen Wassertröpfchen läßt man durch hintergeschaltete Wände abfangen. Durch die Anwendung von derartigen Brausen kann zugleich im Sommer eine Kühlung der Luft erzielt werden. Eine Durchfeuchtung der Luft tritt dadurch nicht in nennenswertem Maße ein. Natürlich erhält die Luft eine erhöhte relative Feuchtigkeit, wenn man sie abkühlt; über diese natürliche Erhöhung hinaus findet aber keine weitere Befeuchtung statt, wenn das Kühlwasser nicht über 16° warm wird. Nach der Berechnung Hottingers[1]) findet bei Höchsttemperatur des Kühlwassers von 16° C eine Wasseraufnahme der Luft nur statt

bei 20° C, wenn sie weniger als 77 %
„ 22° C, „ „ „ „ 68,8 %
„ 24° C, „ „ „ „ 61,0 %
„ 26° C, „ „ „ „ 54,2 %
„ 28° C, „ „ „ „ 48,1 %
„ 30° C, „ „ „ „ 42,9 %

gesättigt ist, so daß daher trotz der direkten Berührung des Wassers mit der Luft keine Sättigung der Luft eintreten kann. Wenn z. B. bei der Kühlwassertemperatur von 16° die Luft bei der Kühlung von 26° auf 22° sich nicht schon durch die Kühlung an sich über 68 % sättigt, so soll kein höherer Grad als höchstens 68,8 % eintreten können.

Abb. 182 zeigt die schematische Darstellung einer Überdrucklüftungsanlage. Die Luft wird von außen entnommen mit Hilfe des Ventilators G durch das Tuchfilter F gesogen und in die Heizkammer gepreßt. Diese ist in der Mitte geteilt und so eingerichtet, daß die Luft entweder durch die im oberen Teil J befindlichen Heizkörper erwärmt wird oder ungewärmt durch den unteren Teil M in die Frischluftkanäle P gelangt. Der Schieber C regelt diese Zuführung. Auf diese Weise kann leicht jede beliebige Temperatur in der dem Raum zugeführten Frischluft eingehalten werden. Die Heizfläche der Heizkammern muß eine entsprechende Größe haben, um zumal bei Warmwasserheizung auch bei niederer Heiztemperatur des Wassers eine genügende Erwärmung der Luft zu erreichen. Sehr zweckmäßig ist ein dachförmiges Übereinanderstellen der Heizkörper wie in Abb. 183. Diese stellt die Heizkammer des Heiligbergschulhauses in Winterthur dar, dessen mustergültige Heizungs- und Lüftungsanlagen von der Firma Gebr. Sulzer hergestellt wurden. Hier wird die Luft durch Brausen vom Staub befreit und dann von links durch die dachförmig in 3 Doppelreihen übereinandergestellten Heizkörper einer Warmwasserheizung in das Innere der Heizkammer geführt. In dieser sind Wasserschalen aufgestellt, um eine Befeuchtung zu ermöglichen. Ein im Luftverteilungskanal angebrachter Humidostat regelt die Wasserverdunstung der Dunstgefäße, so daß die relative Feuchtigkeit eine untere Grenze nicht unterschreitet. Dies geschieht durch stärkere oder geringere Erwärmung des Wassers vermittels Heißwasserspiralen in den Dunstgefäßen, die ebenfalls von dem Humidostaten aus durch Druckluft betätigt werden. Für das ständige Gefüllthalten der Wassergefäße sorgt automatisch ein Schwimmer. Die Luft strömt aus der Heizkammer durch die senkrecht gestellten Heizkörper in den unter dem ganzen Gebäude herziehenden, begehbaren Hauptverteilungskanal, aus welchem die Kanäle für die Klassen senkrecht emporsteigen. Zur Innehaltung einer bestimmten Lufttemperatur ist in diesem Kanal ein Temperaturregler (s. unter Heizung) angebracht, der eine Frischluftbeimischklappe derart bewegt, daß im Kanal eine ständige Temperatur innegehalten wird. Vor der Heizkammer im Kaltluftkanal sind noch Temperaturregler angebracht, welche auf die Heizfläche der Heizkammer entsprechend der Außentemperatur einwirken.

An eine Überdrucklüftungsanlage dürfen keine Räume mit stärkerer Geruchbildung angeschlossen werden, wie Küchen, Aborte usw., da man deren Gerüche in den Korridor und andere Räume treiben würde. In diesen sollen sich daher nur Abluftkanäle befinden.

Eine Befeuchtung der Luft wird in Wohnräumen, Schulen, Konzertsälen, Theatern usw. kaum nötig sein, da durch die von den Insassen abgegebene

---

[1]) M. Hottinger, Die Kühlung menschlicher Aufenthaltsräume. Gesundheitsingenieur, **1910**, 33.

Feuchtigkeit der Feuchtigkeitsgehalt ohnehin meist zu hoch sein wird; dagegen ist sie in manchen gewerblichen Betrieben und in Museen erforderlich.

Wichtiger ist die Kuhlung der Luft an heißen Sommertagen, die sich bei einer mechanischen Überdruckluftungsanlage leicht erreichen laßt. Wie oben er-

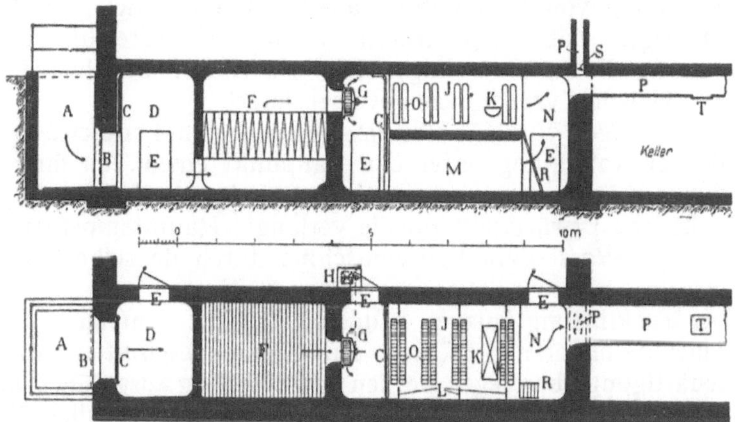

Abb 182 Schematische Darstellung einer Überdruck-Luftungs-Heizungsanlage.

wahnt, wird eine Kuhlung durch die zur Entstaubung verwendeten Brausen bewirkt. Ferner gelingt es durch In-Betriebhaltung der Luftung wahrend der Nacht die Wande der Luftkammern und -kanale so stark abzukuhlen, daß man am Tage die Raume einige Grade unter Außentemperatur halten kann Im Nurnberger

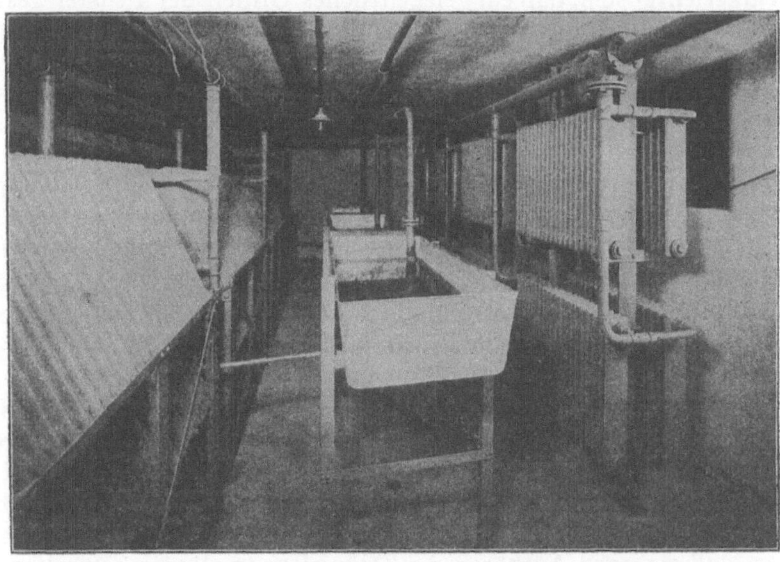

Abb 183 Heizkammer zur Vorwarmung der Frischluft im Heiligberg-Schulhaus in Winterthur.

Stadttheater erzielte man auf diese Weise am Tage eine gleichmaßige Innentemperatur von 21° C, bei Schwankungen der Außentemperatur bis zu 31°. Auch die Radiatoren der Heizung kann man zur Kuhlung benutzen, indem man im Sommer kaltes Wasser hindurchlaufen laßt. Als besondere Kuhlflussigkeiten werden Soda- oder Chlorkalziumlosungen vorgeschlagen. Berlowitz empfiehlt die Anwendung der Wasserdampfkältemaschine nach Josse-Gensecke, deren Wirkungsweise darauf beruht, daß durch die Saugwirkung eines Dampfstrahles von sehr hoher Geschwindigkeit in einem Wasserbehälter ein so kleiner Druck erzeugt wird, daß die Sättigungstemperatur des Wasserdampfes unter 0° C liegt. Durch Zumischung von Luft kann man den Partialdruck des Wasserdampfes so weit erniedrigen, daß Temperaturen bis zu —17° erreicht werden. Als Betriebskraft genügt Dampf von einigen Zehnteln atmosphärischen Überdrucks, den einer der zur Heizung vorhandenen Kessel liefert.

Die Vorrichtungen zur Kühlung lassen auch eine Trocknung der Luft zu, da die Luft bei Abkühlung unter den Taupunkt einen Teil ihrer Feuchtigkeit abgibt und so auf jeden gewünschten Feuchtigkeitsgehalt gebracht werden kann. Eine nachträgliche Erwärmung auf die verlangte Raumtemperatur läßt sich bei Verwendung der Wasserdampfkältemaschine durch denselben Dampfkessel erreichen.

Die Überdrucklüftungsanlagen bedürfen, wie die Zentralheizung für größere Gebäude, einer besonderen Bedienung durch einen geschulten Heizer, dem keine andere Beschäftigung übertragen werden darf. Richtig ausgeführte und betriebene Drucklüftungsanlagen wirken ausgezeichnet und sichern zu allen Zeiten eine einwandfreie Luftbeschaffenheit der Räume. Die Luft kann auf einem bestimmten Temperaturgrad und Feuchtigkeitsgehalt gehalten werden, ohne daß sich Riechstoffe anhäufen. Allerdings sind die Drucklüftungsanlagen sehr kostspielig; bestätigt sich aber, daß ihr Betrieb Ersparnisse an Heizungskosten mit sich bringt, wie von den Heizungsingenieuren behauptet wird, dann wird man auch von hygienischer Seite für ihre Einrichtung unbedingt eintreten müssen. Sie sollen jedoch so eingerichtet sein, daß ein gelegentliches Öffnen der Fenster gestattet ist, ohne daß der Betrieb gestört wird. In Schulen muß man stets die Pausenlüftung durch Fenster beizubehalten suchen, was durch Abstellen der Ventilatoren auch möglich sein wird. Auf die Fensterlüftung darf zumal in Schulen aus erzieherischen Gründen nicht verzichtet werden.

Reinigung der Luft durch Anwendung von Ozon. Die oxydierende Wirkung des Ozons, die man bei der Trinkwasserreinigung zur Abtötung der Bakterien schon seit langem anwendet, hat man auch zur Lüftung herangezogen, indem man annahm, daß hierdurch eine Zerstörung der Riechstoffe sowie des organischen Staubes und eine Befreiung der Luft von ihren Keimen herbeigeführt werden kann. Die experimentelle Prüfung von hygienischer Seite (Erlandsen und Schwarz, Konrich, Kißkalt[1]) hat aber ergeben, daß diese Voraussetzungen nur zum Teil zutreffen. Trockene Bakterien, wie sie in der Raumluft vorkommen, wurden selbst durch starke Ozonkonzentration (0,09 g pro Kubikmeter) nicht abgetötet; besser ist die Wirkung auf Schimmelpilze bei feuchter Luft. Infolgedessen hat man in Kühlhallen der Schlachthöfe mit Ozon gute Erfahrungen gemacht. Auch die Riechstoffe werden nicht zerstört, sondern nur verdeckt, so daß sie nach Aufhören der Ozonisierung wieder bemerkbar werden. Die von einigen Autoren gefundene Reizwirkung des Ozons soll nach neueren Untersuchungen von Schwarz und Münchmeyer auf Anwesenheit von Stickoxyd und salpetriger Säure zurückzuführen sein, die von schlechten Ozonbildnern geliefert werden, oder in schlecht gelüfteten Räumen aus vorhandenem Ammoniak

[1]) Literatur s. in dem Referat von Czaplewsky und Kupfer. Bericht über den IX. Kongreß für Heizung und Lüftung in Köln 1913.

entstehen. Auf jeden Fall sollte das Ozon nur in Konzentrationen von 0,05 bis höchstens 0,1 mg pro Kubikmeter angewandt werden; das Ozon muß mit Frischluft gemischt durch die zentralen Lüftungsanlagen den Raumen zugeführt werden. Eine Ozonisierung der Luft ohne Lüftung darf in menschlichen Aufenthaltsräumen nicht gestattet werden. Für Schulen und Krankenhäuser erscheint eine Ozonisierung überflüssig, da man hier mit einer Überdrucklüftungsanlage allein auskommt. Dagegen vermag sie vielleicht in Sitzungssälen, Theatern und

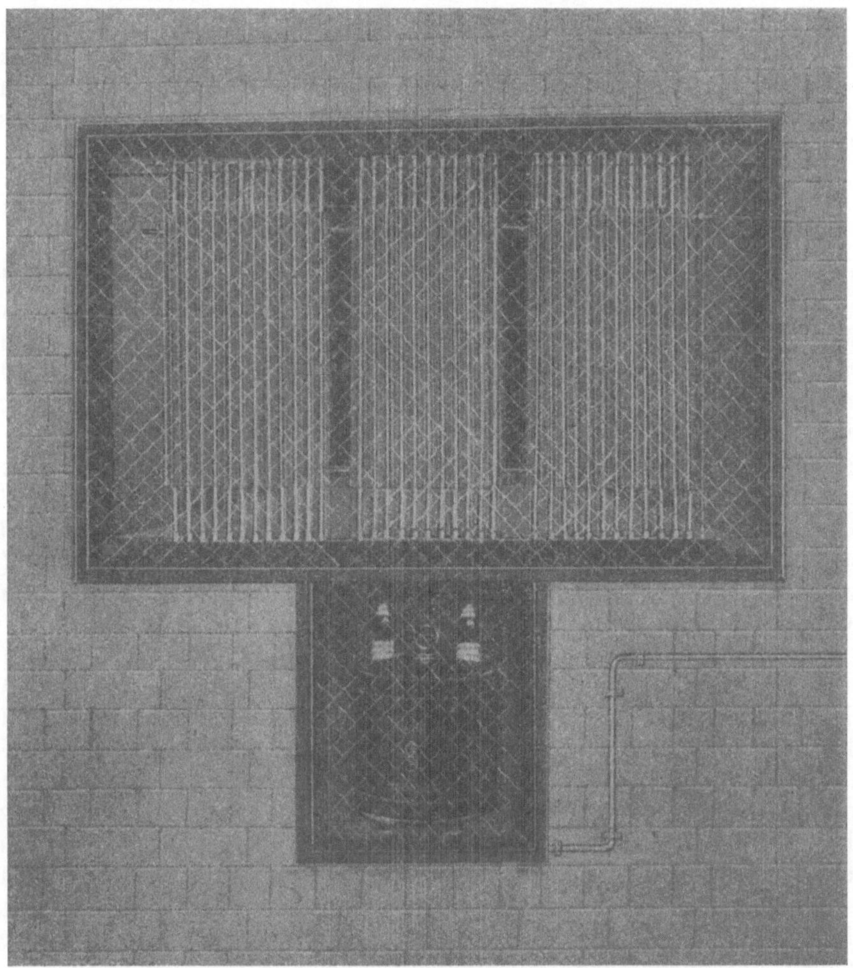

Abb. 184. Gitterozonfilter in Frischluftkammern eingebaut

Restaurationen (Speisegeruch, Tabaksrauch), Zwischendecken der Auswandererschiffe, Badeanstalten Nützliches zu leisten; ebenso ist sie in Betrieben des Nahrungsmittelgewerbes, Kühlanlagen für Fleisch, Eier, Margarine angebracht. Das Ozon wird entweder in Gitterapparaten (Abb. 184), die in die Frischluftkammern eingebaut sind, gewonnen, wobei die gesamte Frischluft durch die Gitter streicht und sich mit dem Ozon mischt, oder in Ozonbatterien, in denen das Ozon in stärkerer Konzentration von 1—2 g pro Kubikmeter Luft hergestellt wird. Dieses wird dann von einem Ventilator der Frischluft beigemengt. Letztere Apparate arbeiten wirtschaftlicher und geräuschlos.

Prüfung der Lüftungsanlagen. Die Wirkung der Lüftung kann man experimentell feststellen. Bei Prüfung der natürlichen Lüftung durch die Mauerporen, Fenster- und Türritzen erzeugt man in dem Raum einen beliebigen Kohlensäuregehalt durch Verbrennen von Kerzen oder Hineinleiten von Kohlensäure aus Bomben, und bestimmt durch Entnahme von Proben in aufeinanderfolgenden Zeiten und Feststellung des Kohlensäuregehaltes den Zeitpunkt, bei welchem in der Zimmerluft der Kohlensäuregehalt der atmosphärischen Luft erreicht ist. Hieraus kann man die Menge der Luft berechnen, die in dieser Zeit in den Raum gedrungen ist. Bei künstlichen Lüftungsanlagen mißt man durch Anemometer, die in die Abluft- oder Frischluftkanäle eingestellt sind, entweder die Menge der in einer bestimmten Zeit abgesaugten oder zugeführten Luft. Um einwandfreie Resultate zu erhalten, muß man die Messungen an verschiedenen Stellen dieser Kanäle ausführen und aus der Summe derselben das Mittel berechnen.

Heizung.

Um auch bei kalten Außentemperaturen dem Menschen eine behagliche Umgebung zu schaffen, bei der die Wärmeabgabe des Körpers in zuträglichen Grenzen bleibt, müssen die menschlichen Aufenthaltsräume mit Heizvorrichtungen versehen sein. Je nach Benutzung der Räume wird für sie eine verschiedene Temperatur verlangt, auf welche sie durch die Heizung gebracht werden müssen. In Kopfhöhe gemessen soll die Temperatur betragen: in Geschäfts- und Wohnräumen 19° C, in Krankenzimmern 22°, Operationszimmern 25°, in vollbesetzten Räumen (Versammlungs-, Konzertsälen, Theatern, Schulzimmern) 17—18°, Küchen und Aborten 15°, Treppenhäusern, Flur, Eisenbahnabteilungen 10°. In vollbesetzten Räumen trägt die von den Menschen abgegebene Wärme (bei Erwachsenen ca. 100 W. E.) zur Erhöhung der Raumtemperatur bei; so kann man in geschlossenen Schulzimmern während der Unterrichtsstunde mit 2—3° C rechnen. Andrerseits muß der Wärmeverlust durch die Umgebung des Raumes berücksichtigt werden. Wie in Kapitel Wohnhaus näher ausgeführt, ist die Wärmedurchlässigkeit der Wände sehr verschieden nach dem verwandten Material. Abb. 185 zeigt nach Berechnungen H. Recknagels die Temperatur der Innenflächen für verschiedene Wandstärken in einem auf 20° geheizten Raum bei einer Außentemperatur von —20° und starkem Wind. Man sieht hieraus, wie groß die Abkühlung eines Raumes durch ein einfaches Fenster ist und welchen Wert Doppelfenster haben. Die Mehraufwendungen der Anlagekosten der Doppelfenster machen sich durch Ersparnisse an Brennmaterial reichlich bezahlt.

Die erforderliche Wärme wird durch Verbrennung von Heizmaterial erzeugt, von denen die nachstehend zusammengestellten Stoffe gewöhnlich zur Verwendung kommen.

Heizmaterial	kg	cbm	Kilowattstunde	W. E.
Holz	1	—	—	2900
Torf	1	—	—	2700—3900
Braunkohle	1	—	—	4200
Koks	1	—	—	6800
Steinkohle (Anthracit)	1	—	—	7000—8000
Holzkohle	1	—	—	7000
Leuchtgas	—	1	—	5000—5500
Elektrische Energie	—	—	1	864

Die Brennmaterialien verbrennen durch Eintritt von Luft (Sauerstoff), die im Überfluß vorhanden und stets wieder von neuem zugeführt werden muß. Durch Erhitzung entwickeln sich zuerst Dämpfe und Gase; ist eine genügend hohe Temperatur erreicht, so entzünden sich diese und übertragen die Wärme dann weiter auf das anliegende Material. Die zur Verbrennung notwendige Luftmenge ist aber nicht so groß, daß sie, wie z. B. bei Ofenheizung angenommen wird, wesentlich zur Lufterneuerung eines Raumes beiträgt. Bei voller Ausnutzung sind zur Verbrennung von 1 kg Kohle etwa 7,5 cbm Luft erforderlich, eine Menge, die nur einem geringen Teil der durch natürliche Lüftung zugeführten Luft entspricht.

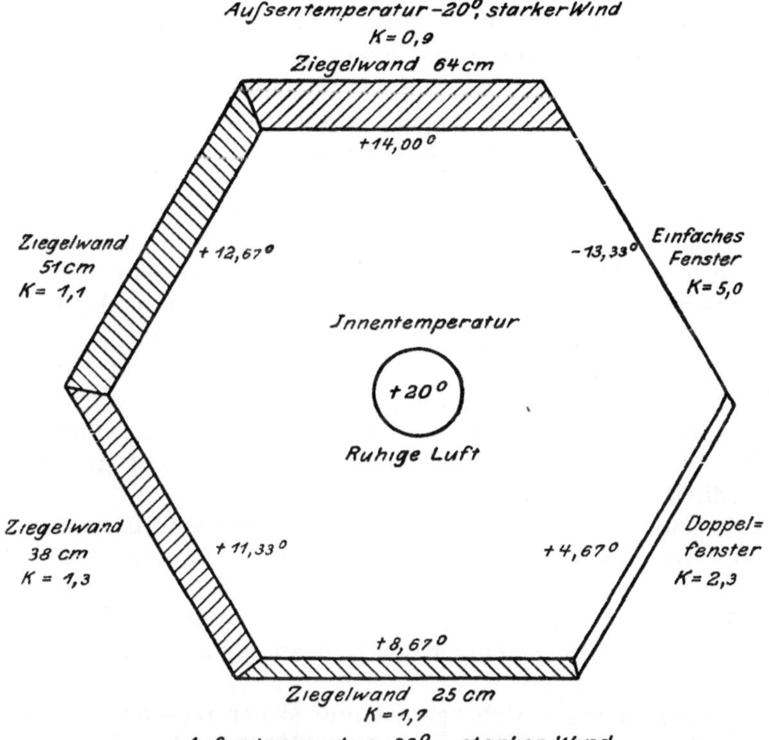

Abb. 185. Innenwandtemperaturen in einem auf + 20° C geheizten Raum mit verschiedenen Wandbekleidungen bei einer Außentemperatur von — 20° C und starkem Wind. Aus H. Recknagel, Heizung und Lüftung. (Leipzig, Verlag S. Hirzel.)

Die bei der Verbrennung erzeugten Rauchgase enthalten Kohlensäure, Kohlenoxyd, salpetrige Säure, Salpetersäure und Ammoniak. Sie dürfen nicht in den Raum gelangen, sondern müssen nach außen abgeleitet werden, da sie Gesundheitsstörungen veranlassen. Vor allem ist das giftige, geruchlose Kohlenoxyd zu fürchten, das schon öfter tödliche Vergiftungen verschuldet hat, besonders bei Verbrennen von Material ohne Abzugsvorrichtung der Rauchgase (offene Koksöfen zum Trocknen von Neubauten, Verbrennen von Holzkohle in Bügeleisen, Gaskochherde, Schnellwasserwärmer, Generatorgasanlagen). Nach M. v. Gruber wirkt ein Kohlenoxydgehalt von 0,1 % giftig. Der Ansicht H. Recknagels,[1]) daß Verbrennen von Holzkohle in offenen Schalen ohne Rauchabzug möglich sei, wenn Holzkohle in Schichthöhe von 10—15 cbm außerhalb des Raumes ange-

[1]) l. c. S.

zündet und glühend in flachen unten geschlossenen Schalen ohne Zuglöcher in den Raum gestellt wird, da sich dann bei weiterem Verbrennen der Holzkohle nur geringe, praktisch belanglose Mengen von Kohlenoxyd bilden, sind Selter und Frankenstein[1]) entgegengetreten. Nach ihren Untersuchungen wird auch hierbei noch soviel Kohlenoxyd gebildet, daß der Kohlenoxydgehalt der Raumluft leicht über 0,1 % betragen kann. Wenn die von Recknagel empfohlene Art der Holzkohlenheizung auch heute noch im Orient, Spanien und Italien üblich ist, ohne daß gesundheitsschädliche Einwirkungen beobachtet werden, so beruht dies nur darauf, daß durch die leichtere Bauart der Häuser die natürliche Ventilation viel wirksamer ist als in den nördlichen Ländern.

Das Heizmaterial wird selten vollkommen verbrannt, ein Teil kommt als Ruß mit den Rauchgasen durch den Schornstein ins Freie und trägt zur Verunreinigung der Atmosphäre bei, was eine gewisse hygienische Bedeutung hat (s. Kap. Luft Bd. I). Der von Ascher[2]) erbrachte Nachweis, daß die Anhäufung des Rauches über großen Städten eine Zunahme der Lungenkrankheiten zur Folge habe, konnte von anderer Seite nicht bestätigt werden. Aber trotzdem wird man für die Bekämpfung der Rauchbelästigung eintreten müssen. Bei den diesbezüglichen Untersuchungen hat sich gezeigt, daß die Rauchbelästigung in den größeren Städten weniger der Industrie als den Hausheizungen bei Benutzung von Zimmeröfen mit Kohlenheizung zuzuschreiben ist. Die Rauchentwicklung ist am geringsten bei Verbrennung von Koks in den Zentralheizungsanlagen, weshalb die allgemeine Einführung solcher auch von diesem Gesichtspunkte aus dringend zu wünschen ist. Auch die Verbrennung von Gas, das überhaupt keinen Rauch liefert, ist zumal in den Küchen sehr zu empfehlen. Sie bietet besonders im Sommer noch den Vorteil, daß die Räume nicht so leicht überwärmt werden wie bei Herdheizung mit Kohlen.

An die Heizungsanlagen sind folgende Forderungen zu stellen:

1. Sie müssen, ohne überanstrengt zu werden, die Räume in allen Teilen ausreichend erwärmen.

2. Die Wärme muß gleichmäßig über den ganzen Raum verteilt werden und soll möglichst durch Leitung weniger durch Strahlung an die Raumluft abgegeben werden.

3. Die Anlagen müssen sich schnell und sicher regulieren lassen.

4. Durch Bedienung und Betrieb dürfen Staub und gasförmige Verunreinigungen nicht in die Raumluft gebracht werden.

Um letzteres zu verhüten, darf die Regulierung des Luftzutritts zum Brennmaterial nicht durch Rauchklappen im Abzugsrohr hinter der Feuerung erfolgen, sondern nur durch verstellbare Abschlußvorrichtungen vor der Feuerung.

Die üblichen Heizungsanlagen bestehen aus Verbrennungsraum, Heizraum und Schornstein. Der Verbrennungsraum wird durch den Rost in den eigentlichen Feuerherd und Aschenfall getrennt, durch den Rost tritt die Luft zu den Brennstoffen. Die Oberfläche des Heizraumes erwärmt sich durch die bei der Verbrennung entstehenden Heizgase, von hier wird die Wärme durch Leitung und Strahlung abgegeben. Um die Wärme des Heizraumes möglichst auszunutzen, verlängert und gestaltet man ihn so, daß die Heizgase mehrfache Windungen in Zügen oder in auf- und niederführenden Kanälen zurücklegen, bevor sie in den

[1]) H. Selter und Frankenstein, Die Kohlenoxydgefahr beim Verbrennen von Holzkohle, Gesundheitsingenieur **1918**, 13.

[2]) Ascher, Der Einfluß des Rauches usw. (Stuttgart 1905.)

Schornstein gelangen. Die Heizgase dürfen aber nicht zu weit (unter 120°) abgekühlt werden, um im Schornstein noch einen genügenden Zug hervorzurufen.

Manche Heizungsanlagen gestatten einen ununterbrochenen Betrieb Tag und Nacht hindurch. Wirtschaftlich soll dies von Vorteil sein, da bei Unterbrechung des Heizbetriebes die in der Nacht erfolgte Abkühlung der Räume am anderen Morgen einen höheren Brennstoffbedarf erfordert, wie er ohne Unterbrechung nötig gewesen wäre.

Vom gesundheitlichen Standpunkt ist die Unterbrechung vorzuziehen. Die dauernde Erwärmung der Raumwände verhindert jede Wärmeabgabe des Körpers durch Strahlung, die aber anscheinend von Zeit zu Zeit ganz erwünscht ist und dem Körper das Gefühl von Frische verleiht; die Unterbrechung reichert die Raumluft mit Feuchtigkeit an, da bei der Abkühlung ein Teil der in der Luft enthaltenen Feuchtigkeit von den Mauern und Möbeln aufgespeichert wird. Auch bei Zentralheizungsanlagen, bei denen man gewöhnlich aus technischen Gründen die Heizung über Nacht anhält, empfiehlt sich deshalb abends ein Abstellen des Betriebes. Man unterscheidet Lokalheizungen und Zentralheizungen.

Unter Lokalheizungen versteht man das Aufstellen von Zimmeröfen, in denen das Brennmaterial innerhalb des Raumes verbrannt wird, während bei Zentralheizungen die an einer Stelle (meist im Keller) erzeugte Wärme den einzelnen Räumen zugeleitet wird. Als Wärmeträger dient hier Dampf, Wasser oder Luft. Die Luft wird in Kanälen den Räumen zugeführt ohne besondere Heizvorrichtungen in den Zimmern. Bei Dampf- und Wasserheizungen hat man in den Räumen aufgestellte Heizkörper, denen durch Rohrleitungen das Wärmemedium zugebracht wird.

Lokale Heizungen

Die ursprunglichste Art der Heizung, die wir von unsern Vorfahren übernommen haben, ist die durch offene in die Wand eingebaute Kamine. Sie finden auch heute noch Verwendung in Ländern mit geringer Kälte, wie England, Frankreich, Belgien. Jeder Kriegsteilnehmer in Nordfrankreich wird sich aber in dem strengen Winter 1916/17 von der Unzulänglichkeit dieser Heizungsart überzeugt haben, wo es trotz des größten Verbrauchs an Heizmaterial nicht gelingen wollte, die Zimmer genügend zu erwärmen. Die Kamine bestehen nur aus einer offenen Feuerstelle, die direkt in den Schornstein übergeht. Meist wird Holz verbrannt, man kann aber auch Kohlen und Koks verwenden, die auf einem Rost in den Kamin gestellt werden. Das Heizmaterial wird unvollkommen verbrannt und gibt nur einen geringen Teil der Wärme an das Zimmer ab. Die Erwärmung geschieht durch direkte Strahlung vom Feuer aus, wodurch der Raum sehr ungleichmäßig erwärmt wird und der Fußboden kalt bleibt.

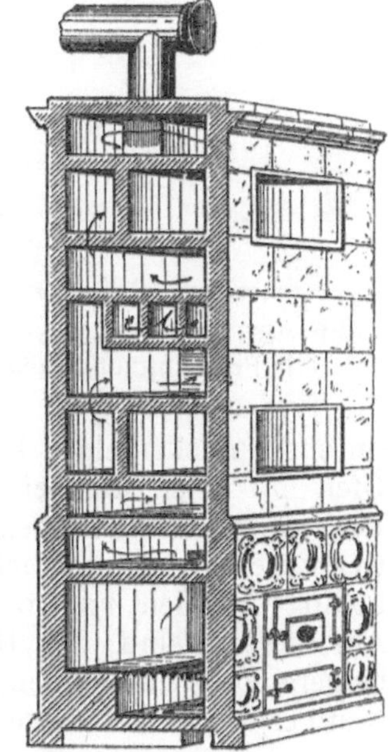

Abb. 186. Kachelofen mit Roststeuerung. Aus H. Recknagel, Heizung und Luftung.

Im Osten Deutschlands und den nordischen Ländern sind vielfach Kachelöfen, Abb. 186, im Gebrauch, die aus Steinen zusammengesetzt unten einen Feuerungsraum haben, von dem aus die Heizgase durch mannigfache Züge in den Schornstein gelangen. Die

Feuerungsmasse wird auf einmal verbrannt und die Ofentür dann fest geschlossen. Die Wärme speichert sich in der Steinmasse, die mit Kacheln umkleidet ist, auf und wird langsam an das Zimmer abgegeben. Eine Regulierung, weder Verstärkung noch Abschwächung, ist nicht möglich. In dieser Art der Anwendung sind deshalb Kachelöfen für Zimmerheizung nicht zu empfehlen. Eine neue Konstruktion von Dozent Burkhardt in Köthen ist von Fudickar[1]) in der Prüfungsanstalt für Heizungs- und Lüftungsanlagen in Charlottenburg untersucht worden. Der Ofen mit einem Wirkungsgrad von 83% hat einen hohen schmalrippigen Rost zur Erzielung einer vollkommenen Verbrennung bei hoher Temperatur und kleinstem Luftüberschuß. Die Rauchgase treten nach einer Drosselung in eine große Feuerkammer, die den ganzen oberen Teil des Ofens einnimmt; dort brennen sie restlos aus und geben ihre Wärme durch Strahlung an die Ofenwände ab. Zum Schluß gehen die Rauchgase noch durch einige Züge und treten unten in den Schornstein ein. Die Kachelöfen müssen frei aufgestellt und ohne Vorsprünge und Gesimse sein, damit die Raumluft sie von allen Seiten umspülen kann. Besser als die alten Steinkachelöfen sind die Konstruktionen, bei denen eine gußeiserne Feuerung im Innern außen von Kacheln umgeben ist; diese lassen auch eine Regulierung zu.

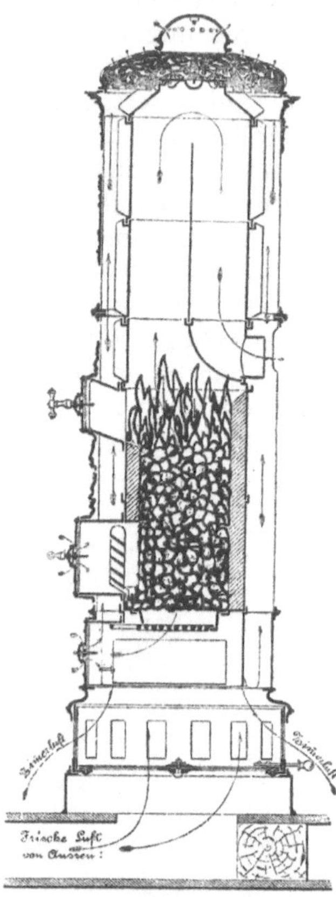

Abb. 187. Regulier-Mantelofen mit Frischluftzufuhrung.

Die größte Verbreitung haben die eisernen Öfen, die von ihrer einfachsten und billigsten Form den sog. Kanonenöfen bis zum Regulierfüllofen in den mannigfaltigsten Konstruktionen auf den Markt gebracht werden. Die einfachen gußeisernen Öfen, die entweder aus einem Rohr oder aus mehreren aufeinandergesetzten Ringen bestehen, müssen häufig beschickt werden, verursachen infolgedessen starke Staubentwicklung und nützen das Brennmaterial schlecht aus, so daß sie trotz ihrer billigen Anschaffungskosten sehr unwirtschaftlich sind. Sie erhitzen sich zeitweise bis zur Rotglut und werden durch ihre strahlende Wärme lästig; andrerseits sind sie nach Erlöschen des Feuers sofort kalt. Eine Verbesserung ist durch Einstellen eines korbförmigen Rosteinsatzes möglich. Geeigneter sind die Öfen mit einer Auskleidung von Chamottesteinen, welche die Ofenwände vor Glühendwerden schützen und die Wärme aufspeichern. Solche Öfen können, wenn sie mit einer flachen Deckelplatte abgedeckt sind, auch als Kochofen benutzt werden und finden als solche in Kleinwohnungen gute Verwendung. Am besten sind die Regulierfüllöfen, die das Brennmaterial für eine längere Zeit aufnehmen, so daß die Bedienung nur einen geringen Zeitaufwand erfordert. Sie lassen sich leicht regulieren und nutzen die Brennstoffe durch

[1]) Fudickar, 24. Mitteilung der Prufungsanstalt für Heiz- und Lüftungsanlagen. Gesundheitsingenieur **1917**, 47.

praktische Führung der Rauchgase vollkommen aus. Man umgibt die Öfen noch mit einem Mantel, der mit einer Frischluftzuführung verbunden werden kann. Abb. 187. Die Luft tritt in den Raum zwischen Mantel und Ofen, erwärmt sich und gelangt oben in das Zimmer. Zum Anheizen und bei großer Kälte wird der Frischluftkanal durch einen Schieber verschlossen und durch ein angebrachtes Türchen eine Verbindung des Mantels mit dem Zimmer hergestellt, so daß jetzt die Zimmerluft an dem Ofen vorbeistreicht und sich durch beständige Zirkulation schnell erwärmt. Die Luftzuführung zum Feuer durch den Rost geschieht vom Zimmer aus, so daß die verbrauchte Luft durch das Feuer von dem Schornstein nach außen befördert und so ein Abluftkanal geschaffen wird. Der mit Chamottesteinen ausgekleidete Feuerungsraum ist derart konstruiert, daß die Heizgase erst nach oben, dann wieder nach unten geleitet werden und in der Mitte des Ofens in den Schornstein gelangen. In den Regulierfüllöfen dürfen backende und zu feine Kohlen nicht verbrannt werden. Am besten ist Anthrazit; aber auch gute Steinkohlen- und Braunkohlenbriketts können Verwendung finden. Eine andere Konstruktion zeigt Abb. 188, bei welcher die Heizgase (b) auf Umwegen nach unten geführt werden, bevor sie in den Schornstein kommen. Beim Anfeuern wird die Klappe (l) umgelegt, wodurch die Heizgase direkt in den Rauchfang geleitet werden und ein stärkerer Zug bewirkt wird. Diese Öfen sind auch für Koks brauchbar.

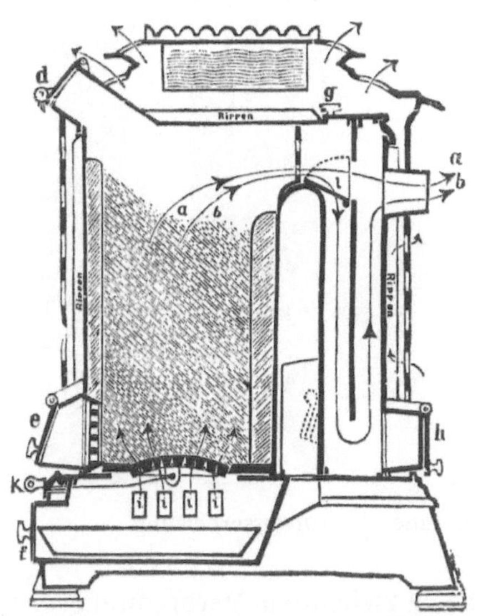

Abb. 188. Britannia-Ofen nach Rießner.

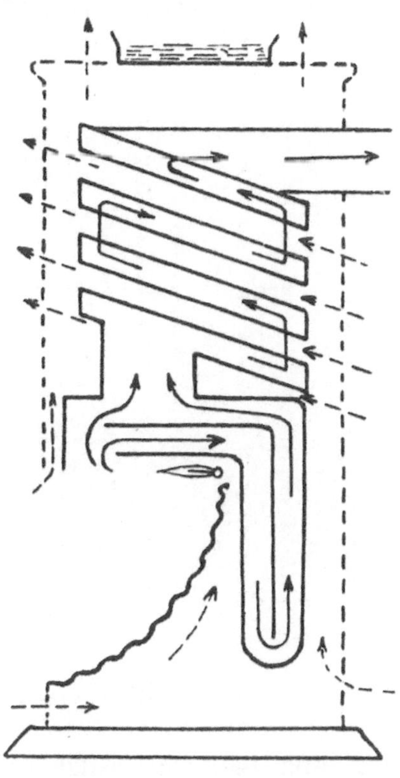
Abb. 189. Gas-Reflektorofen.

Gasheizung. 1 cbm Gas besitzt nicht ganz den Brennwert von 1 kg Steinkohle, ist aber mindestens fünfmal so teuer. Infolgedessen sind Gasöfen für dauernde Heizung nicht geeignet, dagegen sehr zweckmäßig für vorübergehende Benutzung. Die Erwärmung tritt schnell ein, der Betrieb ist sehr einfach und sauber. Bei der Verbrennung der Gase entsteht Kohlenoxyd, deshalb müssen die Gasöfen stets mit einem Abzug versehen sein, der zugleich zur Ventilation beiträgt. Aber auch diese ist nicht so groß, daß sie allein genügen würde, da zur Verbrennung von 1 cbm Gas nur etwa 8—10 cbm Luft gebraucht werden. Wegen der Explosionsgefahr müssen bei Aufstellung von Gasöfen besondere Regeln beobachtet werden, die von der Heizkommission des Deutschen Vereins der Gas- und Wasserfachmänner bearbeitet sind. Das Gas wird in den gebräuchlichen Gasöfen bis zu 86% ausgenutzt. Die Zimmeröfen werden meist als Reflektoröfen, Abb. 189, gebaut, bei denen ein Teil der erzeugten Wärme durch ein gewelltes Kupferblech in das Zimmer geworfen wird. Die Heizgase werden durch mehrere übereinandergelagerte Eisenkästen geleitet, an denen die Zimmerluft vorbeistreicht und sich erwärmt. Hierdurch wird eine weitgehende Ausnutzung der Heizwärme ermöglicht. Eine praktische Verbindung der Gasheizung mit den Heizkörpern einer Warmwasserheizung hat Gebr. Sulzer her-

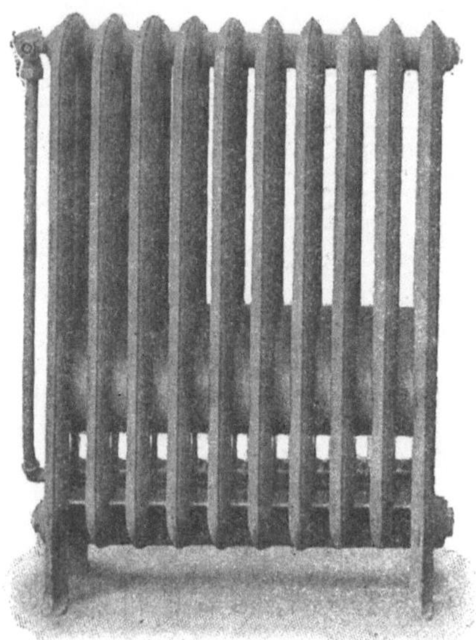

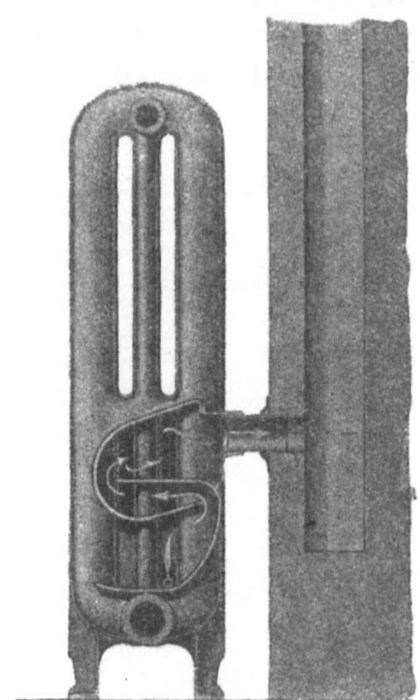

Abb. 190. Gasheizung im Radiator einer Warmwasserheizung.

gestellt. Abb. 190. Die Gasflammen und die abziehenden Verbrennungsgase erwärmen das Wasser in den unteren Schenkeln des Radiators und bewirken bei abgeschlossenem Regulierungsventil eine Zirkulation des Wassers und Durchwärmung des Zimmers. Die Gasheizungen werden am meisten gebraucht zur Gewinnung von warmem Wasser für Badeeinrichtungen und sonstige Reinigungszwecke. Auch in Küchen der Kleinwohnungen finden sie durch Einführung der Gasautomaten öfter Verwendung, was vom hygienischen Standpunkt sehr wünschenswert ist, um im Sommer eine Überwärmung der Räume zu vermeiden. Da bei den Gasheizherden ein direkter Abzug der Verbrennungsgase nicht möglich ist, sollte man wenigstens in größeren Betrieben (Hotelküchen usw.) über den Herden Dunsthauben anbringen, durch welche die größte Menge des erzeugten Kohlenoxyds nach den Schornsteinen abgeführt werden kann.

Elektrische Heizung. Die elektrische Heizung ist noch teurer als die Gasheizung. Bei einem Strompreis von 20 Pf. für eine Kilowattstunde würde die von 1 kg Steinkohle gelieferte Wärme ca. 1,40 M. kosten. In Konkurrenz mit den üblichen Heizungsverfahren kann die elektrische Heizung deshalb nur dort treten, wo elektrischer Strom sehr billig zur Verfugung steht. (Die Kilowattstunde fur 1 Pf. und darunter.) Die elektrische Heizung besteht in der Umsetzung des elektrischen Stromes durch Einschaltung eines Widerstandes in Warme. Als Widerstand werden Drahte oder Metallbander, auch Legierungen aus Nickel, Stahl, Chrom, Mangan u. a., daneben auch Gluhheizkorper, wie Silundum, in Quarzrohren eingeschlossene Drahtspiralen, benutzt. Abb. 191 zeigt einen Zirkulationsofen der Firma Prometheus, der fur Dauerheizung bestimmt ist, wobei durch Schalter die Warmeentwicklung auf $^2/_3$ und $^1/_3$ herabgesetzt werden kann. Abb. 192 stellt einen Lampenofen dar, der fur vorübergehende Aushilfsheizung dienen soll. Die elektrischen Öfen sind in ihrem Betrieb noch einfacher als die Gasofen, da nur ein Kontakt eingeschaltet zu werden braucht. Sie sind leicht transportabel

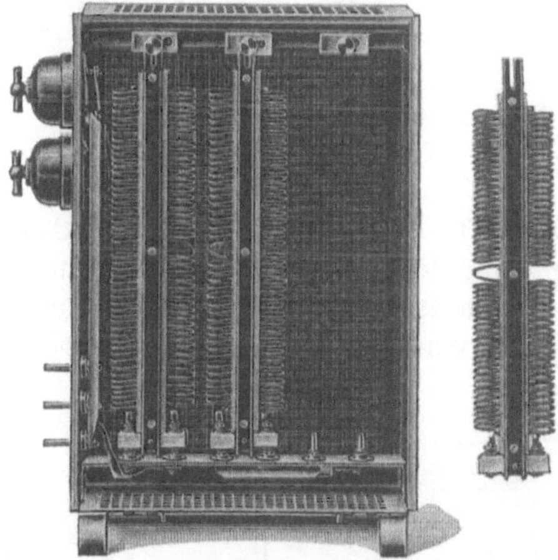

Abb 191. Elektrischer Zirkulationsofen (Prometheus).

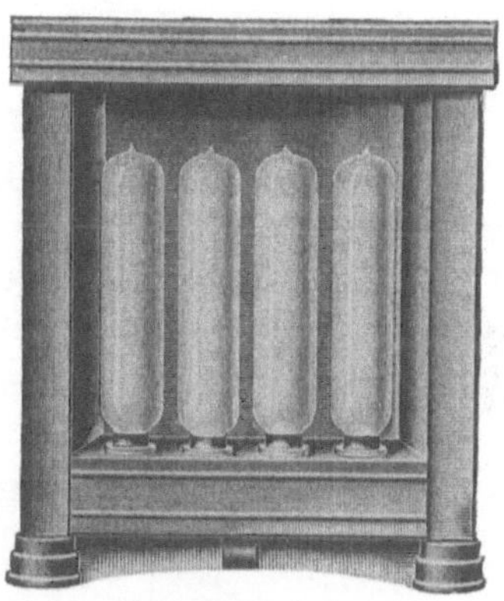

Abb 192. Elektrischer Lampenofen (Prometheus).

und konnen deshalb an jedem beliebigen Ort angebracht werden. Da sie keine Verbrennungsprodukte liefern, brauchen sie keinen Abzug. Der frühere Nachteil der hohen Oberflachentemperaturen ist in neueren Konstruktionen vermieden.

Zentralheizungen Bei der Zentralheizung erfolgt die Erzeugung der Wärme (Wasser, Dampf, Luft) an einer meist im Keller gelegenen Stelle. Die Warme wird von hier den zu beheizenden Raumen zugeleitet, bei Wasser- und Dampfheizung durch geschlossene Rohre, bei Luftheizung durch Mauerkanale. Die Zentralheizung hat vor der Lokalheizung durch Kohlenöfen große Vorteile. Die Bedienung ist sehr vereinfacht, die staub- und gasformigen Verunreinigungen der Raume durch Brennmaterialien fallen fort, die Heizkörper konnen beliebig angeordnet werden. Die Anlagekosten der Zentralheizung sind hoher als bei Ofenheizung, dafur ist aber der Brennstoffverbrauch ein geringerer.

Arnold[1]) berechnete in Dordmunder Schulen unter den gleichen Verhaltnissen die Anlage und Betriebskosten fur Ofen- und Zentralheizung. Fur eine Nutzeinheit (Klassenzimmer von 250 cbm Luftinhalt) betrugen die Anlagekosten bei

Ofenheizung	250 M.
Niederdruckdampfheizung	900 „
Niederdruckwarmwasserheizung .	1150 „

[1]) Arnold, Kritische Beobachtungen uber Systeme, Anlage und Betriebskosten usw. Technisches Gemeindeblatt **1911**, H. 17 u. 18.

Als Brennmaterial in Tonnen und Brennstoffkosten in Mark pro Jahr und pro 1000 cbm beheizten Raumes (4 Nutzeinheiten) ergab sich bei

	Magernußkohle t	Gaskoks t	M.
Ofenheizung	14	—	290
Niederdruckdampfheizung	—	10,5	176
Warmwasserheizung	—	8,4	141

Die jährlichen Betriebskosten für ein Schulhaus von 18,5 Nutzeinheiten (12 Klassen und Nebenräume, Lehrerzimmer, Handarbeitsklassen, Baderäume, Aborte) stellten sich auf

	Ofenheizung M.	Dampfheizung M.	Warmwasserheizung M.
a) einschließlich Verzinsung und Tilgung des Anlagekapitals	2315	2105	2190
b) ohne Verzinsung und Tilgung des Anlagekapitals	2035	1215	1080

Warmwasserheizung. Das in den Kesseln erwärmte Wasser wird durch eine senkrecht aufsteigende Rohrleitung zu einem Expansionsgefäß und von hier zu den Heizkörpern geleitet, von denen es nach Durchlaufen derselben wieder zum Kessel zurückkehrt. Abb. 193. Da warmes Wasser leichter ist, steigt

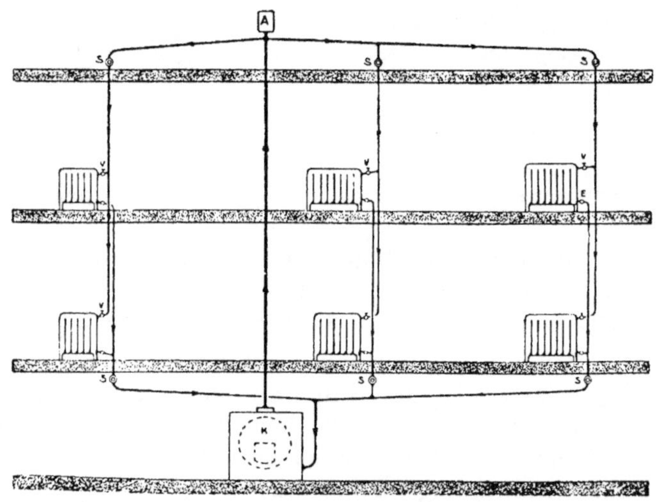

Abb. 193. Schema einer Warmwasserheizung.

es von selbst auf, und zwar um so schneller, je höher die Temperatur. In den in den Räumen aufgestellten Heizkörpern gibt das Wasser seine Wärme an den Raum ab. Das Wasser zirkuliert also beständig in einem geschlossenen Rohrsystem, das nur durch das Expansionsgefäß eine Unterbrechung hat. Dieses dient als Ausgleich und Sicherheitsvorrichtung, um bei der Volumzunahme des Wassers durch höhere Erwärmung das Rohrsystem keinem stärkeren Druck auszusetzen. Das Expansionsgefäß hat in seinem oberen Teil ein Überlaufrohr, das entweder zum Dach oder zum Keller führt. Durch dieses kann Wasser bei zu starker Erwärmung, z. B. bei Kochen des Wassers in dem Kessel, ausfließen. Das Gefäß soll so groß sein, daß es bis zum Kochen die ganze Wassermenge aufnehmen kann. Eine solche Heizung nennt man Niederdruckwarmwasserheizung. Ist an dem Expansionsgefäß statt der Überlaufvorrichtung ein Ventil angebracht, so kann das Wasser stärker erwärmt werden bis zu 150°. — Hoch-

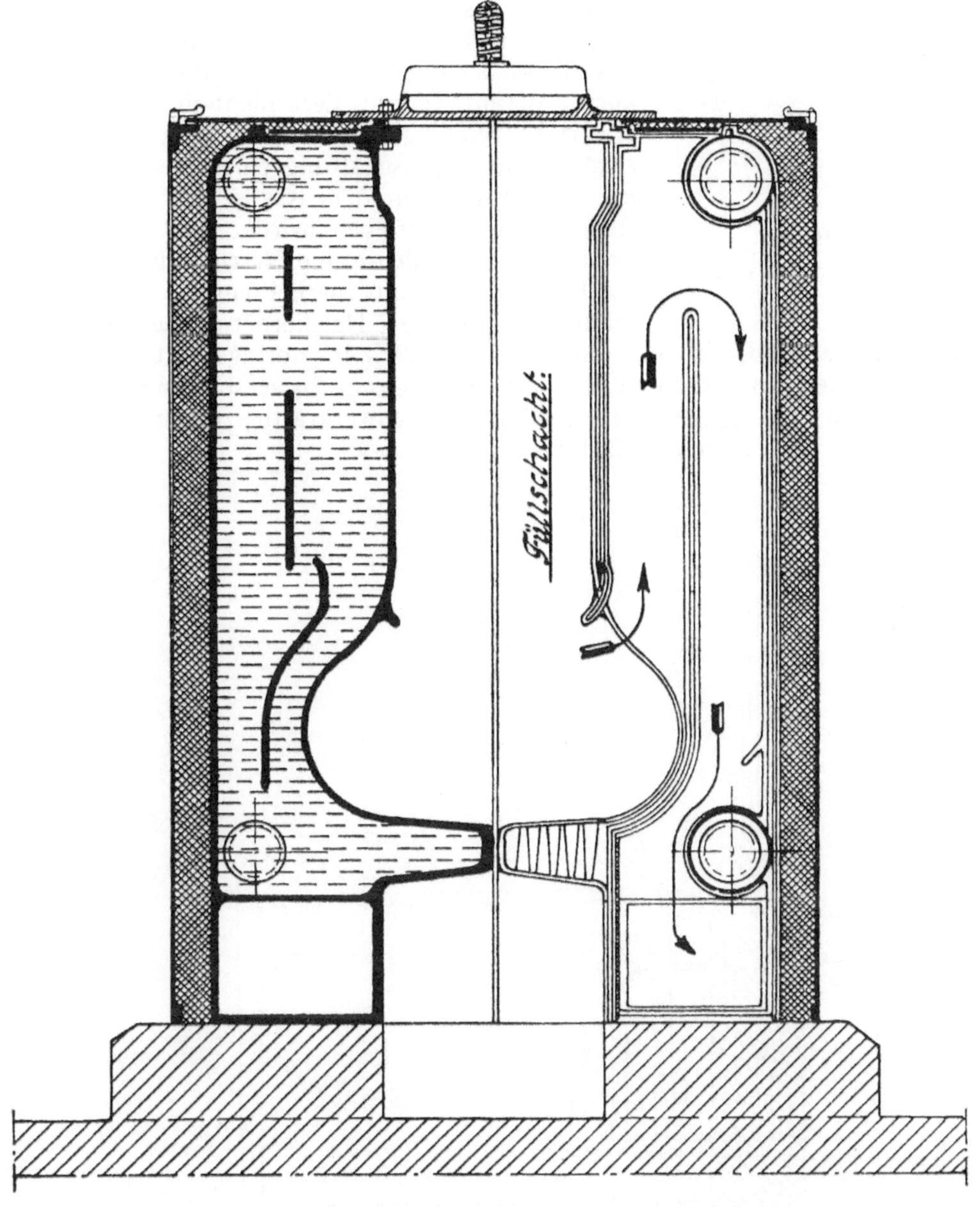

Abb. 194. Kessel einer Niederdruckwarmwasserheizung (Körting).

druckwarmwasserheizung. Entsprechend dem stärkeren Druck (bis zu 4 Atmosphären) müssen die Rohrleitungen und Heizkörper aus kräftigerem Material hergestellt sein. Solche Heizungen werden nur in technischen Betrieben angewandt.

Die Niederdruckwarmwasserheizung läßt sich generell durch Einstellung der. Wassertemperatur regeln; je nach Außentemperatur kann man Wassertemperaturen von 40 bis zu 100° benutzen und erzielt dadurch besonders in den Übergangszeiten eine sehr milde Heizung. Infolgedessen eignet sich die Warmwasserheizung auch am besten für Wohnungen. Sie gestattet allerdings nicht sehr große Ausdehnungen, da dann das Wasser zu stark abgekühlt an die letzten Heizkörper herantritt und diese nicht mehr genügend erwärmt. Man kann die Umlaufgeschwindigkeit erhöhen durch Einschaltung einer kleinen Pumpe im Rücklauf neben dem Kessel, die durch einen Elektromotor betrieben wird. Die Pumpenheizung ermöglicht eine Verringerung der Anlagekosten, da man hierbei engere Rohrdurchschnitte und kleinere Heizkörper verwenden kann. Die Umlaufgeschwindigkeit hat man ferner durch Hineinbringen von spezifisch leichteren Medien, Dampf oder Luft, in die Steigleitung zu verstärken gesucht — Schnellumlaufheizung. Eine gewöhnliche Schwerkraftheizung mit Pumpenbetrieb scheint aber zweckmäßiger zu sein.

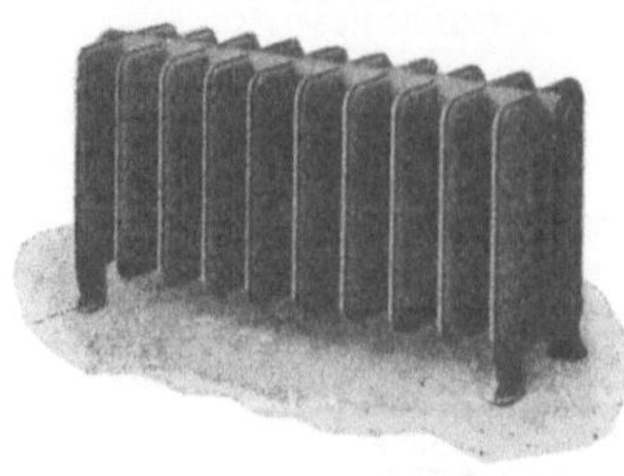

Abb. 195.
Radiator fur Fensternischen.

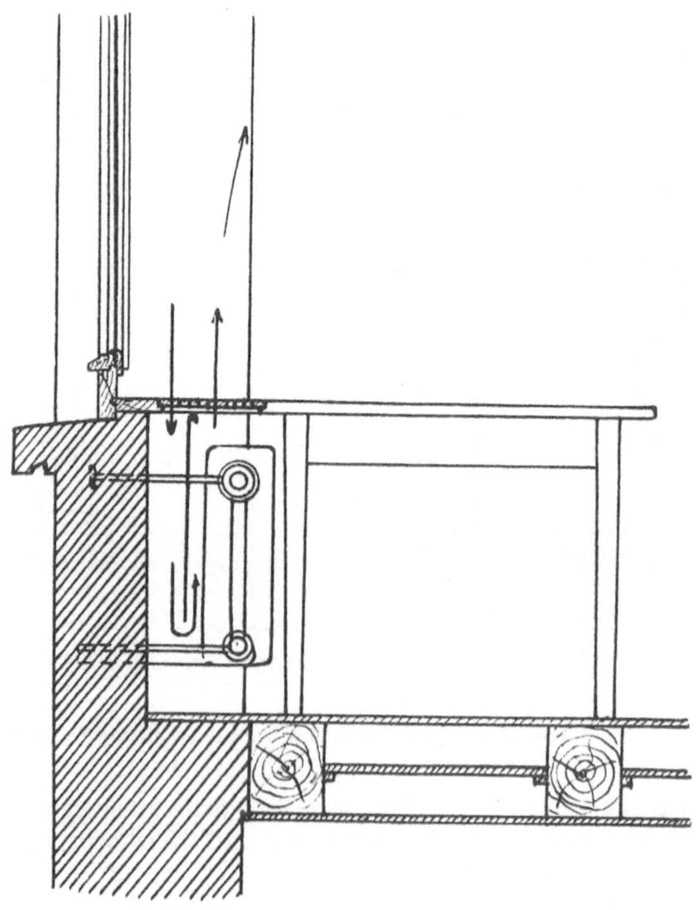

Abb. 196. Richtige Aufstellung der Heizkörper am Fenster.

Die Kessel werden entweder freistehend aus einzelnen gußeisernen Gliedern zusammengesetzt, deren Zahl beliebig sein kann oder als schmiedeeiserne Kessel eingemauert. Die einzelnen Glieder enthalten das Wasser, das zugleich den Rost umspült und diesen durch die beständige Kühlung länger haltbar macht. Abb. 194. Durch besondere Konstruktion der Glieder werden die Rauchgase aus dem Feuerraum in das Innere der Glieder geführt und erhitzen so die Wassersäule von mehreren Seiten; die Ausnutzung der Brenngase ist dadurch eine sehr weitgehende. Der Feuerungsraum nimmt das Brennmaterial (in Zentralheizungsanlagen wird fast ausschließlich Koks verbrannt) für 6—8 Stunden auf und braucht während dieser Zeit nicht bedient zu werden. Selbsttätige Verbrennungsregler regulieren die Luftzufuhr zum Feuerungsraum und ermöglichen das Einhalten einer bestimmten Wassertemperatur.

Für die örtlichen Heizkörper wählt man heute fast nur noch glatte Radiatoren, Abb. 195, die in den verschiedensten Formen hergestellt werden. Breite Gliederabstände und Stellen auf in die Wand eingelassene Konsolen gestatten eine leichte Reinigung der Heizkörper und des Fußbodens. Eine Verkleidung der Heizkörper nimmt viel Wärme fort und ist deshalb unwirtschaftlich; auch erschwert sie die Reinigung. Will man auf sie nicht verzichten, so ist darauf zu achten, daß sich über den Heizkörpern durchlochte Platten befinden, durch welche die er-

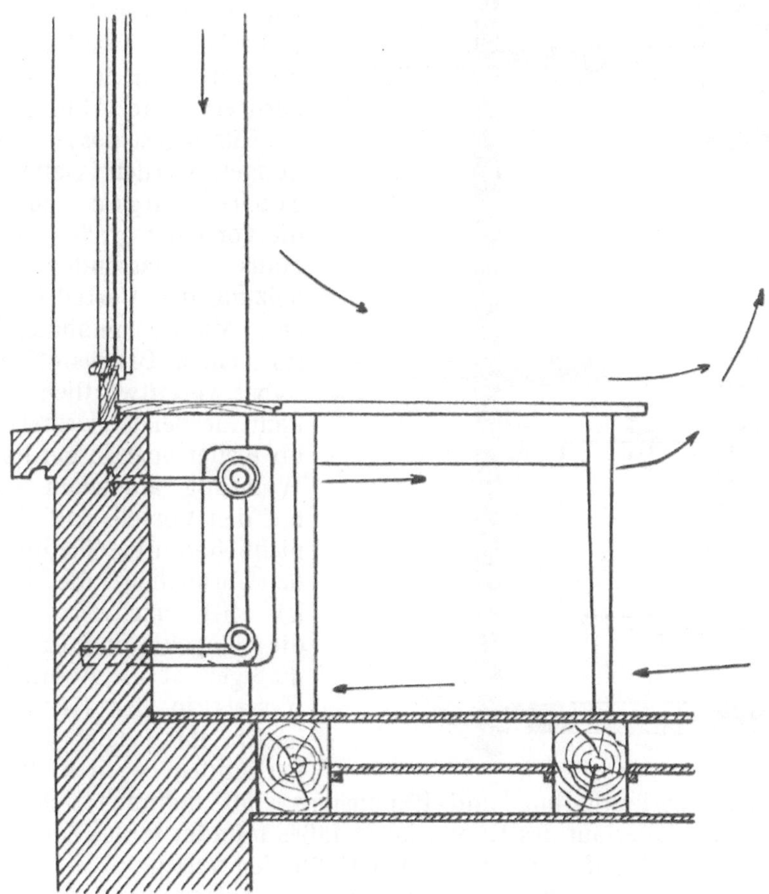

Abb. 197. Falsche Aufstellung der Heizkörper am Fenster.

wärmte Luft aufsteigen kann. Die beste Aufstellung der Heizkörper ist unter den Fenstern, da hierdurch die von den Fenstern einfallenden kalten Luftströme aufgefangen und abgelenkt werden. Letztere wirken besonders unangenehm, wenn sich in der Nähe des Fensters Arbeitsplätze befinden. Abb. 196 und 197 zeigen die richtige und falsche Aufstellung von Heizkörpern an Fenstern und Arbeitsplätzen. Am besten werden die Heizkörper so gestellt, daß sie nicht von einer Fensterbank bedeckt sind, andernfalls muß die Fensterbank durchlöchert sein. Zweckmäßig ist das Anbringen von einem Leitblech zwischen Heizkörper und Wand, Abb. 196, wodurch die kalte Luft an den Heizkörper herangeführt wird. An die unter dem Fenster stehenden Heizkörper kann man leicht von außen frische Luft durch einen Mauerkanal heranbringen, die sich dann an den Heizkörpern erwärmt, Abb. 180, S. 228.

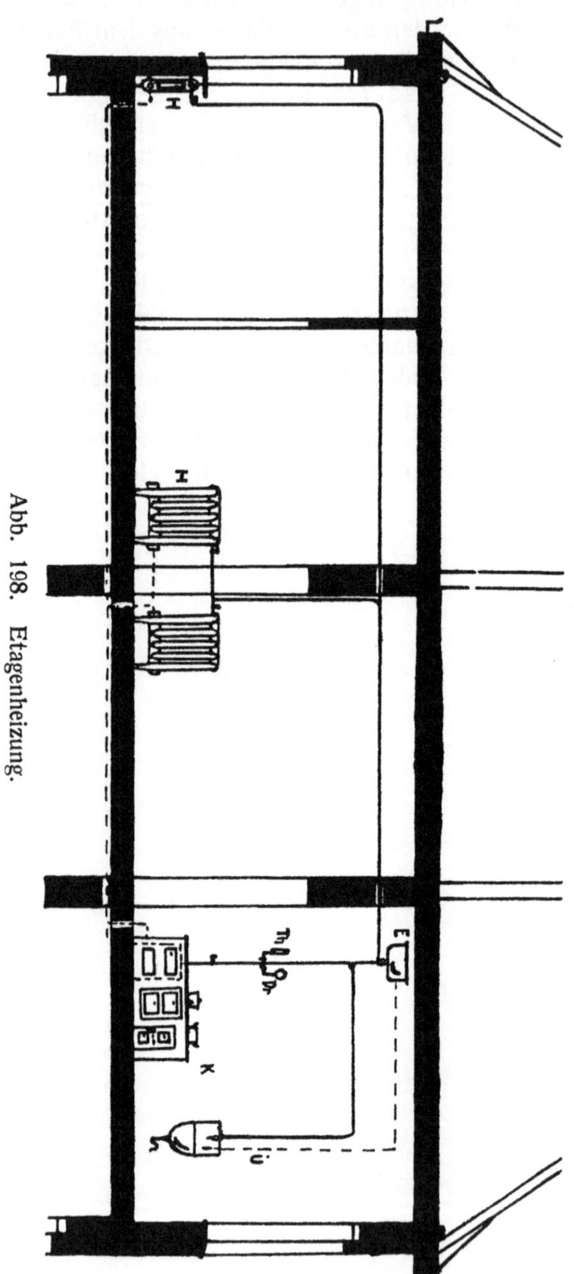

Abb. 198. Etagenheizung.

Für abgeschlossene Mietwohnungen werden vielfach **Etagenheizungen** eingerichtet, die vor einer großen, das ganze Haus umfassenden Sammelheizung den Vorteil haben, daß der Mieter unabhängig und für seinen Brennstoffverbrauch selbst verantwortlich ist. Man kann hierbei den Kessel entweder im Keller oder in der Küche der Wohnung aufstellen. Ersteres hat den Vorteil, daß die Kohlen nicht heraufgeschleppt zu werden brauchen; die Bedienung ist aber erschwert, auch sind die Anlagekosten größer. Zweckmäßiger ist die Aufstellung des Kessels in der Küche, wo er leicht mit dem Küchenherd verbunden werden kann, wie Abb. 198 zeigt. Vorlaufleitung und Expansionsgefäß befinden sich innerhalb der Wohnung, der Überlauf des Expansionsgefäßes mündet in das Ausgußbecken der Küche. Die Rücklaufleitung ist in den Fußboden verlegt. Kessel und Herd können so miteinander verbunden werden, daß sie mit derselben Platte abgedeckt sind, und der Heizkessel mit zu Kochzwecken herangezogen werden kann.

Bei Warmwasserheizung sind die Heizkorper ständig mit Wasser gefüllt, sie bieten infolgedessen die Gefahr des Einfrierens im Winter in unbenutzten Räumen. In Wohnungen spielt dies keine Rolle, da selbst bei niedrigster Außentemperatur die Temperatur in geschlossenen Zimmern kaum bis auf den Gefrierpunkt sinken wird. Dagegen muß man daran denken in Räumen, die längere Zeit ungeheizt bleiben, wie Versammlungsräume, Turnhallen u. a. Hier ist dann die Dampfheizung vorzuziehen.

Dampfheizung. Die Dampfheizung bietet in ihrer Anlage wenig Unterschiede von der Warmwasserheizung. Der Kessel hat über den Gliedern einen Oberkessel, der zum kleinen Teil mit Wasser gefüllt ist und als Dampfsammler

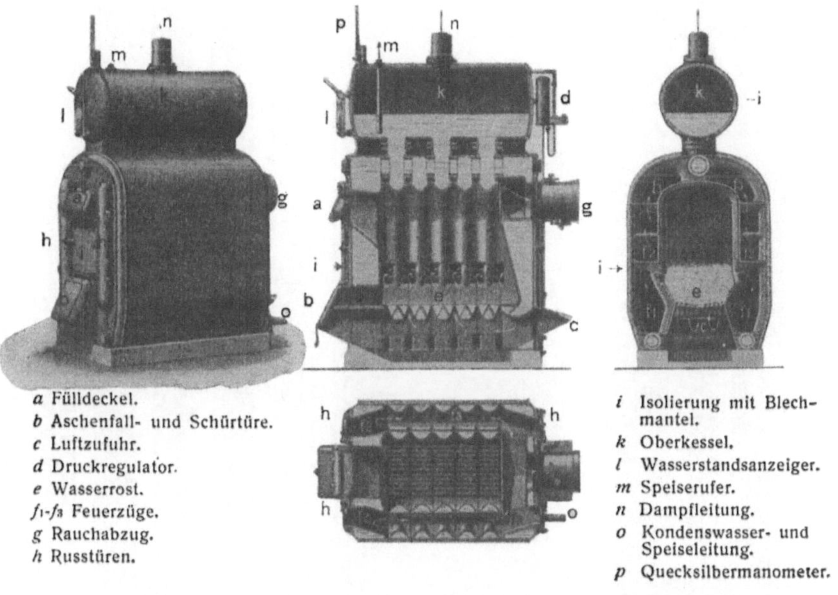

Abb. 199. Kessel einer Dampfheizung (Gebr. Sulzer).

dient, Abb. 199. Der Dampf wird durch die Rohrleitungen zu den Heizkörpern geleitet, in denen der Dampf kondensiert wird. Die hierbei freiwerdende Wärme wird an die Oberfläche der Heizkörper abgegeben und zur Erwärmung des Raumes benutzt. Um 1 kg Wasser von 0° C in Dampf von 100° zu verwandeln, sind 637 W. E. nötig; bei Kondensation des Dampfes zu Wasser von 100° werden also 537 W. E. frei, die zur Erwärmung dienen. Das kondensierte Wasser wird in einer Rücklaufleitung zum Kessel zurückgeführt. Um ein Übertreten von Dampf in das Wasser des Kessels zu verhüten, wird im Keller in die Rücklaufleitung eine Wasserschleife eingeschaltet, wodurch ein Wasserabschluß entsteht, der wohl Wasser, aber nicht Dampf in den Kessel eintreten läßt. Die in den Heizkörpern befindliche Luft läßt man durch selbsttätige Lüftungsventile oder an den Heizkörpern angeordnete Lufthähne entweichen. Das Expansionsgefäß ist bei der Niederdruckdampfheizung, der für Wohnung gebräuchlichen, so eingerichtet, daß der Dampf nur einen Überdruck bis zu höchstens $^1/_2$ Atmosphäre erreicht; dem entsprechend beträgt die Temperatur des Dampfes auch nur 100—102°. Anlagen mit höherem Dampfdruck von 1—2 Atmosphären, sog.

Hochdruckdampfheizungen, werden nur in technischen Betrieben ausgeführt und bedürfen einer gesetzlichen Genehmigung, während Kessel der Niederdruckdampfheizung konzessionsfrei sind. In Fabriken wird auch vielfach der überflüssige Dampf von Dampfmaschinen zu Heizungszwecken benutzt, der entsprechend reduziert wird — Abdampfheizungen. Sie können auch als Vakuumdampfheizungen eingerichtet werden mit Dampfunterdruck und

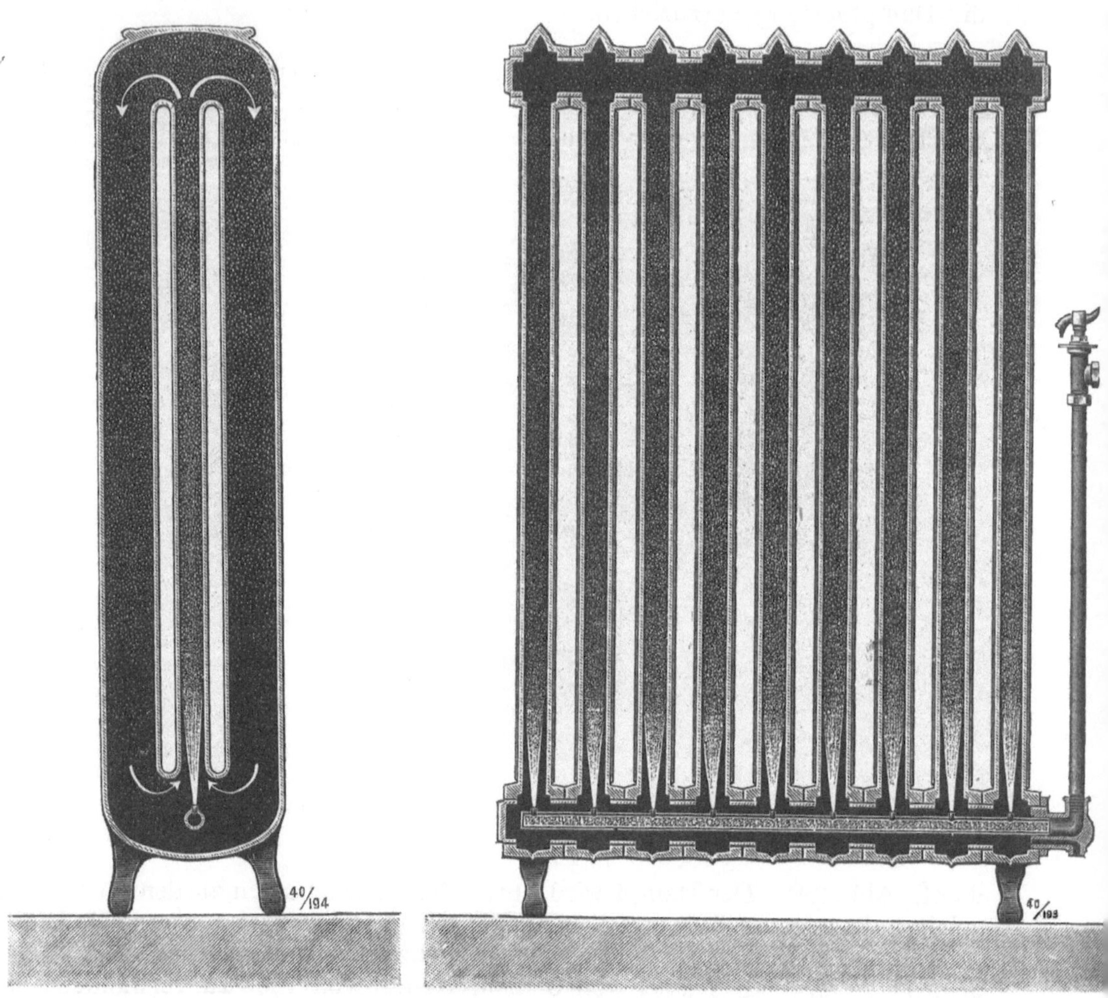

Abb. 200. Körtings Luftumwälzungsverfahren.

Temperaturen des Dampfes unter 100°, die zugleich den Vorteil haben, daß die Oberfläche der Heizkörper niedriger erwärmt wird.

Bei Niederdruckdampfheizung erreicht die Oberfläche der Heizkörper eine Temperatur bis zu 100°. Nach Untersuchungen von Nußbaum[1]) und v. Esmarch[2]) kommt es aber bei derartigen Temperaturen leicht zur Verbrennung des auf den Heizkörpern liegenden organischen Staubes, wobei sich Staubver-

[1]) H. Chr. Nußbaum, Der gesundheitliche Wert niedrig temperierter Heizkorper, Gesundheitsingenieur **1914**, 14.

[2]) v. Esmarch, Die Staubversengung auf unseren Heizkorpern, Hyg. Rundschau **15**, 1.

brennungsprodukte mit einem typisch brenzlichen Geruch bilden. Diese sollen bei längerer Einatmung die Schleimhäute der Atmungsorgane reizen. Man bemerkt den Geruch besonders deutlich in Warenhäusern mit Dampfheizung, bei denen eine reichliche Ablagerung von organischem Staub auf den Heizkörpern stattfindet. Die Staubverbrennungsprodukte täuschen eine Trockenheit der Luft vor, die man durch Aufstellen von Wasserverdampfungsschalen zu beseitigen sucht. Untersuchungen haben aber gezeigt, daß die Luft in Räumen sowohl bei Warmwasser- wie bei Dampfheizung für den menschlichen Organismus stets feucht genug ist, und daß die Verdampfungsschalen keinen großen Wert haben. Ihr Wirkungsgrad ist auch bei der gewöhnlichen Anwendung ein sehr geringer. Die Heizkörper werden bei der üblichen Einlassung des Dampfes oben ungleichmäßig erwärmt, oben stärker als unten, und belästigen durch ihre starke Wärmestrahlung. Durch das Körtingsche Luftumwälzungsverfahren, Abb. 200, bei dem der Dampf unten durch Düsen in jedes Element der Heizkörper in gleicher Stärke tritt und sich mit der im Heizkörper gebliebenen Luft mischt, soll man eine gleichmäßige Temperatur der Oberfläche erreichen und sie durch schwächere Dampfzufuhr beliebig bis herunter auf 40° einstellen können.

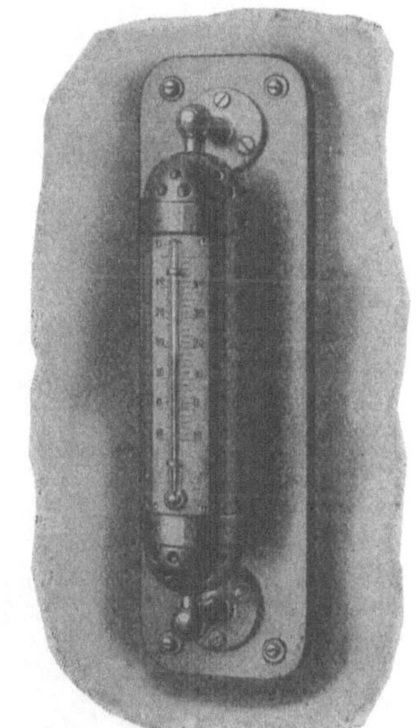
Abb. 201. Fernthermometer.

Die dauernde Wärmeabgabe der Zentralheizungskörper, deren Rohrleitungen zum Teil unisoliert in den Wänden verlaufen, bewirkt eine höhere Temperatur der Wände, wie man sie bei Ofenheizung beobachtet. Da außerdem bei Zentralheizung auch meist die Korridore erwärmt sind, wird von den Insassen nur ein geringer Teil der überschüssigen Körperwärme durch Strahlung gegeben. Die Temperatur in dauernd geheizten Zimmern kann deshalb 1—2° niedriger sein, als in Räumen mit Ofenheizung.

Zur Bedienung größerer Heizungsanlagen ist unbedingt ein eigener Heizer erforderlich, der sich im Winter nur mit der Instandhaltung und Beaufsichtigung der Heizungs- und Lüftungsanlagen beschäftigt. In vielen großen Städten hat man mit Erfolg ein städtisches Heizungs- und Lüftungsamt unter Leitung eines besonders in diesem Fach ausgebildeten Ingenieurs, dem die Heizer sämtlicher städtischer Gebäude unterstellt sind, eingerichtet. Der Heizer soll dafür sorgen, daß die Temperatur in allen Räumen nicht über einen bestimmten Grad steigt. Eine richtige Bedienung der Heizungs- und Lüftungsanlagen ist nur möglich durch Schaffung eines Zentralbedienungsraumes, von wo der Heizer sich durch Fernthermometer über die Raumtemperaturen sofort orientieren und die erforderliche Einstellung vornehmen kann. In den Zimmern hängen Fernthermometer (Abb. 201, System Schulze, Dr. Köpsel), welche die Ausdehnung eines Nickeldrahtes auf elektrischem Wege zu einer Schalttafel im Bedienungsraum, Abb. 202, übertragen. Der Heizer stellt den Hebel auf ein Zimmer ein und sofort gibt der Zeiger an der über der Schalttafel befindlichen Skala die Temperatur des betreffenden Raumes an.

In den letzten Jahren sind auch automatische Wärmeregler in Anwendung gekommen, die durch selbsttätige Regelung der Ventile der örtlichen Heizkörper die Temperaturen auf derselben Höhe halten. Die Zentralheizungstechnik hat Konstruktionen geschaffen, die recht zuversichtlich arbeiten und nach den Untersuchungen Brabbées[1]) die Temperatur stundenlang auf derselben Hohe (mit Schwankungen bis hochstens zu $^1/_2{}^0$) halten. Die Johnsonschen Thermostaten (im Heiligberg Schulhaus in Winterthur angewandt s. S. 230) arbeiten mit Druckluft, die durch Leitungswasser an einer Stelle erzeugt und durch dunne Rohrleitungen sämtlichen Thermostaten zugefuhrt wird. Die Druckluft gelangt durch einen im Zimmer aufgehangten Thermostaten, der auf eine bestimmte Temperatur eingestellt wird, zu dem Heizkörperventil und schließt dieses durch Aufblasen einer Gummimembran. Andere Regler (Fritz Kaferle, Hannover) benutzen die Krummung einer Bilamellenfeder, welche einen elektri-

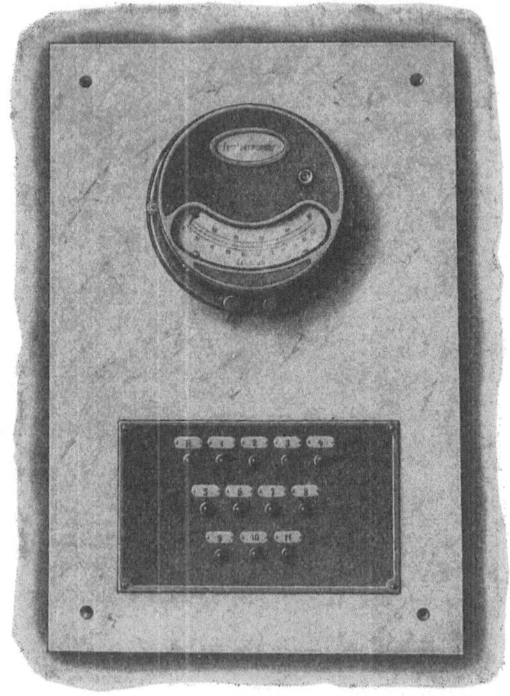

Abb 202.
Schalttafel einer Fernthermometeranlage.

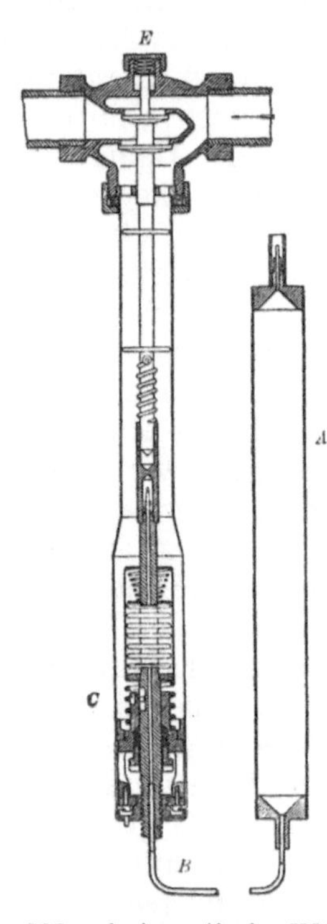

Abb 203. Automatische Wärmeregler nach Brabbée (Fues Steglitz).

schen Kontakt schließt oder offnet und dadurch einen mit dem Heizkorperventil verbundenen Elektromagneten in Tatigkeit setzt. Diese Regler sperren oder öffnen das Ventil plotzlich und konnen deshalb nur bei Dampfheizung die bestimmten Temperaturen innehalten, nicht dagegen bei Warmwasserheizung, wo beim Schließen des Ventils die Warmequelle in dem aufgespeicherten Wasser noch bleibt. Hier sind nur Konstruktionen zu gebrauchen, die das Heizkorperventil allmahlich drosseln und wieder offnen. Brabbée hat einen solchen Apparat konstruiert, bei welchem die Ausdehnung einer im Raum befindlichen Flussigkeitsmasse auf das Heizkorperventil ubertragen wird. Abb. 203. Der Aufnahmekorper A ist mit der Flussigkeit gefullt, deren Ausdehnung durch die dunne

[1]) K Brabbee, Heizung und Luftung in Schulen, Zeitschr f. Schulgesundheitspflege **1912**, Beiheft, 60.

Kupferrohrleitung B auf den Dosensatz C übertragen wird, der das Heizkörperventil steuert. Die Einstellung der gewünschten Zimmertemperatur geschieht durch Stellen der Schraube E. Diese Regler sind sowohl bei Dampf wie Warmwasser anwendbar und arbeiten sehr zuverlässig. Die automatische Wärmereglung scheint außerordentlich wertvoll zu sein. Es ist auch anzunehmen, daß dadurch an Brennmaterial gespart wird.

Feuerluftheizung. Die Luftheizung verbindet mit der Heizung zugleich eine ausgiebige Lüftung und wäre von diesem Gesichtspunkt aus besonders für Schulen und Krankenhäuser zu empfehlen. Die Luft wird in eine Luftkammer geführt und erhitzt sich an der Außenfläche eines Heizapparates auf 50—70°. Bei den Feuerluftheizungen älteren Systems werden die Heizgase aus dem Feuerungsraum durch ein mit eisernen Rippen (um die Oberfläche zu vergrößern) versehenen Kasten nach unten in den Kamin geführt. Da der meist recht große Heizkörper schlecht zu reinigen war, sammelte sich Staub auf den Rippen an,

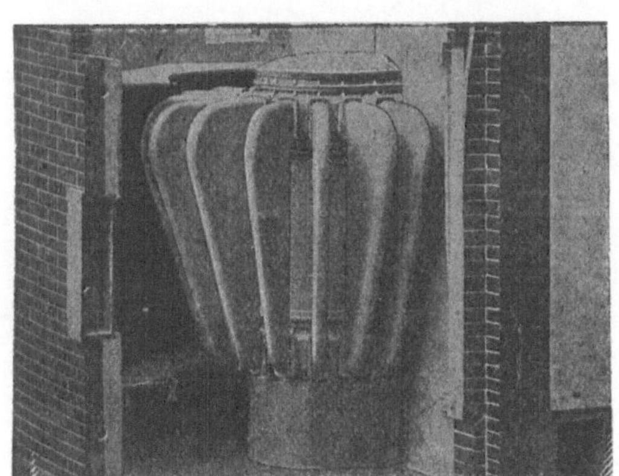

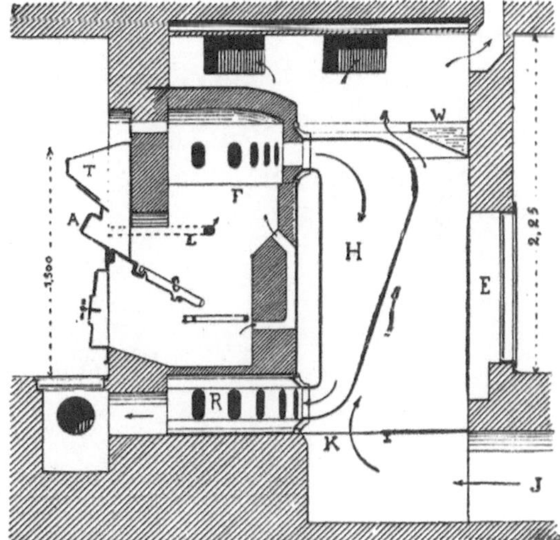

Abb. 204 u. 205. Koris Vertikal-Gegenstrom-Kalorifer.

der durch die starke Erhitzung verbrannte und Staubverbrennungsprodukte erzeugte. Die Luft wird in diesen Anlagen sehr trocken und bedarf der Anfeuchtung. Zweifellos verliert sie durch die hohe Erwärmung auch viel von ihrer Frische. Die erwärmte Luft wird aus der Heizkammer den einzelnen Räumen in Kanälen zugeführt, die senkrecht aufsteigen müssen, da erwärmte Luft sich ohne Ventilator horizontal schlecht leiten läßt. Wird stets frische Luft von außen in die Heizkammer geführt, so hat man eine Ventilationsluftheizung. Wird die bereits erwärmte Raumluft zur Heizkammer zurückgeleitet, so spricht man von Zirkulations- oder Umlaufheizung. Meist sind die Heizungen für beide Betriebe eingerichtet, und man benutzt die letztere stets zum Anheizen. In großen Sälen, Kirchen usw. ist gegen die Umlaufheizung nichts einzuwenden, in Wohnungen, Krankenanstalten, Schulen u. a. bietet sie dagegen Bedenken, da sich der Zuluft für die Räume die Abluft aus den anderen zumischt. Die Feuerluftheizungen sind für größere Gebäude und Wohnhäuser nicht geeignet; die geringeren Anlagekosten werden durch höheren Brennstoffverbrauch aufgehoben, da bei der Ventilationsluftheizung die Anwärmung der Außenluft auf

Zimmertemperatur nutzlos geschieht und erst die Überwärmung darüber hinaus zur Heizung beiträgt.

Eine zweckmäßigere Konstruktion stellen die Luftheizungsöfen (Vertikal-Gegenstrom-Kalorifere) von Kori dar, welche die Mängel der älteren Systeme vermeiden und für Kirchen, Turnhallen und Versammlungsräume als Umlaufheizungen empfohlen werden können. Abb. 204 und 205. Die Rauchgase werden von dem Feuerherd durch eine Anzahl einzelner radialstehender, glatter Heizkästen H nach unten in den Rauchsammler R geführt. Die Heizkästen stehen frei in einer begehbaren Heizkammer, werden auf allen Seiten von der zu erwärmenden Luft umspült und sind leicht rein zu halten. Die Heizkästen müssen absolut dicht angeschlossen sein, um ein Austreten von Heizgasen in die Luftkammer zu verhindern.

Kapitel IX.

Beleuchtung.

Von Dr.-Ing. K. v. Stockhausen, Waldenburg i. Sa.

In den letzten Jahrzehnten hat das Beleuchtungswesen, das jahrhundertelang auf einer äußerst niedrigen Stufe gestanden hat, einen ungeahnten Aufschwung genommen. Mit dem Aufblühen einer neuen mächtigen Industrie, der Beleuchtungsindustrie, ging Hand in Hand die Entstehung einer neuen Wissenschaft, der Beleuchtungswissenschaft; sie umfaßt bestimmte Gebiete der Physik, der Chemie, der Hygiene und der Physiologie.

Während früher das Licht in der Beleuchtungstechnik allein von seiner physikalischen und chemischen Seite beurteilt wurde, werden mit Recht neuerdings zur Beurteilung besonders noch seine physiologischen und gesundheitlichen Wirkungen in Betracht gezogen. Es wird nicht nur das Licht und die durch das Licht hervorgebrachte Beleuchtung geprüft, sondern auch der physiologische Eindruck, den beide auf das Auge hervorrufen, sowie die hygienische Einwirkung des Lichtes auf das Auge. Auch in der Beleuchtungstechnik hat die Hygiene ihren Einzug gehalten. Das sog. Beleuchtungswesen wird hier nur so weit eingehend behandelt werden, als es für die Hygiene der Beleuchtung von Bedeutung ist.

Physikalische Grundlagen

1. **Erklärung des Spektrums.** Durchdringt ein Sonnenstrahl ein Glasprisma, so entsteht ein farbiger Streifen, das Sonnenspektrum. Das Licht wird durch ein Prisma in seine einzelnen Bestandteile zerlegt. Das weiße Licht ist demnach aus einer großen Menge verschiedenartiger Strahlen zusammengesetzt. Unser Auge erkennt in dem Spektrum nur sieben verschiedene Farbentöne: Rot, Orange, Gelb, Grün, Hellblau, Ultramarin (Indigo), Violett. Zwischen diesen einzelnen Spektralfarben sind aber auch unzählig viele Farbenübergange vorhanden. Jede Spektralfarbe ist durch die Angabe ihrer Wellenlänge genau bestimmt.

Tabelle 1. Wellenlängengebiet der Spektralfarben.

Farbe	Wellenlänge in milliontel mm
Rot	810—650
Orange . . .	650—590
Gelb.	590—535
Grün	535—490
Hellblau . . .	490—450
Ultramarin .	450—420
Violett. . . .	420—390

Außer diesen sichtbaren Strahlen gibt es auch unsichtbare Strahlenarten, ultrarote und ultraviolette. Die ultraroten Strahlen liegen jenseits (ultra) von Rot; sie werden wegen ihrer Haupteigenschaft, die wir als Wärme empfinden, Wärmestrahlen genannt. Die ultravioletten, jenseits von Violett, werden oft wegen ihrer starken chemischen Wirkung als chemische Strahlen bezeichnet. Eine chemische Wirkung vermag aber jede Strahlenart, wenn sie in genügender Menge einwirkt, hervorzubringen. Von den nach dem violetten Teil zu liegenden Strahlen genügt eine geringere Menge zur Hervorbringung der gleichen chemischen Wirkung als von den nach dem roten Teil des Spektrums liegenden Strahlenarten.

Die Wellenlänge nimmt nach dem violetten Ende des Spektrums hin ab; die langwelligen Strahlen liegen nach Rot zu, die kurzwelligen nach Violett zu.

Abb. 206 erläutert, in welchen Teilen des Sonnenspektrums die verschiedenen Strahlenarten ihre spezifische Hauptwirkung entfalten. I bezeichnet die Kurve der Warmewirkung, II die der Licht- und III die der chemischen Wirkung. Als Versuchsapparate wurden fur die Kurve I die Thermossäule, für Kurve II das Auge, für Kurve III die photographische Platte verwandt. Die Spitzen der Kurven zeigen die Teile des Spektrums, in denen die betreffenden Strahlen ihre größte Wirksamkeit entfalten.

2. **Absorption.** Unter Absorption (Verschluckung) wird der Verlust der Strahlen verstanden, den die Strahlen bei dem Durchgang durch ein Medium erleiden. Gegenstände, welche die sichtbaren Strahlen gut hindurchlassen, z. B. Glas, können andere Strahlen, z. B. die äußersten ultravioletten, stark absorbieren. Objekte, die uns im Tageslicht farbig, beispielsweise rot oder grün erscheinen, absorbieren fast alle anderen Strahlenarten bis auf rot oder grün; nur diese werden in unser Auge reflektiert. Diese Objekte sehen wir daher rot oder grün.

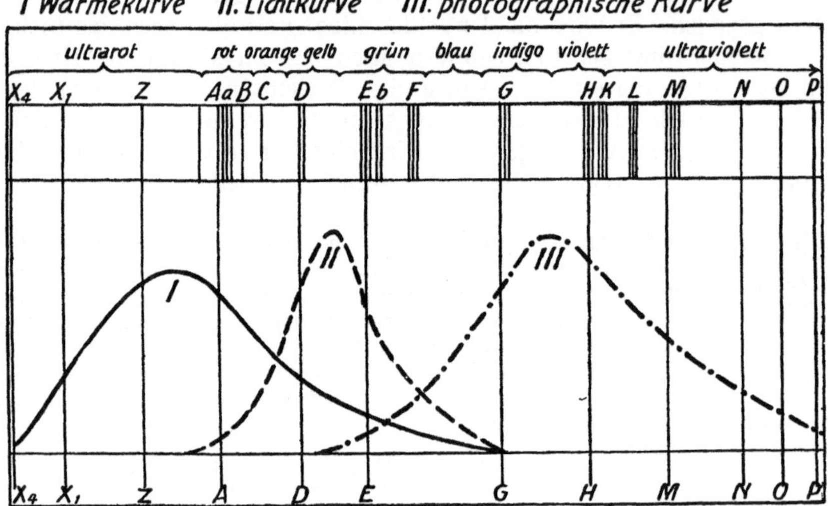

Abb. 206. Gesamtes Sonnenspektrum mit Fraunhoferschen Linien.

Nach dem Gesetz von der Erhaltung der Energie muß das absorbierte Licht stets entsprechende Wirkungen hervorbringen. Solche sind unter anderem:

1. die Entstehung von dunkler Körperwärme;
2. Photolumineszenz, nämlich Fluoreszenz (Umwandlung unsichtbarer ultravioletter Strahlung in sichtbare) und Phosphoreszenz;
3. photochemische (z. B. der photographische Prozeß, Bleichen von Farbstoffen und dergleichen), und physiologische (auf Pflanzen und Tiere, Bakterien).

Nur diejenigen Strahlen können eine Wirkung entfalten, die wirklich absorbiert werden.

3. **Lichtquellen.** Körper, welche die Quelle des von ihnen ausgehenden Lichtes sind, nennt man „Selbstleuchter", alle übrigen „Nichtselbstleuchter". Zu den selbstleuchtenden Körpern gehören vornehmlich die Sonne und die Fixsterne; unter den irdischen Substanzen vor allem die, die infolge hoher Temperatur glühend geworden sind (glühender Kohlenstoff in der Leuchtgasflamme, Petroleumflamme, im elektrischen Lichtbogen und der Kohlenfadenglühlampe, glühendes Metall in der elektrischen Metallfadenlampe, glühende seltene Erden bei dem Auerstrumpf und der Nernstlampe, glühender Dampf in der Quecksilberdampflampe). Selbstleuchtende Lichtquellen sind auch solche, die schon bei relativ niedriger Temperatur Lichterscheinungen im Auge hervorrufen (kalte Flammen, Fluoreszenz, Leuchten infolge von Lumineszenz).

Die nichtselbstleuchtenden Körper werden erst infolge der Bestrahlung durch die Selbstleuchter leuchtend; Papier, helle Anstriche, Gips, Wolken leuchten stark, dunkle Körper, Ruß u. dgl., fast gar nicht, wenn Licht auf sie fällt.

Einwirkungen der Lichtstrahlen auf das Auge.

Das Auge kann geschädigt werden:

1. durch zu geringe und schlechte Beleuchtung;
2. durch zu starke Beleuchtung (Blendung) und schlechte Anordnung der Lichtquellen;
3. durch die Einwirkung verschiedener Strahlenarten.

Zu geringe Beleuchtung und flackernde Lichtquellen

Es steht fest, daß die Kurzsichtigkeit selten angeboren ist, sie wird in den meisten Fällen im Laufe der ersten 25 Lebensjahre erworben. Die starke Anhäufung der Naharbeit und die übertriebene Annäherung des Auges an die zu betrachtenden Gegenstände begünstigt die Entstehung der Kurzsichtigkeit außerordentlich. Das Arbeitsobjekt muß von dem Auge mindestens einen Abstand von 25—30 cm haben. Der Gegenstand wird dem Auge um so näher gebracht, je schlechter die Beleuchtung ist oder je feiner die Arbeit ist, weil mit der Abnahme der Beleuchtung die Sehschärfe sinkt. Das Auge wird bei zu geringer Beleuchtung überanstrengt. Das Minimum der Beleuchtung von Arbeitsplätzen ist 10 Meterkerzen für viele Arbeiten ist dies aber bei weitem nicht ausreichend. Näheres siehe unter: Die Beleuchtung von Räumen S. 290.

Flackern die zur Beleuchtung benutzten Lichtquellen (offene Flammen durch Luftzug, elektrische Bogenlampen durch schlechten Reguliermechanismus), so tritt durch die fortwährende Pupillenkontraktion mit der Zeit ein Augenzittern ein. Flackernde Lichtquellen (z. B. Kerzen, Gasschnittbrenner, schlecht regulierende Bogenlampen u. dgl.) sind daher für das Auge sehr schädlich.

Zu starke Beleuchtung (Blendung) und schlechte Anordnung der Lichtquellen

a) Blendung des Auges. Wird das Auge von einem zu starken Licht getroffen, so wird sehr rasch die obere Reizschwelle erreicht. Der Verbrauch der Sehstoffe ist größer als ihre Neubildung. Die Unterscheidungsempfindlichkeit (Sehschärfe) des Auges sinkt rasch. Das Auge ist ermüdet, geblendet. Neben der Abnahme der Sehschärfe tritt als weiteres Kennzeichen der Blendung das Blendungsgefühl, der Lichtschmerz, auf. Die verbrauchten Sehstoffe, die nicht rasch genug abgeführt werden können, wirken auf die sog. Ciliarnerven reizend. Das Blendungsgefühl ist bezüglich Dauer und Stärke individuell verschieden.

Die Blendung erstreckt sich fast gleichmäßig über das gesamte, von Licht getroffene Netzhautgebiet, wenn das Auge auf eine gleichmäßig sehr stark erleuchtete Fläche (z. B. helle Wände, Decken, Himmel, Schneefelder, glitzernde Wasserflächen u. dgl.) gerichtet ist. Treten dagegen in das Gesichtsfeld stark leuchtende Flächen kleinerer Ausdehnung (z. B. leuchtende Flammen, Glühkörper, Glühfäden u. dgl.), so findet an den Stellen der Netzhaut, auf denen durch das optische System des Auges ein Bild der helleren Flächen entworfen wird, ein besonders starker Verbrauch der Sehstoffe statt. Die „obere Reizschwelle" kann an diesen Stellen sehr rasch erreicht werden. Es tritt die Empfindung einer intensiven Blendung mit Blendungsgefühl ein, dem, weil die Sehstoffe aufgebraucht sind, das oft lange andauernde negative Nachbild folgt.[1])

[1]) Näheres siehe: K. Stockhausen, Blendung, ihre Ursache und Wirkung, Zeitschr. f. Beleuchtungswesen **16**, Heft 3—7 (1910).

Das Netzhautbild ist das reelle, verkleinerte Bild eines leuchtenden Körpers; es besteht daher eine relativ proportionale Abhängigkeit zwischen Blendung und Flächenhelle (Glanz) des Leuchtkörpers.

b) Die Flächenhelle (Glanz) der Lichtquellen. Die Flächenhelle eines leuchtenden Körpers wird erhalten, indem seine Lichtstärke durch den Flächeninhalt seines in natürlicher Größe auf eine Ebene projizierten Bildes dividiert wird. Die Flächenhelle wird in Hefnerkerzen für einen Quadratzentimeter ausgedrückt.

In der Tabelle 7 ist die Flachenhelle der gebrauchlichen Lichtquellen nach den Messungen von v. Stockhausen angegeben.

Die geringste Flachenhelle haben die Kerzen der Petroleumschnittbrenner und die Gasschnittbrenner. Von den Öllampen hat eine großere Flachenhelle der Petroleumrundbrenner, unsere gewöhnliche Petroleumlampe.

Bei den Gaslampen ist mit der Entwicklung der Gasbeleuchtung vornehmlich mit der Erfindung des Auerstrumpfes auch die Flachenhelle gestiegen. Ihren höchsten Wert finden wir bei dem hängenden Gasgluhlicht und dem Preßgaslicht.

Bei den elektrischen Glühlampen zeigt sich ein ganz gewaltiges Anwachsen der Flachenhelle, und zwar wird sie mit wachsender Kerzenstärke großer. Zu den blendendsten Lichtquellen gehören aber unstreitig die neuen Metallfadenlampen.

Im Gegensatz hierzu haben die beiden Vertreter der elektrischen Gasgluhlampen, die Quecksilberdampflampe und das Moorelicht, eine sehr kleine Flächenhelle.

Die größte Flachenhelle von allen kunstlichen Lichtquellen haben aber die elektrischen Bogenlampen mit etwa 3000 HK/qcm. Immerhin ist ihre sehr betrachtliche Flächenhelle nur gering im Vergleich zu der der Sonne, die ca. 105000 HK/qcm beträgt.

c) Die hygienisch höchstzulässige Flächenhelle. Nach unserer heutigen Kenntnis dürfte fraglos feststehen, daß das Auge durch langandauernde, starke Blendung bleibend geschädigt werden kann. Solche Fälle der dauernden Schädigung des Auges durch Blendung sind verhältnismäßig selten. Wichtiger jedoch als diese Möglichkeit ist die durch Erfahrung und Untersuchungen festgestellte Tatsache, daß eine Ermüdung des Auges eine Ermüdung des ganzen Organismus nach sich zieht. Durch Blendung ermüdet das Auge sehr rasch. Die Leistungsfähigkeit von Leuten, die durch falsch angebrachte Lichtquellen geblendet werden, sinkt sehr stark. Als weiterer Faktor ist zu berücksichtigen, daß der Aufenthalt in Räumen, deren Lichtquellen die Anwesenden blenden, sehr unbehaglich und unbefriedigend ist.

Untersuchungen von v. Stockhausen haben gezeigt, daß eine Flächenhelle von 0,75 HK/qcm das höchste, dem Auge noch dauernd zuträgliche Maß ist. Lichtquellen mit größerer Flächenhelle müssen mit Milchglasglocken oder mit mattierten Glasplatten umgeben werden. Da unsere modernen Lichtquellen alle mehr oder weniger diese höchst zulässige Flächenhelle stark überschreiten, so ist die erste Forderung der Beleuchtungshygiene, keine Lichtquelle ohne lichtzerstreuende Glocken zu verwenden.

d) Blendung durch seitliche Lichtquellen. Befindet sich eine Lichtquelle nicht in der direkten Sehrichtung, sondern seitlich, so daß die von ihr ausgehenden Lichtstrahlen von der Seite in das Auge einfallen, so tritt ebenfalls durch Blendung, wenn auch in geringerem Grade, eine Verminderung der Sehschärfe ein. Diese Blendung wird um so fühlbarer, je geringer die Beleuchtung des beobachteten Gegenstandes und je stärker die Lichtstärke der seitlichen Lichtquellen sind. Damit hängt die schon von jedem gemachte Erfahrung zusammen, daß Gegenstände, z. B. Bilder, an Schärfe gewinnen, wenn man das auf das Auge seitlich fallende Licht durch Vorhalten der Hand usw. abhält, oder wenn man durch die röhrenförmig geballte Hand blickt. Versuche von v. Stockhausen zeigten schon bei einer

Lichtstärke von 28 HK (Hefnerkerzen) der seitlichen Lichtquelle eine Verminderung der Sehschärfe um 40%. Diese Abnahme der Sehschärfe wächst rapid bei größer werdender Blendungslichtstärke. Bei Beleuchtung von Arbeitsplätzen ist deshalb darauf zu achten, daß die direkten Lichtstrahlen seitlicher Lichtquellen abgeblendet werden.

e) Der Einfluß der Größe der leuchtenden Fläche auf die Blendung. Die Größe der Blendung ist nicht allein von der Größe der Flächenhelle der Lichtquellen abhängig, auch die Größe der leuchtenden Fläche des Leuchtkörpers ist von großem Einfluß. Von zwei Leuchtkörpern, die beide gleiche und zwar so große Flächenhelle haben, daß die obere Reizschwelle überschritten ist, blendet der am meisten, dessen leuchtende Fläche größer ist. Sein Netzhautbild bedeckt einen größeren Teil der Netzhaut, demnach ist hier der Verbrauch der Sehstoffe ein größerer als wie bei dem Netzhautbild des weniger ausgedehnten Leuchtkörpers.

Ist die Lichtstärke zweier Leuchtkörper gleich, ihre Flächenhelle aber verschieden, so blendet — wieder die Überschreitung der oberen Reizschwelle vorausgesetzt — auch hier bis zu einer gewissen Grenze die größere Fläche mehr als die kleinere, weil der Sehstoffverbrauch bei der größeren Fläche größer ist. Dagegen ist das negative Nachbild des Leuchtkörpers mit kleinerem Flächeninhalt, also die Nachwirkung der Blendung, andauernder. Das ist eine der beiden Ursachen, warum die Blendung bei den neuen Metallfadenlampen nicht so groß ist, wie es ihrer Flächenhelle gemäß erwartet werden sollte. Beurteilt allein nach ihrer Flächenhelle, die z. B. bei der Wolframlampe 265 HK/qcm beträgt, müßte der Gebrauch dieser Lampen ohne mattierte Glühbirne oder Milchglasglocke ganz unmöglich sein. v. Stockhausen beobachtete, daß hängendes Gasglühlicht und eine Kohlenfadenglühlampe, die beide eine Lichtstärke von etwa 32 Hefnerkerzen hatten, sich in bezug auf Blendung etwa die Wagschale hielten, trotzdem die Kohlenfadenglühlampe eine elfmal größere Flächenhelle hat.

Die zweite Ursache, weshalb Leuchtkörper von geringem Flächeninhalt, wie z. B. die feinen Glühfäden der elektrischen Glühlampen nicht so stark blenden, wie man vermuten sollte, liegt in der Unmöglichkeit, eine Glühlampe so zu fixieren, daß das Netzhautbild der Glühfäden sich immer an derselben Stelle befindet. Durch die niemals ganz ruhige Haltung des Kopfes und durch die in ständiger geringer Bewegung befindlichen Augenmuskeln bewegt sich auch das Netzhautbild. Der Sehstoffverbrauch verteilt sich dadurch auf eine größere Fläche, als wie sie dem geringen Durchmesser der Glühfäden entspricht. Wäre das nicht der Fall, so würde unbedingt bei der Fixation einer Glühlampe in kurzer Zeit eine dauernde Beschädigung der Netzhaut an den belichteten Stellen eintreten.

f) Der Einfluß der Entfernung des Leuchtkörpers von dem Auge auf die Größe der Blendung. Zwei Leuchtkörper von gleicher Flächenhelle und gleicher Lichtstärke, die sich in verschiedener Entfernung (z. B. 5 m und 20 m) von dem Auge befinden, erscheinen dem Auge bei klarer Luft fast gleich blendend. Man kann dies am Abend an den Gaslaternen einer langen, geraden Straße beobachten. Die erste Laterne erscheint uns ebenso glänzend wie die letzte, nur sehen wir den Glühstrumpf bei der letzten als leuchtenden Punkt. Es liegt dies daran, daß die Flächenhelle eine Größe ist, die von der Entfernung unabhängig ist. Nur bei größeren Entfernungen tritt durch die Absorption der Luft eine Verminderung der Flächenhelle des Netzhautbildes ein, während zugleich das Netzhautbild eine kleinere Partie der Netzhaut bedeckt, als wie dies durch eine nähere Lichtquelle geschieht.

g) Die Pupillenkontraktion. Wird ein im Dunkeln befindliches Auge plötzlich durch einen Lichtstrahl getroffen, so verengt sich sofort die Pupillenöffnung. Wird der Lichtstrahl wieder abgeblendet, so erweitert sich allmählich die Pupillenöffnung wieder. Dieses Erweitern und Verengen der Pupillenöffnung, die Pupillenkontraktion, steht in einem gewissen Abhängigkeitsverhältnis von der Größe des in das Auge eintretenden Lichtstromes. Die Pupillenkontraktion bildet einen relativ vorbeugenden Schutz gegen einen plötzlich das Auge treffenden zu großen Lichtstrom, der aber nur so lange anhält, bis sich das Auge dem jeweiligen Lichtstrom angepaßt hat. Sowie das der Fall ist und der Lichtstrom nicht zu groß ist, wird die Pupillenöffnung langsam wieder größer und stellt sich auf eine der Größe des Lichtstroms entsprechende Öffnung ein. Nur wenn der Lichtstrom dauernd so groß ist, daß die obere Reizschwelle überschritten wird, behält die Pupillenöffnung die anfangs angenommene Größe bei. Ist der unvermutet das Auge treffende Lichtstrom sehr stark, wie bei einem Blitz oder Kurzschluß, so bildet die Pupillenkontraktion infolge der Trägheit der betreffenden Muskeln und Nerven nur ungenügenden Schutz gegen die dabei oft beobachtete Schädigung des Auges. Bei Blitz- und Kurzschlußblendung spielen neben den sichtbaren Lichtstrahlen die hier in erheblicher Stärke vorhandenen ultravioletten Strahlen eiue wesentlich schädliche Rolle.

Die Kenntnis der Ursachen der Pupillenkontraktion ist für die Beleuchtungstechnik sehr wichtig, sie stellt einen annähernden Vergleichsmaßstab für die Zweckmäßigkeit der Beleuchtung dar. Durch die Pupillenkontraktion kann der Lichtstrom, der in das Augeninnere und dadurch uns zum Bewußtsein gelangt, maximal um das 10—11fache verkleinert werden. Wird also z. B. die Beleuchtung eines Gegenstandes zu groß und die Pupillenkontraktion tritt infolgedessen in Tätigkeit, so kann die Beleuchtung herabgemindert werden, ohne daß wir diese Minderung der Beleuchtung mit unserem Auge wahrnehmen. Der Gegenstand erscheint uns in beiden Fällen gleich hell beleuchtet. In dem ersten Falle ist das Licht ganz nutzlos verschwendet worden. Oder ein anderer Fall. In einem Raum, der an sich, nachgewiesen durch Messungen, sehr hell beleuchtet ist, befinden sich ein oder mehrere Lichtquellen derart in unserem Gesichtswinkel, daß sie die Augen blenden. Durch die notwendig eintretende Pupillenkontraktion mindert sich der Lichtstrom, der in das Auge fällt; der Raum macht einen ungenügend beleuchteten und zugleich unbehaglichen Eindruck. Um die Beleuchtung solcher Räume zu verbessern, werden gewöhnlich dann stärkere Lichtquellen genommen, während eine geeignetere Anbringung, Verteilung und Umhüllung der Lampen mit lichtzerstreuenden Glocken viel zweckmäßiger und billiger sein würde.

h) Die Umgebung des Leuchtkörpers. Durch eine Lichtquelle, die sich vor einem schwarzen Hintergrund befindet, ermüdet das Auge rascher, als wenn der Leuchtkörper sich vor einem mäßig hellen befindet. Es ist dies darauf zurückzuführen, daß ein sehr heller Gegenstand in einer dunklen Umgebung das Auge unwillkürlich anzieht, während bei einem hellen Gegenstand in einer mäßig hellen Umgebung das Aufdringliche und die starke Kontrastwirkung fehlen. Auch die bei dem Wandern des Auges von Hell nach Dunkel und umgekehrt auftretende fortwährende Pupillenkontraktion und die ständigen Veränderungen der Adaptionsvorgänge scheinen als wesentliche Ursachen der in solchen Fällen beobachteten Ermüdung mit anzusehen zu sein.

i) Der Einfluß des Schattens. Die scharfen Schatten, die durch punktförmige Lichtquellen von großer Flächenhelle verursacht werden, sind für das Auge nicht angenehm. Die hierbei unvermeidlichen fortwährenden Veränderungen der

Adaptionsvorgänge und der Pupillenkontraktion sind es, die eine solche „harte" Beleuchtung so lästig, ermüdend, anstrengend und unruhig für das Auge machen. Es grenzen hierbei alle helle Flächen ohne mildernden Übergang an tiefdunkle; das Auge muß sich, um die Umrisse und das Körpermäßige der Gegenstände zu erkennen, unnötig anstrengen. Wird dagegen die punktförmige Lichtquelle mit einer dichten Milchglasglocke umgeben, so erscheint die ganze Glocke fast gleichmäßig leuchtend. Die Gegenstände werfen dann nicht allein Kernschatten, sondern auch Halbschatten; der Übergang von Hell nach Dunkel findet allmählicher statt; das Auge braucht sich weniger anzustrengen. Aber selbst diese Beleuchtung ist hygienisch noch nicht vollkommen, weil in dem Kernschatten das Auge noch keine Unterschiede wahrzunehmen vermag. Auch erscheint der Schatten rein schwarz und nicht in der Farbe des Gegenstandes, auf den er fällt, wie wir das durch das Tageslicht (Kombination von direktem und indirektem Licht) gewöhnt sind. Bei der künstlichen Beleuchtung läßt sich dies in den meisten Fällen durch Erhellung der Schatten durch Lichtquellen geringerer Lichtstärke erzielen. Für Innenräume ist aus diesen Gründen entweder die Anordnung so zu treffen, daß die Hauptlichtquelle in der Mitte des Zimmers möglichst nahe an der Decke angebracht wird, während kleinere Lichtquellen die Ecken und die Schatten der Gegenstände, die sich zwischen der Hauptlichtquelle und den Wänden befinden, aufhellen. Oder in einfacherer Weise läßt sich derselbe Zweck durch die halbindirekte Beleuchtung erreichen. Das von der Decke diffus reflektierte Licht hellt die Kernschatten genügend und gleichmäßig auf.

k) Schutzmaßregeln zur Vermeidung der Blendung. Da die große Flächenhelle unserer heutigen Lichtquellen unzweifelhaft eine Blendung des Auges und seine raschere Ermüdung hervorruft, so sollten vor allem in Innenräumen keine Lichtquellen gebraucht werden, die eine höhere Flächenhelle wie etwa 0,75 HK/qcm haben. Zum mindesten sollten Lichtquellen von großer Flächenhelle so nahe als möglich an der Decke angebracht werden, um sie dem Gesichtsfeld des Auges nach Möglichkeit zu entrücken. Eine solche Vorbeugungsmaßregel ist aber nur als halbe Schutzmaßregel zu betrachten. Das allein Richtige ist, sie mit geeigneten Glocken aus Matt-, Opal- oder Milchglas zu umgeben. Durch solche Glocken kann die Flächenhelle nach Belieben auf jeden beliebigen Wert herabgedrückt werden. Leider entsprechen aber die meisten Glocken und Schirme weder den künstlerischen noch den beleuchtungshygienischen Anforderungen. Bei seinen Untersuchungen über die Flächenhelle von Glocken fand v. Stockhausen, daß es nur wenig Glocken gibt, deren Flächenhelle geringer oder gleich dem Wert 0,75 HK/qcm ist. Die meisten zeigen in der Mitte eine zu große Flächenhelle, nach dem Umfang zu eine viel zu kleine Flächenhelle. Vgl. die Abb. 207.[1])

Künstlerisch wirken derartige Glocken aber höchst unschön. Einen vorzüglichen Eindruck machen dagegen immer ganz gleichmäßig erleuchtete Glocken.

Ohne eine sehr dichte Milchglasglocke, die aber wieder sehr viele sichtbare Strahlen absorbiert, läßt sich eine Glocke nur in wenigen Fällen gleichmäßig erleuchten. Wird dagegen ein Leuchtkörper mit einer möglichst kleinen Glocke in der Art der Holophanglocken umgeben, so wird eine zweite größere Glocke in der üblichen Form, die dann nur aus wenig dichtem Opal- oder Opalinglas zu bestehen braucht, ohne allzu großen Lichtverlust ganz gleichmäßig erleuchtet erscheinen. Da sich in diesem Fall der Lichtstrom gleichmäßig auf eine größere Fläche verteilt,

[1]) Die Abb. 207 u. 208 sind der Merkschrift: Light, its use and misuse, herausgegeben von der Illuminating Engineering Society, New York, entnommen.

so ist auch die Flächenhelle einer solchen Glocke gering. Vorzügliche Wirkungen erzielt man, wenn diese zweite Glocke „seidenmatt“ geätzt ist; derartige Glocken werden in sehr guter Ausführung von den Glashüttenwerken Gebr. Putzler, Penzig in Schlesien, auf den Markt gebracht.

Wie ein Schreibtisch nicht beleuchtet werden darf, zeigt in verständlicher Weise Abb. 208. Die Lampe müßte mit einer genügend zerstreuenden Glocke umgeben und außerdem gegen den Schreibenden abgeblendet sein, damit sein Auge nicht von direkten Lichtstrahlen getroffen wird. Diese Beispiele ließen sich noch unzählig vermehren, z. B. in bezug auf Beleuchtung von Schulräumen, Arbeitsplätzen in Fabriken, Schaufensterbeleuchtung, Straßenbeleuchtung usw. Es muß betont werden, daß es unbedingt notwendig ist, auf den physiologischen Eindruck und auf den physiologischen Wirkungsgrad von Beleuchtungsanlagen einen größeren Wert zu legen, als es zurzeit üblich ist.

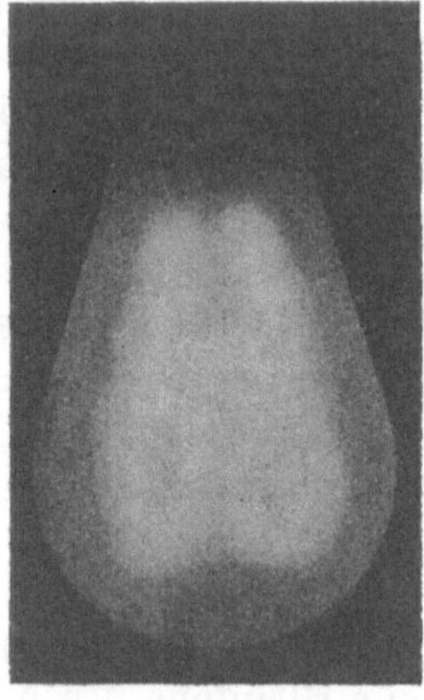

Abb. 207. Kohlenfadengluhlampe mit zu schwacher Mattierung der Birne.

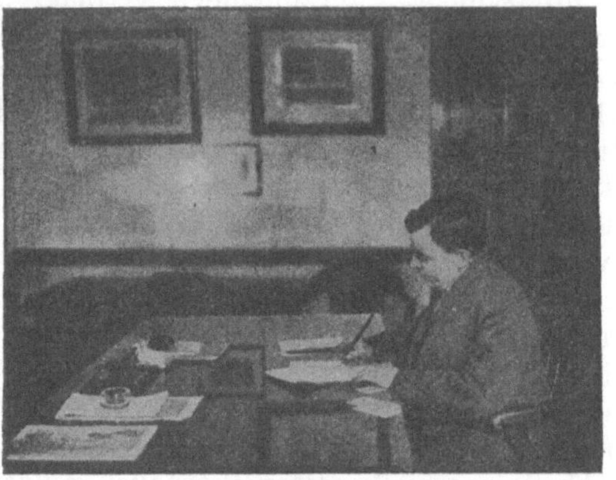

Abb. 208. Fehlerhafte Beleuchtung mit klarer unverhüllter elektrischer Glühbirne. Das Licht fallt direkt in die Augen. Die Augen werden geblendet.

Einwirkung verschiedener Strahlenarten

a) Wärmestrahlen. Die heutigen praktisch verwendeten Lichtquellen erzeugen, da sie durchweg sog. Temperaturstrahlen sind, in erheblichem Maße ultrarote Strahlen, also Strahlen von größerer Wellenlänge als 810 $\mu\mu$. Diese Strahlen werden als Wärmestrahlen empfunden. Weit verbreitet ist die Ansicht, sehr intensive Wärmestrahlung wirke durch ihre „austrocknende“ Wirkung lästig und schädlich auf das Auge. Czerny und Widmarck haben durch experimentelle Untersuchungen mit ultraroten Strahlen, Cramer[1]) auf Grund klinischer Erwägungen die Unrichtigkeit dieser Ansicht festgestellt.[2]) Die Wärmestrahlen

[1]) Cramer, Entstehung und klinische Besonderheiten des Glasmacherstars. Klin. Monatsbl. f. Augenheilkunde **1910**, 47.

[2]) Siehe auch T. Schanz und K. v. Stockhausen, Zur Ätiologie des Glasmacherstares, O. Grafes Arch. f. Ophthalmologie **73**, 553 (1910).

werden schon von der Bindehaut und Hornhaut stark absorbiert.[1]) Die absorbierte Wärme wird aber infolge des hohen Wassergehaltes (Wasser verschluckt die Wärmestrahlen intensiv) der Bindehautgewebe und der fortwährenden Säfteströmungen gebunden. Sie kann dadurch nicht mehr schädlich wirken. Auch die Tränenflüssigkeit nimmt einen großen Teil der Wärme mechanisch auf und leitet sie ab, zum Teil auch wird sie durch Verdunstung gebunden.

Eine zu große Wärmestrahlung der Lichtquellen kann aber durch Erhitzung des Kopfes die Kopfnerven in Mitleidenschaft ziehen und aus diesem Grunde lästig und störend wirken. (Näheres siehe S. 303.)

Wenn auch die ultraroten Strahlen direkt keinen schädlichen Einfluß auf das Auge ausüben, so können sie aber indirekt durch Mitwirkung eine Schädigung durch andere Strahlen beschleunigen. Nach der Ansicht der meisten Forscher sind die sichtbaren roten und gelben Strahlen, vor allem aber die ultraroten Strahlen, als die spektralen Strahlen anzusehen, die die Blendung des Auges durch sichtbare Strahlen am meisten begünstigen. Von diesem Gesichtspunkte aus ist die Kenntnis der Wärmestrahlen der Lichtquellen wichtig.

W. Voege[2]) hat die Wärmestrahlung der Lichtquellen bei gleicher Beleuchtung einer weißen Fläche mit 88 Lux festgestellt.

Weiter hat Voege[3]) die Farbung der verschiedenen Lichtquellen durch Messung in den einzelnen Spektralgebieten untersucht. Das Tageslicht bei bedecktem Himmel wurde dabei von ihm als Einheit gewählt. Diese Messungen haben wegen der großen Verschiedenheit des Tageslichtes je nach Jahres- und Tageszeit nur orientierenden Wert.

Die beiden Tabellen 2 und 3 geben zu einer Beurteilung der Lichtquellen allein nach der Größe ihrer Wärmestrahlung und der Menge der sichtbaren äußersten roten Strahlen genügend Aufschluß. Am günstigsten nach dieser Richtung hin erweist sich das zerstreute Tageslicht, ihm schließen sich die elektrischen Bogenlampen sowie die Quecksilberdampflampe an. Dann kommen etwa auf gleicher Stufe stehend die elektrischen Glühlampen, an erster Stelle die neuen Metallfadenlampen und das hängende und stehende Gasglühlicht. Die letzteren sind in bezug auf die Menge der roten Strahlen günstiger gestellt als die elektrischen Glühlampen. Von den praktisch verwendeten Lichtquellen ist am ungünstigsten die Petroleumlampe, und zwar sowohl in Hinsicht auf die Wärmestrahlung als auch auf die Menge der äußersten sichtbaren, roten Strahlen.

Nicht zu verwechseln ist die Wärmestrahlung der Lichtquellen mit der gesamten, von jeder Lichtquelle erzeugten Wärme. Nach Tabelle 2 werden von der 50kerzigen Osramlampe 44 Kalorien in jeder Stunde, von einem normalen Liliputbrenner dagegen 403 Kalorien entwickelt. Die Gaslampe erzeugt also neunmal so viel Wärme als die elektrische Glühlampe. Diese durch die Verbrennung des Gases entwickelte Wärme trägt zur Erhöhung der Zimmertemperatur bei, wird aber als strahlende Wärme bei dem stehenden Gasglühlicht nur wenig empfunden. Dagegen werden bei dem hängenden Gasglühlicht die Metallteile der Lampe durch die heißen Verbrennungsgase stark erhitzt; das ist der Grund, weshalb bei dem hängenden Gasglühlicht die Wärmestrahlung größer als bei dem stehenden ist.

Die Wärmestrahlung der Lichtquellen läßt sich durch Umhüllung von größeren Glocken, die eine gute Luftzirkulation ermöglichen, stark herabmindern. Die

---

[1]) Die vollständigste Untersuchung über die Durchlässigkeit des Auges für ultrarote Strahlung ist von Aschkinass gemacht worden (Ann. d. Physik **55**, 401 [1895]). Er fand das Auge bis 1,4 μ im Ultrarot, wo das erste Absorptionsband des Kamerawassers in den Weg tritt, durchlässig. Helmholtz fand, daß das Auge Wärmewellen bis zu 0,8 μ Wellenlänge wahrnimmt. Man muß daraus schließen, daß die Netzhaut nicht bis zu 1,4 μ im Ultrarot empfindlich ist. Das menschliche Auge ist fast 2 cm dick und würde daher, selbst wenn es nur aus Wasser bestände, ultrarote Wellen, die länger als 1,5 μ sind, nicht bis an die Netzhaut herankommen lassen.

[2]) W. Voege, Journ. f. Gasbeleuchtung **54**, 295 (1911).

[3]) W. Voege, Journ. f. Gasbeleuchtung **48**, 513 (1905).

Tabelle 2. Wärmestrahlung der Lichtquellen.

Lichtquelle	Abstand cm	HK (horizontal	Verbrauch	Verbrauch pro HK	Wärmestrahlung Grad	Gesamte Kalorien	Kalorien HK	Temperatur der Glocke
Petroleumlampe, älterer Rundbrenner.	43	16	g/Std. 44	g/K 2,75	42	484	30	236
Argandbrenner	43	16	l/Std. 192	l/K 12	61	980	61	300
Älterer Auerbrenner (stehend)	103	93	114	1,22	11	580	6,25	340
Neuer Liliputbrenner (stehend)	96	81	79	0,98	6,6	403	5,0	238
Derselbe mit weißer Glocke von 18 cm Durchmesser	71	44,5	79	1,78	6,1	403	9,1	55
Gräzinhängelicht mit klarem Zylinder	106	99	97	0,98	9,8	495	5,0	—
Gräzinhängelicht mit Opalglocke, Durchmesser 10 cm	82	59	98	1,66	17,5	500	8,5	260
Gräzinhängelicht mit Euphosglocke, Durchmesser 10 cm	88,5	69	98	1,42	14,5	500	7,25	260
Kohlenfadenlampe, 32 K 108 Volt	62,5	34,4	Watt 89	W/K 2,58	10	76,5	2,2	115
Osramlampe, 50 K 110 Volt	72	45,7	51	1,12	5,3	43,8	0,96	85
Nernstlampe, 60 K, mit Opalglocke, Durchmesser 9,5 cm	85	63,5	116	1,83	7,6	100	1,75	93
Sparbogenlampe[1]) mit Opalglocke, Durchmesser 16 cm	133	155	330	2,13	3,2	283	1,83	82
Diffuses Tageslicht	—	—	—	—	ca. 0,5	—	—	—

[1]) Die Zahlen für die Bogenlampe sind, weil 1. in horizontaler Richtung und 2. mit ziemlich dichter Opalglocke gemessen wurde, verhältnismäßig viel zu ungünstig ausgefallen — trotzdem ist der Wert für die Wärmestrahlung nächst dem Tageslicht am kleinsten!

Tabelle 3.
Die spektrale Zusammensetzung des Lichtes verschiedener Lichtquellen.

Lichtquelle	Spektralgebiet				
	Blau 400—470 $\mu\mu$	Grün 470—560 $\mu\mu$	Gelbgrün 560—590 $\mu\mu$	Rot 590—650 $\mu\mu$	Äußerst. Rot 650—750 $\mu\mu$
Bedeckter Himmel . . .	1,00	1,00	1,00	1,00	1,00
Blauer Himmel[1])	1,60	1,33	1,00	0,77	0,65
Sonnenlicht[1])	0,65	0,85	1,00	0,9	0,8
Kohlenfadenglühlampe .	0,197	0,79	1,00	1,76	2,70
Tantallampe	0,214	0,79	1,00	1,63	2,14
Osmiumlampe.	0,234	0,80	1,00	1,68	—
Nernstlampe	0,24	0,84	1,00	1,58	2,14
Petroleumlampe	0,12	0,73	1,00	2,1	3,62
Azetylen	0,27	0,86	1,00	1,37	—
Auerstrumpf	0,22	0,88	1,00	1,21	—
Quecksilberdampflampe .	0,58	0,78	1,00	—	—
Reinkohlenbogenlampe .	0,45	0,97	1,00	1,35	1,70
Flammenbogen:					
Gelbe Kohle	0,24	0,75	1,00	1,16	—
Rote Kohle.	0,45	0,90	1,00	1,68	—
Weiße Kohle	1,05	1,21	1,00	0,97	—

Glocken, die oben offen sein müssen und auch unten eine oder mehrere Öffnungen haben müssen, werden durch die aufsteigenden Luftströme dauernd gekühlt.

b) Sichtbare und unsichtbare ultraviolette Strahlen. Grundlegende Untersuchungen über den Einfluß des Lichtes auf den Organismus lebender Zellen hat Hertel[2]) ausgeführt. Er fand auch für den lebenden Organismus das physikalische Gesetz bestätigt, daß nur diejenigen Strahlen eine Wirkung auf ein Medium ausüben können, die durch das Medium absorbiert werden; also daß alle Zellen durch Licht reizbar sind, wenn man Strahlen benutzt, die von ihnen absorbiert werden. Strahlen von hohen Intensitäten erzielen nach genügender Dauer der Einwirkung direkt sichtbare Folgen. Bei schwächerer Intensität, die nicht zu erkennbaren Störungen führt, bleibt auch nach der Entfernung der reizauslösenden Ursache die durch Sauerstoffumlagerung bewirkte Störung bestehen und kann nach kürzerer oder längerer Zeit zur Schädigung der Zellen führen. Die Aufnahmefähigkeit von Strahlen durch die Zellen ist von der Wellenlänge abhängig, weil einmal die Stärke der Strahlung in den einzelnen Spektralbezirken bei den Lichtquellen sehr verschieden ist und zweitens, weil die Aufnahmefähigkeit von Strahlen durch den Organismus umgekehrt proportional der Wellenlänge ist.

Strahlen kleinerer Wellenlänge werden intensiver absorbiert als Strahlen größerer Wellenlänge.

Bei der Beurteilung der Wirkung der Strahlen ist also nicht nur die Quantität (Stärke der Strahlung), sondern vor allem ihre Qualität (Wellenlänge) zu berück-

[1]) Von E. Köttgen spektrophotometrisch gefunden, Wiedemanns Ann. **53**, 802 (1904).

[2]) Hertel, Über Beeinflussung des Organismus durch die chemisch wirksamen Strahlen, Zeitschr. f. allgem. Physiol. **4**, 1 (1904). Derselbe, Über die Einwirkung von Lichtstrahlen auf den Zellteilungsprozeß, ebenda **5**, 4 (1905). Derselbe, Über die physiologische Wirkung von Strahlen verschiedener Wellenlänge, ebenda **5**, 95 (1905).

sichtigen und zu prüfen, ob die betreffenden Strahlen bis zu der betreffenden Zelle vordringen können.

Schanz und Stockhausen[1]) haben in bezug auf die Wirkung der Lichtstrahlen auf das Auge auf Grund ihrer Arbeiten die nachstehende, von v. Stockhausen später erweiterte Tabelle 4 aufgestellt.

Natürlich bestehen zwischen den einzelnen Spektralgebieten nicht scharfe Grenzen, sondern sie gehen in ihren Wirkungen allmählich ineinander über.

Die grüngelben, grünen und blauen Strahlen sind als die günstigsten für das Auge zu bezeichnen. Bei ihnen treten die beiden Schutzmittel der Pigmentwanderung und die Pupillenkontraktion gleichzeitig in Geltung. Auch die Tatsache, daß im grüngelben Licht das Auge die größte Sehschärfe besitzt, und daß bei abnehmender Lichtstärke sich das Maximum der Sehschärfe von Grüngelb nach Grün und bei weiterer Abnahme nach Grünblau verschiebt, dürfte als weiteres Beweismittel für die günstige Wirkung dieses Spektralgebietes auf das Auge angeführt werden.

Die violetten und die ultravioletten Strahlen bis zu 375 $\mu\mu$ Wellenlänge müssen, wenn sie einen gewissen Anteil überschreiten, wieder als schädlich bezeichnet werden, weil sie einesteils durch ihre chemische Wirkung die Netzhaut empfindlich zu schädigen vermögen, anderenteils durch ihre teilweise Umwandlung in der Augenlinse in Fluoreszenzlicht wahrscheinlich eine Unschärfe des Netzhautbildes hervorrufen und für die Blendung durch sichtbare Strahlen ein wesentlich unterstützendes Moment darstellen.[2]) Die violetten Strahlen kommen hierbei weniger in Betracht als die angeführten ultravioletten Strahlen.

Die ultravioletten Strahlen von 375—320 $\mu\mu$ Wellenlänge sind an der Fluoreszenz der Linse in geringerem Maße beteiligt. Sie werden von der Linse ebenfalls intensiv absorbiert und gelangen teilweise, aber nur im jugendlichen Alter (bis zu 25 Jahren) sehr abgeschwächt zur Netzhaut.[3]) Vor diesen Strahlen sind daher die Schulkinder, Gymnasiasten und Studenten zu schützen.

Die ultravioletten Strahlen unter 320 $\mu\mu$ Wellenlänge dringen nicht durch die Hornhaut, verursachen aber in erster Linie Entzündungen am äußeren Auge. Die Kammerflüssigkeit und der Glaskörper des Auges lassen die durch die Hornhaut dringenden kurzwelligen Strahlen ungehindert passieren.

Zur Vervollständigung des Einflusses, den die ultravioletten Strahlen auf das Auge ausüben, darf eine Theorie nicht vergessen werden, die bis jetzt freilich noch nicht ganz einwandsfrei bewiesen ist, deren Wahrscheinlichkeit aber fortwährend durch neue Untersuchungen gestützt wird. Verschiedene Forscher haben auf Grund ihrer Untersuchungen über ultraviolette Strahlen schon die Möglichkeit ausgesprochen, daß die Entstehung des Altersstars auf die Einwirkung der Lichtstrahlen zurückzuführen sei. Schanz und Stockhausen[4]) glaubten, gestützt auf ihre Untersuchungen, sich dem anschließen zu müssen.

Der Altersstar äußert sich in einer mehr oder minder starken Trübung und Grüngelbfärbung der Augenlinse, die hierdurch an Durchsichtigkeit immer mehr abnimmt. Nun werden die ultravioletten Strahlen von 375—320 $\mu\mu$ intensiv von der Linse absorbiert, die von 400—375 $\mu\mu$

[1]) F. Schanz und K. Stockhausen, Über Blendung, v. Graefes Arch. f. Ophthalmologie **71**, und F. Schanz und K. Stockhausen. Weiteres über Blendung, v. Graefes Arch. f. Ophthalmologie **73**.

[2]) F. Schanz und K. Stockhausen haben nach der Methode der gekreuzten Spektren das Fluoreszenzlicht der menschlichen Augenlinse untersucht und festgestellt, daß das Fluoreszenzlicht aus allen Strahlenarten des sichtbaren Spektrums zusammengesetzt ist. Rote, gelbe und violette Strahlen sind in ihm wenig enthalten, grüne am meisten, blaue Strahlen stehen in der Menge hinter den grünen zurück. S. auch: F. Schanz und K. Stockhausen, Über die Fluoreszenz der Linse, v. Graefes Arch. f. Ophthalmologie, **73**, 183 (1909).

[3]) S. F. Schanz und K. Stockhausen, Über die Wirkung der ultravioletten Strahlen auf das Auge, v. Graefes Arch. f. Ophthalmologie, **69**, 452 (1908), Hallauer, Absorption von kurzwelligem Licht durch die menschliche Linse, Klinische Monatsbl. f. Augenheilkunde, **8**, 721 (1909) und A. Vogt, Analytische Untersuchungen über die Fluoreszenz der menschlichen Linse und der Linse des Rindes. Klinische Monatsbl. f. Augenheilkunde, LT. 123, (1913).

[4]) F. Schanz und K. Stockhausen, Wie schützen wir unsere Augen vor der Einwirkung der ultravioletten Strahlen unserer künstlichen Lichtquellen, v. Graefes Arch. f. Ophthalmologie **69**, 63 (1908). Dieselben, Über die Wirkung der ultravioletten Strahlen auf das Auge, v. Graefes Arch. f. Ophthalmologie **69**, 452 (1908). Dieselben, Die Fluoreszenz der Linse, v. Graefes Arch. f. Ophthalmologie **73**, 183 (1909). Dieselben, Schutz der Augen gegen die schädigenden Wirkungen der kurzwelligen Lichtstrahlen (Berlin 1910).

Tabelle 4. Die Wirkung der Lichtstrahlen auf das Auge. Gesamtspektrum.

Unsichtbare ultrarote Strahlen: sog. Wärmestrahlen		Sichtbare Strahlen: Lichtstrahlen		Unsichtbare ultraviolette Strahlen			
I. bis 50000 μμ	II. Ultrarot 1500—760 μμ	III. Rot, Orange, Gelb, Grün 760—490 μμ	IV. Blau, Indigo, Violett 490—400 μμ	V. 400—375 μμ	VI. 375—350 μμ	VII. 350—315 μμ	VIII. 315 μμ und geringere Wellenlangen
Werden von dem Kammerwasser, der Bindehaut und der Hornhaut absorbiert.	Durchdringen abgeschwächt die Hornhaut, die Linse und das Kammerwasser, erreichen die Netzhaut, werden aber nicht als Licht wahrgenommen.	Sie gelangen unverändert zur Netzhaut und sind sichtbar.	Sie sind ebenfalls sichtbar. Ein geringerer Teil, der bei zunehmendem Alter beständig wächst, wird von der Augenlinse absorbiert und ist an ihrer Fluoreszenz beteiligt.	Ein Teil erzeugt vor allem die Fluoreszenz der Linse.	Werden von der Linse absorbiert und beteiligen sich dadurch an ihrer Fluoreszenz.	Werden von der Linse im jugendlichen Alter hindurchgelassen. In höherem Lebensalter werden sie von der Linse absorbiert, sie sind dann Miterreger der Fluoreszenz der Linse.	Sie dringen nicht durch die Hornhaut, sondern werden vom äußeren Auge absorbiert. Sie verursachen vor allem die Entzündungen des außeren Auges (z. B. die Begleiterscheinungen der Ophthalmia electrica).
			Ein anderer Teil ruft Fluoreszenz der Netzhaut hervor.	Ein zweiter Teil ist ebenfalls an der Fluoreszenz der Netzhaut beteiligt.			Glasabsorptions-grenze im Mittel bei 300 μμ.
			Ein dritter Teil endlich gelangt unverändert bis zu den lichtempfindlichen Elementen der Netzhaut und wird als Blau, Indigo und Violett wahrgenommen.	Ein dritter Teil gelangt wahrscheinlich unverändert bis zu den lichtempfindlichen Elementen d. Netzhaut.			

werden in der Linse zum größten Teil in Fluoreszenzlicht umgewandelt; auch die violetten Strahlen sind, wie Schanz und Stockhausen gezeigt haben, wenn auch in geringerem Maße an dieser Umwandlung beteiligt. Da nur die Strahlenarten, die auf eine Substanz zersetzend einwirken, bei einer Zersetzung durch Strahlen verbraucht oder absorbiert werden, so müssen die ultravioletten Strahlen, die von der Linse absorbiert werden, auch auf sie zersetzend einwirken. Ebenso muß durch die Umwandlung der ultravioletten und einesteils der violetten Strahlen in Fluoreszenzlicht ein Energieverbrauch eintreten. Gewiß wird durch den Nahrungsstrom diesem doppelten Energieverbrauch nach Möglichkeit entgegengearbeitet; im Laufe der Jahre tritt aber eine Schädigung der Linse in Form des sog. Altersstars ein. Diese Schädigung muß um so schneller eintreten, je größere Mengen ultravioletter Strahlen durch die Linse unschädlich für die Netzhaut gemacht werden müssen.

Diese Erklärung über die Entstehung des Altersstars wird durch einige neuere Arbeiten gestützt. So hat Handmann[1]) eine größere Arbeit veröffentlicht, in der er auf Grund jahrelanger Beobachtungen und zahlreichen Beweismaterials feststellt, daß der Altersstar in der Mehrzahl der Fälle in der unteren Augenlinsenhälfte beginnt. Er führt diese Tatsache darauf zurück, daß der Altersstar durch Ernährungsstörungen entsteht, die sich in der unteren Augapfelhälfte stärker geltend machen als in der oberen. „Diese Verschiedenheit in der Intensität der Ernährungsstörungen oben und unten ist darauf zurückzuführen, daß

a) pathologische Produkte sich, der Schwere folgend, senken und unten die Linse energischer schädigen als oben;
b) die physiologisch wirksamen Lichtstrahlen natürlicher und künstlicher Lichtquellen die unteren Linsen- und Netzhauthälften während des ganzen Lebens ausgiebiger bestrahlen, als die vom Oberlid geschützten oberen Partien."

Auch Schanz und Stockhausen[2]) kommen in ihrer Arbeit, „Über die Ätiologie des Glasmacherstars", zu dem Schluß, daß die Eigentümlichkeiten des Glasmacherstars auf die Wirkung der kurzwelligen Lichtstrahlen zu beziehen seien. Das Licht, das der Glasofen und die glühende Glasmasse ausstrahlt, ist frei von den ultravioletten Strahlen, die das äußere Auge reizen; es enthält nur langwellige ultraviolette Strahlen, die vor allem schädigend auf die Linse einwirken.

Heß[3]) führt in seinen Arbeiten über die Gelbfärbung der Linse die allmähliche Färbung der Linse im Laufe der Jahre von wasserklar über lichtgelb zu mehr oder minder dunkelgelb auf die Absorption der ultravioletten und auf die ständig wachsende Absorption der violetten Strahlen zurück. Schuleck weist darauf hin, daß in den sonnigen Ebenen Ungarns bei den Landleuten häufiger Star zu beobachten sei, als bei den Bewohnern der Städte. Die gleiche Beobachtung ist in Indien und Kamerun gemacht worden. Gardiner führt an, daß die als „grauer Star" bekannte Augenstörung besonders in Labrador verbreitet sei, da dort die Augen durch die weiten Schneefelder so häufig der sog. Schneeblindheit ausgesetzt sind. Die Schneeblindheit wird durch die violetten und ultravioletten Strahlen des Tageslichtes, die der Schnee vorzüglich reflektiert, verursacht.

Es dürfte daher mit großer Wahrscheinlichkeit angenommen werden, daß neben den violetten Strahlen die ultravioletten Strahlen hauptsächlich für die im Laufe der Jahre auftretenden Schädigungen der Augenlinse und damit der Sehkraft verantwortlich gemacht werden müssen.

Die oben erwähnten und andere Schädigungen des Auges, deren medizinische Erörterung hier zu weit führen würde, treten erst bei längerer Einwirkung ultravioletter Strahlen längerer Wellenlänge (400—320 $\mu\mu$) auf, andere dagegen, wie z. B. die Ophthalmia electrica, sind akute Entzündungen und werden hauptsächlich durch die ultravioletten Strahlen unterhalb 320 $\mu\mu$ Wellenlänge verursacht. Diese Entzündungen, die mit großen Schmerzen und Beschwerden verbunden sind, verschwinden in vielen Fällen in einigen Tagen, ohne bleibende Schädigungen zu hinterlassen; bei anderen bleiben aber Störungen dauernd bestehen. Als akut auf-

[1]) Handmann, Über den Beginn des Altersstares der unteren Linsenhälfte, Klinische Monatsbl. f. Augenheilkunde 8, 692 (1909).

[2]) F. Schanz und K. Stockhausen, Über die Ätiologie des Glasmacherstars, v. Graefes Arch. f. Ophthalmologie 73, 553 (1910).

[3]) Heß, Weitere Mitteilungen über die Gelbfärbung der menschlichen Linse und ihren Einfluß auf das Sehen, Arch. f. Augenheilkunde 64, 293 (1909).

tretende leichte Entzündungen infolge ultravioletter Strahlen sind auch die Beschwerden aufzufassen, die sich bei dem Arbeiten bei dem Lichte unserer modernen Lichtquellen durch Drücken, Brennen und leichte Reizung der Bindehaut bemerkbar machen.

Schon seit den ersten Anfängen der Beleuchtungstechnik macht sich das Bestreben geltend, die Temperatur der Lichtquellen immer mehr zu steigern, einmal um größere Lichtstärken zu erzielen, zum anderen das Licht im Preise billiger zu zu gestalten. Nun ist bekannt, daß mit steigender Temperatur die Energie jeder Wellenlänge wächst und dabei die Energievermehrung um so größer wird, je kleiner die Wellenlänge ist. Es wandert also bei steigender Temperatur eines Körpers sein Energiemaximum immer mehr nach dem ultravioletten Ende des Spektrums. Oder mit anderen Worten, je höher die Temperatur eines leuchtenden Körpers ist, desto größer ist der Anteil der ultravioletten, nicht sichtbaren Strahlen an der Gesamtstrahlung.

Schanz und Stockhausen haben die Lichtquellen auf ihren Gehalt an ultravioletten Strahlen vor der Entwicklung der Leuchttechnik an bis auf ihren heutigen Stand untersucht. Die künstlichen Lichtquellen lassen sich nach ihren Untersuchungen in vier Klassen einteilen:

1. Klasse, **arm** an ultravioletten Strahlen.
   Die römischen Olivenöllampen, die Kerzen und die offen brennende Rüböllampe.
2. Klasse, **relativ arm** an ultravioletten Strahlen.
   Die Rüböllampen mit Zylinder, die Petroleumschnitt- und Rundbrenner, die Gasschnittbrenner und die Gasargandlampe.
3. Klasse, **reich** an ultravioletten Strahlen.
   Alle Lampen, die mit einem Glühstrumpf ausgerüstet sind, wie Petroleum- und Spiritusglühlampen, die hängenden und stehenden Gasglühlichtlampen.
4. Klasse, **sehr reich** an ultravioletten Strahlen.
   Azetylenlicht, alle elektrischen Glühlampen, wie Kohlenfadenglühlampen, Nernstlampen, Metallfadenglühlampen und besonders alle Bogenlampen und Quecksilberdampflampen.

Die Abb. 209 erläutert die große Ausdehnung des ultravioletten Spektrums einiger der gebräuchlichsten Lichtquellen.

Auch das direkte Tageslicht des Himmels enthält ultraviolette Strahlen. Um dieselbe Schwärzung der photographischen Platte in denselben Teilen des ultravioletten Spektrums bei gleichen Bedingungen zu erzielen, ist aber bei Tageslicht etwa eine viermal so große Belichtungszeit nötig, wie bei einer elektrischen Bogenlampe.

Unter Hinweis auf die auch im Tageslicht enthaltenen ultravioletten Strahlen wird oft versucht, die in unseren gebräuchlichen Lichtquellen enthaltenen ultravioletten Strahlen als harmlos hinzustellen. Dabei wird ganz vergessen, daß das Tageslicht die gefürchtete Schneeblindheit oder den sog. Gletscherbrand hervorruft, wenn es kräftig direkt oder indirekt durch Reflexion von Schneefeldern auf die Augen oder die Haut einwirken kann. Schnee reflektiert gerade die ultravioletten Strahlen besonders gut.

Unter gewöhnlichen Verhältnissen gelangt das Tageslicht meist nur indirekt nach Reflexion vom Erdboden, Wänden, Wiesen und Feldern in das Auge. Schaut man aber längere Zeit, auf dem Rücken liegend, in den blauen Himmel, so fangen die Augen an zu schmerzen und zu tränen.

Das reflektierte Licht ist unseren Augen viel zuträglicher als das direkte Licht. Es kann dies nur daran liegen, daß das reflektierte Licht einen Teil der ultravioletten Strahlen verloren hat. In der Tat haben eingehende Versuche von Stockhausen ergeben, daß weißes Reichsadlerpapier 52%, eine Mörtelwand 76%, grüner Rasen 88% der ultravioletten Strahlen absorbieren. Der unserem Auge so wohltuende Anblick grüner Wiesen und Wälder dürfte mit darauf zurückgeführt werden.

Kein normaler Mensch wird mehrere Sekunden lang in die Sonne sehen und sich so ihrer starken sichtbaren und unsichtbaren Strahlung aussetzen. Eine schwere Schädigung oder vollständiger Verlust des Augenlichtes würde sicher sein, wie dies zahlreiche Fälle bei Personen gezeigt haben, die sich bei Beobachtungen von Sonnenfinsternissen nicht genügend durch geeignete Gläser geschützt hatten.

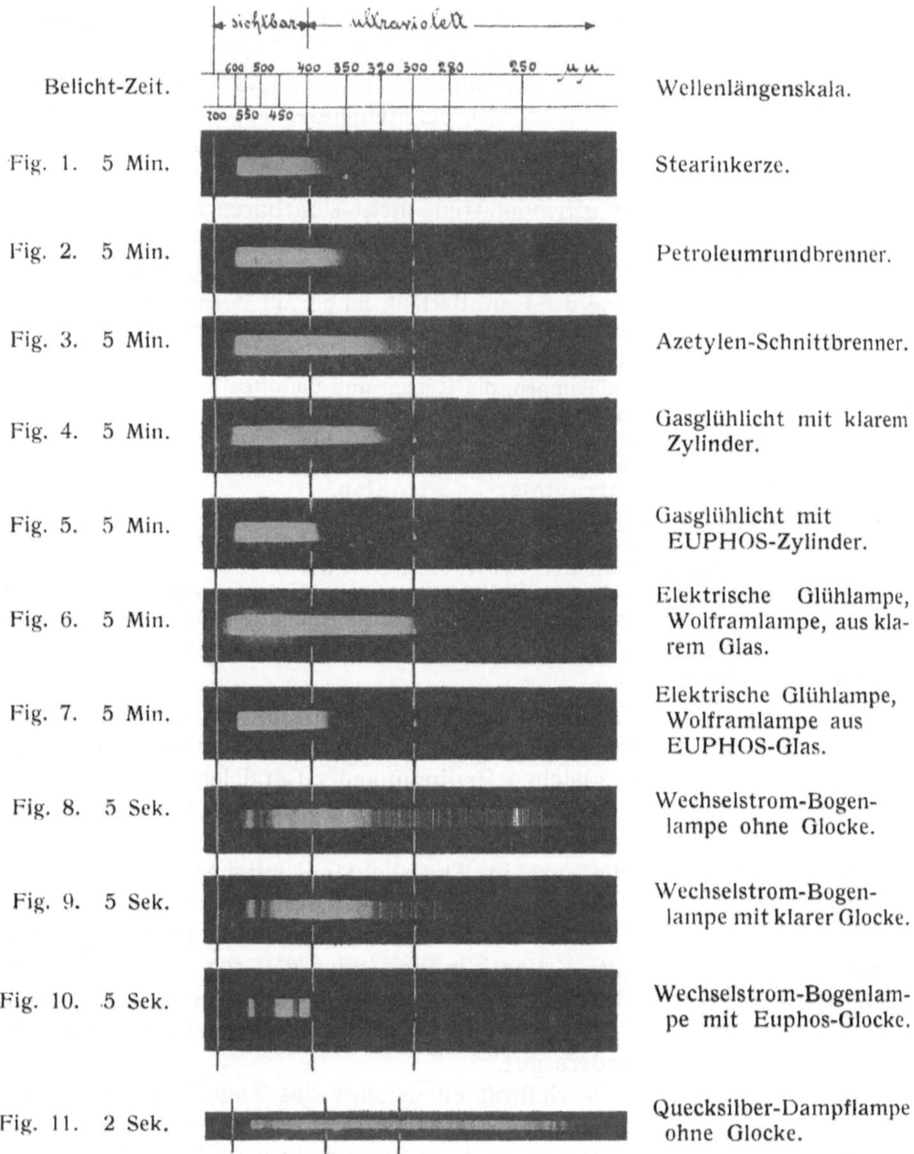

Abb. 209. Lichtquellen ohne und mit Euphos-Glas.

Bedenken wir weiter, daß unsere Augen durch den Rand unserer Kopfbedeckungen, durch den Augenhöhlenrand gegen direkte Strahlen des Himmels stark geschützt sind, daß bei dem weitaus größten Teil der Menschen bei ihrer gewöhnlichen Beschäftigung fast gar kein direktes, sondern fast nur reflektiertes Himmelslicht in das Auge gelangt, so wird uns verständlich, weshalb unter den gewöhnlichen

Verhältnissen die im Tageslicht enthaltenen ultravioletten Strahlen unsere Augen nicht schädigen.

Ganz andere Verhältnisse liegen aber bei unserer künstlichen Beleuchtung vor. Auf unserem Schreibtisch, dicht vor unserem Arbeitsplatz steht oder hängt die Lampe; gewöhnlich so, daß unser Auge direkt bestrahlt wird. Verhältnismäßig wenig werden zur Abblendung der direkten Strahlen Schutzglocken und Lampenschirme benutzt. Zur allgemeinen Beleuchtung der Räume werden die Lampen nicht dicht an der Decke angebracht, sondern in einem Abstand von 1 m blicken wir von unserer Arbeit auf, gehen wir durch die Zimmer, die Fabriksäle; fast immer fallen die Strahlen unserer Lichtquellen direkt in unsere Augen. Mit Erstaunen kann man beobachten, wie unzweckmäßig die Arbeitsplätze in den Bureaus, in den Fabriken beleuchtet sind, und wie sich einzelne Arbeiter mit primitiven selbstgefertigten Papier- und Pappeblenden vor den ihnen unangenehmen direkten Lichtstrahlen zu schützen suchen.

Die Untersuchungen von v. Stockhausen über die Absorption der ultravioletten Strahlen durch Reflexion haben schon einen Weg gezeigt, wie die in unseren Lichtquellen enthaltenen ultravioletten Strahlen beseitigt werden können, nämlich durch indirekte Beleuchtung. Bei ihr wird das Licht durch einen Reflektor gegen die weiße Decke geworfen und gelangt von ihr reflektiert auf unseren Arbeitsplatz. In Räumen, die ganz oder vornehmlich indirekt beleuchtet sind, fühlen wir uns besonders behaglich. Außer der gleichmäßigen Beleuchtung dürfte noch die Reinigung des Lichtes von dem größten Teil der ultravioletten Strahlen eine wesentliche Ursache dieses Wohlbefindens sein.

In vielen Fällen läßt sich eine indirekte Beleuchtung von Räumen, durch die auch ein erheblicher Lichtverlust an sichtbaren Strahlen entsteht, nicht ermöglichen; Glasumhüllungen aus gewöhnlichem Glas um Lichtquellen lassen aber die ultravioletten Strahlen bis 300 $\mu\mu$ Wellenlänge ungehindert passieren. Hier leistet das von Schanz und Stockhausen erfundene Euphosglas vorzügliche Dienste. Es ist ein leicht gelbgrünlich gefärbtes Glas, das die sichtbaren Strahlen kaum schwächt (etwa 5 % mehr als gewöhnliches Glas), die ultravioletten Strahlen aber gleichzeitig sehr intensiv absorbiert. Die Abb. 209 zeigt die Spektren einer Anzahl Lichtquellen mit und ohne Umhüllungen von Euphosglas. Lichtquellen mit Umhüllungen von Euphosglas haben keine ultravioletten Strahlen mehr. Aus diesem Euphosglas werden Zylinder, Glühlampen, Lampenglocken, überhaupt alle Beleuchtungsgläser hergestellt. Lichtquellen, die mit Euphosglas umgeben sind, strahlen ein mildes, dem Auge wohltuendes Licht aus. Personen, die früher über Drücken und Brennen, sowie über Reizung der Augenbindehaut klagten, fühlten nach Umhüllung ihrer Lichtquellen mit Euphosglas keine Beschwerden mehr. Die jetzt im Handel befindlichen Euphosbeleuchtungsgläser werden von den Glashüttenwerken Gebr. Putzler in Penzig in Schlesien hergestellt.

Vom Standpunkte der Beleuchtungshygiene soll das sichtbare Licht der künstlichen Lichtquellen möglichst in der Zusammensetzung dem zerstreuten Tageslicht gleich sein. Fast durchweg ist das künstliche Licht an blauen Strahlen ärmer als das Tageslicht, an roten dagegen reicher. Werden Glasglocken genommen, die, wie z. B. das Euphosglas, grünlichgelb gefärbt sind, so wird das durch eine solche Glocke hindurchgegangene sichtbare Licht noch weniger dem Tageslicht gleichen. Die Glasglocken für künstliche Lichtquellen sollen möglichst farblos sein, dabei aber die ultravioletten Strahlen genügend absorbieren.

Durch weitere Versuche wurde festzustellen versucht, wieweit für normale praktische Verhältnisse nicht nur eine Absorption der ultravioletten Strahlen erwünscht, sondern auch zu fordern sei. Birch-Hirschfeld ist der Meinung, daß für die Schädigung des vorderen Augenabschnittes besonders die Strahlen unter 330 $\mu\mu$ in Betracht kommen, die auch in erster Linie für die Farbensinnstörungen der Netzhaut bei starken Blendungen verantwortlich zu machen seien. Ein Glas, das bis 330 $\mu\mu$ absorbiere, biete daher im allgemeinen einen genügenden Schutz. Eine völlige Abblendung der ultravioletten Strahlen hält er für gewöhnlich — abgesehen von außergewöhnlichen Verhältnissen — nicht für erforderlich.

v. Stockhausen hält auf Grund seiner Versuche als Minimum eine Absorption der ultravioletten Strahlen bis etwa 350 $\mu\mu$ für unbedingt notwendig.

In geradezu idealer Weise entspricht eine ganz neue Glassorte — das Sanoskopglas — den Forderungen von Birch-Hirschfeld und v. Stockhausen. Das Sanoskopglas ist ein völlig klares Glas, das von dem gewöhnlichen Glas nur in sehr dicken, mehrere Zentimeter starken Schichten durch seine schwache lichtgelbe Färbung zu unterscheiden ist. Nach Miethe absorbiert es bei einer Dicke von 3 mm die ultravioletten Strahlen unter 360 $\mu\mu$ völlig. Das Sanoskopglas wird auch in allen Farben z. B. als graue, blaue, gelbe, graugelbe Brillengläser hergestellt, wenn die leuchtenden sichtbaren Strahlen gedämpft werden sollen.

Die Abb. 210 zeigt ein Tageslichtspektrum einmal nach Vorschaltung einer gewöhnlichen Glasscheibe, das andere Mal nach Durchgang durch eine gleichstarke Sanoskopglasscheibe. Das Sanoskopglas absorbiert bei gleicher Glasdicke etwa 45 $\mu\mu$ Wellenlängen mehr als gewöhnliches Glas. Während gewöhnliches Glas bei der gebräuchlichen Dicke von 1—2 mm nicht einmal den Anforderungen von Birch-Hirschfeld genügt, übertrifft das Sanoskopglas diese weitaus, es erreicht die Absorption, die v. Stockhausen als Minimalabsorption an ein Glas zum Schutze gegen die ultravioletten Strahlen stellt.[1])

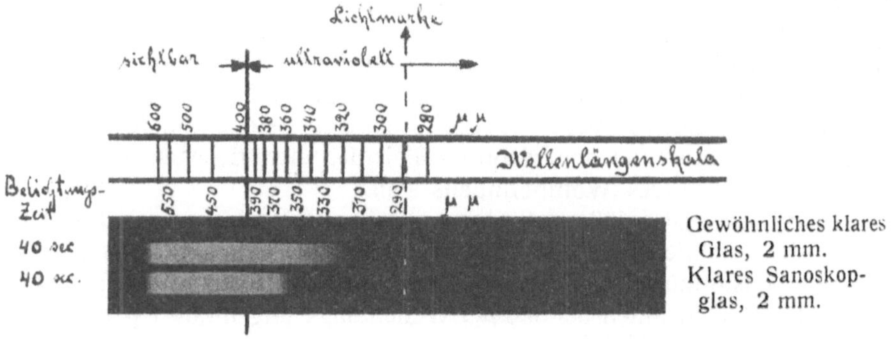

Gewöhnliches klares Glas, 2 mm.
Klares Sanoskopglas, 2 mm.

Abb. 210. Die Ultraviolettabsorption des klaren Sanoskopglases im Vergleich zu gewöhnlichem klarem Glas. Tageslicht-Spektrum.

Da wo die Verfärbung des Lichtes nicht weiter in Betracht kommt, weiter vor allem bei kranken und empfindlichen Augen, ist die Benutzung des Euphosglases am Platze. Das Sanoskopglas dagegen kann zweckmäß wegen seiner für praktische Verhältnisse genügenden Absorption, seiner vollständigen Farblosigkeit, seiner ganz hervorragenden Haltbarkeit und seiner Billigkeit überall an Stelle der Zylinder, Glocken und Schirme aus dem gewöhnlichen Glas treten.

Sollen Schutzbrillen verwandt werden, so sind bei Arbeiten, bei denen gute Sehschärfe Haupterfordernis ist, gute Farbenunterscheidung und gute Erkennung von Einzelheiten verlangt wird, in erster Linie die klaren Sanoskopgläser, dann die die Farben nur verhältnismäßig wenig verändernden Euphos-Hellglas Nr. 0, Hallauerglas Nr. 61 und 62, sowie das Hygatglas mittel die geeignetsten (z. B. bei dem Erkennen und Bleichen von Farbstoffen, bei medizinischen und photographischen Arbeiten).

Sollen dabei noch bei guter Farbenunterscheidung die sichtbaren Strahlen geschwächt werden, so kommen die grauen Sanoskopgläser in ihren verschiedenen Abstufungen in Frage (z. B. Beobachtung von Glühstrümpfen und Glühfäden, Schweißen mit dem elektrischen Lichtbogen, mit Azetylen und mit Sauerstoff). Arbeitern an Schmelzöfen u. dgl., die durch grau

[1]) Wie mir mitgeteilt wurde, werden von dem Sanoskopglas Brillengläser unter dem Namen „Blendergläser" von den optischen Firmen Nitzsche & Günther und A. G. Busch, beide in Rathenow, hergestellt. In Form von Beleuchtungsglas (Glocken und Zylinder aller Art) wird es von den Glashüttenwerken Gebr. Putzler, Penzig in Schlesien, unter dem Namen „Sanoskop-Indifferent" in den Handel gebracht.

oder andersfarbig gefärbte Brillen an ihrer Arbeit gehindert werden, sind leicht grau gefärbte Sanoskopgläser zu empfehlen.

Bei sehr intensivem kurzwelligem Licht und bei Arbeiten, bei denen es auf Farbenunterscheidung nicht ankommt (an Quecksilberdampflampen u. dgl.) sind die Euphosgläser hell Nr. 1 bis 3, die Hallauergläser Nr. 64—65, sowie das gelbe Jenaer Schutzglas am Platze.

Sollen außer einer starken Ultraviolettabsorption auch noch die sichtbaren Strahlen geschwächt werden, so wird dies am besten durch die grauen Euphosgläser, das Hallauerglas Nr. 66 und das Schottsche Neutralglas erreicht.

Gänzlich ungeeignet sind die blauen Schutzbrillen, weil sie die ultravioletten Strahlen selbst in ganz dunkler Färbung fast gar nicht absorbieren.

Einfluß des Lichtes auf das Nervensystem

Das rote Licht ist ein ganz spezifisch erregendes Licht. Die meisten Menschen werden im roten Licht lebhaft, munter, aufgeweckt, sie fühlen das Bedürfnis, sich zu bewegen, werden unternehmungslustig, oft auch gereizt. Man hat beobachtet, daß Arbeiter in photographischen Fabriken, die in rot beleuchteten Räumen beschäftigt waren, mit der Zeit nervös, erregt, reizbar und lärmend wurden. Bekannt ist, daß viele Tiere durch den Anblick von roter Farbe in Erregung geraten; manche Tiere, die sich schon in einem Erregungszustand befinden, werden durch Rot auf das äußerste gereizt. Rotes Licht kann daher eine angenehme, lustvolle Erregung auslösen, aber auch einen die Nerven, zumal schon in starken Vibrationen befindliche Nerven, sehr angreifenden und lästigen Reiz ausüben. Einen geringen Einfluß scheint dabei die Farbenqualität zu haben; die Intensität des roten Lichtes, die Dauer der Einwirkung dürften die größere Rolle spielen.

Eine Abschwächung des Rot nach Rosa zu mildert die erregende Wirkung und läßt nur die lustvolle Seite des Rot bestehen. Rosa ist für uns eine heitere, anmutige Farbe.

Die erregende Wirkung der roten Farbe läßt auch bei einer Verdunklung des Rot nach. Eine Veränderung des Rot nach Braunrot wirkt um so indifferenter, je mehr der rote Ton verschwindet und Braun vorherrschend wird. Dagegen mischt sich bei dem Karmin und dem Purpurrot die erregende Wirkung mit der unheimlichen der finsteren Nacht. Das purpurrote Licht in seiner blutroten, düsteren Macht dürfte für die menschliche Empfindung das unerträglichste Licht sein, unerträglicher wie das undurchdringliche Dunkel der Nacht. „Das Purpurglas zeigt eine wohlerleuchtete Landschaft in furchtbarem Lichte. So müßte der Farbton über Erd' und Himmel am Tage des Gerichtes ausgebreitet sein“, so äußert sich Goethe in seiner Farbenlehre.

Zu den Farben der Plusseite gehören außer dem Rot noch Rotgelb (Orange) und Gelb. Grüngelb bildet den Übergang zur Minusseite. Im Gelb ist die erregende Wirkung des Rot noch deutlich vorhanden, wenn auch abgeschwächt. Das Gelb macht einen warmen, behaglichen Eindruck, es wirkt erheiternd auf das Gemüt. Mit dem Gelb verbinden wir unwillkürlich eine wärmende Wirkung. Eine von „goldenem“ Sonnenschein erleuchtete Gegend erscheint uns „warm“, auch selbst dann, wenn die Sonnenstrahlen uns gar nicht treffen und wir gar nicht das körperliche Gefühl der Erwärmung durch die Sonne empfinden können. Das gelbe Licht scheint die Annehmlichkeiten des roten zu besitzen, befreit zu sein dagegen von allen dem roten Licht anhaftenden unlustvollen Empfindungsreizen. Gelbes Licht ist für unsere Sinnesempfindung das behaglichste des einfarbigen Lichtes. — Orange, die Mittelfarbe zwischen Rot und Gelb, besitzt die Annehmlichkeiten dieser beiden Farben in gesteigertem Maße. Es scheint die Lieblingsfarbe von energischen, gesunden und selbstbewußten Menschen zu sein. Die Verdunklung des Gelb zu Hellbraun und Dunkelgelb übt einen ähnlichen Einfluß wie Orange aus. — Grüngelb wirkt von allen Farben am indifferentesten, es besitzt weder die erregende Wirkung der Plusseite, noch die im Grün anfangende hemmende und niederdrückende Wirkung der Minusseite der Farben.

Die Farben der rechten Spektralhälfte, Grün, Blau, Violett, wirken entschieden beruhigend, hemmend und auch niederdrückend, und das um so mehr, je weiter die Farbe nach Ultraviolett zu liegt. Es wurde beobachtet, daß ausgesprochen grünes Licht anfänglich für das Auge angenehm ist, das längere Verweilen in grünbeleuchteten Räumen allmählich unangenehm drückend wurde. Diese niederdrückende Wirkung des kurzwelligen Lichtes wuchs in der Richtung zum violetten Licht immer mehr und erreichte in diesem ihren Höhepunkt. Besonders bei Kranken wurde beobachtet, daß blaues Licht eine beruhigende und einschläfernde Wirkung ausübte; erregte und nervöse Personen wurden melancholisch und träumerisch.

Über die Wirkung der ultravioletten Strahlen auf das Nervensystem sind eine Reihe von Beobachtungen bei dem an ultravioletten Strahlen besonders reichen Quecksilberdampflicht gemacht worden. So wurden bei Bestrahlungen mit der Quarzlampe Benommenheit des Kopfes,

Kopfschmerzen und nervöse Unruhe beobachtet. Personen, die bei Quecksilberlicht arbeiteten, klagten vornehmlich anfangs über leichte Beklemmungen mit Schwindelerscheinungen, Kopfschmerzen sowie über ein eigentümliches Gefühl der Leere in der Magengegend. Jedoch dürfte es sehr fraglich sein, ob die beobachteten Beschwerden wirklich auf die ultravioletten Strahlen oder auf das eigenartige Quecksilberlicht, das die Farben stark verändert erscheinen läßt, zurückzuführen sind. Darüber müssen erst noch weitere Versuche Aufschluß geben. Daß die Farbenveränderungen im Quecksilberlicht eine große Rolle spielen, zeigen die Fälle, in denen die Arbeiter während der Eßpause eine andere Beleuchtung verlangten, da die Verfärbung der Eßwaren bei manchen direkt Übelkeit verursachte. In anderen Betrieben haben sich die Arbeiter an das Quecksilberlicht rasch gewöhnt, zumal wenn durch das gleichzeitige Brennen von starken Metallfadenlampen für genügend rote Strahlen gesorgt war, die dem Quecksilberdampflicht vollkommen fehlen.

Berücksichtigung der nervösen Lichtreize bei der Beleuchtung von Räumen. Aus den Ausführungen über die Beziehungen des Lichtes, insbesondere des farbigen Lichtes, zum Nervensystem, lassen sich leicht die nötigen Nutzanwendungen ziehen. Einfarbige Beleuchtungen kommen für gewöhnlich praktisch selten zur Ausführung, wenn nicht die Eigenart einiger Betriebe diese direkt fordert. Es handelt sich sonst stets darum, aus den vorhandenen Lichtquellen die geeigneten herauszuwählen, ihre Verteilung zu bestimmen und den Anstrich der Decken und die Bekleidung der Wände so zu gestalten, daß dem Verwendungszweck der Räume im vollsten Maße Genüge geleistet wird. Die vorherrschende Lichtfarbe in Räumen wird also von der Lichtquelle und den Farben der Wände und Decken abhängen, da diese wieder die Strahlen der Lichtquelle reflektieren.

Festsäle wird man mit einer verschwenderischen Lichtfülle ausstatten, da schon diese allein eine frohe Angeregtheit erzeugt. Die Lichtquellen sollen ein leicht rötlichgelbes Licht ausstrahlen, um durch ihren warmen Ton die Behaglichkeit und Lebhaftigkeit der Anwesenden zu steigern; zugleich kommt hierdurch der Teint der Damen vorteilhaft zur Geltung. Die Wände würden orangefarbig, hell- oder dunkelgelb zu halten sein; die Decken in einem lichtgelbweißen Ton. Jede Blendung oder störende Reflexe der Lichtquellen sind streng zu vermeiden.

Für Arbeitsräume von Gelehrten, die der Ruhe und Sammlung bedürfen, ist eine dunkelbraune und grünlichbraune Wandbekleidung zu wählen. Der Arbeitsplatz ist vorzüglich zu beleuchten, das Licht aber von dem Gesicht des Arbeitenden abzublenden. Eine an der Decke angebrachte Lampe in flacher Mattschale hellt das Dunkel des Zimmers auf, ohne durch zu intensive Beleuchtung der Gegenstände die Aufmerksamkeit des Arbeitenden abzulenken.

Schlafräume erhalten zweckmäßig blaue Tapeten, ebenso Lampen mit lichtblauem Stoffschirm.

Für Schulräume ist ein elfenbeingelbfarbiger Ton der Decken am geeignetsten, die Wände erhalten einen hellgelben Anstrich. Lampen mit gelblichem Licht sind hier besonders vorteilhaft. Alle Lampen sind so anzubringen, daß keine der Lampen irgendeinen Schüler an seinem Platze blendet.

Fabrikräume sollen heiter und freundlich aussehen; zumal in Sälen, in denen Arbeiter an Maschinen beschäftigt sind, ist alles was erregend oder störend wirkt, zu vermeiden. Keinesfalls darf das Auge irgendwie geblendet werden; eine Blendung und die dadurch bedingte Störung in der Aufmerksamkeit der Arbeiter kann leicht Anlaß zu Unfällen geben. Auf reichliche Beleuchtung ist besonders Wert zu legen. Die Decken und Wände werden am besten weiß mit einem Stich in das Gelbliche gehalten.

Im allgemeinen ist vor einer allzugroßen Bevorzugung der weißen Farbe zu warnen. Gewiß reflektiert Weiß die Lichtstrahlen besonders gut, Lichtgelb steht ihm aber kaum nach. Weiß wirkt anfangs stets freundlich, seine Dauerwirkung kann man aber mit unbehaglich bezeichnen. Große, stark beleuchtete weiße Flächen blenden bei längerer Betrachtung ganz erheblich. Sehr weiße Lichtquellen haben erfahrungsgemäß etwas Unfreundliches im Vergleich zu gelben, die „wärmer", „behaglicher" wirken.

Sehr starke Beleuchtung löst eine erregende Wirkung aus, eine gemäßigte mittlere Beleuchtung gibt die Empfindung des Befriedigtseins, der Ruhe; je dunkler es wird, desto mehr schleicht sich ein Gefühl der Bedrückung ein; mangelhaftes Licht mutet uns trübselig an.

Die Wirkung der Beleuchtung hängt auch auffällig von der Lichtfarbe und der Lichtverteilung ab. Namentlich die letztere ist bestimmend. Eine elektrische Bogenlampe übt keineswegs den Effekt aus, den eine Anzahl von Einzellichtern mit im ganzen ebenso großer Lichtstärke in charakteristischer Weise zeigen.

Sehr starker Glanz blendet, mäßiger Glanz wirkt auf die Dauer stark ermüdend. Die mildeste Art des Glanzes, der Schimmer, wirkt immer lusterweckend; mit dem Ausdruck Schimmer empfinden wir zugleich eine gewisse Schönheit.

Lichtmessung.

Zwischen Sehschärfe und Beleuchtung besteht eine Abhängigkeit, die sich kurz durch die Tatsache ausdrücken läßt, daß die Sehschärfe mit abnehmender Helligkeit sinkt. Für verschiedene Zwecke wird eine verschiedene Beleuchtung benötigt. Es ist also notwendig, zumal nachgewiesen wurde, daß schlechte Beleuchtung die Entstehung der Kurzsichtigkeit begünstigt, die Beleuchtung durch Messungen zu bestimmen. Durch die Erfindung von Photometern und durch die Einführung von Lichteinheiten ist die Grundlage für eine objektive Beurteilung gelegt worden.

1. Die Lichteinheiten. Als Einheit der Lichtstarke wurde der Lichtreiz angenommen, den das Auge durch die horizontale Lichtstarke einer bestimmten Lampe empfindet, deren Dimensionen und Brennstoff bezüglich seiner chemischen Zusammensetzung genau vorgeschrieben sind. Die Einheit der Lichtstarke der Hefnerlampe wird Hefnerkerze (Abkürzung HK) genannt.

Unter Lichtstrom versteht man die Erfüllung eines von einer Lichtquelle ausgehenden raumlichen Winkels mit Licht. Lichtstrom ist der neue Name für Lichtmenge.

Unter Beleuchtung versteht man das Auftreffen eines Lichtstromes auf einen nicht beleuchteten Körper. Steht einer ebenen Fläche 1 Lichtquelle von 1 Hefnerkerze in 1 m Abstand gegenüber, so erhalt der Teil der Fläche, auf den das Licht senkrecht auffällt, die Einheit der Beleuchtung. Die Einheit der Beleuchtung wird in Lux gemessen. Das früher gebrauchte Wort „Meterkerze" ist fallengelassen worden.

Die Beleuchtung E läßt sich durch die Gleichung ausdrücken:

$$E = \frac{J}{r^2} \text{Lux},$$

worin

J = der Lichtstarke der Lichtquelle,

r = der Abstand der beleuchteten Flache von der Lichtquelle ist.

Da die Hefnerlampe gegen Luftzug sehr empfindlich und ihr Brennmaterial teuer ist, so wird sie bei photometrischen Arbeiten oft durch eine vorher mit der Hefnerkerze geeichte Zwischenlichtquelle ersetzt. Als solche Vergleichslichtquellen werden Benzin-, Petroleumlampen und elektrische Glühlampen benutzt. Die elektrischen Glühlampen, die durch Akkumulatoren gespeist und auf konstanten Stromverbrauch genau einreguliert werden, haben sich am besten bewährt.

2. Die Photometer. Die Photometer sind Apparate zum Messen von Lichtstärken und Beleuchtungen. Das Auge ist im Gegensatz zum Abschätzen

von Entfernungen nicht imstande, ohne Hilfsapparate Lichtstärken und Beleuchtungen auch nur annähernd zu schätzen. Dagegen ist das Auge sehr wohl fähig, die Gleichheit der Beleuchtung zweier Flächen festzustellen. Hierauf beruhen die verschiedenen Photometerkonstruktionen.

Das Wichtigste an einem Photometer ist die Vergleichseinrichtung und eine Vorrichtung, um die von den beiden Lichtquellen, der Vergleichslichtquelle und der zu messenden Lichtquelle, erzeugten Beleuchtung der Flächen, die miteinander verglichen werden sollen, gleich zu machen.

Je nach ihrem hauptsächlichen Verwendungszweck lassen sich die Photometer einteilen in

stationäre Photometer zur Messung der Lichtstarke,
transportable Photometer zur Messung der Lichtstärke und der Beleuchtung.

Die stationären Photometer finden ihre Verwendung im Laboratorium;

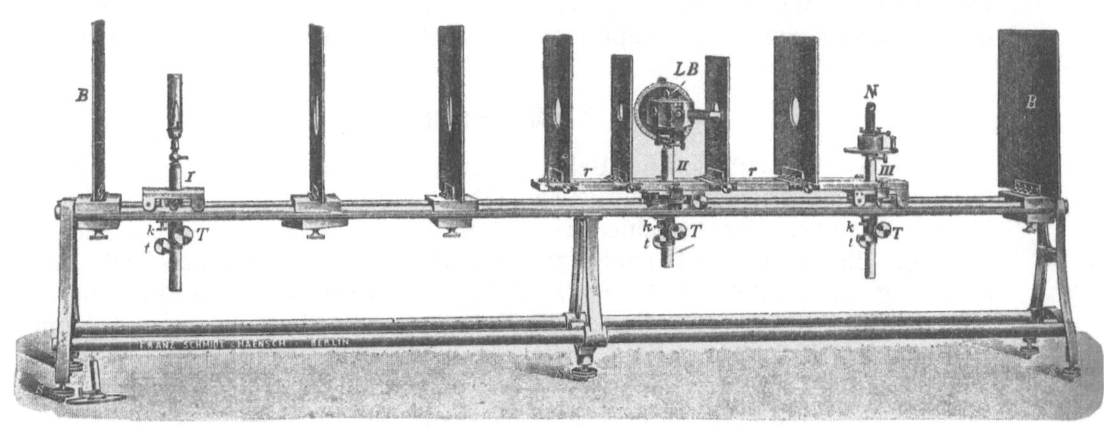

Abb. 211. Präzisionsphotometer.

sie werden in besonderen Photometerzimmern aufgestellt. Abb. 211 zeigt eine große Präzisionsphotometerbank der Firma Schmidt & Haensch, Berlin.[1])

Für viele Fälle der Beleuchtungstechnik und für die meisten Zwecke der Beleuchtungshygiene sind die überall leicht aufzustellenden transportablen Photometer die geeignetsten. Mit ihnen läßt sich die Lichtstärke von Lampen, die Beleuchtung an jeder Stelle eines Raumes oder im Freien, sowie die Flächenhelle einer beleuchteten oder selbstleuchtenden Fläche rasch und mit genügend großer Genauigkeit messen. Apparate, mit denen sich nur die Beleuchtung messen läßt, heißen Beleuchtungsmesser. Photometer, mit denen sich die Lichtstärke, Beleuchtung und Flächenhelle messen lassen, werden Universalphotometer genannt.

Das älteste und am weitesten verbreitete Photometer ist das Webersche Milchglasphotometer (Abb. 212).

---

[1]) Auf eine genaue Beschreibung der einzelnen Photometer ist verzichtet worden, da jedem Photometer eine genaue Gebrauchsanweisung beigegeben wird und eine Reihe von vorzuglichen Lehrbuchern der Photometrie uber alles Wissens- und Beachtenswerte bei photometrischen Messungen genau Auskunft geben. Besonders zu empfehlen sind die Bucher: Uppenborn-Monasch, Handbuch der Photometrie (Munchen 1912); Bloch, Beleuchtungstechnik (Berlin 1907); Liebenthal, Praktische Photometrie (Braunschweig 1907).

Der Beobachter sieht durch die Öffnung O hindurch auf den Lummer-Brodhun-Würfel P, dessen spiegelnde Fläche von f, dessen durchlässiger Teil von g beleuchtet wird. Die geradeaus vor den Tubus h gestellte, zu untersuchende Lichtquelle beleuchtet das Milchglas g, während

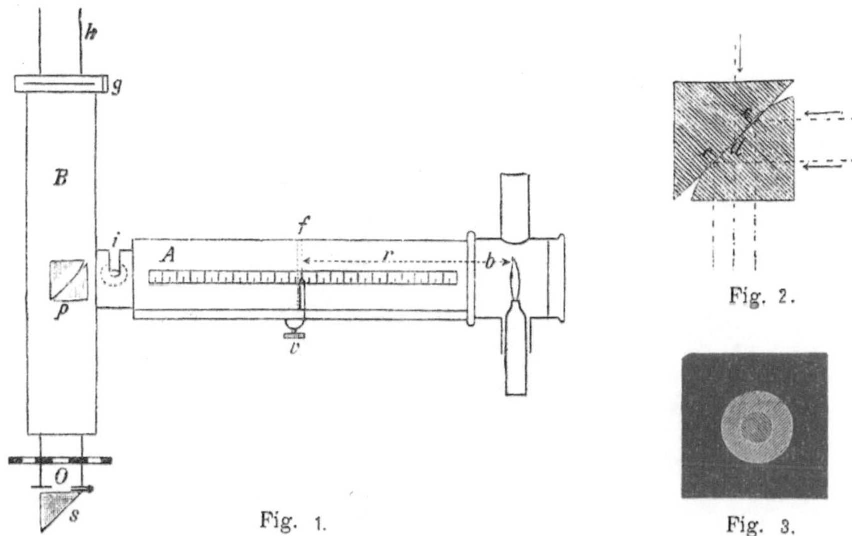

Abb. 212. Photometer von L. Weber.

die konstante Vergleichslichtquelle, eine Benzinlampe b auf dem Milchglas f eine Beleuchtung hervorruft, die $\frac{1}{r^2}$ proportional ist; die Entfernung r wird geändert, bis die im Würfel p liegenden Vergleichsfelder gleich hell erscheinen. — An Stelle der Benzinlampe kann auch eine kleine elektrische Lampe benutzt werden. Eine Glühlampe ist für alle Messungen im Freien zu wählen, da die Benzinlampe bei dem leisesten Luftzug unruhig wird.

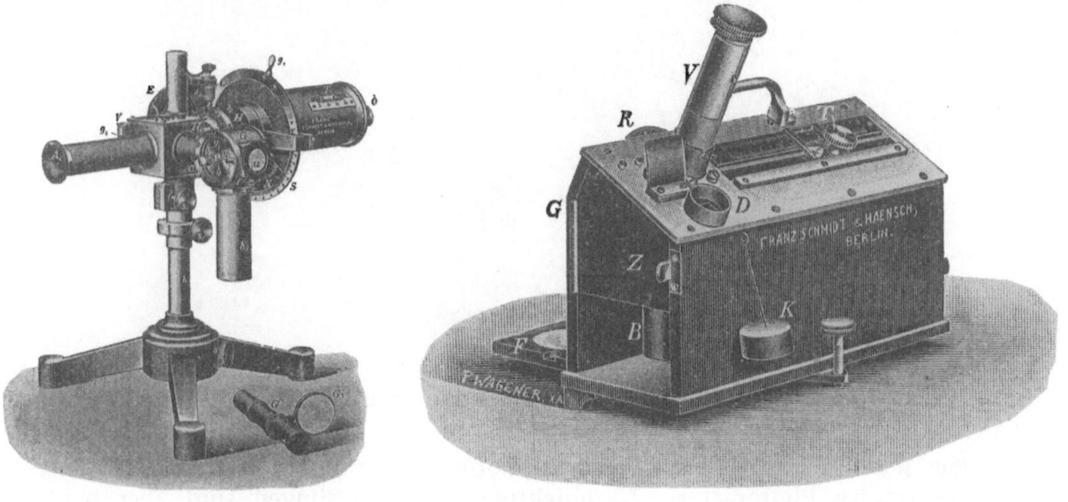

Abb. 213. Abb. 214

Ein für alle Lichtmessungen vorzüglich brauchbares Photometer ist das Universalphotometer von Schmidt & Haensch, Berlin (Abb. 213). Es gestattet, die kleinsten Lichtstärken und Beleuchtungen bis zu den größten in sehr rascher und genauer Weise zu messen.

Sollen nur Beleuchtungsmessungen vorgenommen werden, so sind die Beleuchtungsmesser wegen ihrer größeren Handlichkeit angenehmer. Ihre Genauigkeit ist für technische Messungen ausreichend. Abb. 214 zeigt den Beleuchtungs-

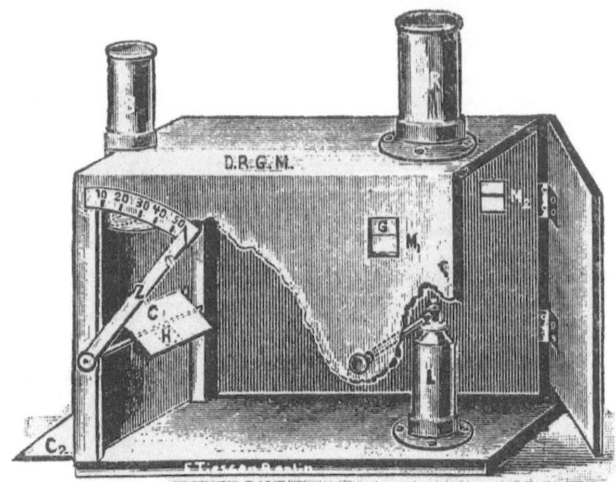

Abb. 215. Beleuchtungsmesser nach Wingen.

messer von Martens. Abb. 215 stellt den vielbenutzten Beleuchtungsmesser von Wingen dar, mit dem sich Beleuchtungen bis 500 Lux messen lassen. Die größte Genauigkeit aber ergibt der in Abb. 216 wiedergegebene Beleuchtungsmesser von Krüß, dessen Meßbereich von 0,4—1000 Lux geht.

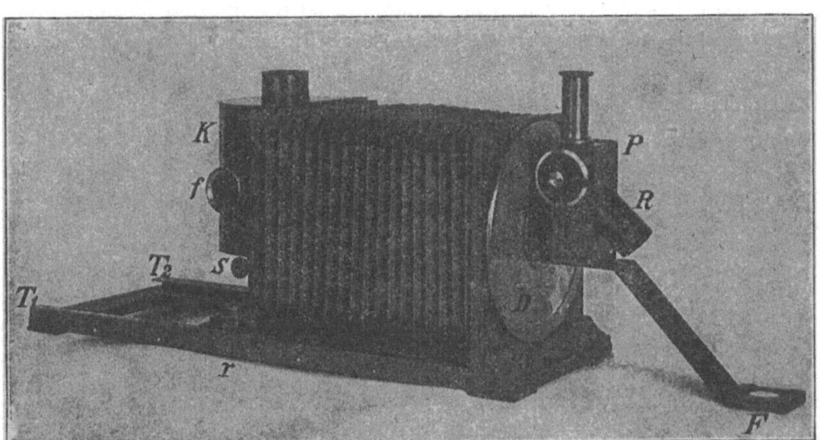

Abb. 216. Beleuchtungsmesser nach Krüß.

Außer diesen Gleichheits- und Kontrastphotometern gibt es noch Sehschärfen- und chemische Photometer. Zu objektiven Lichtmessungen sind aber beide nicht geeignet.

Die Sehschärfenphotometer benutzen die Abhängigkeit der Sehschärfe des Auges von der Beleuchtung. Bei ihnen wird festgestellt, ob die Beleuchtung an den jeweiligen Arbeitsplätzen eine solche ist, daß ein normales Auge ohne Anstrengung die von ihm zu fordernde Seharbeit leisten kann. Es wird dabei die bekannte Snellensche Tafel (mit Buchstaben verschiedener Größe) benutzt, die in einer bestimmten, vorgeschriebenen Entfernung von dem gesunden Auge noch deutlich erkannt werden müssen. Diese Methoden haben aber nur beschränkten Wert, da sie auf subjektive Empfindungen aufgebaut sind und normale Augen voraussetzen. Die Sehschärfe des menschlichen Auges ist aber individuell außerordentlich verschieden und von der Farbe des Lichtes stark abhängig. Der früher oft benutzte Cohnsche Lichtprüfer für Arbeitsplätze ist auf der Sehschärfenmethode aufgebaut.

Die chemischen Photometer, die auf der chemischen Wirkung des Lichtes auf lichtempfindlichen Substanzen beruhen, sind für Beleuchtungsmessungen gänzlich ungeeignet. Die chemischen Wirkungen zweier Lichtquellen gestatten keinen Schluß auf ihre optischen Lichtstärken.

Der die Lichtstärke in den verschiedenen Richtungen des Raumes darstellende Körper heißt der „photometrische Körper“. Eine Schnittebene des photometrischen Körpers, die durch den Lichtpunkt geht, heißt Lichtausstrahlungs-

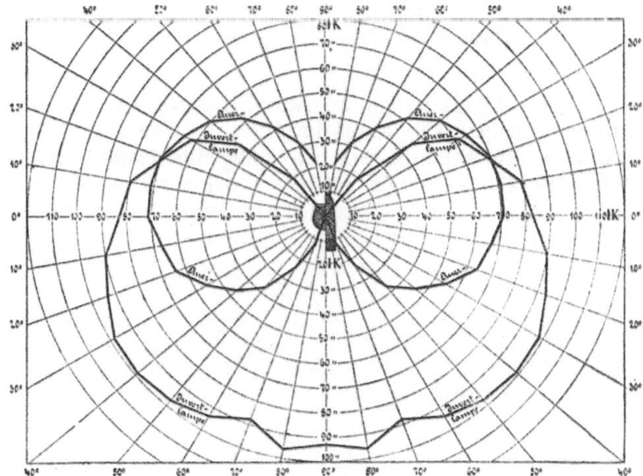

Abb. 217. Lichtverteilung eines stehenden Auerbrenners ohne Reflektor und einer Invert-Glühlampe.

kurve oder Polardiagramm. Die Lichtausstrahlungskurve einer Lichtquelle wird erhalten, indem die Lichtstärken in einem durch die Mitte der Lichtquelle gelegten Vertikalkreis in Winkeln, die um je 10^0 voneinander abweichen, gemessen werden. Lichtausstrahlungskurven eines stehenden Auerbrenners und einer hängenden Gasglühlichtlampe zeigt Abb. 217.[1]) Aus einem solchen Polardiagramm läßt sich rechnerisch oder graphisch die mittlere sphärische und hemisphärische Lichtstärke ermitteln. Die Aufstellung solcher Lichtausstrahlungskurven ist sehr mühsam und zeitraubend. Die Kenntnis der Lichtausstrahlungskurven der verschiedenen Lichtquellen ist aber die Grundlage zum Lösen schwierigerer Aufgaben bei Beleuchtungsanlagen (Beleuchtung von Straßen und Plätzen, Bahnhöfen, Konzertsäle, Schulräume u. dgl.). Für andere Zwecke wieder würde durch die Aufnahme der nicht benötigten Polardiagramme unnötiger Zeitverlust entstehen, wenn nur die sphärische oder hemisphärische Lichtstärke bekannt sein muß. Apparate, mit deren Hilfe durch eine einzige Messung die mittlere sphärische oder hemisphärische Lichtstärke bestimmt werden kann, heißen Integratoren.

[1]) Nach Bunte, Fortschritte der Gaserzeugung und Gasverwendung, Journ. f. Gasbeleuchtung **54**, 474 (1911).

Gleichzeitig kann die Lichtausstrahlungskurve benutzt werden, um wieder auf rechnerischem oder graphischem Wege für eine beliebige Aufhängehöhe der Lampe die von ihr erzeugte Horizontalbeleuchtung zu bestimmen.

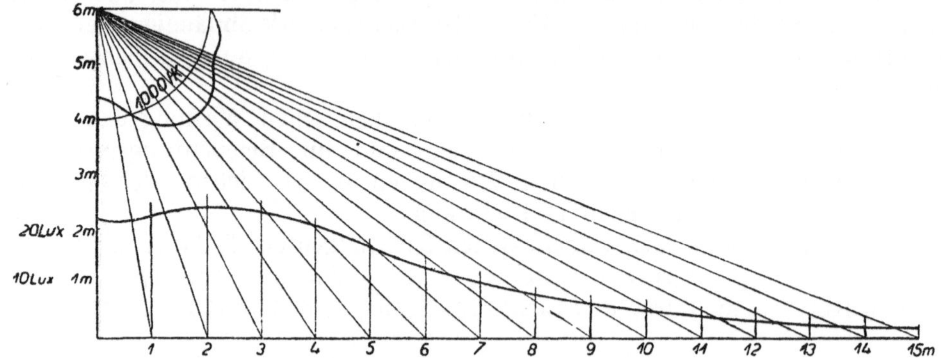

Abb. 218. Abhängigkeit der Bodenbeleuchtung von der Form der Lichtausstrahlungskurve.

Eine Lichtquelle, die eine Lichtausstrahlungskurve besitzt, wie sie Abb. 218,[1]) linke obere Ecke zeigt, ruft die in der gleichen Abbildung durch eine Kurve dargestellte Bodenbeleuchtung hervor. Die stehende Gasglühlichtlampe und die hängende Gasglühlichtlampe, deren Lichtausstrahlungskurve die Abb. 217 wiedergibt, ergeben bei einer Aufhängehöhe von 3 m über dem Fußboden die in Abb. 219 und 220 dargestellten Horizontalbeleuchtungen, und zwar in einer Ebene, die 1 m über dem Fußboden liegt.

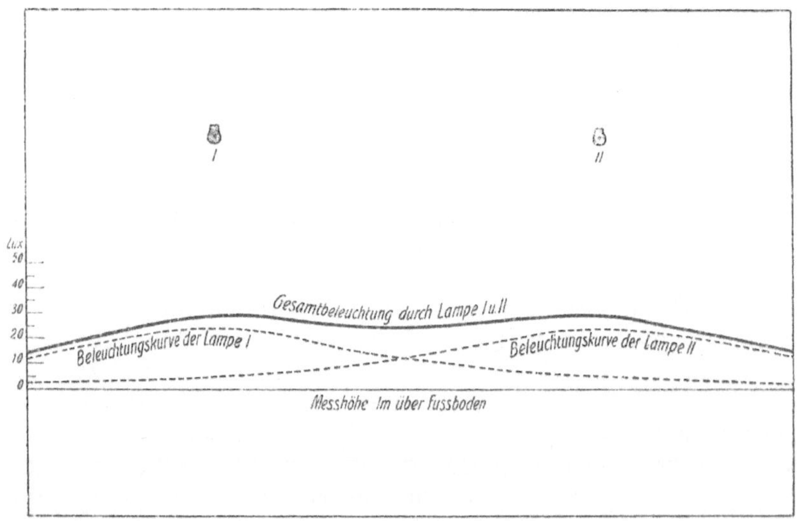

Abb. 219. Horizontalbeleuchtung durch zwei hängende Gasglühlichtlampen ohne Glocken und Reflektoren hervorgerufen. Zimmergröße 6 × 4 m bei 4 m Höhe.

Die Horizontalbeleuchtung wird fast stets für 1 m Höhe über der Bodenfläche berechnet oder in dieser Höhe gemessen. Die Höhe von 1 m für die Meßebene wurde gewählt, weil sich mit den für Beleuchtungsmessungen geeignetsten Photometern am bequemsten in dieser Höhe messen läßt und weil eine normale Tischhöhe ungefähr diesem Abstand vom Fußboden entspricht. In Innenräumen, zumal

[1]) Bunte, Beleuchtungsmessungen auf Straßen, Journ. f. Gasbeleuchtung **55**, 1197 (1912).

in Arbeitsräumen, ist in den meisten Flächen die Beleuchtung der horizontalen Fläche der Tische usw. maßgebend.

Wie sehr die Horizontalbeleuchtung eines Raumes von der Wahl der Lampenarten abhängig ist, zeigen die Abb. 219 und 220. Die Lichtausstrahlungskurve des

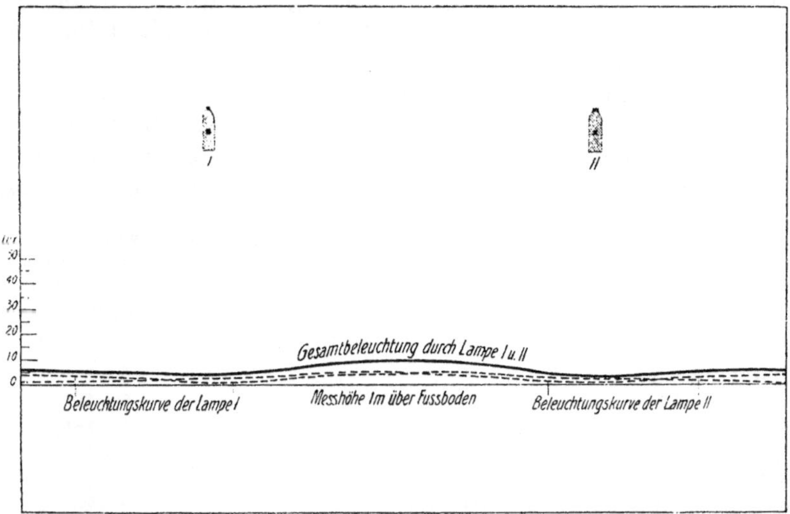

Abb. 220. Horizontalbeleuchtung durch zwei stehende Gasglühlichtlampen ohne Glocken und Reflektoren hervorgerufen. Zimmergröße 6 × 4 m bei 4 m Höhe.

hängenden Gasglühlichtes in Abb. 217 läßt diese Brennerart schon für eine starke Bodenbeleuchtung geeigneter erscheinen. Bei dem hängenden Gasglühlicht ist die maximale Bodenbeleuchtung etwa 28 Lux, bei dem stehenden Gasglühlicht nur etwa 8 Lux.

Einfluß der Lampenglocken, der Reflektoren und der Farbe der Decken und Wände auf die Beleuchtung.

Lampenglocken Durch die Verwendung von Lampenglocken wird infolge der Vermeidung der Blendung und durch die vorteilhaftere Lichtverteilung einmal die Annehmlichkeit der Beleuchtung erhöht, und dann auch werden durch sie die Lichtquellen vor Staub, Feuchtigkeit und Luftzug geschützt. Glocken aus Klarglas vermindern nur dann mehr oder minder die Blendung der Augen, wenn sie aus geripptem, geriffeltem oder Prismenglas bestehen. Geeigneter sind die Glocken aus Matt-, Opal-, Opalin- oder Milchglas. Bei Lichtquellen, die mit solchen Glocken versehen sind, erscheinen nicht mehr die Glühstrümpfe oder Glühfäden als die Lichtstrahler, sondern die ganze Glocke, weil sich der gesamte Lichtstrom auf ihr mehr oder minder gleichmäßig verteilt. Die Glocke wird nun eine Lichtquelle, deren Flächenhelle (Glanz) im Vergleich zu der der nackten Glühstrümpfe und Glühfäden ganz bedeutend geringer ist. Mit sinkender Flächenhelle vermindert sich — wenn auch nicht proportional — die Blendung. Je größer die Glocke ist, desto geringer ist die Flächenhelle und damit auch die Blendung. In den meisten Fällen sind die verwandten Glocken viel zu klein.

Vom beleuchtungshygienischen und auch vom beleuchtungstechnischen Standpunkt kann nicht scharf genug gegen die Verwendung von Gasglühlampen ohne umhüllende Glocke, und besonders von elektrischen Glühlampen mit Klarglasbirnen, Front gemacht werden, zumal wenn sie zur Beleuchtung von Arbeitsplätzen dienen. In dieser Form sind sie sehr schädlich für die Augen. Auch rein beleuchtungstechnisch genommen ist die Benutzung von solchen Lichtquellen ein Fehler infolge der durch die Pupillenkontraktion hervorgerufenen Verminderung des für das Sehen nutzbaren Lichtstromes. Vgl. die Abschnitte: „Blendung des Auges“ und „Die Pupillenkontraktion“.

Die Verwendung einer Glocke vermindert die Lichtstärke jeder Lichtquelle, weil ein Teil des Lichtes beim Durchgang durch die Glocke absorbiert wird. Dieser Absorptionsverlust hängt von der Art der Glocke und der Glasart ab; er wird in Prozenten der mittleren hemisphärischen Lichtstärke ohne Glocke ausgedrückt.

Tabelle 5. Absorptionslichtverlust von Glocken.

Glasart	Absorptionsverlust
Klarglasglocken	5—10%
Geschliffene Glasglocken	5—12%
Holophanglocken	5—15%
Opalinglasglocken	8—15%
Mattglas (durch Säuren geätzt)	9—15%
Mattglas (durch Sandstrahl mattiert)	15—20%
Geripptes Preßglas	15—25%
Opalglasglocken	15—30%
Milchglasglocken	25—50%
Farbglas.	
Kanariengelbes Glas	15—20%
Hellblaues Opalglas	15—25%
Dunkelblaues Opalglas	15—30%
Signalgrünes Glas	80—90%
Rubienglas	85—90%
Kobaltblaues Glas	90—95%

Im allgemeinen üben die Glocken auf die Lichtausstrahlungskurven einen etwas ausgleichenden Einfluß aus; die Lichtverteilung wird gleichmäßiger. Nur

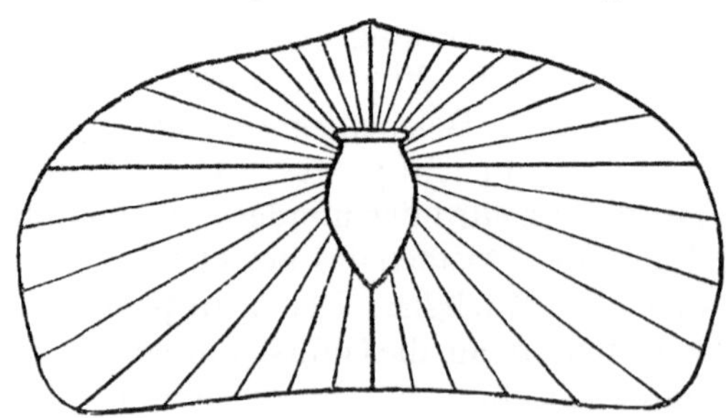

Abb. 221. Lichtverteilung einer allseitig geschlossenen Glocke aus Holophanglas.

durch die Holophanglocken kann die Art der Lichtverteilung sehr stark verändert werden. Die Holophanglocken sind an ihrer inneren und äußeren Oberfläche mit eigenartig konstruierten Prismen versehen, durch die je nach ihrer Gestaltung und je nach der Form der Glocke jede beliebige Lichtverteilung erzielt werden kann; außerdem wirken sie stark lichtzerstreuend; sie vermindern dadurch die Gefahr einer Blendung der Augen. Die Abb. 221 zeigt eine Holophanglocke mit ihrer charakteristischen Lichtverteilungskurve. Die Holophanglocken haben nur den Nachteil, daß sie leicht verschmutzen. Der in den Rillen sich festsetzende Staub läßt sich recht schwer entfernen.

Reflektoren

Während die Glocken im allgemeinen den Zweck haben, die Augen vor Blendung zu schützen und das Licht zu zerstreuen, sollen im Gegensatz dazu die Reflektoren das Licht zusammenfassen und konzentriert dahin werfen, wo es vor allem gebraucht wird; also auf Arbeitsplätzen, Werkstätten, Maschinen, auf Tischflächen oder Fußböden, auf Gang- und Fahrbahnen und Straßen. Leider sind in den meisten Fällen die Reflektoren nach der Richtung hin falsch konstruiert, daß bei ihnen keine Rücksicht genommen wird auf den hygienisch so wichtigen Umstand, die Augen vor dem hohen Glanz der Lichtquellen zu schützen. Der Laie glaubt eine vorzügliche Beleuchtung zu besitzen, wenn sein Arbeitsplatz mit

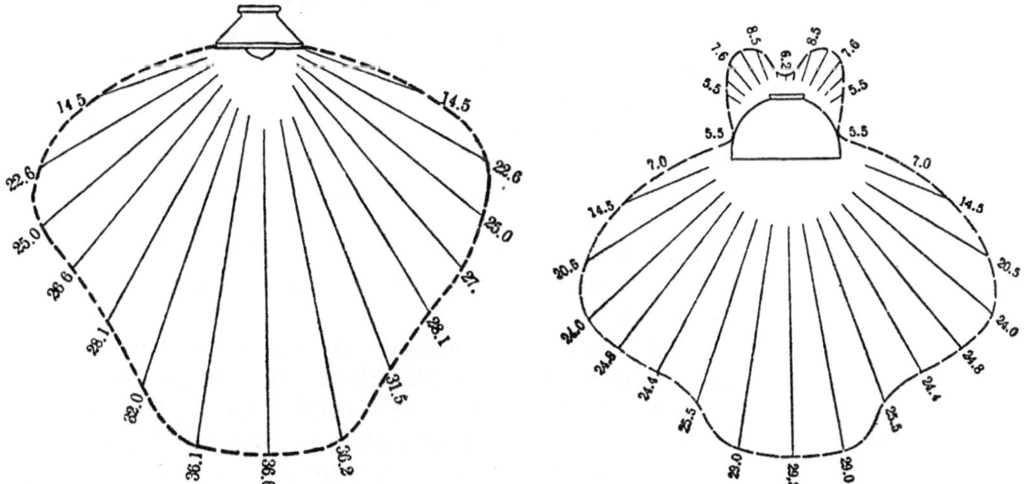

Abb. 222. Lichtverteilung bei einem Metallreflektor von 20,3 cm Durchmesser.

Abb. 223. Lichtverteilung bei kuppelförmigem Reflektor aus weißem Opalglas.

Hilfe eines Reflektors stark von Licht überflutet ist; ob sein Auge dabei von direkten Lichtstrahlen getroffen wird, oder die Augen bei dem Aufschauen geblendet werden, beachtet er kaum, da er die Schädlichkeit einer solchen Beleuchtung für seine Augen nicht genügend kennt. Nur wer dauernd bei einer ungenügenden Beleuchtung feinere, die Augen angreifende Arbeiten erledigt, merkt die Belästigung und sucht durch allerlei „selbsterfundene" Hilfsmittel, wie Anbringung von Pappestücken, Papierschirmen u. dgl. die Abblendung der direkten Strahlen zu vermeiden. Beobachtungen dieser Art bieten die meisten Fabriken. Während sonst alle Fortschritte der Neuzeit in solchen Fabrikbetrieben Berücksichtigung gefunden haben, ist die Beleuchtung aus Verständnislosigkeit des Fabrikherrn oder des Installateurs hygienisch meist ungenügend.

Mit der Anwendung eines Reflektors ist fast stets eine starke Veränderung der Lichtverteilung verbunden. Die Wirkung des Reflektors hängt von seiner Konstruktion, von dem Material oder Anstrich und von der Lichtquelle ab, für die er benutzt wird. Die Reflektoren sind daher keineswegs gleichwertig, sie müssen verständnisinnig von Fall zu Fall ausgewählt werden. Die spitzen, kegelförmigen Reflektoren werfen den Lichtstrom stark nach unten, die stumpfer gestalteten, kegelförmigen breiten den Lichtstrom etwas mehr fächerförmig aus (Abb. 222).

Noch mehr ist dies der Fall bei den bekannten flachen Reflektoren aus Opalglas, Blech oder Aluminium. Die Ziffern an dem Rande der Lichtausstrahlungskurven geben die Lichtstärke in Hefnerkerzen unter den verschiedenen Winkeln an. Als Lichtquelle ist eine 16kerzige elektrische Glühlampe verwandt worden. Würde an Stelle der 16kerzigen Glühlampe eine 32- oder 50kerzige benutzt worden sein, so würde die Lichtstärke unter den verschiedenen Ausstrahlungswinkeln natürlich entsprechend wachsen, die Form der Kurve dagegen bliebe dieselbe.

Emaillierte Schirme geben bei Glühlampen mit Klarglasglocke — die eigentlich nie Verwendung finden sollte — leicht eine etwas unruhige Beleuchtung; besser sind matte Aluminiumschirme oder ein Anstrich mit matter, silberweißer Aluminiumfarbe. Gänzlich zu verwerfen sind spiegelnde Reflektoren mit Silber- oder Quecksilberamalgambelag; sie rufen eine sehr unruhige und durch ihre spiegelnde Fläche eine sehr lästige, blendende Beleuchtung hervor.

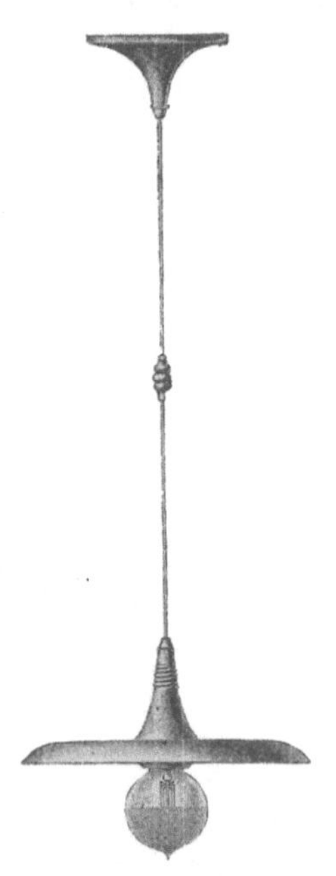

Abb. 224. Hängependel mit Reflektor für Glühlampe mit mattierter Kappe.

Lichtundurchlässige Schirme sind vom beleuchtungstechnischen Gesichtspunkt aus überhaupt nicht zu empfehlen, da das ganze Licht nach unten geworfen wird und die Decke sehr dunkel erscheint. Falls nicht eine allgemeine Beleuchtung des Raumes vorgesehen ist, sollten besser Reflektoren und Glocken aus Opalglas oder Holophanglas (die Abb. 224) verwandt werden, weil diese einen, wenn auch geringen Bruchteil des Lichtes nach der Decke hindurchlassen. Der Eindruck eines derartig beleuchteten Zimmers ist viel angenehmer.

Die Reflektoren erhöhen die Lichtstärke der unteren Hemisphäre um etwa 20—30%. Sehr stark nach unten wirkende Reflektoren, zumal solche, die nach oben überhaupt kein Licht hindurchlassen, werfen 30—40% des Lichtstromes der oberen Hemisphäre nach unten; es gelangen dann ungefähr 80—90% des gesamten Lichtstromes in die untere Hemisphäre.

Die Reflektoren sind selten so gestaltet, daß sie zugleich die blendenden, leuchtenden Flächen der Lichtquellen dem Auge verbergen. Es sind daher die Reflektoren stets mit mattierten Glühlampen, oder die stehenden Gasglühlampen mit sog. Augenschützern zu versehen. Werden die Lichtquellen nahe an der Decke angebracht, so genügt eine Mattierung der Glühlampen um $^1/_3$—$^1/_2$ ihrer Länge. Solche Glühlampen mit mattierter Kappe schützen das Auge einmal vor allzu starker Blendung; weiter haben sie noch den Vorteil, daß die Kappe wie ein lichtdurchlässiger Reflektor wirkt, der einen Teil der Strahlen direkt hindurchtreten läßt, den anderen Teil aber gegen den über der Glühlampe angebrachten Reflektor wirft, der diese Lichtstrahlen wieder zerstreut nach unten reflektiert (Abb. 225). Die Beleuchtung wird dadurch viel gleichmäßiger.

Die Petroleumlampe war in einer Beziehung das Ideal des Beleuchtungsingenieurs. Jeden Tag nach der Neufüllung präsentierte sie sich mit frisch geputzter Glocke und Zylinder. Wann werden aber heutzutage die Glocken, Schirme und Reflektoren der fest angebrachten modernen Lichtquellen gereinigt? Man sieht den Staub auf einem hoch an der Decke angebrachten Reflektor ja nicht, also kann er liegen bleiben! Bei einem Metallreflektor hat dies wenig Bedeutung, dagegen wirkt der Staub auf einem durchscheinenden Opalglasreflektor als hinterlistiger Lichtdieb. Er verschluckt fast alles Licht, das durch den Reflektor an die Decke gestrahlt wird. Die anfänglich vorzügliche Beleuchtung wird um so schlechter, je dicker die Staubschicht auf dem Reflektor wird. Die Schirme, Glocken, Glühlampen müssen daher jede Woche einmal feucht abgewischt werden; gewöhnlich aber bleiben sie monatelang ungereinigt. Zum Teil ist dann die Unbequemlichkeit der Reinigung daran schuld, zum Teil die Furcht, bei der Reinigung die zerbrechlichen Glühstrümpfe und Glühfäden zu zerstören. Um diesen Übelständen zu begegnen, sind Beleuchtungsarmaturen geschaffen worden, bei denen die Glühlampen vollständig staubsicher durch Glasabdeckungen abgeschlossen sind (Abb. 225 u. 226). Freilich lagert sich der Staub nun auf dem kegelförmigen Glasstutz ab, von den glatten Glaswänden aber lassen sich Staub und Schmutz leicht abwischen, ohne eine Zerstörung der Glühfäden befürchten zu müssen.

Eine sehr empfehlenswerte Lampe ist die Sun-Lampe.[1]) Sie vereinigt in sich die blendungsverhindernde Wirkung einer Opalglasglocke, den lichtverstärkenden Einfluß geeignet konstruierter Reflektoren, die staubsichere Anordnung der Reflektorflächen und der Glühlampen, die Möglichkeit schneller und leichter Reinigung. Drei verschiedene Konstruktionsarten (Modell R für Raumbeleuchtung, Modell P für Platzbeleuchtung und Modell D, Abb. 226, für Deckenbeleuchtung) gestatten, je nachdem beabsichtigten Zweck, die geeignete Beleuchtung zu wählen.

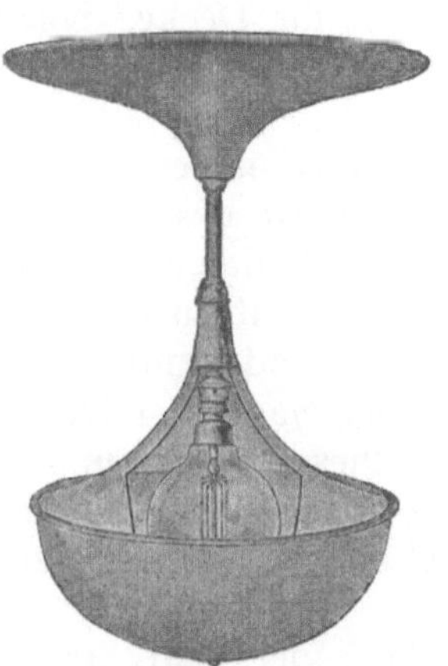

Abb. 225. Beleuchtungsarmatur mit staubdichter Glasabdeckung.

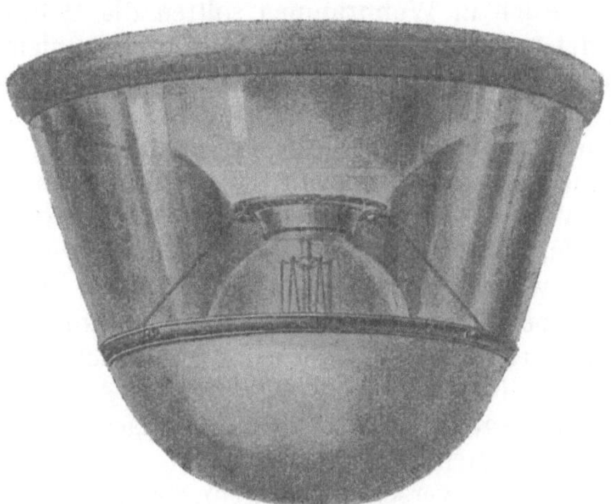

Abb. 226. Sun-Lampe Modell D.

Durch die sinnreiche Verwendung von opalüberfangenem Glas mit klarem Glas tritt bei Vermeidung jeder Blendung nur ein verhältnismäßig geringer Lichtabsorptionsverlust ein. Würde bei ihr das noch zurzeit verwendete gewöhnliche Glas durch ein ultraviolett absorbierendes Glas, z. B. Putzlers Sanoskop-Indifferent-Glas, ersetzt werden, dürfte die Sun-Lampe die hygienisch beste und die hygienisch wirtschaftlichste Lampe darstellen, die es zurzeit gibt.

Die Farbe der Decken und Wände

Werden zur Beleuchtung von Räumen Lampen gewählt, die infolge ihrer Lichtausstrahlungskurve oder infolge der bei ihnen benutzten Glocken und Reflektoren ihren ganzen oder doch den größten Teil des Lichtstromes nach unten werfen, so hat die Reflexion der Decken und Wände fast gar keinen Einfluß auf die Erhöhung der Beleuchtung des Fußbodens und der Tische. Dagegen spielt die Farbe der, Decken und Wände oder vielmehr ihr Reflexionsvermögen da eine große Rolle, wo durch die Art der Lichtausstrahlung der betreffenden Lichtquellen oder durch besonders an ihnen angebrachte Vorrichtungen, ein großer Teil des Lichtes gegen die Decke gestrahlt wird (indirekte oder halbindirekte Beleuchtung). Hier

[1]) Sie wird von Dr.-Ing. Schneider & Co., Elektrizitäts-Ges. m. b. H., Frankfurt a. M., hergestellt.

kommt es darauf an, die Bekleidung der Wände und der Decken oder ihren Anstrich so zu gestalten, daß bei der Reflexion ein möglichst geringer Lichtverlust durch Absorption eintritt.

Ein Anstrich der Decken und Wände mit Zinkweiß würde für die Beleuchtung am vorteilhaftesten sein. Ein Raum in reinweißer Farbe macht aber einen kalten und unbehaglichen Eindruck. Man setzt deshalb der weißen Farbe stets geringe Mengen gelber, grüner oder blauer Farbe zu. Der Lichtverlust wird dadurch nur wenig größer, der Raum gewinnt aber durch einen schwach gefärbten Anstrich sehr an Behaglichkeit. Die Farbe an sich ist, solange keine intensive Färbung eintritt, ziemlich einerlei; zu empfehlen ist wegen des physiologischen Eindruckes ein lichtes Gelb. In Schulräumen, Krankenhäusern und Fabriksälen werden die Wände bis 1,5 m über den Fußboden am besten mit lichtgrauer, abwaschbarer Ölfarbe gestrichen. Der obere Teil der Wände erhält denselben Anstrich wie die Decke. Auch in Wohnräumen sollten die Wände nur bis Türhöhe mit Tapeten bekleidet werden; der übrige Teil erhält die gleiche Farbe wie die Decke. Solche Wohnräume machen sowohl bei Tageslicht wie bei künstlichem Licht einen viel helleren und freundlicheren Eindruck.

Nach längerem Gebrauch vermindert sich das Reflexionsvermögen der Anstriche durch Ansetzen von Staub und Schmutz bis auf die Hälfte des ursprünglichen Wertes. Der Anstrich ist daher dort, wo die Decken und Wände ein wesentliches Unterstützungsmittel der Beleuchtung sind, von Zeit zu Zeit zu erneuern. Oder sie werden mit abwaschbaren, matten Ölfarben gestrichen oder mit weißen Kacheln belegt. Die höheren Herstellungskosten eines Kachelbelages der Decken werden durch den Vorteil wieder ausgeglichen, durch einfaches Abwaschen stets vorzügliche Reflexionsflächen zu haben. An Kacheln und Ölfarbenanstriche kann sich auch wegen ihrer glatteren Oberfläche der Staub nicht so leicht festsetzen, wie an geweißten Flächen.

Die Tapeten verschlucken, wenn sie nicht sehr hell sind, sehr viel Licht. Jedoch ist der Einfluß nur gering, den die Tapeten auf die künstliche Beleuchtung durch ihr Reflexionsvermögen ausüben. Genaue Versuche haben bewiesen, daß zur Erhöhung der Raumbeleuchtung fast nur das obere Drittel der Wände beiträgt, die unteren zwei Drittel nur in verschwindendem Maße. Falls daher die Tapeten nicht bis zur Decke reichen, kann in der Auswahl der Tapeten vorherrschend der persönliche Geschmack maßgebend sein.

Versuche, die über den Einfluß der Lichtfarbe der Lichtquellen auf das Reflexionsvermögen der Anstriche angestellt wurden, haben ergeben, daß dieser Einfluß so unbedeutend ist, daß er vernachlässigt werden kann.

Gasbeleuchtung Zum vollen Verständnis der Gasbeleuchtung ist eine, wenn auch nur kurze Erläuterung[1]) der wichtigsten Vorgänge der Bereitung des Gases erforderlich. Die Steinkohlen werden in luftdicht verschlossenen Gefäßen, Retorten, erhitzt; das aus den Kohlen entweichende Gas ist ein Gemisch mehrerer Gase, 45% Wasserstoff, 40% Methan und 4—12% Kohlenoxyd und geringen Mengen anderer Gase. Das Kohlenoxyd bedingt die Giftigkeit des Leuchtgases. Dieses Gasgemenge tritt aus den Retorten zunächst in die Kühler, in denen sich Teerbestandteile als erstes Nebenprodukt abscheiden. Dann gelangt es in den mit Koks gefüllten und durch Wasser berieselten Wascher, der es von Ammoniak befreit. Nebenprodukte sind hier die Ammoniakwässer. In dem darauf folgenden Trockenreiniger wird das Leuchtgas von Schwefelwasserstoff, einem übelriechenden Bestandteil, befreit und gelangt endlich in den Gasometer, dessen durch Gewichte ausbalancierte Glocke es langsam hebt.

Aus diesem Gasometer führen die Leitungen zu den Verbrauchsstellen, wo der Verbrauch durch die Gasuhr ermittelt wird. Sie besteht im wesentlichen aus einem drehbaren Trommel-

[1]) Nach G. Leimbach, Das Licht im Dienste der Menschheit (Leipzig 1912).

system, das sich durch den Gasdruck in Bewegung setzt. Der Rauminhalt des Trommelsystems multipliziert mit der Zahl der Umdrehungen ergibt das durchgeströmte Gasquantum.

Der Preis des Leuchtgases stellt sich trotz des teuren Ausgangsmaterials, guter Kohlen, verhältnismäßig niedrig, weil die Nebenprodukte einen erheblichen Gewinn abwerfen, der den Preis des Gases zu ermäßigen erlaubt. Außer den Teerprodukten, aus denen z. B. Farbstoffe gewonnen werden, den Ammoniakwässern, die teilweise zu Düngemitteln verarbeitet werden, kommt wesentlich auch der Koks, der Rückstand in den Retorten in Betracht, der ein wertvolles Brennmaterial darstellt und aus dem u. a. auch die Kohlen der elektrischen Bogenlampen fabriziert werden. Das Prozentverhältnis der einzelnen Produkte bei der Gasfabrikation ist etwa folgendes:

Gase	22,25%
Teer	8,50%
Ammoniakwasser	9,50%
Koks	59,75%

Leuchtgas laßt sich auf dem Wege der trocknen Erhitzung unter Luftabschluß auch aus Holz, Torf, Öl, Braunkohle und anderen Stoffen, jedoch mit geringerem Erfolge herstellen. Die Vergasung von Öl wird heutzutage mehrfach ausgeführt. Leicht vergasende Öle verwendet z. B. das Dürrlicht, jene Gasbeleuchtung, die wir in größeren Städten bei Nachtarbeiten öfters antreffen; Ölbehalter, Leitung, Vergasung und Brenner bilden einen leicht transportablen Apparat, dessen rauschende und stark leuchtende Flamme dem Leser wohl bekannt ist. Ein Ölgas mit Zusätzen von Azetylen, das Mischgas — System Julius Pintsch — in Bomben komprimiert, führen unsere Eisenbahnwagen zur Beleuchtung der Abteile mit sich.

Die ersten Gasbrenner bestanden nur aus kleinen Öffnungen, aus denen Gas ausströmte. Sehr bald erkannte man aber, daß die Brenner so eingerichtet sein müssen, daß eine möglichst heiße Flamme entsteht, die die in ihr schwebenden Kohleteilchen zur Weißglut bringt. Es mußte daher für erhöhte Luftzufuhr gesorgt werden. Zu diesem Zwecke ließ man das Gas unter einem geringen Druck (20—30 mm) austreten und gab der Flamme eine hinreichend große Oberfläche, so daß die Luft von allen Seiten an sie herantreten konnte. Diese Anforderungen erfüllte der Schnittbrenner mit seiner fächerförmigen Flamme, bei dem das Gas aus einem feinen Schlitz des Brennkopfes austritt. Die zweite Brennerverbesserung geschah durch Argand. Nach demselben Prinzip seines Öl- und Petroleumbrenners konstruierte er den Gasargandbrenner, bei dessen Brennerkopf das Gas durch eine große Anzahl feiner Öffnungen kreisförmig austritt. Der innere und äußere Flammenluftzug wurde auch hier durch Anwendung eines Zylinders beträchtlich verstärkt. Der Argandbrenner war ein wesentlicher Fortschritt der Gasbeleuchtung; denn trotz geringeren Gasverbrauches war seine Lichtstärke größer als die des Schnittbrenners, weil durch die stärkere Luftzufuhr die Temperatur der Flamme gesteigert wurde. Die Bemühungen der Gastechnik richteten sich nun dahin, eine noch heißere Flamme und damit größere Leuchtkraft zu erhalten. F. Siemens beobachtete, daß durch die kalte Luft, die zur Verbrennung des Gases notwendig ist, die Gasflamme stark abgekühlt wurde. Er kam daher auf die Idee, die sehr heißen Abgase, die dem Brenner entströmen, zur Vorwärmung sowohl des zur Flamme strömenden Leuchtgases, als auch der Verbrennungsluft zu benutzen.

Trotz dieser erheblichen Verbesserung der Gasbrenner würde wohl kaum die Gasbeleuchtung ihre heutige hervorragende wirtschaftliche Bedeutung und Ausdehnung erlangt haben, ohne die glänzende Erfindung von Auer v. Welsbach im Jahre 1886. Auer tränkte Baumwollgewebe mit einer Lösung seltener Erden und brachte das imprägnierte Gewebe in einer entleuchteten Gasflamme zum Glühen. Nach anfänglichen Mißerfolgen trat er im Jahre 1892 mit einem verbesserten Glühstrumpf von 50—70 Kerzen Leuchtkraft bei einem Gasverbrauch von 100 l die Stunde an die Öffentlichkeit. Der Gasverbrauch, der bei dem Regenerativbrenner noch 4 l die Kerzenstunde betrug, sank bei dem Auerglühstrumpf auf 1,7 l.

Der Glühstrumpf wurde im Laufe der Jahre natürlich noch mannigfach verbessert, vor allen Dingen wurde eine bedeutend größere Haltbarkeit dadurch erzielt, daß das Baumwollgewebe durch Gewebe aus Ramie (Chinagras) und neuerdings aus Kunstseide ersetzt wurde. Kunstseideglühkörper behalten auch bei sehr langer Brenndauer Festigkeit und Elastizität bei. Die Gewebe werden mit Nitraten von Thor und Cer (ca. 99% Thor und 1% Cer) getränkt, verascht und gehärtet. Um den Glühkörpern bei dem Transport größere Festigkeit zu geben, werden sie durch Eintauchen in eine Lösung von Schellack und Äther schellackiert. Dieser feine Schellacküberzug muß vor Ingebrauchnahme abgebrannt werden.

Der stehende Auerbrenner wird jetzt mehr und mehr durch das bekannte Hängegasglühlicht (Invertlicht) verdrängt. Es findet zweckmäßig zur Boden- oder Arbeitsplätzenbeleuchtung Verwendung, da bei ihm die Lichtausstrahlung vornehmlich in die untere Hemisphäre erfolgt. Da, wo besonderer Wert auf eine gute allgemeine Beleuchtung gelegt wird, ist das stehende Gasglühlicht vorzuziehen.

Ein wichtiger Faktor bei der Beleuchtung von Straßen und Plätzen, Hallen, Sälen u. dgl. sind die Gasstarklichtlampen geworden. Man unterscheidet zwei Arten: Starklichtlampen mit erhöhtem Gasdruck und Niederdruckstarklicht. Bei den ersteren wird dem Gas im Bunsenbrenner unter Anwendung höheren Druckes, der durch ein besonderes Gebläse erzeugt wird, die etwa fünffache Luftmenge beigemischt.

Die Starklichtlampen mit erhöhtem Druck zerfallen in drei Unterarten:

1. Preßgaslampen: Es ist eine besondere Preßgasleitung erforderlich. Druck 1340 bis 1400 WS.
2. Preßluftlampen: Zu den einzelnen Lampen wird gepreßte Luft unter 350—1400 WS Druck zugeführt, das Gas bleibt unter gewöhnlichem Druck. Es sind zwei Leitungen, Gas- und Luftleitung, nötig.
3. Gasluftgemischlampen (Selaslampen): Es wird ein aus 1 Teil Gas und $1\frac{1}{2}$ Teilen Luft bestehendes Gasgemisch unter 250 WS Druck den einzelnen Lampen zugeführt.

Diese drei Lampenarten werden mit Lichtstärken von 500—5000 Hefnerkerzen hemisphärisch hergestellt.

Der Nachteil der Preßgas- oder Preßluftbeleuchtung, besondere Rohrleitungen und Gebläsestationen zu erfordern, führte zur Herstellung der Niederdruckstarklichtlampen. Sie können an jede gewöhnliche Gasleitung angeschlossen werden. Vermittelst entsprechender Luft- und Gasvorwärmung, durch schnelle Abführung der Abgase durch einen zweckmäßig angeordneten Schornstein wird ein geringer Gasverbrauch pro Kerze erzielt. Sie werden 1—4flammig mit Lichtstärken von 200—1000 Hefnerkerzen hemisphärisch hergestellt.

Neben der Leuchtgasbeleuchtung spielt die Azetylenbeleuchtung nur eine untergeordnete Bedeutung. Das Azetylengas hat vor dem Leuchtgas den Vorzug geringerer Giftigkeit, jedoch stellt es sich im Verbrauch teuerer. Gewöhnlich wird es im Zweilochbrenner verbrannt. Azetylen-Glühlichtbrenner haben zwar einen geringeren Gasverbrauch als Lochbrenner, aber den Nachteil, daß sie durch Zugluft stark beeinflußt werden. Die offene Azetylenflamme eignet sich sehr gut für Industrien, in denen Farben unterschieden werden müssen, da bei ihr die Farben wie bei Tageslicht erkennbar sind.

Elektrische Beleuchtung

Uneingeschränkt hatte das Steinkohlengas bis in das letzte Viertel des 19. Jahrhunderts auf dem Gebiete der Beleuchtung der Städte geherrscht, als plötzlich das elektrische Licht als Rivale auftrat und es zum Wettkampf aufforderte, der auch heute noch in unverminderter Heftigkeit mit den Vorteilen und dem Häßlichen der Wettkämpfe fortbesteht. Vordem war das elektrische Bogenlicht als stärkste vorhandene Lichtquelle fast ausschließlich zu wissenschaftlichen Zwecken benutzt worden, unfähig aber war man, eine elektrische Lichtquelle herzustellen, die annähernd dieselbe geringe Lichtstärke wie die Gaslampen und die Petroleumlampen jener Zeit hatten, bis dies Edison durch Herstellung der Kohlenfadenglühlampe gelang. Die fast gleichzeitige Erfindung der ersten wirklich brauchbaren elektrischen Bogenlampe durch Hefner-Alteneck im Jahre 1878 und der elektrischen Glühlampe im Jahre 1880 ermöglichten den Siegeszug des elektrischen Lichtes.

Scharf entbrannte der Kampf zwischen den beiden mächtigen Konkurrenten, Gas und elektrisches Licht, als die Metallfadenlampen, als erste die Osmium- und kurz darauf die Tantallampe, im ersten Jahrzehnt des 20. Jahrhunderts auf den Markt kamen. Eigenartig ist es, daß derselbe Mann, der der Gasindustrie die schärfste Waffe in die Hand gedrückt hatte, Auer v. Welsbach, ihrem mächtigsten Gegner, der elektrischen Beleuchtung in der ersten Metallfadenlampe, der Osmiumlampe, eine ebenbürtige Waffe schuf. Nun nachdem der Weg zur Verbilligung der elektrischen Beleuchtung gewiesen war, wurden die Metallfadenlampen rasch verbessert. Die Osram- und Wolframlampen, die die anderen verschiedenartigen Metallfadenlampen schnell verdrängten, ermöglichten, dieselbe Beleuchtung bei einem 3½ mal so billigem Preis wie mit der Kohlenfadenglühlampe zu erzielen. Eine besondere Konkurrenzpolitik der führenden Glühlampenfabriken setzte zudem noch den Preis der Glühlampen nach und nach um das Vierfache herab.

Unterdessen war aber auch die Gasindustrie nicht müßig geblieben. Das hängende Gasglühlicht hatte seine Kinderkrankheiten verhältnismäßig rasch überstanden, verdrängte das stehende Gasglühlicht mehr und mehr und machte dem elektrischen Glühlicht scharfe Konkurrenz. Das hängende Gasglühlicht ebnete zugleich einer neuen Gasbeleuchtungsart, der Gasstarklichtbeleuchtung, den Weg; denn ohne die Erfindung des Hängegasglühlichtes würden die Gasstarklichtlampen nicht die Rivalen der elektrischen Bogenlichtbeleuchtung geworden sein. Nun fing mit großem Erfolg die Gasbeleuchtung wieder an, das ihr fast ganz entrissene Betätigungsfeld der öffentlichen Beleuchtung von Straßen und Plätzen, der Beleuchtung von Hallen und Fabriken, der Reklamebeleuchtung u. dgl. zurück zu erobern. Scharf bedrängt, war die Bogenlampenindustrie genötigt, ihr ganzes Augenmerk auf die Verbilligung und Verbesserung des Bogenlichtes zu richten. In den Bogenlampen mit Effektkohlen und der Quarz-Quecksilberdampflampe schuf sie Lichtquellen von hoher Vollendung. Das Licht dieser Lampen ist das stärkste und billigste elektrische Licht, das wir besitzen. Die Gasstarklichtlampen und die neuesten elektrischen Bogenlampen stehen sich auf dem Gebiete der öffentlichen Beleuchtung als ziemlich gleichwertige Gegner gegenüber. Die Kosten der beiden Beleuchtungsarten unterscheiden sich voneinander so wenig, daß bei der Auswahl genaue Kosten- und Rentabilitätsberechnungen notwendig sind, bei denen örtliche Verhältnisse wohl meist den Ausschlag zwischen beiden geben dürften.

Neuerdings ist auch die elektrische Glühlampe als Konkurrentin der Gasstarklichtlampen und der elektrischen Bogenlampen aufgetreten. Es sind jetzt Starklichtglühlampen (sog. Halbwattlampen) auf den Markt gekommen, die bei Lichtstärken von 600—3000 HK nur den geringen Verbrauch von 0,5 Watt/HK besitzen. Die älteren Bogenlampen werden nun gänzlich als unwirtschaftlich von dem Markte verschwinden, nur die Bogenlampen mit Effektkohlen, die Quarzquecksilberlampen können neben der neuen elektrischen Starkglühlichtlampe bestehen bleiben; unbedingt notwendig bleibt aber auch dann eine genaue Nachprüfung durch einen Fachmann, welche Lampenart unter den gegebenen Verhältnissen am vorteilhaftesten ist.

Direkte, indirekte und halbindirekte Beleuchtung

Bei der direkten Beleuchtung werden die Lichtquellen so angebracht, daß die Gegenstände von den Lichtstrahlen direkt getroffen werden. Die direkte Beleuchtung ist in bezug auf die Lichtausnutzung die günstigste, jedoch entstehen bei ihr scharfe Schlagschatten und eine ungleichmäßige Beleuchtung. Diese beiden Nachteile werden vermieden, wenn die Lichtquellen verteilt angeordnet werden. Gewöhnlich werden die Lichtquellen so angebracht, daß sie durch ihre große Flächenhelle (Glanz) das Auge belästigen. Es ist dabei noch besonders zu beachten, daß eine Belästigung nicht nur dann eintritt, wenn die Lichtquelle sich in der Blicklichtung befindet, sondern auch wenn sie etwas seitwärts von ihr angeordnet ist. Die Belästigung wächst, je kleiner der Winkel ist, den die in das Auge einfallenden Lichtstrahlen mit der Sehrichtung bilden und je größer die Flächenhelle des Leuchtkörpers ist. Aber auch die seitliche Beleuchtung des Auges kann sehr störend sein und unter Umständen die Sehschärfe sehr herabsetzen (vgl. S. 257). Bei der direkten Beleuchtung müssen daher die Lichtquellen möglichst hoch an der Decke angebracht und mit dämpfenden Glocken versehen sein.

Die indirekte Beleuchtung verhindert jede Blendung des Auges, bei ihr wird die Lichtquelle durch undurchsichtige Schirme nach unten abgeblendet, so daß das ganze Licht gegen die Decke geworfen wird. Die Decke wird dadurch gleichsam zu einer Lichtquelle von großer Ausdehnung und außerordentlich niedriger Flächenhelle. Die Beleuchtung wird sehr gleichmäßig. Die Gleichmäßigkeit der Beleuchtung wird dabei nach dem Verhältnis zwischen der Beleuchtung der hellsten und der dunkelsten Stelle beurteilt.

Bei der indirekten Beleuchtung spielt natürlich der Zustand der Decken eine große Rolle, frisch geweißte Decken reflektieren etwa 70—75% aller auf sie fallenden Lichtstrahlen. Schmutz und Staub beeinträchtigen das Reflexionsvermögen der Decken stark, der Lichtverlust kann dann bis auf 60% steigen. Aus diesem Grund wird öfters über den Lichtquellen für indirekte Beleuchtung ein großer, weiß emaillierter Blechschirm angebracht, der zum Zweck der Reinigung sich abnehmen läßt. Solche Blechschirme sehen fast durchweg nichts weniger denn schön aus. Ich empfehle statt ihrer in Räumen, in denen auf geschmackvolle Anordnung der Lichtquellen Wert gelegt wird, die Decke über den Lichtquellen für indirekte Beleuchtung mit weißen Porzellanfließen auszulegen, und zwar in einer Kreisfläche, deren Mittelpunkt der Aufhängepunkt der Lichtquelle ist und deren Durchmesser etwas größer ist als die Basis des von der Lichtquelle gegen die Decke ausgestrahlten Kegels direkter Lichtstrahlen. Die Basis dieses Lichtkegels läßt sich aus dem Abstand der Lichtquelle von der Decke und der Form des Reflektors bestimmen. Die Porzellanfließen lassen sich leicht und gründlich reinigen. Die Herstellungskosten einer solchen vorzüglichen Reflexionsfläche sind nicht sehr bedeutend; sie werden zudem durch den Vorteil, stets eine sehr gut reflektierende und leicht zu reinigende Decke zu haben, mehrfach aufgewogen.

Werden an Stelle der unsichtbaren Schirme, die die Lichtquellen nach unten abblenden, solche aus durchsichtigem aber lichtzerstreuendem Glas, wie Milchglas, Opalglas, Mattglas, genommen, so erhält man eine sog. halbindirekte Beleuchtung. Bei dieser setzt sich die Beleuchtung aus dem von der Decke reflektierten und dem durch die Schirme hindurchgegangenen Licht zusammen. Der

Lichtverlust ist bei der halbindirekten Beleuchtung nicht so groß, wie bei der ganz indirekten, dafür ist aber bei ersterer die Gleichmäßigkeit der Beleuchtung größer. Wenn auch bei der halbindirekten Beleuchtung der Zustand der Decke keine so große Rolle wie bei der indirekten Beleuchtung spielt, so ist es aber immerhin sehr vorteilhaft, auch hier auf eine möglichst gut reflektierende Decke zu achten. Bei der halbindirekten Beleuchtung ist natürlich sehr darauf zu sehen, daß die Glasschirme so dicht sind, daß sie die Flächenhelle der Lichtquelle genügend herabsetzen. Zur halbindirekten und indirekten Beleuchtung wurden früher mit Vorliebe Bogenlampen verwandt, neuerdings, vor allem nach Herstellung der Halbwattlampe wird dies der Fall sein, werden die Metallfadenglühlampen immer häufiger benutzt. Eine hochkerzige oder mehrere niedrigkerzige Glühlampen werden in einer matten, halbkugelförmigen Glasschale angeordnet, die nach oben zur Abhaltung des Staubes mit einer kegelförmigen Glasschale aus Klarglas überdeckt ist.

Der Einfluß, den die Reflexion der Lichtstrahlen an der Decke auf die Beleuchtung eines Raumes bei indirekter oder halbindirekter Beleuchtung ausübt, läßt sich rechnerisch feststellen, es ist dabei zu beachten, daß die Lichtwirkung der Decke infolge ihrer großen Ausdehnung proportional der Höhe der Decke über dem Fußboden und nicht proportional dem Quadrate der Entfernung abnimmt.

Es ist falsch, indirekte Beleuchtungsmethoden als nur mit elektrischem Licht ausführbar anzusehen, auch Gasglühlicht ist bei entsprechender Konstruktion der Reflektoren geeignet. Freilich verursachen dabei das Anzünden der Gaslampen und der Ersatz von zerbrochenen Glühstrümpfen leicht Schwierigkeiten und Unbequemlichkeiten. Gasfernzündungen sind hier besonders angebracht, doch bringt ihre Installation immerhin nicht unerhebliche Kosten mit sich. Damit die Decke nicht geschwärzt und durch die Rauchgase beschädigt wird, müssen über den Gaslampen Schutzschirme aus Blech angebracht werden. Bei der Verwendung von Gasstarklichtlampen ist es empfehlenswert, die Abgase durch Öffnungen in der Decke und durch besondere Kanäle nach dem Schornstein abzuführen. Aus diesen Gründen hat sich auch die indirekte Beleuchtung durch Gasglühlicht trotz aller Anstrengungen der Interessenten bis jetzt nicht recht einzubürgern vermocht.

Die indirekte Beleuchtung wird meines Erachtens ganz wesentlich überschätzt, es werden ihr Vorzüge angedichtet, die sie in Wirklichkeit gar nicht besitzt oder die doch weit übertrieben werden. So wird besonders die Gleichmäßigkeit der Beleuchtung und das Fehlen von Schatten, die Ähnlichkeit mit der Tageslichtbeleuchtung gerühmt und dann noch mit Vorliebe die Annehmlichkeit des Aufenthaltes in indirekt beleuchteten Räumen hervorgehoben. Ich habe mich noch nie in solchen Räumen wirklich behaglich fühlen können, längeres Verweilen habe ich vielmehr als drückend empfunden. Diese physiologische Empfindung wird verständlich, wenn man sich in das Innere einer riesigen, weißgestrichenen und indirekt beleuchteten Kugel versetzt denkt. Jeder Gegenstand verliert für unser Auge seine Körperlichkeit, da er von allen Seiten gleichmäßig beleuchtet wird, er wird zur Fläche. Es ist ja bekannt, daß wir ohne Schattenbildung und Beleuchtungsunterschiede Körper nur schwer plastisch sehen. Fehlen diese beiden aber, so muß das Gehirn sich besonders anstrengen, um sich die Gegenstände richtig plastisch vorstellen zu können. Diese vermehrte Gehirntätigkeit ist in jedem indirekt beleuchteten Raume nötig, und zwar um so mehr, je gleichmäßiger und stärker der Raum beleuchtet ist, sie ist aber zugleich die Ursache des rascheren Ermüdens.

Unrichtig ist auch der Hinweis, die indirekte Beleuchtung sei der Tageslichtbeleuchtung am ähnlichsten. Die Tageslichtbeleuchtung von Räumen erfolgt fast stets von einer Seite, der Fensterseite, jeder Gegenstand wirft infolgedessen Schlagschatten, die durch die Größe und die Anzahl der Fenster nicht scharf und dunkel, sondern weich und erhellt sind. Man sagt auch deshalb, das Tageslicht ist „weich". Die künstliche Beleuchtung darf weder eine Schattenbildung überhaupt vermeiden wollen, noch darf sie scharfe, tiefschwarze Schlagschatten hervorbringen. Ich kann die indirekte Beleuchtung keineswegs empfehlen, selbst nicht für Zeichensäle, Schulräume, Versammlungsräume u. dgl., ganz abgesehen von dem starken Lichtverlust, den die indirekte Beleuchtung mit sich bringt und der sie zur teuersten Beleuchtungsmethode stempelt.

Die Beleuchtungsart ist die beste, die folgende Forderungen erfüllt: Sie muß reichlich, ja sehr reichlich sein, sie darf in keiner Weise blenden, sie muß die Bildung von weichen, aufgehellten Schlagschatten gestatten, möglichst vor Staub und Schmutz geschützt und bei allem womöglich noch die billigste sein.

Am nächsten kommt diesen Forderungen die halbindirekte Beleuchtung, zumal bei richtiger Konstruktion und Verteilung der Lampenträger. Bei genügend dichten und gleichmäßig beleuchteten Schalen ist eine Blendung ausgeschlossen. Der gegen die Decke geworfene Teil des Lichtes hellt die durch die direkten Strahlen erzeugten Schatten genügend und doch nicht übermäßig auf, bei geeigneter Konstruktion lassen sich die Beleuchtungskörper gut und schnell reinigen und vor Staub schützen, die Kosten sind nicht wesentlich höher, wie bei der direkten Beleuchtung. Vielfach kann sogar die direkte Beleuchtung teurer sein, weil bei der direkten Beleuchtung stets ein Teil gegen die Wände und Decken ausgestrahlt wird, auf deren hellen und dadurch gut reflektierenden Zustand bei der direkten Beleuchtung zu wenig Wert gelegt wird.

Die Beleuchtung von Räumen

Es ist zweifellos erwiesen, daß die Kurzsichtigkeit durch dauernde Naharbeit gefördert wird. Bei ungenügender Beleuchtung wird unwillkürlich das verminderte Erkennungsvermögen durch Annäherung des Auges an den Gegenstand ausgeglichen. Zur Erkennung von Einzelheiten bei ungenügender Beleuchtung ist ohne Frage auch eine angespanntere Aufmerksamkeit nötig, als bei guter Beleuchtung; überhaupt wächst mit der Güte der Beleuchtung das Sicherheitsgefühl bei allen Arbeiten und bei allen Bewegungen.

Es fragt sich nun, wann eine Beleuchtung für die verschiedenartigen Zwecke als genügend anzusehen ist.

Die ersten eingehenden Versuche nach dieser Richtung wurden von H. Cohn angestellt, der auf Grund seiner Feststellungen folgende nach unserer heutigen Lichteinheit umgerechneten Werte forderte: 60 Lux als Beleuchtung für feinere Arbeiten, 12 Lux als Minimum einer hygienischen Beleuchtung. Diese Werte sind von anderen Forschern nachgeprüft worden, die feststellten, daß das Maximum der Sehschärfe im allgemeinen etwa bei einer Beleuchtung von 60 Lux liegt und bei wachsender Beleuchtung kaum mehr steigt. Die Sehschärfe ist überdies individuell verschieden.

Für die Feststellung des Minimums läßt sich keine Norm bestimmen. Bei 30 Lux beträgt die Verminderung der Sehschärfe etwas über 5%, bei 25 Lux 8,5%, bei 20 Lux fällt sie um 12,4%, bei 10 Lux um etwa 25%, bei 5 Lux vermindert sie sich sogar um 28%. Bei Kurzsichtigen und bei alten Leuten nimmt die Sehschärfe mit der Beleuchtung sehr viel schneller ab, als bei normalen Augen. Es ist daher schwer, ein Minimum der Beleuchtung festzustellen, zumal sich keinesfalls die Behauptung aufstellen läßt, daß bei Unterschreitung eines angenommenen Minimums unbedingt nachweisbare Schädigungen des Auges entstehen müßten.

Das Minimum der Beleuchtung wird sich vielleicht leichter aus folgenden Erwägungen ableiten lassen. Verringerte Sehschärfe erfordert höhere Aufmerksamkeit, also eine größere geistige Anspannung, diese macht sich bei dauernden Arbeiten als raschere Ermüdung und verminderte Leistungsfähigkeit geltend. Nimmt man an, daß die Leistungsfähigkeit für feinere Arbeiten während einer bestimmten Zeiteinheit in geradem Verhältnis zur Sehschärfe steht, was man nach Beobachtungen annähernd voraussetzen kann, so würde die Verminderung der Sehschärfe eines normalen Auges um 10% auch die Leistungsfähigkeit um den gleichen Betrag herabsetzen. Eine solche Verminderung der Leistungsfähigkeit eines Menschen infolge eines Umstandes, der ohne beträchtliche Kosten beseitigt werden kann, dürfte unter den heutigen Verhältnissen das Höchstzulässige sein. Eine Verminderung der Sehschärfe um 10% würde einer Beleuchtung von 25 Lux entsprechen; das gilt vor allem für feinere Arbeiten, bei denen an die Augen große Anforderungen gestellt werden.

Im allgemeinen haben Erörterungen über das Minimum der Beleuchtung ausgedrückt in Lux mehr theoretischen Wert, da die Sehschärfe nicht von der auffallenden Beleuchtung, sondern von dem Licht abhängt, das von dem Gegenstand reflektiert wird. Zum Beispiel benötigt weißes Schreibpapier nicht eine so große Beleuchtung als Ziselierarbeiten an schlecht reflektierenden Metallgegenständen. Oder die Beleuchtung der Räume einer Gießerei, in der aus schwarzem Formsand Gußformen hergestellt werden, muß eine größere sein, als z. B. die einer Tischlerei.

Tabelle 6[1]) gibt praktische Anhaltswerte über die erforderliche Beleuchtung von Räumen je nach ihrem Verwendungszweck. Zur ungefähren Vorausberechnung der nötigen Lampenzahl und ihrer Lichtstärke ist außerdem noch die Kerzenzahl pro Quadratmeter Bodenfläche angegeben. Da, wo an Beleuchtungskosten gespart werden soll, wird man zu den niedrigen Werten greifen, dort, wo je nach der Ausstattung der Räume eine glänzendere Beleuchtung wünschenswert ist, wird man die höheren Werte benutzen. Es ist aber dabei zu beachten, daß die Farbe und der Zustand der Wände und Decken, die Wahl der Lichtquellen und ihre Anordnung einen großen Einfluß auf die Beleuchtung haben. Nur ein erfahrener Beleuchtungsingenieur wird alle diese Faktoren genügend berücksichtigen können, um eine Beleuchtung auch hygienisch, wirtschaftlich und allen Sonderwünschen entsprechend gestalten zu können. Genauere Beleuchtungsberechnungen sind aber unbedingt für alle Räume anzustellen, in denen besondere Anforderungen an die Beleuchtung gestellt werden müssen, um entweder Gefahrquellen zu vermeiden (Operationssäle, Turnhallen, Fabriken und Werkstätten) oder zu verhindern, daß die Aufmerksamkeit und Leistungsfähigkeit beeinträchtigt wird (Zeichenbureaus, kaufmännische Bureaus, Schulzimmer, Hörsäle, Fabriken und Werkstätten, Verkaufsräume, Fest- und Konzerträume). Nach der Installation der Beleuchtung sind in solchen Räumen stets Beleuchtungsmessungen vorzunehmen, um sich zu überzeugen, ob die errechnete Beleuchtung auch wirklich erreicht ist oder ob irgendwelche Änderungen noch vorzunehmen sind.

---

[1]) Aus L. Bloch u. Zandy, Elektrotechnische Winke für Architekten u. Hausbesitzer, 1911.

Tabelle 6.

Bemessung der Beleuchtung von Innenräumen.

	HK/qm	Lux
1. Wohnräume.		
Schlafzimmer	1,5—3	8—12
Küche	2—3	10—15
Wohn- und Speisezimmer	3—6	15—25
Salons und Wohnräume mit reichlicher Beleuchtung	6—8	25—35
2. Geschäftsräume und Verwaltungsgebäude.		
Lagerräume	2—3	10—15
Einfache kaufmännische Bureaus	4—6	20—30
Rechen- und Schreibbureaus, Sitzungssäle, Konferenzzimmer	5—10	30—50
Zeichenbureaus	10—14	50—70
Verkaufsräume	7—12	35—50
Verkaufsräume mit reichlicher Beleuchtung	14—20	60—80
3. Fabriken.		
Werkstätten für einfache Arbeit (Gießerei, Schmiede, Tischlerei, Spinnerei)	3—6	15—25
Werkstätten für feinere Arbeit (Maschinenfabriken, Schlosserei, Formerei, Weberei)	6—8	25—35
Werkstätten für Feinmechanik und Druckereien	8—12	35—50
Besondere Betriebe (Setzereien, Lithographen, Graveure)	12—15	50—70
4. Hotels und Restaurants.		
Küchen- und Bureauräume	3—6	15—25
Einfache Fremdenzimmer	2—4	10—20
Elegante Fremdenzimmer	4—6	20—30
Gesellschafts- und Restauranträume	6—12	30—50
Festsäle, Konzertsäle	10—14	40—60
Festsäle mit reichlicher Beleuchtung	14—18	60—80
5. Schulen.		
Turnhallen	4—6	20—30
Schulzimmer, Hörsäle, Lehrerzimmer	5—10	30—50
Zeichensäle	12—18	60—80
6. Krankenanstalten.		
Schlafsäle	1,5—3	8—15
Speisesäle und Aufenthaltsräume	3—5	15—25
Waschküchen	2—3	10—15
Kochküchen	3—4	15—20
Operationssäle	14—18	60—80
7. Für Gebäude jeder Art.		
Keller	0,5—1,5	2—6
Korridor und Nebenräume	1—2,5	5—10
Nebentreppen	16—25 HK pro Etage	
Haupttreppen	25—75 HK pro Etage	
Haupttreppen für Repräsentationszwecke	75—200 HK pro Etage	

Über die Anordnung und Verteilung der Lampen je nach dem Verwendungszweck der Räume sind noch einige wichtige Hinweise erforderlich.

Wohnräume. Am gebräuchlichsten und auch am empfehlenswertesten ist eine Zuglampe in der Mitte des Zimmers über dem Tisch und zwei oder mehrere Deckenlampen, womöglich mit der Zuglampe zu einem Beleuchtungskörper vereinigt. Die Beleuchtungsart, einzelne Lichtquellen an der Decke in den Ecken oder verteilt über die ganze Decke anzubringen, schafft wohl eine gleichmäßige Beleuchtung, nimmt aber dem Raum durch das Fehlen von genügenden Schatten die intime Behaglichkeit. Außerdem begünstigen die vielen verteilten Lichtquellen eine Blendung des Auges oder verursachen zum mindesten eine Irritierung. Verteilte Lichtquellen sind höchstens in größeren Wohnräumen zulässig und auch dort ist es besser, die Lichtquellen in 2—3 größeren Gruppen als Decken- oder Kronleuchterbeleuchtung anzuhäufen. Das eben Gesagte gilt in noch höherem Maße für die sog. Kassettenbeleuchtung. Bei ihr sind die Glühlampen in gleichen Abständen über die ganze Decke oder, wenn diese kassettenförmig getäfelt ist, in der Mitte der einzelnen Kassettenfelder verteilt. Auf den ersten Anblick wirkt diese Art der Beleuchtung überraschend, für die Dauer aber wegen der Gleichmäßigkeit, des Fehlens von genügend kräftigen Schatten, der leichten Blendung störend und belästigend. Derart beleuchtete Räume machen stets auf die Dauer einen ungemütlichen, kalten Eindruck.

Nicht genug kann aber betont werden, daß alle Glühlampen, die nicht mit besonderen Zierglocken oder dgl. überdeckt sind, mattiert sein sollen; bei Glühlampen, die sehr hoch aufgehängt sind oder sich direkt an der Decke befinden, genügt es vollkommen, wenn nur die untere Hälfte der Birne mattiert ist. Ein nennenswerter Lichtverlust ist bei halbmattierten Lampen nicht vorhanden, im Gegenteil, es werden solche Lampen in Verbindung mit einem kleinen Reflektor für die Beleuchtung des Raumes günstiger ausgenutzt.

Neuerdings wird aus dem Bestreben, die künstliche Beleuchtung der natürlichen Tageslichtbeleuchtung immer ähnlicher zu gestalten, eine Beleuchtungsart der Räume befürwortet, bei der die Beleuchtung nur von der Fensterseite her erfolgt. Zwischen der Decke und den oberen Fensterteilen wird ein langgestreckter Reflektor angebracht, in dem die Glühlampen, verdeckt durch eine Mattscheibe, angebracht sind. Die Beleuchtung ist eine halb indirekte, ein Teil der Lichtstrahlen geht direkt durch die Mattscheibe, der andere Teil wird an die Decke geworfen und von dort reflektiert. Ich kann diese Art Beleuchtung nicht empfehlen, sie fußt auf dem falschen Grundgedanken, daß die einseitige Beleuchtung gleichwie die durch Tageslicht die beste sei. Unsere Tageslichtbeleuchtung durch Fenster, gewöhnlich nur an einer Zimmerseite, ist eine notgedrungene und vielfach eine ungenügende, viel besser würde es sein, wir könnten das Tageslicht außer durch unsere üblichen Fenster noch durch Oberlichtfenster in unsere Räume locken. Die Beleuchtung von nur einer Seite, sowohl die künstliche wie die durch Tageslicht, beleuchtet die Fensterplätze stark, die an der entgegengesetzten Seite gelegenen aber sehr oft zu stiefmütterlich. Würde aber bei künstlicher Beleuchtung die Beleuchtung so gesteigert, daß auch die entferntesten Plätze genügend Licht erhielten, so würde damit eine unnötige Lichtverschwendung verknüpft sein. Den einzigen Vorteil, den diese Beleuchtungsart anführen könnte, wäre der, daß die Schattenbildung ähnlich der wie bei Tageslicht sei. Ich kann diesen Vorteil aber nicht besonders hoch einschätzen, da die notwendige Schattenbildung auf anderem Wege leichter und billiger zu erreichen ist.

Noch einige Worte über Schreibtisch- und Platzbeleuchtung. In der Literatur findet man stets die Behauptung, es sei für das Auge schädlich, nur den Arbeitsplatz, z. B. bei einem Schreibtisch die Tischfläche, zu beleuchten, den übrigen Raum aber dunkel zu lassen, man müsse vielmehr außer der Arbeitslampe noch für eine, wenn auch geringere allgemeine Beleuchtung Sorge tragen. Der Wechsel zwischen Hell und Dunkel bei dem Aufblicken von dem Arbeitsgegenstand verursache eine ständige Pupillenkontraktion und bedinge dadurch eine raschere

Ermüdung des Auges, als wenn der Unterschied in der Beleuchtung nicht so stark sei. Das ist falsch. Das Wesentliche ist, die Glüh- oder Gaslampe so mit einem undurchsichtigen Reflektor zu umgeben, daß sie gänzlich dem von der Arbeit aufblickenden Auge verborgen ist, ihr voller Lichtstrom aber ungehindert auf die Arbeitsfläche oder den Arbeitsgegenstand fallen kann. Ist dagegen die Arbeitslampe unverhüllt oder mit einem Milchglasschirm umgeben, so tritt, wie bei dem Aufblicken der Blick auf sie fällt, eine sofortige starke Pupillenkontraktion ein. Blickt das Auge aber bei verborgener Lampe in das Dunkel des Raumes, so erweitert sich langsam die Pupille, und da keine Lichtstrahlen oder doch nur wenige in das Auge fallen, so ruht sich das Auge aus. Wendet sich der Blick zu dem beleuchteten Arbeitsgegenstand zurück, so tritt nur eine schwache Pupillenkontraktion ein, da seine Beleuchtung selten sehr groß ist. Nicht der Kontrast zwischen hell und dunkel verursacht eine Belästigung, sondern die durch Blendung infolge sehr heller Lampenteile hervorgerufene starke und rasche Pupillenkontraktion.

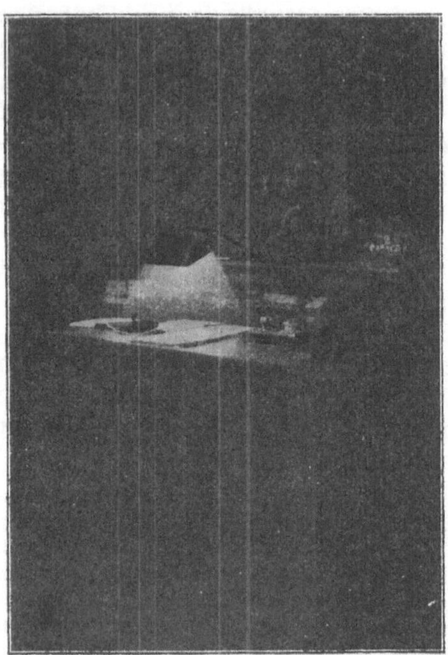

Abb 227. S. U. N.-Arbeitslampe.

Als eine hygienisch vorzügliche und äußerst angenehme Arbeitslampe kann ich die S. U. N.-Arbeitslampe[1]) (s. Abb. 227) empfehlen, die ich seit längerer Zeit ständig benutze. Die Abbildung zeigt sie als Schreibtischlampe und läßt zugleich erkennen, daß nur die Schreibfläche beleuchtet wird, die Lampe selbst aber vollständig vor dem Auge verborgen in dem Reflektor liegt. Die mit dieser neuen Arbeitslampe erzielte Beleuchtung ist auch eine weit bessere wie die mit einer Lampe alter Form. Sie hat außerdem noch den Vorteil der Billigkeit.

Schulräume. Für Schulräume ist bisher die ganz direkte Beleuchtung als die beste empfohlen worden, weil sie jede Blendung vermeide und der Lichtverlust, der durch den Körper bei dem Schreiben entsteht, bei ihr am geringsten sei. Ich halte dagegen die halbindirekte Beleuchtung für vorteilhafter. Die Flächenhelle der Lampenschalen ist bei geeigneter Konstruktion nicht größer als die der Decke bei indirekter Beleuchtung, die Schatten, auch die, welche der Körper verursacht, werden durch die indirekten Lichtstrahlen weitaus genügend aufgehellt. Von besonderem Vorteil ist bei ihr aber, daß die auf die Dauer ermüdende Gleichmäßigkeit der Beleuchtung nicht vorhanden ist, das Körperlichsehen erleichtert und damit die Aufmerksamkeit und Aufnahmefähigkeit gesteigert wird. Es ist auch weiter zu berücksichtigen, daß die Zeit, während der der Schüler während der Schulstunden mit Schreiben beschäftigt ist, nur gering ist im Vergleich zu der Zeit, während er dem mündlichen Vortrag oder den Erläuterungen des Lehrers an der Tafel zu folgen hat.

---

[1]) Sie wird von der Firma Dr.-Ing. Schneider & Co., Elektrizitats-Ges. m. b. H., Frankfurt a. M., hergestellt.

Bei der Anordnung der Lampen in Schulräumen ist darauf zu achten, daß sie über den Gängen zwischen den Bänken angeordnet werden, damit sie dem Gesichtskreis möglichst entrückt werden. Die Tafel und der Katheder sind durch besondere Lampen zu beleuchten, die nach den Schülern zu mit undurchsichtigen Reflektoren abgeblendet sind.

Bureauräume. Am geeignetsten ist eine gute aber nicht übermäßige Allgemeinbeleuchtung durch halbindirekte Beleuchtung und eine Zusatzbeleuchtung von je einer Lampe, die nach Art der erwähnten Sunlampe abgeblendet ist, über jedem Pult oder Arbeitsplatz.

Verkaufsräume. Hier ist auf eine besonders gute, am besten halbindirekte Allgemeinbeleuchtung zu achten. Alle Verkaufsstände und besonders alle Auslagen, auf die die Aufmerksamkeit der Käufer gelenkt werden soll, erhalten eine besondere reichliche Zusatzbeleuchtung. Bei dieser sind die Lampen möglichst verdeckt anzubringen, keinesfalls darf das Auge bei dem Betrachten der Gegenstände irgendwie geblendet und damit belästigt werden. Treppen werden ebenfalls nochmals durch besondere Lampen beleuchtet, bei denen darauf zu achten ist, daß die Treppenstufen genügend Schatten werfen, um sie genau erkennen zu können.

Fabrikbeleuchtung. Indirekte oder halbindirekte ist nur da zu empfehlen, wo es sich um Fabrikräume handelt, in denen wenig Staub entsteht, die Reflexionsfähigkeit der Decke also nicht rasch vermindert wird. Am geeignetsten sind Halbwatt-Starkglühlampen von mehreren Tausend Kerzen in mit Mattglas oder Opalglas versehenen Glocken. Flammenbogenlampen sind wegen ihrer Entwicklung von schädlichen Dämpfen hier wie in allen Innenräumen unzulässig. Alle anderen Bogenlampenarten kommen, weil sie zu teuer im Betrieb sind, nicht mehr in Frage. Dagegen kann die Beleuchtung mit Gasstarklichtlampen unter Umständen wirtschaftlich sein.

Alle Fabrikräume erhalten eine gute Allgemeinbeleuchtung durch mehrere zweckmäßig verteilte Starklichtlampen, die sich möglichst hoch an der Decke befinden sollen. Wenige aber starke Lichtquellen sind hier wegen der besseren Schattenwirkung einer größeren Anzahl kleinerer und sehr verteilter Lichtquellen, die leicht störend wirken, vorzuziehen. Die übliche Anordnung der Aufhängung der Lampen in der Längsachse der Fabrikräume ist nicht so günstig wie das Aufhängen der Lampen in zwei Reihen im Zickzack; bei der letzteren Anordnung werden die Schlagschatten besser aufgehellt.

Außer der Allgemeinbeleuchtung ist aber noch jeder Arbeitsplatz, jede Maschine, wenn irgend angängig, mit einer besonderen Lampe zu beleuchten, die so abzublenden ist, daß die Lichtstrahlen voll das Arbeitsstück beleuchten, das Auge des Arbeiters aber von keinen direkten Lichtstrahlen getroffen wird. Man hat beobachtet, daß bei einer derartigen Beleuchtungsmethode die Unfälle in Fabriken stark zurückgehen, die Leistungsfähigkeit zugleich stark gesteigert wird. Dem Arbeiter schlechte Beleuchtung zu geben, ist gleichbedeutend mit ihm schlechtes und unbrauchbares Werkzeug zu geben. Selbstverständlich muß jede Lampe vom Arbeitsplatz gezündet und gelöscht werden können. In Amerika ist der große Einfluß, den eine ausreichende und zweckmäßige Beleuchtung auf die Arbeit, d. h. auf die Leistungsfähigkeit der Arbeiter ausübt, viel bekannter als in Deutschland. Statistisch hat man festgestellt, daß die Leistung der Fabriken bedeutend erhöht werden kann, und zwar um 2 % bei Hüttenwerken und bis 10 % bei der Textilindustrie und Schuhfabriken. Die etwas erhöhten Beleuchtungskosten spielen bei einer solchen Mehrproduktion, die durch richtige Beleuchtung erzielt wird, gar keine Rolle. Durch schlechte Beleuchtung wird nicht nur die Quantität, sondern auch die Qualität der Arbeit ungünstig beeinflußt. Beachtenswerte Einzelheiten veröffentlicht das Journal of the Royal Society of Arts über die Erfahrungen der englischen Textilindustrie mit der Nachtarbeit, d. h. mit der Arbeit bei künstlicher Beleuchtung. Nach diesen Mitteilungen wurden in einer großen Spinnerei für sechs Monate Nachtarbeit ebensoviel Materialverluste, d. h. verdorbene Gespinstfasermengen festgestellt, wie für sechs Jahre Tagesarbeit. Das Journal führt einen Teil dieser Verluste auf das weniger gute Arbeitsmaterial zurück, das sich zu den Nachtschichten drängt, gibt aber auch zu, daß zweifellos eine minderwertige Beleuchtungsanlage die Schuld tragen kann. In einer mit einer vorzüglichen indirekten Gasbeleuchtung ausgestalteten Spinnerei blieben sowohl die Gesamterzeugung wie auch der Materialverlust während der Sommer- und Wintermonate unverändert.

Auch für die Sicherheit der Arbeiter ist gute Beleuchtung von der größten Wichtigkeit. 25 % sämtlicher Unfälle sind auf schlechte Beleuchtung zurückzuführen, und die Zahl der Unfälle ist in dunklen Monaten, Dezember und Januar, doppelt so groß als im Juni und Juli.

Beleuchtung von Festräumen. Die Lampen sind in wenigen Gruppen (2—3) in Kandelabern vereinigt anzuhäufen und möglichst hoch zu hängen. An den Seitenwänden werden noch an den am geringsten beleuchteten Stellen Wandlampen als Kerzenlampen ausgebildet angebracht. Es ist streng auf die Vermeidung jeder Blendung zu achten. Überraschende Wirkungen werden durch mehrere große geschliffene Glasschalen oder aus Glasprismen gebildete Beleuchtungskörper erzielt, die dicht an der Decke abschließen und in denen die Glühlampen untergebracht sind. Keinesfalls aber kann die heute vielfach eingerissene Mode befürwortet werden, größere Festräume durch unzählige an der Decke oder an den Wänden unregelmäßig oder in leuchtenden Linien oder Streifen angebrachten Glühlampen zu beleuchten, ob dabei die Glühlampen mattiert sind oder mit Mattglas abgedeckt sind, ist einerlei. Der erste Eindruck derartig beleuchteter Räume ist zuerst verblüffend, auf die Dauer wirken sie aber störend und belästigend.

Kirchenbeleuchtung. Bei ihr ist in erster Linie die ganz indirekte Beleuchtung am Platze; weniger aus hygienischen Gründen, als daß sich mit ihr einzigartige künstlerische Wirkungen mit Rücksicht auf den Verwendungszweck der Kirchen erzielen lassen. Bei indirekter Beleuchtung prägen sich alle Linien des Bauwerks, alle Gewölbe und alle Einzelformen schärfer aus. Die Beleuchtung muß im allgemeinen so stark sein, daß guter Druck genügend zu lesen ist, also etwa 10—15 Lux. Das Schwergewicht der Beleuchtung wird naturgemäß auf den Chor gerichtet, wo der Altar in einem Meer von Licht erstrahlen soll.

Werden Kirchen aber direkt oder halbindirekt durch herabhängende Lampen beleuchtet, so ist die grundlegende Vorschrift: keine Lampe darf, einerlei von welchem Platz aus die Kanzel oder der Altar betrachtet wird, in dem Gesichtsfeld sich befinden. Die Lampen müssen nach oben oder seitwärts aus dem Gesichtsfeld herausgerückt werden. Anderenfalls wird das Auge gezwungen, während es nach dem Redner sieht, die Strahlen von den dazwischen befindlichen Lichtquellen aufzunehmen. Die Lider werden unwillkürlich etwas geschlossen, um das Auge dagegen zu schützen, und die Wirkung ist eine Schläfrigkeit, die meistens der Schwerfälligkeit des Redners oder dem Fehlen einer Ventilation zugeschrieben wird. Aus diesem Grunde werden auf der Bühne die Lampen stets versteckt angeordnet. Dieser Punkt ist natürlich nicht nur bei der Beleuchtung von Kirchen, sondern auch bei der Beleuchtung von Konzertsälen, Versammlungsräumen u. dgl. zu berücksichtigen.

Straßenbeleuchtung Die Straßenbeleuchtung ist vom Standpunkt der Hygiene aus zu prüfen, ob sie den Anforderungen genügt in bezug auf:

1. die Stärke der Beleuchtung,
2. die Gleichmäßigkeit der Beleuchtung,
3. die Vermeidung der Blendung.

Die aus wirtschaftlichen Gründen sehr wesentliche Kostenfrage spielt bei der Straßenbeleuchtung wie bei jeder Beleuchtung für die Forderungen der Beleuchtungshygiene indirekt insofern eine große Rolle, als die hygienischen Anforderungen um so leichter durchgesetzt und bewilligt werden, je geringer die voraussichtlichen Kostenaufwendungen für solche Zugeständnisse sind.

Bei der Beurteilung der erforderlichen Stärke der Beleuchtung wird vielfach die gleichmäßige und scheinbar genügende Beleuchtung des Vollmondes bei klarem Himmel zum Vergleich herangezogen. Bei 45 Grad Höhe beträgt diese 0,3 HK und bei der Hochstellung des Mondes 0,5 HK. Die Mondbeleuchtung ist zwar außerordentlich gleichmäßig, jedoch sind bei ihr die Schatten sehr scharf und dunkel. Genügend ist sie nur in unbebautem Gelände ohne schattenwerfende Bäume.

Die Feststellung der erforderlichen Stärke der Straßenbeleuchtung erfolgt ebenfalls am besten nach der Sehschärfe, die die Passanten der Straßen je nach dem Verkehr in ihnen mindestens haben sollen.

In Straßen, in denen schwacher Verkehr herrscht, ist keine so große Sehschärfe erforderlich als in verkehrsreichen Hauptstraßen, in denen Autos, Droschken und Straßenbahnen in großer Anzahl folgen, aneinander vorbeihasten oder ihre Wege kreuzen. Besteht außerdem ein starker Fußgängerverkehr, so werden besonders hohe Anforderungen an die Sehschärfe der Fußgänger und der Wagenführer gestellt. Hier sollte die Beleuchtung derart sein, daß die Sehschärfe etwa 80—90 % der bei Tageslicht ist, also etwa 14—24 Lux. Eine solche Beleuchtung empfiehlt sich nicht nur aus Gründen der Verkehrssicherheit, sondern auch aus verkehrstechnischen Gründen, da sich der Verkehr um so rascher abwickelt, je schärfer die Fuhr- und Fußgängerbahnen überschaut werden können.

Die Straßen sollen eine Beleuchtung besitzen:

Nebenstraßen mit schwachem Verkehr	0,5— 1 Lux
„ „ stärkerem „	1— 4 „
Hauptstraßen mit starkem Verkehr	4— 8 „
„ „ sehr starkem Verkehr	8—24 „
Kreuzungen von Hauptstraßen mit sehr starkem Verkehr	14—24 „

in 1 m Höhe über der Bodenfläche.

Die Gleichmäßigkeit der Beleuchtung spielt auch bei der Straßenbeleuchtung nicht so eine große Rolle, wie ihr bisher immer beigelegt wurde. Besitzt eine Straße an ihren dunkelsten Stellen die Beleuchtung, die sie mit Rücksicht auf ihren Verkehr mindestens haben soll, so haben stark beleuchtete Stellen nur den einen Nachteil, daß sie die dunklen Stellen scheinbar noch dunkler erscheinen lassen, andererseits aber schafft eine ungleichmäßige Beleuchtung schärfere Kontraste und ausgeprägte Schatten. Dadurch steigt die Erkennbarkeit und damit die Verkehrssicherheit. Aus ähnlichen Gründen ziehe ich auch die Beleuchtung von Straßen durch Kandelaber oder Laternen an beiden Straßenseiten gegenüberstehend oder noch besser in Zickzacklinien der durch Lampen vor, die über die Straßenmitte aufgehängt sind. Durch seitliche Lampen werden die Straßenbahnschilder, Droschkennummern u. dgl. auch besser erkannt. Erhalten dazu die Lampen geeignet konstruierte Reflektoren, die das nach der Häuserseite ausgestrahlte Licht nach dem Fahrdamm werfen, so wird der Lichtstrom der seitlichen Lampen voll ausgenutzt.

Am meisten wird aber gegen die wichtigste Forderung der Hygiene der Beleuchtung, gegen die Vermeidung der Blendung, bei der Straßenbeleuchtung gesündigt. In jeder Stadt und fast in jeder Straße kann man die gröbsten Verstöße dagegen beobachten. Es kann nicht scharf genug darauf hingewiesen werden, daß Vermeidung oder Beseitigung von Blendung gleichbedeutend mit einer besseren und verkehrssicheren Beleuchtung ist, weil bei einem geblendeten Auge durch die Verengung der Pupille weniger Lichtstrahlen in das Auge gelangen als bei einem ungeblendetem Auge mit seiner weiten Pupille. Nur diejenigen Lichtstrahlen, die wirklich in das Augeninnere eintreten, bilden das wirksame Licht einer Beleuchtungsanlage; alle anderen Strahlen gehen nutzlos verloren! Man bedenke weiter, daß die Sehschärfe eines geblendeten Auges je nach dem Grade der Blendung um 50—90% sich vermindern kann!

Es ist mir daher auch ganz unverständlich, daß die Straßenpolizei eingehende Verkehrsvorschriften erläßt, um die Verkehrssicherheit und das schnelle Abwickeln des Verkehrs zu erhöhen, während sie einer wirklich einwandfreien Straßenbeleuchtung, die sie in ihrem Bestreben in der wirksamsten Weise unterstützen würde, nicht genügende Aufmerksamkeit schenkt. Würde dies der Fall sein, so würde die Verwendung von Bogenlampen oder Preßgaslampen ohne Opal-, Milch- oder Mattglasglocke unmöglich sein.

Preßgaslampen und Bogenlampen sollen eine Aufhängehöhe von nicht unter 8—10 m haben; je höher die Lampen hängen, desto weniger leicht liegen sie im Gesichtsfeld der Straßenpassanten. Den Preßgaslampen eine geringere Aufhängehöhe wie Bogenlampen zu gestatten liegt kein Grund vor. Eine Begründung wird öfters versucht mit der Behauptung, die Preßgaslampen hätten eine so geringe Flächenhelle, daß sie keine Blendung verursachten. Das ist aber falsch. Der Glühstrumpf einer Preßgaslampe hat eine leuchtende Fläche von etwa 10 qcm und eine Lichtstärke von ca. 300 HK; die Flächenhelle der Preßgaslampen ist also rund 30 HK/qcm. Demgegenüber werden Flammenbogenlampen von etwa 3300 HK Lichtstärke fast nie ohne Opalinglocke benutzt. Die Opalinglocke hat einen Durchmesser von ca. 22 cm und einen Lichtverlust von ca. 10%; daraus ergibt sich eine Flächenhelle der Glocke von rund 7,8 HK/qcm. Die Preßgaslampe hat demnach eine etwa viermal größere Flächenhelle als die Glocke von Flammenbogenlampen, sie müßte daher eher höher als tiefer wie die Flammenbogenlampen gehängt werden.

Werden zur Straßenbeleuchtung die üblichen an den Straßenseiten stehenden Gaslaternen oder elektrischen Glühlampen benutzt, so sollten auch bei diesen stets der Glühstrumpf abgeblendet oder die Glühlampe ganz mattiert oder, was meistens genügt, deren untere Hälfte mattiert sein. Gerade weil die übliche Aufhängehöhe dieser beiden Lampenarten bei der Straßenbeleuchtung sehr niedrig ist (3—4 m), und sie für einen sehr großen Gesichtskreis direkt sichtbar sind, ist eine Abblendung um so notwendiger. Bei den Gasstraßenlaternen ist wenigstens das Einsetzen von Mattscheiben in die Laternen in der Richtung des Straßenzuges notwendig. Es ist ganz erstaunlich zu beobachten, wie durch Befolgung dieses nur sehr wenig Kosten verursachenden Vorschlages die Beleuchtung einer Straße angenehmer und besser wird.

Bei über der Straßenmitte aufgehängten Lampen ist die Blendungsgefahr eine größere als bei der Straßenbeleuchtung durch seitwärts an den Bürgersteigen an Beleuchtungsmasten aufgehängten Lampen. Der Sehkreis, den die Fußgänger auf den Bürgersteigen für gewöhnlich überschauen, ist durch Beobachtung der Begegnenden, durch Besehen der Schaufenster u. dgl. nur beschränkt; groß dagegen ist der der Wagenführer, zumal der Omnibuslenker, auf ihrem erhöhten Sitz. Diese schauen fast stets in die Straßenrichtung, in ihren Gesichtskreis treten über Straßenmitte aufgehängte Lampen viel leichter hinein als seitlich befindliche. Eine gute, möglichst blendungsfreie Straßenbeleuchtung ist jedenfalls in erster Linie für den Wagenlenker erforderlich.

Die Frage, welche Beleuchtungsart der Straßen, durch Gaslicht oder elektrisches Licht, vorzuziehen ist, läßt sich kurz dahin beantworten: Beide Beleuchtungsarten sind dafür vom beleuchtungstechnischen sowie vom beleuchtungshygienischen Gesichtspunkt aus gleich gut geeignet, wenn sie sachgemäß angewandt werden. Bei der Wahl zwischen beiden wird stets die Kostenfrage den Ausschlag geben. Diese aber ist stets von dem Preise der Lampen, des Leuchtgases oder des elektrischen Stromes und weiter hauptsächlich von den verschiedenen örtlichen Verhältnissen abhängig, die die eine oder andere Beleuchtungsart zweckmäßiger erscheinen lassen.

Eine Straßenbeleuchtung nach beleuchtungshygienischen Grundsätzen zu gestalten hat aber so lange nicht viel Zweck, als jedem die brutale Vergewaltigung unserer Augen gestattet ist, die durch niedrig gehängte Preßgas- oder Bogenlampen zum Zwecke der Schaufenster- und Reklamebeleuchtung ausgeübt wird. Hier ist es nicht die starke Beleuchtung, die uns derartige Reklamebeleuchtungen so unerträglich und belästigend macht, sondern die ungemein starke Blendung. Der Ladenbesitzer versteht nichts von den Gefahren, die durch eine Blendung verursacht werden können, er handelt allein aus egoistischen Geschäftsgründen. Das Wohl der Allgemeinheit erfordert aber dringend einen Schutz gegen derartige Auswüchse. Es wäre zu hoffen, daß die größeren deutschen Städte dem Beispiel Londons folgen und solche Mißbräuche der Reklamebeleuchtung verbieten.

Die hygienische Bewertung der Lichtquellen.

In erster Linie hat die Auswahl und die Bewertung der Lichtquellen nach ihrem hygienischen Wert zu geschehen.

Die nachfolgende Beurteilung der Lichtquellen nach ihrem hygienischen Wert erfolgt nach dem Standpunkt der neuesten wissenschaftlichen Erkenntnis unter Wahrung der menschenmöglichen Objektivität.

Verunreinigung der Luft durch Abgase

Bei der vollkommenen Verbrennung von Brennstoffen entstehen an Verbrennungsprodukten in erster Linie Kohlensäure (CO_2) und Wasserdampf (H_2O), außerdem ist der freiwerdende Stickstoff (N_2), der die zur Verbrennung benötigte Luftmenge enthält, zu berücksichtigen. Vgl. Tabelle 7.

Bei der unvollkommenen Verbrennung, bei der die zur vollkommenen Verbrennung benötigte Luftmenge fehlt, entsteht außer den schon angeführten Verbrennungsgasen noch Kohlenoxyd (CO).

Kohlensäure CO_2 ist im eigentlichen Sinne nicht giftig, die Beimengung einiger Prozente Kohlensäure zur Luft wirkt jedoch erstickend, weil dadurch die Ausscheidung von Kohlensäure aus der Lunge verzögert wird.

Von den Hygienikern wird aber ausdrücklich darauf hingewiesen, daß ein Unter-

Tabelle 7. **Die hygienis**

	Lampenart	Mittlere räumliche Lichtstärke	Verbrauch der Lampe für 1 Stde.	Kosten des Brennmaterials in ₰	Kosten der Lampe in 1 Stde. in ₰	Kosten für 100HK in 1 Stde. in ₰	Verbrennun… der Lampe in 1 Stde. in Li…			
							CO_2	H_2O	N_2	Su… m…
Kerzen . .	Wachs	0,97	8,4 g	600 (1 kg)	5,04	520	10,7	13,5	76,3	10…
	Stearin	1,15	7,6 „	150 „	1,14	99	13,9	15,3	92,5	12…
	Paraffin	1,05	7,0 „	100 „	0,70	66	10,0	13,4	78,7	10…
Petroleum .	Rundbrenner 10''' . . .	6,4	25,3 „	28 „ 1 l (spez. Gew. = 0,79) kost. 22 ₰	0,71	11,1	42,5	60,5	412	5…
	„ 14''' . . .	7,6	42,2 „		1,14	15,0	50,5	71,8	490	6…
	„ 20''' . . .	24,8	91,0 „		2,55	10,0	165	244	1595	20…
	Glühlicht	53,0	72,0 „		2,02	3,8	129	172	1020	13…
	Hochdruckglühlicht (Keroslicht)	500	250 „		7,00	1,4	395	1200	6800	83…
Spiritus . .	Glühlicht	46,6	129,4 „	44 (1 kg)	5,70	12,2	41,8	37,8	164	2…
	Hochdruckglühlicht . . .	66	80 „		3,52	5,3	22,9	20,3	90	1…
Azetylen .	Schnittbrenner	38	24 l	160 (1 cbm)	3,84	10,01	48	24	228	3…
	Glühlicht	45	15 „		2,40	5,34	30	15	138	1…
Leuchtgas .	Schnittbrenner	13,3	140 „	14 (1 cbm)	1,96	14,7	80	176	609	8…
	Argandbrenner	19	180 „		2,52	13,2	102	227	784	11…
	Glühlicht stehend . . .	67,5	120 „		1,68	3,74	68,5	151	522	7…
	„ hängend . . .	82	100 „		1,40	1,71	57	126	435	6…
	Niederdruckstarklicht . .	ca. 820	100 „		9,80	1,19	399	883	3050	43…
	Preßgaslicht	ca. 985	600 „		8,40	0,85	342	756	2610	37…
Elektrizität	Kohlenfadenlampe . . .	21,3	75 W	1 KWSt. = 35 ₰	2,63	12,33	—	—	—	
	Wolframlampe	19,8	25,0 „		0,87	4,39	—	—	—	
	Wolframlampe	159,0	160,0 „		5,60	3,52	—	—	—	
	Starklicht-Wolframlampe	790	500 „		17,50	3,50	—	—	—	
	Bogenlicht	660	670 „		23,45	2,21	29,7	—	110	[illegible]
	Flammenbogenlampe . .	1610	557 „		19,50	1,21	30,6	—	124	[illegible]
	Quarz-Quecksilberdampflampe	1980	660 „		23,10	1,17	—	—	—	
Menschen	Arbeiter bei der Arbeit .	—	—	—	—	—	—	—	—	
	Arbeiter in Ruhe . . .	—	—	—	—	—	—	—	—	
	Jugendliche Personen . .	—	—	—	—	—	—	—	—	
	Kinder	—	—	—	—	—	—	—	—	

teilung der Lichtquellen.

ukte				Wärmeentwicklung		Flächenhelle (Glanz) HK/qcm	Ultraviolette Strahlen	Luftbedarf	
100 HK in Std. in Liter				der Lampe in 1 Std. in kg Kal.	für 100 HK in 1 Std. in kg Kal.			der Lampe in 1 Std. in Liter	für 100 HK in 1 Std. in Liter
₂	H_2O	N_2	Summe						
)	1390	7860	10350	77,5	8000	0,7	fast keine	96	9920
)	1330	8050	10590	110	9600			117	10150
)	1275	7480	9705	86	8200			99	9430
t- l	Mittel	Mittel		263	4110	ca. 3,7	wenig	520	Mittel
5	945	6440	8050	439	5780			616	8120
				947	3820			2010	
4	325	1920	2490	750	1410	1,2	beträchtlich	1280	2420
)	240	1360	1679	2600	520	—		8570	1715
5	176	767	1138	700	1500	2,5	beträchtlich	450	966
4	136	593	880	432	655	—		490	744
6	63	600	789	312	820	6,2	sehr viel	287	756
7	33	307	407	198	440	4,0		174	387
2	1322	4580	6504	742	5580	0,6	wenig	770	5780
8	1193	4125	5856	954	5020	1,0		990	5210
1	224	773	1098	636	942	5,4	viel	660	978
9,5	187	644	900	530	646	6,4		550	805
8,6	107,4	372	528	3710	452	—		3850	470
4,7	76,8	265	376,5	3180	323	ca. 30		3300	335
-	—	—	—	64,5	303	66	sehr viel	—	—
-	—	—	—	21,5	108	185		—	—
-	—	—	—	138	87	210		—	—
-	—	—	—	430	54,5	370		—	—
,5	—	16,7	21,2	576	87,3	ca. 3000	am meisten	139	21
,9	—	7,7	9,6	480	29,8			161	10
-	—	—	—	568	28,7	2,7		—	—
,3	20 bis 30	—	—	—	bis 200	—	—	—	ca. 380
,6		—	—	—	100	—	—	—	
,2		—	—	—	50—75	—	—	—	
,0		—	—	—		—	—	—	

schied gemacht werden muß, ob die Kohlensäure aus der Atmung der Menschen oder zum Teil von der Beleuchtung herrührt. Ein erwachsener Mensch in Ruhe entwickelt stündlich etwa 22,61 l Kohlensäure; künstliche Lichtquellen, bezogen auf eine Einheit von 100 HK Leuchtkraft, erzeugen an CO_2:

Stearinkerzen . . . . rund 53 mal mehr
Petroleumlampen . . „ 30 „ „
Azetylenlampen . . . „ 5,5 „ „
Leuchtgaslampen . . „ 3—4 „ „
elektrisches Glühlicht überhaupt keine.

Kohlenoxyd, CO, ist in der Zimmerluft nur bei unvollkommener Verbrennung an Gasen und Brennstoffen, z. B. infolge fehlerhafter Gasbrenner, oder bei undichten Gasröhren oder Gashähnen enthalten. Das Leuchtgas enthält wechselnde Mengen, 10—20% CO. Kohlenoxyd ist schon in geringer Menge sehr giftig. Ein Gehalt von 0,05% wirkt schon schädlich. Enthält die Atmungsluft mehr wie 0,4—0,5% CO, so erlischt das Leben, und zwar erfolgt der Tod durch Erstickung. Bei richtiger Einstellung der Brenner, bei fehlerlosen Gaslampen und sorgfältig verlegten Gasleitungen ist nur ein ganz geringer Kohlenoxydgehalt in der Zimmerluft bei dem Brennen von Gaslampen nachweisbar. Nach Untersuchungen von Bunte[1]) enthalten die Abgase eines Auerbrenners 0,02% CO. Die Luft eines Raumes von 60 cbm Inhalt würde danach nach einstündigem Brennen eines normalen Auerbrenners höchstens 0,00033% Kohlenoxyd enthalten. Eine Menge, die hygienisch nicht zu beanstanden ist.

Außer den genannten Verbrennungsprodukten entstehen bei der Gasbeleuchtung noch andere Stoffe in geringer Menge, die unter Umständen eine schädliche Wirkung ausüben können, und zwar: schweflige Säure SO_2, Ammoniak NH_3 und salpetrige Säure N_2O_3.

Schweflige Saure SO_2 entsteht bei dem Verbrennen des Schwefelkohlenstoffes, der stets im Leuchtgas enthalten ist. Durch Vereinigung von SO_2 mit Sauerstoff entsteht SO_3. Schwefeltrioxyd zieht sehr begierig Wasserdämpfe an. In Wasser löst es sich zu Schwefelsäure ($SO_3 + H_2O = SO_4H_2$). 1 cbm Leuchtgas aus deutschen Kohlen enthält etwa 0,38 g Schwefel als Schwefelkohlenstoff. Diesem entspricht eine Menge von 0,265 l SO_2. Leuchtgas aus englischen Kohlen enthalt bis 0,90 g Schwefel; englische Verhaltnisse und Beobachtungen sind daher nicht ohne weiteres mit deutschen zu vergleichen.

Nach Ogata[2]) und Lehmann[3]) verursachen 0,04—0,05 Volumprozent schweflige Säure in der Luft beim Menschen nach ½—1 Stunde schon lebensgefährliche Vergiftungen, 0,005—0,02 Volumprozent, d. i. $^1/_{20\,000}$ bis $^1/_{5000}$, nach ½ Stunde schwere Störungen, 0,002—0,003 Volumprozent oder $^1/_{50\,000}$ bis $^1/_{33\,000}$ bei mehrstündiger Einwirkung nur minimale Symptome. Ein Hängegasglühlicht entwickelt in 1 Stunde 0,026 l SO_2. Bei einem Raum von 60 cbm Inhalt entspricht dies 0,0000435 Volumprozent oder $^1/_{2\,300\,000}$. Oder mit anderen Worten, in einem Raum von 60 cbm Inhalt müßten 50 Hängegasglühlichtflammen 1 Stunde lang brennen, oder 5 Lampen 10 Stunden lang, um eine so große Menge von SO_2 zu erzeugen, daß sie bei längerem Aufenthalt in einem solchen Raum schädlich wirken könnte. In der Praxis kommen solche Verhältnisse aber nicht vor.

Weit empfindlicher gegen SO_2 als Mensch und Tier ist aber die Pflanze. Die Schädlichkeitsgrenze ist bei empfindlichen Pflanzen bei längerer Einwirkung (während einer Vegetationsperiode) 0,0002 Volumprozent SO_2 oder $^1/_{500\,000}$.[4]) Diese Schädlichkeitsgrenze würde bei einer

[1]) Vgl. Eitner, Die Fortschritte auf dem Gebiete der künstlichen Beleuchtung. Bericht uber d. III. internationalen Kongreß für Wohnungshygiene, Dresden 1911, S. 335.

[2]) Ogata, Arch. f. Hygiene **2**.

[3]) Lehmann, Arch. f. Hygiene **19**.

[4]) Vgl. H. Wislicenus, Über die Grundlagen technischer und gesetzlicher Maßnahmen gegen Rauchschaden. Sammlung von Abhandlungen über Abgase und Rauchschäden, Heft 1 S. 26 (Berlin 1908).

funfstündigen Brennzeit einer Gaslampe in einem Raum von 60 cbm Inhalt erreicht werden. Eine derartige Anreicherung der Zimmerluft an SO_2 wird öfters vorkommen; hierin dürfte auch eine Mitursache des Kümmerns von Zimmerpflanzen, die sowieso unter ungünstigen Lebensbedingungen stehen, zu suchen sein. In feuchter Luft sind die Pflanzen wegen gehemmter Transpiration wesentlich weniger widerstandsfahig als in trockener Luft. In feuchter Luft wird die Schädlichkeitsgrenze noch früher erreicht.

Ammoniak NH_3 ist nach den Untersuchungen von Lehmann in Mengen von 0,03 bis 0,05 Volumprozent, nach Ronzanis in Mengen von 0,01 auch bei längerer Einwirkung unschädlich. Im Leuchtgas ist es nur in sehr geringer Menge, 0,1 g in 100 cbm, vorhanden. Dieser geringen Menge kommt eine Bedeutung für die Gesundheit nicht zu.

Salpetrige Säure N_2O_3 ist vor etwa 20 Jahren öfters in geringen Mengen in den Verbrennungsgasen des Leuchtgases festgestellt worden. Rubner glaubte die salpetrige Säure als Erreger des bedrückenden Gefühles anzusehen, das wir nach längerem Verweilen in einem durch Gas beleuchteten Raume empfinden. In neuerer Zeit ist ein Nachweis von N_2O_3 in den Abgasen von modernen Gaslampen nicht mehr gelungen, es dürfte dies auf das Zusammenwirken mehrerer Faktoren, auf das besser gereinigte Leuchtgas, den geringeren Gasverbrauch der neuen Gaslampen und auf ihre vervollkommnete Konstruktion zurückzuführen sein.

Daß an den Raumtemperaturen die künstliche Beleuchtung einen wesentlichen Anteil haben kann, zeigen die nachstehenden Angaben. Bei der Einheit von 100 HK räumlicher Lichtstärke liefern die modernen, für Innenbeleuchtung gebräuchlichen Lichtquellen mehr Wärme stündlich wie ein erwachsener Mensch:

Stearinkerzen	96 mal so viel
Petroleumlampen	45 „ „ „
Spiritus- und Petroleum-Glühlampen	14,5 „ „ „
Gasglühlicht, stehend	9,4 „ „ „
Gasglühlicht, hängend	6,5 „ „ „
Azetylenglühlicht	6,5 „ „ „
elektrische Kohlenfadenlampen	3,0 „ „ „
elektrische Metallfadenlampen	0,9 „ „ „

Die Stearinkerzen sind nur des Vergleiches halber angeführt, es wird natürlich heutzutage keinem Menschen mehr einfallen, sein Zimmer ausschließlich mit Kerzen zu beleuchten.

Die elektrischen Glühlampen stellen sich von allen Beleuchtungsarten in bezug auf die Wärmeentwicklung am günstigsten.

Für die Wärmeregulierung des menschlichen Körpers ist neben der Temperatur der ihn umgebenden Luft ihr Feuchtigkeitsgehalt ein ganz wesentlicher Faktor. Ein erwachsener Mensch atmet im Durchschnitt stündlich etwa 25 l Wasserdampf aus.

Aber auch in der Wasserdampfproduktion leisten die künstlichen Lichtquellen wieder mit Ausnahme des elektrischen Lichtes leider ganz bedeutendes. So entwickeln sie, wieder bezogen auf die Einheit von 100 HK, mehr als ein erwachsener Mensch.

Stearinkerzen	53 mal
Petroleumlampen	38 „
Petroleumglühlampen	14 „
Spiritusglühlampen	7 „
Gasglühlicht, stehend	9 „
Gasglühlicht, hängend	7,5 „
Azetylenglühlicht	1,3 „
elektrische Kohlenfadenlampen	kein Wasserdampf.
elektrische Metallfadenlampen	

So ist es erklärlich, daß in Räumen, in denen sich neben einer größeren Anzahl Menschen auch noch brennende Lichtquellen befinden, die eine starke Wärmeproduktion und Wasserdampfentwicklung besitzen, die Temperatur und der Feuchtigkeitsgehalt der Innenluft stark zunehmen muß. Als direkte Folge der Temperaturerhöhung der Raumluft tritt eine erhöhte Schweißbildung der in den Räumen Anwesenden ein.

Natürliche Beleuchtung.

Sonnenlicht und Himmelslicht

Die Sonne ist die Spenderin des direkten Sonnenlichtes und des zerstreuten Himmelslichtes. Die Zusammensetzung des Tageslichtes kann keineswegs als konstant angesehen werden, es ist in hohem Maße von der Wetterlage, dem Staubgehalt und Wassergehalt der Luft u. dgl. abhängig.

Die Lichtstärke des Tageslichtes (sowohl des Himmelslichtes als auch des Sonnenlichtes) ändert sich sehr bedeutend mit der Jahres- und Tageszeit. Es erreicht bei dem höchsten Sonnenstand jeweils ein Maximum. In ähnlicher Weise ändert sich auch seine chemische Wirkung auf die photographische Platte. Jedoch geht seine chemische Lichtstärke nicht Hand in Hand mit seiner optischen, da für das menschliche Auge die gelben und roten Strahlen die hellsten sind, dagegen für die photographische Platte die blauen, violetten und ultravioletten. Optisch ist der blaue Himmel lichtschwächer als der bedeckte, photographisch ist es umgekehrt.

Im Vergleich zu der Beleuchtung, die unsere künstlichen Lichtquellen hervorrufen, ist die Tageslichtbeleuchtung riesig groß. Eine künstliche Beleuchtung von 150 Lux ist vorzüglich, eine von 2000 Lux bezeichnen wir als enorm. L. Weber hat dagegen in Kiel im Mittel eine Tageslichtbeleuchtung von 5469 Lux im Dezember und von 60020 Lux im Juli gemessen. Die größte Beleuchtungsstärke fand er im Juli 1892, und zwar 154300 Lux. v. Stockhausen maß im Monat März die Beleuchtung, die eine von der Sonne beschienene Schneefläche hervorruft, er fand 62400 Lux; diese Schneefläche empfing eine Beleuchtung von der Sonne und dem Himmel von 83700 Lux. Das sind so riesige Beleuchtungsstärken, daß wir uns keinen rechten Begriff davon machen können, zumal wir die natürliche Beleuchtung nicht als so riesig empfinden, selbst nicht im Monat Juli, dem hellsten Monat des Jahres. Unser Auge müßte scheinbar eine solche ungeheure Beleuchtung nicht ertragen können. Und doch ergibt eine einfache Überlegung und Rechnung, daß unser Auge nur mit einem Bruchteil des natürlichen Lichtes beleuchtet wird, und von diesem Bruchteil gelangt wieder nur ein geringer Teil in das Augeninnere bis zur Netzhaut. Die volle Tageslichtbeleuchtung würde das Auge erhalten, wenn man auf dem Rücken liegend den Himmel betrachten wollte. Das kommt nur auf kurze Zeit in Ausnahmefällen vor. In normaler, aufrechter Stellung wird von dem Auge durch Hut, Stirnbein, Lidhaare und Lid das direkte Himmelslicht fast ganz abgehalten. Wir betrachten die Mauern der Häuser, die Straßen, die Wiesen und Felder; nur das Licht, das diese zurückwerfen, trifft unsere Augen. Durch Absorption geht aber der größte Teil des Tageslichtes, das auf diese Gegenstände fällt, verloren; das Auge wird also nur mit dem entsprechenden Bruchteil beleuchtet. Ist die Beleuchtung auch dann noch zu groß, so wird durch die Pupillenkontraktion die Beleuchtung der Netzhaut auf das zuträgliche Maß herabgesetzt. Die Tabelle 8 gibt über die ungefähre Beleuchtung der Netzhaut unter den angegebenen Umständen Auskunft. Wahrscheinlich ist die wirkliche Beleuchtung des Auges aber noch beträchlich geringer, da in der Tabelle der Einfluß des anatomischen Baues des Auges, die Beschattung durch Kopfbedeckungen und das Stirnbein wegen des Fehlens von Anhaltspunkten nicht berücksichtigt werden konnten. In der Tabelle ist angenommen, daß stets die maximale Pupillenkontraktion eintreten würde. Die geringe Tageslichtbeleuchtung im Winter wird nur selten eine maximale Pupillenkontraktion auslösen.

Tabelle 8. Ungefähre Beleuchtung des Auges und der Netzhaut durch Tageslicht bei dem Betrachten verschiedener Flächen.

Beobachtete Fläche	Reflexionsvermögen	Beleuchtung des Auges in Lux		Beleuchtung der Netzhaut nach der Pupillenkontraktion in Lux	
		im Juli	im Dezemb.	im Juli	im Dezemb.
Himmel	—	60000	5470	5454	497
Weißer Sandstein . . .	24%	14400	1313	1309	119
Quarz, Porphyr	11%	6600	602	600	55
Feuchte Ackererde . . .	8%	4800	438	435	40

Die vorstehende Tabelle zeigt, daß in der Tat trotz der riesigen Tageslichtbeleuchtung die Netzhaut des Auges, dank seiner automatischen Schutzeinrichtungen nur verhältnismäßig gering beleuchtet wird. Sowie aber die Pupillenkontraktion und die Adaptation der Netzhaut nicht mehr als Schutzmittel genügend ausreichen, fühlen wir ein Unbehagen im Auge (Lichtschmerz), die Augenlider kneifen sich zusammen, blinzeln, oder das Auge wendet sich von der zu stark lichtspendenden Fläche ab.

Natürlich ist die Empfindlichkeit des Auges gegen Lichtreize stark individuell verschieden. Personen mit empfindlichen Augen sollen das längere Verweilen in grellem Sonnenschein, zumal in den Sommermonaten, vermeiden oder eine graue, graugelbe oder graugrüngelbe Brille tragen. Vor dem direkten Himmelslicht und natürlich noch viel mehr vor dem direkten Sonnenlicht, sind besonders die Säuglinge zu schützen. Bei der Zartheit der Lider und der Unfähigkeit des kleinen Kindes, durch Lagewechsel aus der üblichen Rückenlage sich vor dem zu starken Licht zu schützen, mag oft genug Gelegenheit zu einer Schädigung der Augen durch Blendung gegeben sein. Die oft gefundene „angeborene Schwachsichtigkeit ohne erklärenden Befund“ ist nach Ansicht verschiedener Augenärzte auf Schädigung durch Blendung durch Tageslicht zurückzuführen.

Natürliche Beleuchtung von Räumen

Von weit größerem Interesse als die Kenntnis der natürlichen Beleuchtung unter freiem Himmel ist für uns die natürliche Beleuchtung von Räumen. Dieselben grundlegenden Anforderungen, die an die künstliche Beleuchtung gestellt werden, wie ausreichende, nicht blendende Beleuchtung, müssen auch für die natürliche bestimmend sein.

Ein jeder Raum erhält seinen Hauptteil an Licht durch direkte Strahlung des Teiles des Himmels, der von den verschiedenen Plätzen des Raumes aus sichtbar ist. Der sichtbare Teil des Himmels ist am Fensterplatz am größten, er vermindert sich, je weiter der Platz vom Fenster abgelegen ist. In Zimmern von großer Tiefe erhalten Plätze, die an der den Fenstern gegenüberliegenden Wand gelegen sind, sehr oft überhaupt kein direktes Licht sondern nur reflektiertes. Das reflektierte Licht ist aber je nach der Beschaffenheit der reflektierenden Fläche bis zu 90% geringer als das direkte Licht. Solche Plätze sind daher fast stets sehr mangelhaft beleuchtet.

Die Platzhelligkeit ist außer von der Lage des Platzes in einem Raum auch noch von der Lage des Hauses abhängig. Den Fenstern gegenüberliegende Gebäude oder beschattende Bäume können einen großen Teil der Himmelsfläche verdecken. In solchen Fällen sind die in den oberen Stockwerken gelegenen Räume wegen der größeren sichtbaren Himmelsfläche günstiger gelegen als die unteren. Enge Straßen mit hohen Häuserreihen schaffen sehr schlechte Lichtverhältnisse in den Innenräumen dieser Häuser. Breite Straßen, am besten in durchbrochener Bauweise, sind auch vom lichthygienischen Standpunkt zu wünschen, da sie den Lichtzutritt sehr erleichtern.

Da die natürliche Beleuchtung eines Raumes in erster Beziehung von der Größe des durch das Fenster sichtbaren Stückes des Himmelsgewölbes abhängig ist, so ist der Größe der Fenster, der Fensterbauart und den Fenstervorhängen weitgehende Beachtung zu schenken.

Die Fenster dürfen nicht zu groß und nicht zu klein sein. Bei zu kleinen Fenstern ist die Beleuchtung zu gering, bei zu großen Fenstern wird der Wärmewirtschaft des Hauses Eintrag getan. Eine Norm für die geeignetste Fenstergröße aufzustellen ist unmöglich, da zu mannigfache Faktoren dabei mitsprechen, wie die Lage der Fenster (frei oder durch Bäume, Wände, Häuser beschattet), das Klima (See- oder Landklima) und der Verwendungszweck der Räume. Räume, in denen feinere Arbeiten verrichtet werden sollen, müssen eine ausgiebige Beleuchtung durch unmittelbar einfallendes Himmelslicht erhalten. Und dies um so mehr, wenn nicht nur an den Fensterplätzen, sondern auch im Innern der Zimmer solche Arbeiten ausgeführt werden sollen. Zimmer, die zu dauerndem Aufenthalt dienen sollen, müssen eine Beleuchtung erhalten, die zur Vornahme von Feinarbeit nahe am Fenster genügt. Solche Wohnräume sind ausreichend erhellt, ohne durch zu grelle Beleuchtung die Behaglichkeit zu stören. In Schlafzimmern ist bei dem Aufstellen der Betten besonders darauf zu achten, daß das Gesicht der Schläfer wegen Blendungsgefahr während des Schlafes und beim Erwachen nicht durch die Morgensonne bestrahlt wird.

Die Entfernung der Oberkante der Glasfläche vom Fußboden soll mindestens drei Viertel der Tiefe des Raumes betragen. Demnach muß die Höhe der Räume mit der Zunahme ihrer Tiefe wachsen. Mit der Fensteroberkante soll so nahe an die Decke gegangen werden, wie es die Deckenbauart irgend zuläßt.

Nach H. Chr. Nußbaum[1]) soll die lichte Zimmerhöhe etwa betragen:

in Räumen von 4,0 Tiefe = 2,7 m
„ „ „ 4,5 „ = 3,0 „
„ „ „ 5,0 „ = 3,3 „
„ „ „ 5,5 „ = 3,6 „
„ „ „ 6,0 „ = 3,9 „
„ „ „ 6,5 „ = 4,2 „
„ „ „ 7,0 „ = 4,5 „

Das Verhältnis der Glasfläche zur Fußbodenfläche soll im allgemeinen sein:

im Erdgeschoß = 1 : 9
„ ersten Stockwerk = 1 : 10
„ zweiten „ = 1 : 11
„ dritten „ = 1 : 12
„ Dachgeschoß = 1 : 15

[1]) H. Chr. Nußbaum, Das Wohnhaus und seine Hygiene (Leipzig 1909).

Nicht die Gesamtfensterfläche, sondern die Glasfläche muß bei diesen Verhältniswerten ausschlaggebend sein. Die Fensterfläche ist im allgemeinen das $1\frac{1}{2}$fache der Glasfläche, wenn Fichtenholz zu den Fenstern Verwendung gefunden hat, das $1\frac{1}{4}$fache, wenn die Fensterrahmen und Sprossen aus Hartholz oder Eisen bestehen.

Von besonderem Einfluß auf die Beleuchtung von Räumen ist auch die Wahl der Glassorte für die Fenster. Der Lichtverlust durch Fensterscheiben setzt sich aus Absorption und Reflexion der Lichtstrahlen zusammen. Ein Teil der Lichtstrahlen wird von der Oberfläche reflektiert, und um so mehr, je rauher sie ist; ein anderer Teil wird von dem Glas absorbiert, nur der übrigbleibende Teil dient zur Erhellung der Räume. Die Tabelle 9 gibt über den Lichtverlust der verschiedenen Fensterglassorten Aufschluß.

Tabelle 9. Lichtverlust von Fenstergläsern.

Glassorte	Dicke in mm	Lichtverlust in %
Spiegelglas, weißes	1	5
„ mit gelblichem Stich	1	6,5
„ mit grünlichem Stich	1	8
Gewöhnliches Fensterglas mit grünlichem Stich	1,6—2,5	10
„ „ „ „ „	2,5—3,4	11
„ „ „ „ „	3,4—4,0	13
Weißes Kathedralglas	3,0—3,5	11
Gewöhnliches Rohglas	5	13
Sandiges Rohglas	5	19
„ „	13,5	25
Mattes Glas (je nach Reinheit der Oberfläche)	2	14—22
Weißes gepreßtes Glas	3—5	15—20
Grünliches gepreßtes Glas	3—5	25—40
Diagonal geriffeltes Rohglas	5,6—5,9	24
Parallel „ „	5—6	24—37
Ornamentrohglas je nach Muster	3—6	25—44
Drahtrohglas mit 17—20 mm sechsseitigen Drahtmaschen	6,6—7,8	24
„ „ 17—20 „ „ „	10,8	34
„ „ 6—7 qmm großen Maschen	6,2—7,4	34
„ „ 6 qmm großen Maschen	8	43
„ „ 3 „ „ „	5,3	44
Milchglas, Überfangglas	1—3	25—65

Für Schulräume sollte stets nur möglichst reinweißes Spiegelglas Verwendung finden. Je grünlicher ein Glas beim Durchblick durch die Kanten aussieht, desto größer ist sein Lichtverlust. Zu beobachten ist auch, daß der Lichtverlust zweier Glassorten, die einen Abstand von mehreren Zentimetern besitzen, gleich ist dem Produkt der Lichtdurchlässigkeit jeder einzelnen Glassorte. Doppelfenster aus gewöhnlichem Fensterglas haben daher mindestens einen Lichtverlust von 19 %.

Besondere Rücksicht ist auf die richtige Auswahl und die Anordnung der Vorhänge zu nehmen. Zu entbehren sind die Vorhänge zumal in Wohnräumen nicht, sie sollen die unmittelbar einfallenden Sonnenstrahlen zerstreuen, den Einblick in die Behausung ständig oder teilweise verhindern, die Räume schmücken und abends den Teil des künstlichen Lichtes, der aus den Fenstern entweichen würde, in das Zimmer zurückwerfen. Zur Zerstreuung der Sonnenstrahlen eignen sich am besten herabhängende Vorhänge (Stores aus Erbstüll). Zum Wehren des Einblickes bei Tag genügen die kleinen Scheibengardinen, sie haben den Vorteil, den oberen, für die Beleuchtung wichtigeren Teil des Fensters freizulassen. Um auch abends bei künstlicher Beleuchtung den Einblick zu wehren, sind lichtgelbe, dichtmaschige

Baumwollstoffe zu wählen. Klarer Erbstüll hat einen Lichtverlust von 18—22%, dichterer englischer Tüll 32—40%; bei reinen weißen und elfenbeinfarbigen dichten Geweben schwankt der Lichtverlust je nach Stärke und Dichte zwischen 50—85%. In Schulräumen ist grelles Sonnenlicht am besten durch dünnfädige Zugvorhänge von weißer oder lichtgelber Farbe abzuhalten, hellgraue Vorhänge sind wegen ihres größeren Lichtverlustes und ihrer düsteren Wirkung zu vermeiden. In Schulräumen müssen die oberen Scheiben, ausgenommen bei Gebrauch der Vorhänge, stets freigehalten werden. Die unteren Scheiben können mit lichtdurchlässiger weißer Farbe gestrichen oder besser mit mattiertem, geriffeltem oder Ornamentglas versehen werden.

Beleuchtungsmessungen in Räumen

Beleuchtungsmessungen in Räumen sind verhältnismäßig wenig vorgenommen worden, obgleich sie zum Vergleich mit der künstlichen Beleuchtung von großem Interesse sind. Cl. Paulus[1]) maß am 24. August, 5. und 10. November 1906 die Bodenbeleuchtung eines nach Nordosten gelegenen Zimmers um 11 Uhr vormittags und erhielt 2660, 3400 und 1410 Lux. B. Monasch[2]) beobachtete die Beleuchtung eines Arbeitstisches in einem im dritten Stock eines vierstöckigen Fabrikgebäudes gelegenen Zimmer, das nach dem Hofe ging und Licht von Nordosten erhielt, während der Zeit vom 1. Februar bis 11. März 1907. Die Messung fand täglich um 12 Uhr mittags statt. Bei dunkelgrauem Himmel war die Beleuchtung am geringsten 462—635 Lux; bei hellgrauem Himmel war die Beleuchtung 900—1380 Lux; die stärkste Beleuchtung 1405 Lux ergab sich bei einem mit weißen Wolken bedeckten Himmel.

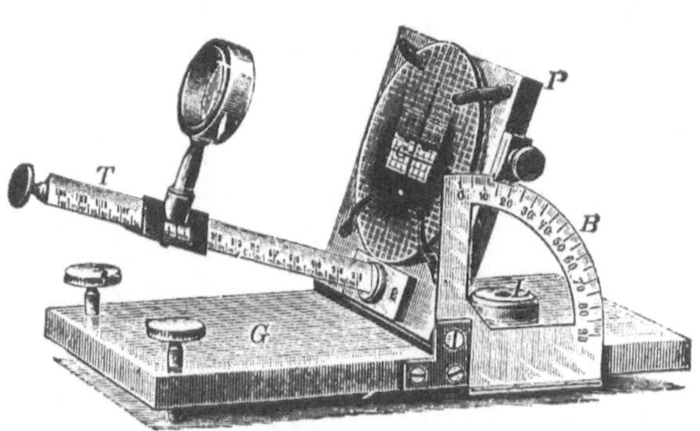

Abb. 228. Raumwinkelmesser von Weber.

Mit weißen Wolken bedeckter Himmel ist für die Raumbeleuchtung der günstigste; es folgt dann blauer Himmel, weißer Himmel bei schneebedeckter Erdoberfläche, blauer Himmel nach Schneefall, grauer Himmel, Regenwetter; am ungünstigsten ist starker Nebel.

In erster Linie ist das von den Zimmern gesehene Stück des freien Himmels die stärkste Tageslichtquelle für die Innenbeleuchtung. Mit der Größe der sichtbaren Himmelsfläche wächst die Tagesbeleuchtung. Diese Größe kann unter gewissen Einschränkungen als ein Maß für die Güte der Beleuchtung eines Raumes durch Tageslicht angesehen werden. Durch den Raumwinkelmesser Abb. 228 von L. Weber läßt sich für jeden Platz eines Zimmers die Himmelsfläche bestimmen, die auf den betreffenden Platz Licht aussendet und daher für die dort vorhandene Beleuchtung in erster Linie maßgebend ist. Der Raumwinkelmesser ist aber nur für Tageslichtuntersuchungen zu gebrauchen. — Pleier hat einen verbesserten

[1]) Cl. Paulus, Messungen der Beleuchtung bei direktem Sonnenlichte und diffusem Tageslicht, Zeitschrift f. Beleuchtungswesen **13**, 188 (1907).

[2]) B. Monasch, Beleuchtungsmessungen bei diffusem Tageslicht. Journal f. Gasbeleuchtung, 50. 869. (1907)

Raumwinkelmesser konstruiert, bei dem die bei dem Weberschen noch notwendigen Ausrechnungen erspart werden.

Von H. Cohn sind mit dem Weberschen Raumwinkelmesser und gleichzeitig zur Kontrolle mit dem Photometer Messungen ausgeführt worden, die folgendes Ergebnis zeigten:

1. Plätze, auf die gar kein Himmelslicht fällt, deren Raumwinkel = 0 ist, haben eine Beleuchtung an trüben Tagen von nur 1—3 Lux;
2. ist der Raumwinkel an einem Platze kleiner als 50 Quadratgrad, so beträgt die Beleuchtung an trüben Tagen weniger als 10 Lux;
3. ist der Raumwinkel größer als 50°, so ist auch an trüben Tagen die Beleuchtung größer als 10 Lux.

Der Wert des Raumwinkels zur Beurteilung der Beleuchtung von Räumen darf nicht überschätzt werden. Dort, wo wenig direktes Himmelslicht durch die Fenster eindringen kann, kann auch wenig Licht von den Wänden und Decken reflektiert werden. Der Anteil des reflektierten Lichtes an der Allgemeinbeleuchtung ist in einem solchen Fall gering; daher müssen relativ hohe Forderungen an den Raumwinkel gestellt werden. Bei freier Gebäudelage dagegen wird die Fensteroberfläche gut beleuchtet; der Anteil des von den Wänden reflektierten Lichtes an der Allgemeinbeleuchtung ist groß. Die an den Raumwinkel gestellten Anforderungen können in diesem Fall bedeutend herabgesetzt werden, ohne daß Plätze, die kein direktes Himmelslicht empfangen, ungenügend beleuchtet werden.

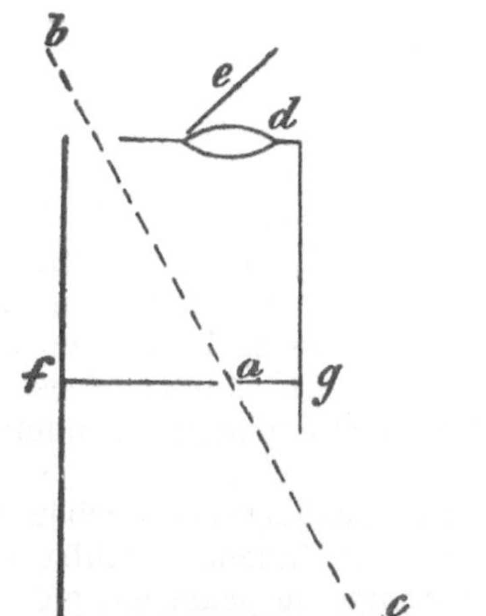

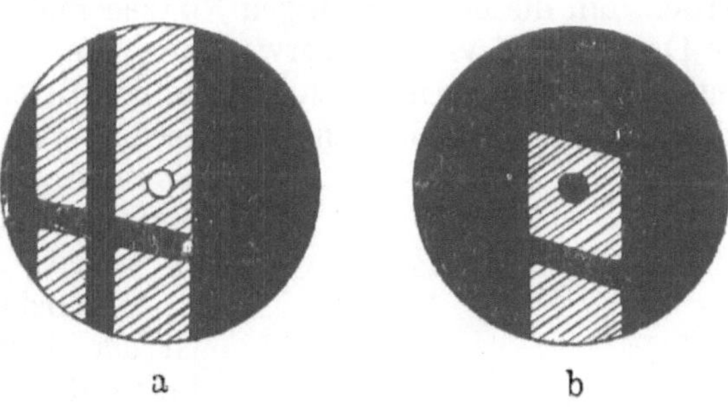

Abb. 229. Thorners Beleuchtungsprüfer. Abb. 230.

L. Weber[1]) kommt auf Grund umfangreicher Untersuchungen über die Tageslichtbeleuchtung in den Kieler Schulen zu der Forderung, daß die durchschnittliche Platzbeleuchtung 12 Uhr mittags in dem dunkelsten Monat, dem Dezember, auf keinem Schulplatz unter 30 Meterkerzen heruntergehen soll.

Die Messung der Tageslichtbeleuchtung in Schulen u. dgl. ist nicht in den hellen Sommermonaten, sondern im Dezember vorzunehmen. In den einzelnen Schulzimmern sind nur die mittleren und die ungünstigsten Plätze an der den Fenstern gegenüberliegenden Wand auf ihre Beleuchtung zu prüfen. Diese Prüfung kann mit dem Beleuchtungsprüfer von Thorner (Abb. 229 u. 230), der aber nur angibt, ob ein Platz „gut", „genügend" oder „ungenügend" beleuchtet ist, vorgenommen werden; zweckmäßiger sind aber Messungen mit einem Photometer, um die richtigen, genauen Beleuchtungswerte in Lux zu erhalten. Sollen die Messungen mit anderen,

[1]) L. Weber, Die Tagesbeleuchtung der städtischen Schulen in Kiel, Mitteilungen des statistischen Amts der Stadt Kiel Nr. 9 (1908).

an verschiedenen Tagen ausgeführten vergleichbar sein, so muß gleichzeitig die gesamte Tageslichtbeleuchtung an dem Meßtage auf dem freien Dache des betreffenden Gebäudes festgestellt werden.

Werden Arbeitsplätze festgestellt, die ungenügend beleuchtet sind, so dürfen

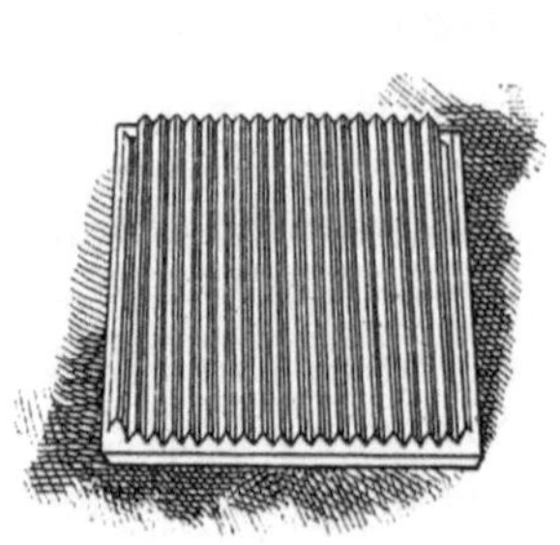

Abb. 231.

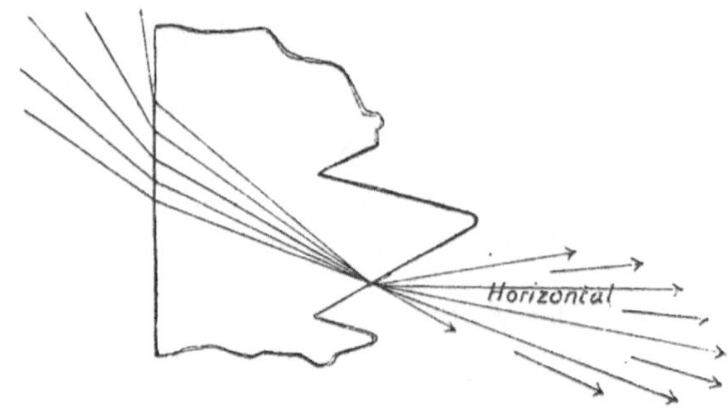

Abb. 232.
Ablenkung der Lichtstrahlen durch Luxfer-Prismen.

diese entweder nicht besetzt werden, oder es müssen Einrichtungen getroffen werden, um diesen ungünstigen Plätzen mehr Licht zuzuführen (helleren Anstrich der Decken und Wände, Verwendung von Luxfer-Prismen). L. Weber empfiehlt wegen des großen Unterschiedes in der Beleuchtung der einzelnen Plätze in den Schulräumen einen öfteren Platzwechsel der Schüler eintreten zu lassen, um die Vorteile der am besten beleuchteten Fensterplätze nicht nur einzelnen Schülern zukommen zu lassen.

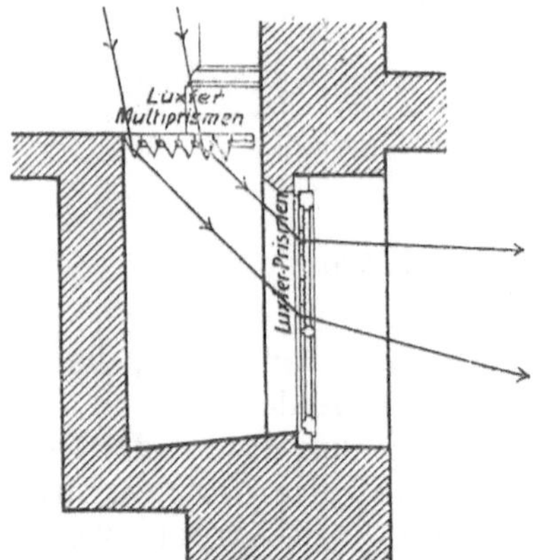

Abb. 233.

Nur bei vollständig freier Lage eines Gebäudes ist der durch die Fenster flutende Lichtstrom imstande, unsere Innenräume genügend gleichmäßig und auch genügend stark selbst an den ungünstigsten Stellen des Zimmers zu erhellen. Für gewöhnlich, zumal in den Straßen mit vielstöckigen Häusern, ist die Beleuchtung an der Fensterwand vorzüglich, in der Mitte des Zimmers noch gerade ausreichend, weiter von den Fenstern ab aber durchaus ungenügend. Die Ausnutzung der Räumlichkeiten ist daher, wenn nicht verhältnismäßig frühzeitig am Tage künstliches Licht benutzt werden soll, sehr oft eine mangelhafte.

Die Luxfer-Prismen[1]) sind in der Lage, die natürliche Beleuchtung von Räumen ganz wesentlich zu verbessern. Die Luxfer-Prismen sind Tafeln aus weißem Kristallglas, 10 × 10 cm oder 15 × 15 cm groß, 4—8 mm stark. Sie sind auf der Außenseite gewöhnlich glatt, auf der Innenseite sind eine Anzahl prismatischer Erhöhungen angeordnet (Abb. 231). Mittels elektrolytischer Kupferfassung werden die einzelnen kleinen Tafeln zu beliebig großen Flächen zusammengesetzt.

Durch ihre prismatischen Glaskörper vermögen die Luxfer-Prismen alle schräg von außen einfallenden Lichtstrahlen je nach der Gestaltung der Prismaform mehr oder weniger horizontal

[1]) Hergestellt von dem Deutschen Luxfer-Prismen-Syndikat, G. m. b. H., Berlin SW, Friedrichstr. 204.

nach innen weiter zu leiten. Bei gewöhnlichem Glas wird der einfallende Lichtstrahl zwar auch gebrochen, jedoch behält er nach seinem Durchgang dieselbe Richtung bei. Das direkte, durch Fenster aus gewöhnlichem Glas eintretende Licht fällt auf den Fußboden und geht durch Absorption zum größten Teil verloren. Fenster aus Luxfer-Prismen lenken dagegen die Lichtstrahlen ab (Abb. 232) und führen sie auch den von den Fenstern entfernter liegenden Teilen des Raumes zu. Da der obere Teil der Fenster für die Größe der natürlichen Beleuchtung ausschlaggebend ist, so genügt es, diesen Teil mit Luxfer-Prismen zu verglasen. Soll der einfallende Lichtstrom außerdem noch vergrößert werden, so ist die Anordnung der Luxfer-Prismen als Markise zu empfehlen. Hierbei werden nicht nur die seitwärts von oben einfallenden Lichtstrahlen nutzbar gemacht, sondern auch die senkrecht von oben kommenden, die sonst an dem Fenster vorbei auf die Straßenfläche fallen würden. Luxfer-Prismen-Markisen müssen natürlich öfters gereinigt werden. Vorzüglich ist weiter die Luxfer-Prismen-Verglasung zu Erhellung von Kellerräumen geeignet; die hierbei notwendige Anordnung erläutert Abb. 233. Durch die Ersparung der sonst notwendigen künstlichen Beleuchtung machen sich Luxfer-Prismen-Anlagen rasch bezahlt. Der praktische Amerikaner hat das sehr schnell erkannt, in Amerika werden oft ganze Wolkenkratzer mit Luxfer-Prismen-Anlagen ausgestattet. — Untersuchungen haben ergeben, daß durch Verwendung von Luxfer-Prismen-Scheiben anstatt gewöhnlicher Glasfenster die Beleuchtung einer horizontalen Fläche etwa um das Fünffache, die einer vertikalen Fläche um das Zehn- bis Fünfzehnfache gesteigert wird. Je größer die Raumfläche ist, desto größer wird der Vorteil der Luxfer-Prismen.

Sachverzeichnis.